全国第四次中药资源普查（河北省）丛书

祁州本草

郑玉光 陈虎 裴林 ◎ 主编

中国健康传媒集团
中国医药科技出版社

内容提要

安国隶属于河北省保定市，古称“祁州”，是我国北方著名的传统药材产区，也是我国北方最大的中药材集散地和中药文化发祥地，具有近千年的中药材种植和贸易历史，素有“药都”“天下第一药市”“草到安国方成药，药经祁州始生香”等美誉。本书的编写，便立足于河北安国这一传统药材产区，共遴选了77个中药品种，以图文并茂的形式，从别名、基原、药材、炮制与饮片、经典方剂与临床应用、食疗与药膳等方面进行了清晰的描述，内容涵盖了历史考证、品种分布、形态特征、产地加工、商品规格、质量标准、化学组分、炮制方法、性状特征、性味功能、用法用量、使用注意、贮藏方法、方剂应用等多方面知识。本书可供中药学、中药资源与开发、中草药栽培与鉴定以及中药材种植经营商户等各类业内人员学习应用，也适合中医药爱好者等社会各界人士参考学习。

图书在版编目（CIP）数据

祁州本草 / 郑玉光，陈虎，裴林主编 .—北京：中国医药科技出版社，2023.12

（全国第四次中药资源普查（河北省）丛书）

ISBN 978-7-5214-4285-4

Ⅰ. ①祁…　Ⅱ. ①郑…②陈…③裴…　Ⅲ. ①本草－介绍－保定　Ⅳ. ① R281.422.3

中国国家版本馆CIP数据核字（2023）第219868号

美术编辑　陈君杞

版式设计　南博文化

出版　**中国健康传媒集团**｜中国医药科技出版社

地址　北京市海淀区文慧园北路甲22号

邮编　100082

电话　发行：010-62227427　邮购：010-62236938

网址　www.cmstp.com

规格　787 × 1092mm 1/16

印张　25 1/2

字数　656千字

版次　2023年12月第1版

印次　2023年12月第1次印刷

印刷　三河市万龙印装有限公司

经销　全国各地新华书店

书号　ISBN 978-7-5214-4285-4

定价　398.00元

编委会

编委会

前言

中医药学是中国古代科学的瑰宝，也是打开中华文明宝库的钥匙。党的十八大以来，中医药事业的发展迈入了新时代，“传承精华，守正创新”，成为中医药事业发展的根本遵循。在博大精深的中医药宝库中，中药传统学术的传承不仅关系着药材的生产与临床应用，更关系着临床疗效的发挥和人民的健康福祉。因此，以中药传统药材生产和临床使用的地域为基础，整理并撰写具有实用价值的地方本草，成为当前亟待开展的重要工作。

安国隶属于河北省保定市，古称“祁州”，是我国北方著名的传统药材产区，也是我国北方最大的中药材集散地和中药文化发祥地，具有近千年的中药材种植和贸易历史，素有“药都”“天下第一药市”“草到安国方成药，药经祁州始生香”等美誉。2013年起，河北省开始第四次中药资源普查试点项目工作，郑玉光教授等带领普查队进行安国中药资源与市场调查，将普查收集的第一手资料进行整理。《祁州本草》一书的编写，便立足于河北安国这一传统药材产区，以彰显中药材产之有地、采之有时、生之有境、炮之有度、饮片配之有据、用之有方、制之有剂等中药传承特色为标准，以凸显河北地区中药材品种特点、方便业内外人士阅读学习、发挥专业书籍的实用价值为目的。

本书共遴选了77个中药品种，以图文并茂的形式，从别名、基原、药材、炮制与饮片、经典方剂与临床应用、食疗与药膳等方面进行了清晰的描述，内容涵盖了历史考证、品种分布、形态特征、产地加工、商品规格、质量标准、化学组分、炮制方法、性状特征、性味功能、用法用量、使用注意、贮藏方法、方剂应用等多方面知识。本书可供中药学、中药资源与开发、中草药栽培与鉴定以及中药材种植经营商户等各类业内人员学习应用，也适合中医药爱好者等社会各界人士参考学习。

本书在编写过程中得到了许多业内专家的支持与帮助，尤其是河北中医药大学药学院、河北省中医药科学院各位老师和研究生为本书编写付出了大量的心血和努力，并且整理了很多珍贵的图片资料，在此表示诚挚的敬意和衷心的感谢。

由于本书编写人员能力所限，且随着时代的发展，学术也在不断进步，本书的编写或许还有一些需要继续完善的地方，在此也诚恳地希望各位读者、同仁能够给出更好的意见或建议。

编者

2023年11月

目录

白术

BaiZhu

【别名】 于术（《本草从新》）、山蓟、杨抱蓟（《尔雅》），术（《神农本草经》），山芥、天蓟（《吴普本草》），山姜（《广雅》），山精（《神药经》），山连（《名医别录》），冬白术（《得配本草》）。

【基原】

1.集解

本品始载于《神农本草经》，名“术”，列为上品。陶弘景《本草经集注》始有白术、赤术之分。《尔雅》曰：“术，山蓟。注：今术似蓟而生山中。疏云：生平地者，即名蓟；生山中者，名术。”《尔雅》谓术为山蓟，其注、疏则谓生山中者为蓟，平地者为术。《图经本草》又指出“生平地而肥大于众者，名杨枹蓟，或呼之马蓟，而杨枹即白术。白术以味似姜、芥，根似老姜，故名山姜、山芥。以大块紫花者，又名乞力伽，西域名之也。”

古人用药不分苍术、白术，但《图经本草》认为“凡古方云术者，乃白术也。”据诸家本草所言，白术、苍术的明确分用始自宋代。清代张志聪《本草崇原》从苗、叶、根、茎、性、味诸多方面详别二术。如在性味方面，张志聪认为白术味始甘，次微辛，后乃有苦；苍术始甘，次苦，辛味特胜。白术性和而不烈；苍术性燥而烈。

河北的白术以栽培为主。《祁州中药志》记载：“安国县已有二十余年的种植历史，种植面积逐年增加……”，并且书中有关于白术栽培的详细介绍。《河北野生资源植物志》记载了河北省白术的主要产区为：“河北太行山各县。”河北安国自1990年引种白术以来，已有多年的白术种植历史，种植面积逐年增加，并在扩大面积的同时，特别注意白术药材的性味和药效。河北安国是白术种子种苗的主产区，历史上主要有大白术、小白术等栽培品种。

河北小白术为北方引种较早的白术栽培品种，主产于河北安国等地的白术生产基地，个头较小，而现今北方栽培的白术品种主要来自小白术的改良品种。

2.品种

为菊科植物白术 *Atractylodes macrocephala* Koidz. 的干燥根茎。

3.分布

白术目前引种栽培范围甚广，主流产区主要分布于河北安国、定州、望都、承德等地区。以安国产量最大。（图1-1）

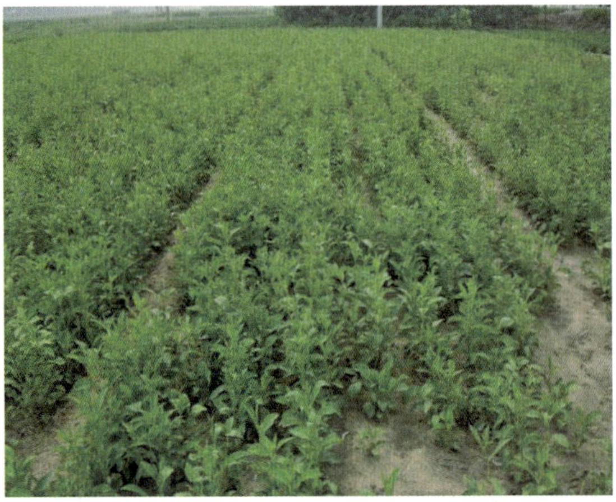

图1-1　安国地区的白术

4.生态

原野生于山区、丘陵地带，野生种产地已绝迹。现各地多有栽培，喜凉气候，耐寒，怕湿热、怕干旱（图1-2）。

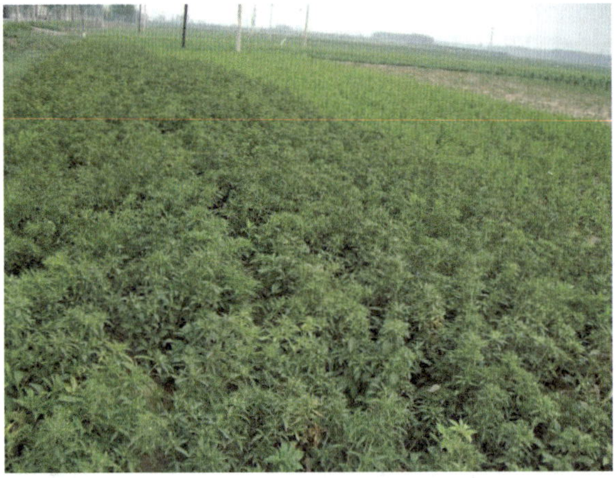

图1-2　白术生境

5.形态特征

多年生草本，高20~60cm，根状茎结节状。茎直立，通常自中下部长分枝，全部光滑无毛。中部茎叶有长3~6cm的叶柄，叶片通常3~5羽状全裂，极少兼杂不裂而叶为长椭圆形的。侧裂片1~2对，倒披针形、椭圆形或长椭圆形，长4.5~7cm，宽1.5~2cm；顶裂片比侧裂片大，倒长卵形、长椭圆形或椭圆形；自中部茎叶向上向下，叶渐小，与中部茎叶等样分裂，接花序下部的叶不裂，椭圆形或长椭圆形，无柄；或大部茎叶不裂，但总兼杂有3~5羽状全裂的叶。全部叶质地薄，纸质，两面绿色，无毛，边缘或裂片边缘有长或短针刺状缘毛或细刺齿。头状花序单生茎枝顶端，植株通常有6~10个头状花序，但不形成明显的花序式排列。苞叶绿色，长3~4cm，针刺状羽状全裂。总苞大，宽钟状，直径3~4cm。总苞片9~10层，覆瓦状排列；外层及中外层长卵形或三角形，长6~8mm；中层披针形或椭圆状披针形，长11~16mm；最内层宽线形，长2cm，顶端紫红色。全部苞片顶端钝，边缘有白色蛛丝毛。小花长1.7cm，紫红色，冠簷5深裂。瘦果倒圆锥状，长7.5mm，被顺向顺伏的稠密白色的长直毛。冠毛刚毛羽毛状，污白色，长1.5cm，基部结合成环状。花果期8~10月。（图1-3）

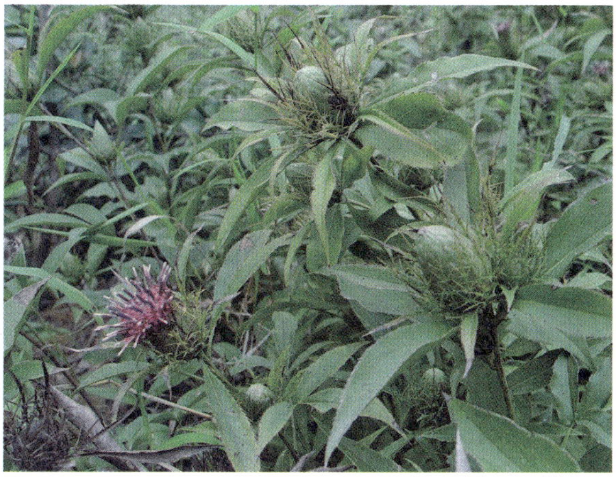

图1-3 白术

6. 产地加工

冬季下部叶枯黄、上部叶变脆时采挖，除去泥沙，烘干或晒干，再除去须根。

【药材】

1. 性状特征

本品为不规则的肥厚团块，长3~13cm，直径1.5~7cm。表面灰黄色或灰棕色，有瘤状突起及断续的纵皱和沟纹，并有须根痕，顶端有残留茎基和芽痕。质坚硬不易折断，断面不平坦，黄白色至淡棕色，有棕黄色的点状油室散在；烘干者断面角质样，色较深或有裂隙。气清香，味甘、微辛，嚼之略带黏性。（图1-4）

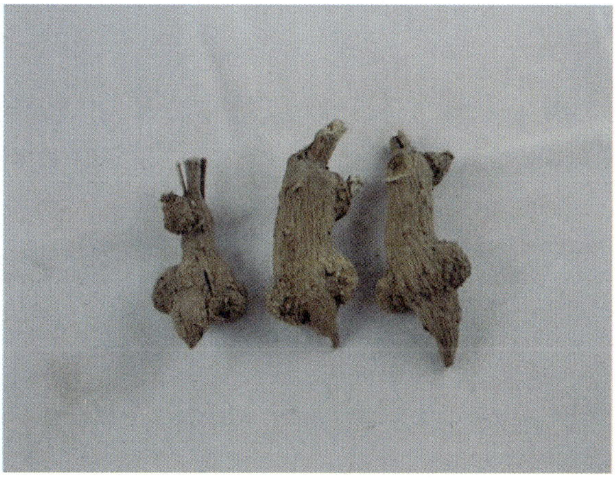

图1-4 白术药材

2. 商品规格

一等：干货。呈不规则团块，体形完整。表面灰棕色或黄褐色。断面黄白色或灰白色。味甘微苦。每公斤40只以内。无焦枯、油个、炕泡、杂质、虫蛀、霉变。

二等：干货。呈不规则团块，体形完整。表面灰棕色或黄褐色。断面黄白色或灰白色。味甘微辛苦。每公斤100只以内。无焦枯、油个、炕泡、杂质、虫蛀、霉变。

三等：干货。呈不规则团块，体形完整。表面灰棕色或黄褐色。断面黄白色或灰白色。味甘微辛苦。每公斤200只以内。无焦枯、油个、炕泡、杂质、虫蛀、霉变。

四等：干货。体形不计，但需全体是肉（包括武子、花子）。每公斤200只以外、间有程度不严重的碎块、油个、焦枯、炕泡。无杂质、霉变。

3. 道地药材

河北安国、定州、承德地区均有栽培。

4. 质量标志

以个大、表面灰黄色、断面黄白色、有云头、质坚实无空心、香气浓者为佳。

5. 显微特征

草酸钙针晶细小，长10~32μm，存在于薄壁细胞中，少数针晶直径至4μm。纤维黄色，大多成束，长梭形，直径约至40μm，壁甚厚，木化，孔沟明显。石细胞淡黄色，类圆形、多角形、长方形或少数纺锤形，直径37~64μm。薄壁细胞含菊糖，表面显放射状纹理。导管分子短小，为网纹导管及具缘纹孔导管，直径至48μm。

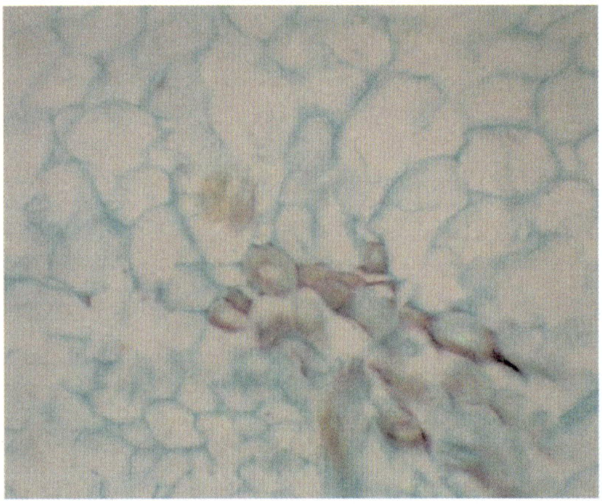

图1-5　白术石细胞40倍

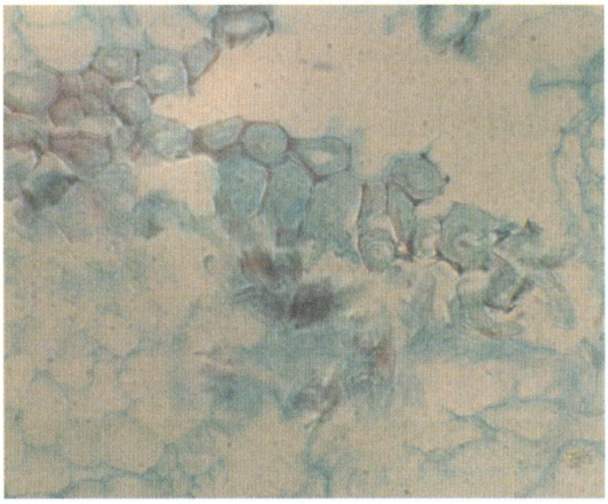

图1-6　白术纤维40倍

6. 化学组分

（1）挥发油　苍术酮、苍术醇、苍术醚、杜松脑、苍术内酯等。

（2）内酯类　白术内酯Ⅰ~Ⅳ，双白术内酯等。

（3）糖　类　果糖、菊糖、白术多糖等。

（4）其　他　多种氨基酸、白术三醇及维生素A等。

7. 理化特征

取本品粉末1g，加乙醚5ml，振摇浸取15min，滤过，取续滤液2ml，置蒸发皿中，

待乙醚挥散后，加含5%对二甲氨基苯甲醛的10%硫酸溶液1ml。显玫瑰红色，再于100℃烘5min变紫色。（检查苍术酮）

8.贮藏

置阴凉干燥处，防蛀。

【炮制与饮片】

1.饮片炮制

（1）白术　取原药材，除去杂质，洗净，润透，切厚片，干燥。

（2）土炒白术　取白术片，用灶心土细粉炒至表面挂有土色，筛去多余的土。每100kg白术片，用灶心土细粉20kg。

（3）麸炒白术　将蜜炙麸皮撒入热锅内，待冒烟时加入白术片，炒至黄棕色、逸出焦香气，取出，筛去蜜炙麸皮。每100kg白术片，用蜜炙麸皮10kg。

2.饮片名称

白术、土炒白术、麸炒白术。

3.药品类别

补虚药：补气药。

4.性状特征

（1）白术　本品呈不规则的厚片。外表皮灰黄色或灰棕色。切面黄白色至淡棕色，散生棕黄色的点状油室，木部具放射状纹理；烘干者切面角质样，色较深或有裂隙。气清香，味甘、微辛，嚼之略带黏性。

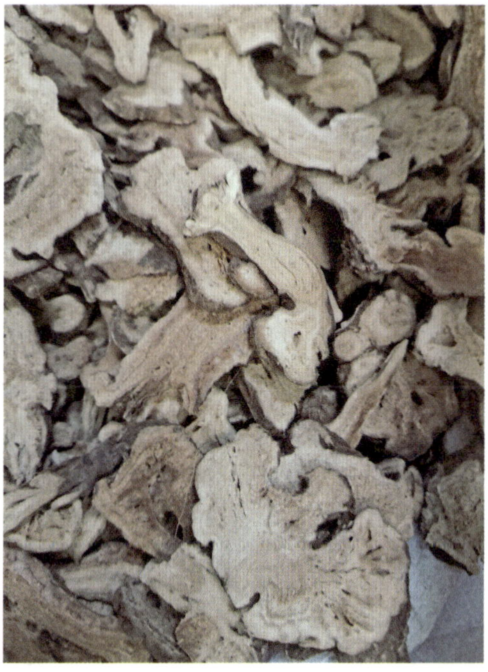

图1-7　白术

（2）土炒白术　本品形如白术片，表面杏黄土色，附有细土末，有土香气。

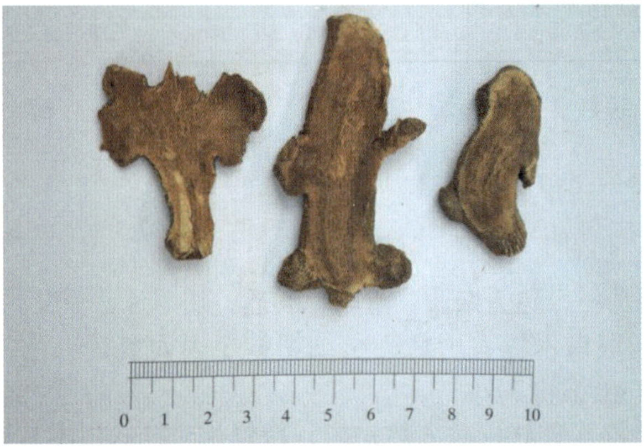

图1-8　土炒白术

（3）麸炒白术　本品形如白术片，表面黄棕色，偶见焦斑。略有焦香气。

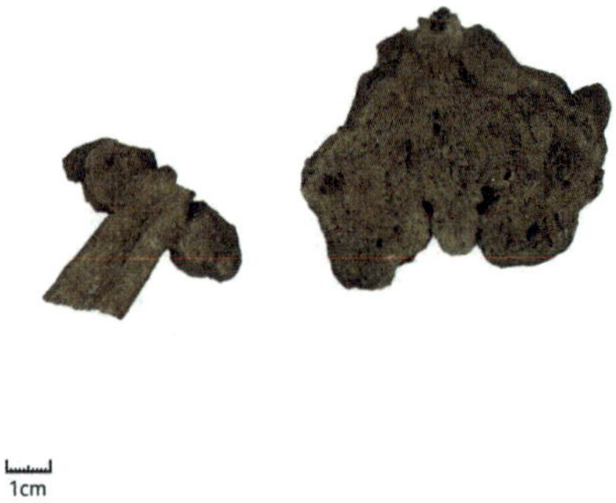

图1-9　麸炒白术

5. 质量要求

（1）水分　不得过15.0%。

（2）总灰分　不得过5.0%。

（3）二氧化硫残留量　不得过400mg/kg

（4）浸出物　照醇溶性浸出物测定法（通则2201）项下的热浸法测定，用60%乙醇作溶剂，不得少于35.0%。

6. 性味功能

温，味苦、甘，无毒，归脾、胃经。具有健脾益气、燥湿利水、止汗、安胎的功效，用于脾虚食少、腹胀泄泻、痰饮眩悸、水肿、自汗、胎动不安。

7. 用法用量

内服：煎服，6~12g。燥湿利水宜生用，补气健脾宜炒用，健脾止泻宜炒焦用。

8.使用注意

本品燥湿伤阴，故阴虚内热、津液亏耗者不宜使用。

9.贮藏

置阴凉干燥处，防蛀。

【经典方剂与临床应用】

痛泻要方（《丹溪心法》）

处方：炒白术三两（9g） 炒芍药二两（6g） 炒陈皮两半（4.5g） 防风一两（3g）。

用法：古代用法：上锉，分八帖，水煎或丸服。现代用法：水煎服。

功能主治：补脾柔肝，祛湿止泻。主治脾虚肝郁之痛泻。肠鸣腹痛，大便泄泻，泻必腹痛，泻后痛缓，舌苔薄白，脉两关不调，左弦而右缓者。

白术汤（《奇效良方》）

处方：白术二钱（6g） 厚朴姜制二钱（6g） 防风去芦二钱（6g） 附子炮，去皮脐，一钱（3g） 橘红一钱（3g） 白藓皮一钱（3g） 五加皮一钱（3g）。

用法：上作一服，水二钟，生姜五片，煎至一钟，不拘时服。

功能主治：主治脾经受病，多汗恶风，身体怠惰，四肢不动，不能饮食，口角两边黄者。

使用注意：其状但踞而腹满，通身黄白色，口吐醎水，风中于脾也，急灸脾腧百壮，目下及手足青者不可治。

四君子汤（《太平惠民和剂局方》）

处方：人参去芦，9g 白术9g 茯苓去皮，9g 甘草炙，6g。

用法：古代用法：上为细末，每服二钱（6g），水一盏，煎至七分，通口服，不拘时；入盐少许，白汤点亦得。现代用法：水煎服。

功能主治：补气健脾。主治脾胃气虚证。气短乏力，语声低微，面色萎白，食少便溏，舌淡苔白，脉虚缓。

【食疗与药膳】

1.白术猪肚粥

原料：白术2两（6g） 槟榔1枚 生姜切，炒，1两半（4.5g）。

制作方法：上为粗末。

功能主治：补中益气，健脾和胃。主妇人腹胁血癖气痛，冲头面熻熻，呕吐酸水，四肢烦热腹胀；脾胃气弱，消化不良，不思饮食，倦怠少气，腹部虚胀，大便泄泻不爽。

用法用量：以猪肚1枚，治如食法，去涎骨，纳药于肚中缝口，以水7升，煮肚令熟，取汁入粳米及五味同煮粥。空腹食之。

2.白术酒

原料：白术捣碎，3两（9g），黑豆炒令熟，3两（9g）。

功能主治：妇人中风，口噤，言语不得。

用法用量：以酒4升，煎至2升，去滓，分温4服，拗开口灌之。

3. 益脾饼

原料：白术20g　干姜6g　鸡内金10g　熟枣肉50g。

制作方法：白术切片后同鸡内金一起烘脆，研成细末，再放入锅内用文火加热炒成金黄色。将枣肉装入碗内，沸水上笼蒸约20min取出，除去红皮，捣成枣泥，掺入炒黄后的白术、鸡内金及干姜细末和匀。将炒锅置中火上烧热，用油少许刷锅一遍，然后把和匀后的枣泥做成每个直径约6cm、厚0.4cm的圆形枣泥薄饼，逐个放在锅上反复烘烤至干即成。

功能主治：健脾开胃，消食止泻。适宜于脾胃虚寒之食少、腹泻、食滞不化等症。

白头翁

BaiTouWeng

【别名】奈何草（《名医别录》）、胡王使者（《神农本草经》）、野丈人（《本草经集注》）

【基原】

1. 集解

白头翁始载于《神农本草经》，被列为下品。《神农本草经》里记载白头翁的生长环境为"生山谷"，《名医别录》记载："一名奈何草，生嵩山及田野"，对其生长环境做出了补充。梁代医家陶弘景所著的《本草经集注》记录："白头翁，一曰野丈人，一曰胡王使者，一曰奈何草。生高山山谷及田野，四月采，处处有。近根处有白茸，状似人白头，故以为名。"这与现今的毛茛科植物白头翁*Pulsatilla chinensis*（Bunge）Regel的形状是相符合的。至唐《新修本草》里则对白头翁的植物形态有了更加详细的记载："其叶似芍药而大，抽一茎，紫色，似木堇花。实大者如鸡子，白毛寸余，皆披下似纛头，正似白头翁，故名焉。"

历代本草对白头翁分布记载比较丰富。《神农本草经》曰："生高山川谷。"《名医别录》记载："生高山山谷及田野。"《本草经集注》载："处处有。"《图经本草》记载："生高山山谷，今近京州郡皆有之。"京州郡大致在今河南开封一带。而在《本草衍义》记载："生河南洛阳界及新安土山中。""新安"指新安郡，今浙江西部，钱塘江上游新安江流域。《本草逢原》载："产齐鲁。"今山东一带。明代卢之颐《本草乘雅半偈》记载："生河南洛阳，界新安山中，多服此，云令人寿考。"近现代本草书籍中，徐国钧《中国药材学》《中华本草》，张贵君《现代中药材商品通鉴》，金世元《金世元中药材传统经验鉴别》等也有详细的论述。《中国道地药材》中记载："现时白头翁主产地北移东北、华北，苏皖地区所产已不甚有名。”综合以上古文献及现代文献考证，古文献中白头翁生于高山山谷及田野、河南开封、河南洛阳、浙江西部、山东一带，近现代文献中白头翁产地主要在我国华北和东北地区。

2. 品种

毛茛科植物白头翁 *Pulsatilla chinensis*（Bge.）Regel的干燥根。

3. 分布

河北大部分地区均有野生，以承德围场、秦皇岛青龙县等地产量较大，产出质量为佳，张家口部分地区也有分布，河北安国、承德等地有人工栽培。

4. 生态

生长于河北海拔200~1900m，平原和低山山坡草丛中、林边或干旱多石的坡地。（图2-1）

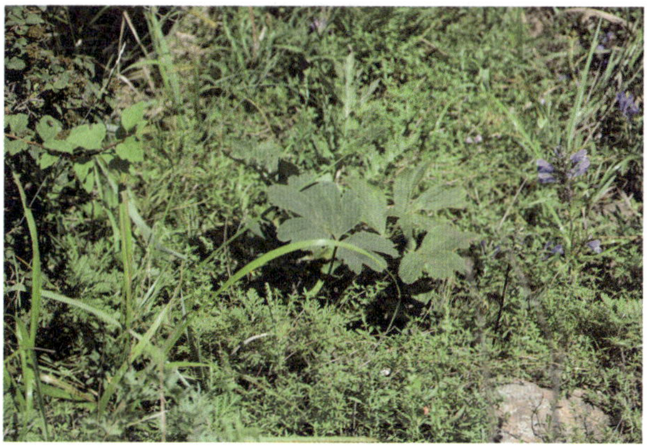

图2-1　白头翁生境

5. 形态特征

植株高15~35cm。根状茎粗0.8~1.5cm。基生叶4~5，通常在开花时刚刚生出，有长柄；叶片宽卵形，长4.5~14cm，宽6.5~16cm，三全裂，中全裂片有柄或近无柄，宽卵形，三深裂，中深裂片楔状倒卵形，少有狭楔形或倒梯形，全缘或有齿，侧深裂片不等二浅裂，侧全裂片无柄或近无柄，不等三深裂，表面变无毛，背面有长柔毛；叶柄长7~15cm，有密长柔毛。花葶1（~2），有柔毛；苞片3，基部合生成长3~10mm的筒，三深裂，深裂片线形，不分裂或上部三浅裂，背面密被长柔毛；花梗长2.5~5.5cm，结果时长达23cm；花直立；萼片蓝紫色，长圆状卵形，长2.8~4.4cm，宽0.9~2cm，背面有密柔毛；雄蕊长约为萼片之半。聚合果直径9~12cm；瘦果纺锤形，扁，长3.5~4mm，有长柔毛，宿存花柱长3.5~6.5cm，有向上斜展的长柔毛。4月至5月开花。（图2-2）

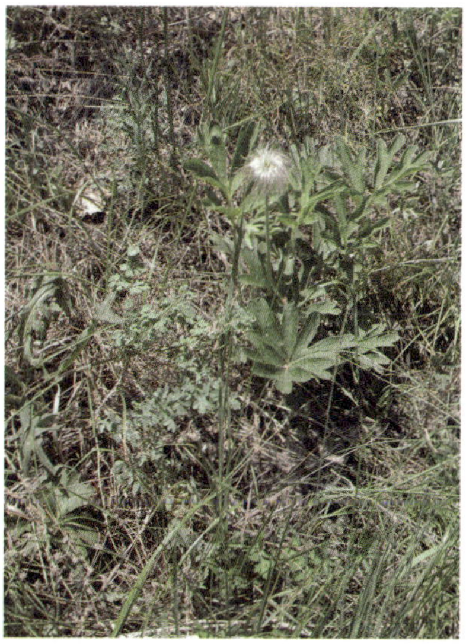

图2-2　白头翁原植物

6. 产地加工

春、秋采挖均可，以春季采挖为宜。植株生长3~4年后，于3~4月份开花前采挖，将根挖出，去茎叶、泥土、杂质，晒干。

【药材】

1. 性状特征

本品呈类圆柱形或圆锥形，稍扭曲，长6~20cm，直径0.5~2cm。表面黄棕色或棕褐色，具不规则纵皱纹或纵沟，皮部易脱落，露出黄色的木部，有的有网状裂纹或裂隙，近根头处常有朽状凹洞。根头部稍膨大，有白色绒毛，有的可见鞘状叶柄残基。质硬而脆，断面皮部黄白色或淡黄棕色，木部淡黄色。气微，味微苦涩。（图2-3）。

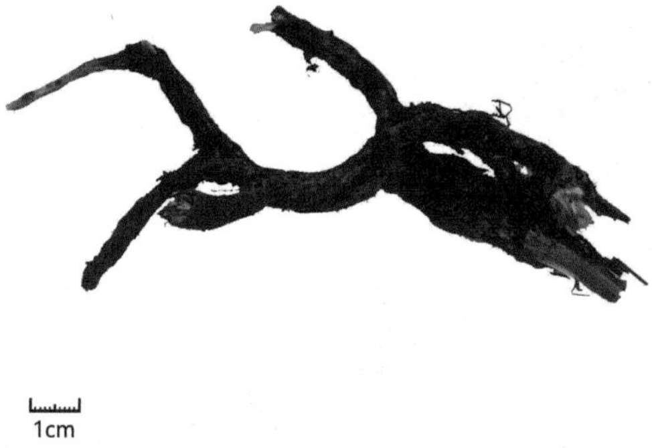

图2-3　白头翁药材

2. 商品规格

根据市场实际情况，白头翁主流药材商品有承德货、东北货、甘肃货等，其中以承德货比较纯正，东北货药材来源较为混杂，甘肃货并非白头翁正品。将白头翁药材分成“选货”与“统货”两个等级。选货应大小均匀，根头部直径 ≥ 0.7cm；统货大小不等。

3. 质量标志

以条粗长、整齐、外表灰黄色、头部有白色毛茸者为佳。

4. 显微特征

本品粉末灰棕色。韧皮纤维梭形或纺锤形，长100~390μm，直径16~42μm，壁木化。非腺毛单细胞，直径13~33μm，基部稍膨大，壁大多木化，有的可见螺状或双螺状纹理。具缘纹孔导管、网纹导管及螺纹导管，直径10~72μm。

5. 化学组分

（1）三萜皂苷　齐墩果酸皂苷、常春藤皂苷、2，3-羟基白桦酸皂苷。

（2）三萜酸类　2，3-羟基白桦酸、白头翁酸、常春藤酮酸、齐墩果酸和常春藤皂苷元。

（3）木脂素类　（+）-松脂素和β-足叶草脂素。

（4）其他成分　L-菊苣酸、银椴苷等。

6. 贮藏

置通风干燥处。

【炮制与饮片】

1. 饮片炮制

除去杂质，洗净，润透；切薄片，干燥。

2. 饮片名称

白头翁。

3. 药品类别

清热药：清热解毒药。

4. 性状特征

本品呈类圆形的片。外表皮黄棕色或棕褐色，具不规则纵皱纹或纵沟，近根头部有白色绒毛。切面皮部黄白色或淡黄棕色，木部淡黄色。气微，味微苦涩。

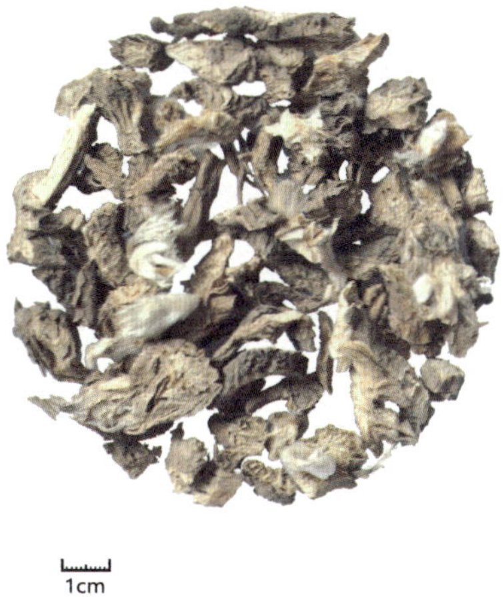

图2-4　白头翁药材

5. 质量要求

白头翁

（1）水分不得过13.0%。

（2）总灰分不得过11.0%。

（3）酸不溶性灰分不得过6.0%。

6. 性味功能

苦，寒。归胃、大肠经。清热解毒，凉血止痢。用于热毒血痢。本品入大肠，专善清大肠湿热及血分热毒以止泻痢，为治热毒血痢的要药，常与黄连、黄柏、秦皮配伍。近年来用本品治疗细菌性痢疾及阿米巴痢疾，亦有良好的效果。

7.用法用量

内服，煎汤，9~15g。外用适量。

8.使用注意

虚汗泻痢禁用。

9.贮藏

置通风干燥处。

【经典方剂与临床应用】

白头翁汤（《伤寒论》）

处方： 白头翁二两（15g） 黄柏三两（9g） 黄连三两（9g） 秦皮三两（9g）

制法： 上药四味，以水七升，煮取二升，去渣，温服一升，不愈再服一升。现代用法：水煎服。

功能主治： 清热解毒，凉血止痢。主治热毒血痢。下痢脓血，赤多白少，腹痛，里急后重，肛门灼热，渴欲饮水，舌红苔白，脉弦数。

理血汤（《医学衷中参西录》）

处方： 生山药一两 生龙骨六钱，捣细 生牡蛎六钱，捣细 海螵蛸四钱，捣细 茜草二钱 生杭芍三钱 白头翁三钱 真阿胶三钱，不用炒。

制法： 水煎。

功能主治： 清热解毒，活血祛瘀，凉血止血。主治血淋及溺血、大便下血证之由于热者。

【食疗与药膳】

1.白头翁秦皮粥

原料： 白头翁15g 秦皮12g 黄柏10g 黄连3g 粳米100g 白糖适量。

制作方法： 先煎前4味，去渣取汁，同淘净的粳米煮粥，粥熟时调入白糖即可。

功能主治： 清热利湿，杀菌止痢。适用于细菌性痢疾、肠炎。

用法用量： 温热服，每日早、晚各1次。

2.黄连白头翁粥

原料： 白头翁50g 黄连10g 粳米30g。

制作方法： 将黄连、白头翁水煎，去渣取汁。粳米入锅，加清水400ml，煮至米开花，加入药汁，煮成粥食。

功能主治： 适用于细菌性痢疾、肠炎。

3.白头翁茶

原料： 白头翁30g。

制作方法： 水煎15min，去渣，滤汁。

功能主治：清热解毒。适用于麻疹退后、身热不退、腹痛、里急后重、大便黏腻、脓血混杂等。

用法用量：代茶饮。

祁白芷

QiBaiZhi

【别名】芷（《楚辞》），白茝（《名医别录》），香白芷（《夷坚志》）。

【基原】

1.集解

白芷一词最早见于公元前278年前成书的屈原诗歌《离骚》；白芷作为药用始载于《五十二病方》；宋《图经本草》记载："白芷生河东川谷下泽，今所在有之，吴地尤多。"早在一千多年前的宋代，在我国的南北两地就有白芷、杭白芷药用的情况。从本草的记载来看，北方的山西、南方的江浙一带为白芷的道地产区，但由于历史的变迁，北方的白芷的主产地已由山西一带变为现在的河北、河南，形成现在的祁白芷、禹白芷。《祁州中药志》记载以地道家种老品种而闻名的有祁白芷，祁白芷等被分别编入国家《中药大辞典》《中药志》《全国中草药汇编》和《河北药材》等专著中。《中国道地药材》记载白芷道地中心产区较多，其中河北安国、定县产者称祁白芷。

2.品种

为伞形科植物白芷*Angelica dahurica*（Fisch.ex Hoffm.）Benth.et Hook.f.的干燥根。

3.分布

河北境内大部分地区均有野生分布，现河北安国等周边地区均有栽培，以安国县产量最大，质量最佳（图3-1）。

4.生态

常生长于林下，林缘，溪旁、灌丛及山谷草地。喜温暖湿润气候、耐寒。宜在阳光充足，土层深厚，疏松肥沃，排水良好的砂质壤土栽培（图3-2）。

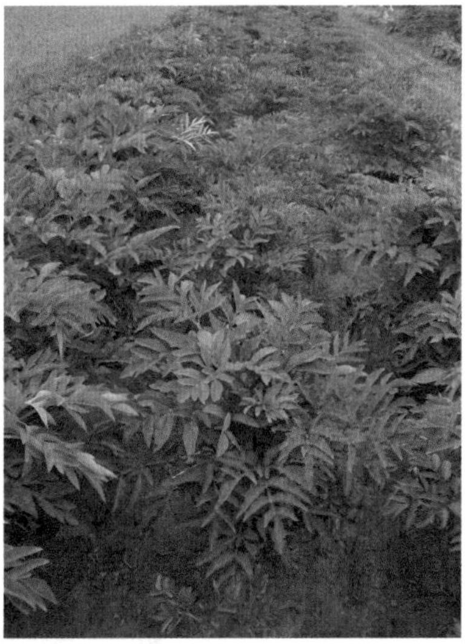

图3-1 栽培祁白芷

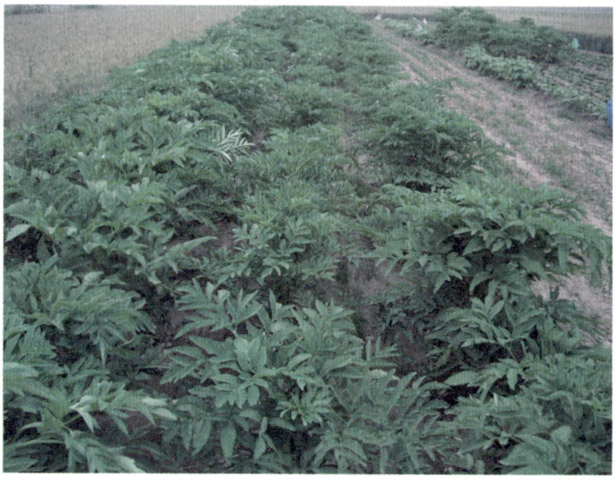

图3-2 祁白芷生境

5.形态特征

多年生高大草本，高1~1.5m。根圆锥形，有分枝，直径3~5cm，外表皮黄褐色至褐色，有浓烈气味。茎基部直径2~5cm，有时可达7~8cm，多为黄绿色，中空，有纵长沟纹。基生叶一回羽状分裂，有长柄，叶柄下部有管状抱茎边缘膜质的叶鞘；茎上部叶二至三回羽状分裂，叶片轮廓为卵形至三角形，长15~30cm，宽10~25cm，叶柄长至15cm，下部为囊状膨大的膜质叶鞘，无毛或稀有毛，多为黄绿色；末回裂片长圆形，卵形或线状披针形，多无柄，长2.5~7cm，宽1~2.5cm，急尖，边缘有不规则的白色软骨质粗锯齿，具短尖头，基部两侧常不等大，沿叶轴下延成翅状；花序下方的叶简化成无叶的、显著膨大的囊状叶鞘，外面无毛。复伞形花序顶生或侧生，直径10~30cm，花序梗长5~20cm，花序梗、伞辐和花柄均有短糙毛；伞辐18~40，中央主伞有时伞辐多至70；总苞片通常缺或有1~2，成长卵形膨大的鞘；小总苞片5~10余，线状披针形，膜质，花白色；无萼齿；花瓣倒卵形，顶端内曲成凹头状；子房无毛或有短毛；花柱比短圆锥状的花柱基长2倍。果实长圆形至卵圆形，黄棕色，有时带紫色，长4~7mm，宽4~6mm，无毛，背棱扁，厚而钝圆，近海绵质，远较棱槽为宽，侧棱翅状，较果体狭；棱槽中有油管1，合生面油管2。花期7~8月，果期8~9月。（图3-3，图3-4）。

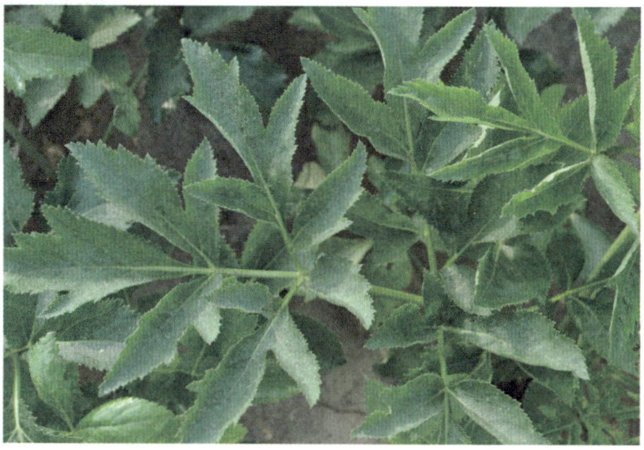

图3-3 祁白芷原植物

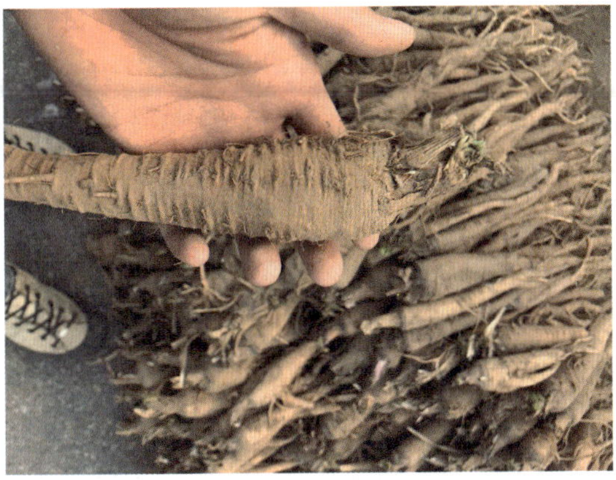

图3–4 祁白芷药用部位

6. 产地加工

秋播白芷在第2年9月下旬秋分前后茎叶枯萎时采收；春播白芷于当年10月份霜降前后采收。一般认为秋播者质量较好。采收时选择晴天进行，先割去地上部分，然后小心挖取全根，抖净泥土。对于平地大面积种植白芷可采用根茎类药材挖掘机进行采收。

采收的药材，去净泥土，趁鲜切片，晾干或低温烘干，温度不超过45℃；或直接晾干，在晾晒过程中注意及时翻动，防止腐烂。

【药材】

1. 性状特征

本品呈圆锥形，长10~25cm，直径1.5~2.5cm。表面灰黄色至黄棕色，根头部钝四棱形或近圆形，具纵皱纹、支根痕及散生的皮孔样横向突起。顶端有凹陷的茎痕。质坚实，断面灰白色，粉性略差，油性较大，形成层环棕色，近方形或近圆形，皮部散有多数棕色油点。气芳香，味辛、微苦（图3–5）。

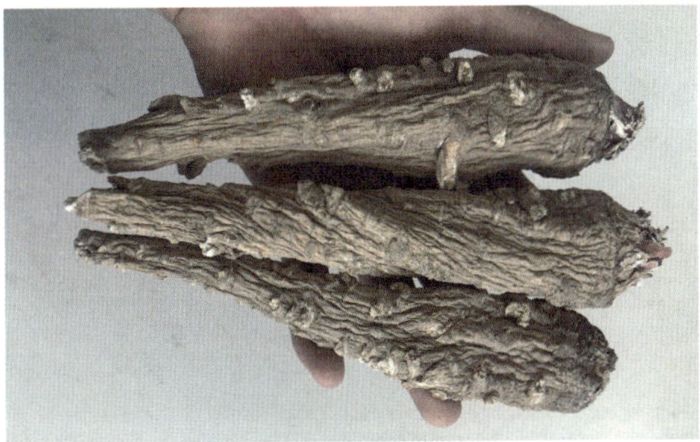

图3–5 祁白芷药材

2. 商品规格

一等：干货。呈圆锥形。表面灰白色或黄白色。体坚。断面白色或黄白色，具粉性。有香气，味辛微苦。每公斤36支以内。无空心、黑心、芦头、油条、杂质、虫蛀、霉变。

二等：干货。呈圆锥形。表面灰白色或黄白色。体坚。断面白色或黄白色，具粉性。有香气，味辛微苦。每公斤60支以内。无空心、黑心、芦头、油条、杂质、虫蛀、霉变。

三等：干货。呈圆锥形。表面灰白色或白黄色。具粉性。有香气，味辛微苦。每公斤60支以外，顶端直径不得小于0.7cm。间有白芷尾、黑心、异状、油条，但总数不得超过20%。无杂质、霉变。

3. 道地药材

河北安国及周边等地产者为道地药材。素有“祁白芷”之称，为著名的“八大祁药”之一，系河北栽培的一种优质品种。

4. 质量标志

以条肥大、体重、粉性足、香气浓郁者为佳。条小或过大、体轻松、粉性小、香气淡薄者质次。

5. 显微特征

本品粉末黄白色。淀粉粒甚多，单粒圆球形、多角形、椭圆形或盔帽形，直径3~25μm，脐点点状、裂缝状、十字状、三叉状、星状或人字状；复粒多由2~12分粒组成。网纹导管、螺纹导管直径10~85μm。木栓细胞多角形或类长方形，淡黄棕色。油管多已破碎，含淡黄棕色分泌物。

6. 化学组分

（1）挥发油类　樟脑萜，柠檬烯，松油烯等。

（2）香豆素类　欧前胡素，异欧前胡素等。

（3）生物碱类　广金钱草碱等。

7. 贮藏

置阴凉干燥处，防蛀。

【炮制与饮片】

1. 饮片炮制

白芷 除去杂质，大小分开，略浸，润透，切厚片，干燥。

2. 饮片名称

白芷。

3. 药品类别

解表药：发散风寒药。

4. 性状特征

白芷　本品呈类圆形的厚片。外表皮灰棕色或黄棕色。切面白色或灰白色，具粉性，形成层环棕色，近方形或近圆形，皮部散有多数棕色油点。气芳香，味辛、微苦（图3-6）。

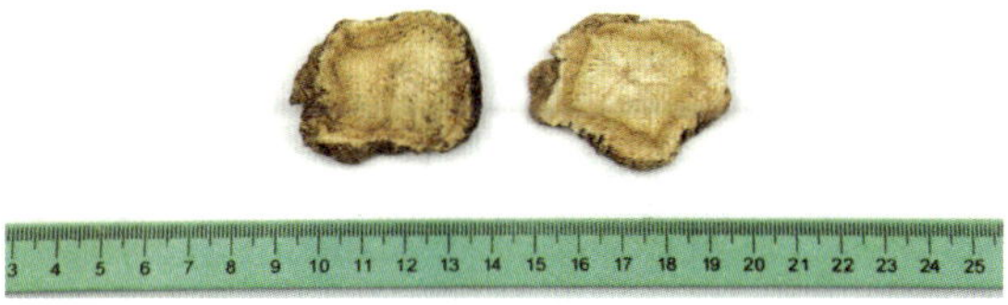

图3-6　祁白芷饮片

5. 质量要求

白芷

（1）水分　不得过14.0%。

（2）总灰分　不得过5.0%。

（3）浸出物　照醇溶性浸出物测定法项下的热浸法，用稀乙醇作溶剂，不得少于15.0%。

（4）含量测定　照高效液相色谱法测定，含欧前胡素（$C_{16}H_{14}O_4$）不得少于0.080%。

6. 性味功能

辛，温。归胃、大肠、肺经。解表散寒，祛风止痛，宣通鼻窍，燥湿止带，消肿排脓。用于感冒头痛，眉棱骨痛，鼻塞流涕，鼻鼽，鼻渊，牙痛，带下，疮疡肿痛。

7. 用法用量

内服：煎汤，3~10g。

9. 使用注意

本品温燥，故阴虚血热者不宜使用。

10. 贮藏

同药材。

【经典方剂与临床应用】

白芷汤（《保命集》）

处方：白芷30g　知母50g　石膏120g。

制法：上为粗末。

功能主治：疟病，身热目痛，热多寒少，睡卧不安，脉长，以大柴胡汤下之后微邪未尽者。

九味羌活汤（《此事难知》）

处方：羌活、防风、苍术各9g　细辛3g　川芎、白芷、生地、黄芩、甘草各6g。

制法：上九味，㕮咀，水煎服。若急汗热服，以羹粥投之；若缓汗温服，而不用汤投之也。

功能主治：发汗祛湿，兼清里热。外感风寒湿邪，内有蕴热证。恶寒发热，无汗，头痛项强，肢体酸楚疼痛，口苦微渴，舌苔白或微黄，脉浮。

【食疗与药膳】

1.白芷粥

原料： 粳米100g　白芷10g　白糖5g　冷水适量。

制作方法： 粳米淘洗干净，用冷水浸泡半小时，捞出，沥干水分。将白芷研成细末。取锅放入冷水、粳米，先用旺火煮开，然后改用小火煮至粥成，调入白芷末和白糖搅匀，再略煮片刻，即可盛起食用。

功能主治： 清热抗感染，增强自身免疫功能，改善微循环及新陈代谢。

2.川芎白芷羊头汤

原料： 羊头肉2000g　川芎40g　白芷40g　姜80g　盐5g。

制作方法： 羊头斩开，取出羊脑，再将羊头洗净，用适量水，加姜，慢火煲2小时；去羊头骨，留汤；川芎，白芷洗净，羊脑放入羊汤中，慢火煲1小时，放盐调味即可。

功能主治： 补虚，祛风，止痛。

北板蓝根

BeiBanLanGen

【别名】菘蓝、大青。

【基原】

1.集解

蓝始载于《神农本草经》列为上品，苏颂曰："蓝有三种，即木蓝、菘蓝、蓼蓝。"李时珍曰："蓝有五种，即蓼蓝、菘蓝、马蓝、吴蓝、木蓝。"安国已有数百年种植历史。《中药志》载"此品主产于河北安国。"赵燏黄《本草药品实地之观察》云"真正板蓝根之原植物，乃十字花科之*Isatis tinctoria* L.（*I.indigotica* Fortune）（菘蓝：时珍），祁州土人培植之……根即板蓝根，华北一带药肆多备之。"

2.品种

为十字花科植物菘蓝*Isatis indigotica* Fort.的干燥根。主要有小叶板蓝根和四倍体板蓝根。小叶板蓝根从根的外观质量、药用成分含量、药效等方面均优于四倍体板蓝根，四倍体板蓝根叶大、较厚，一般以收板蓝根为主的多选小叶板蓝根，以收大青叶为主的多选用四倍体板蓝根。

3.分布

河北境内产于安国及其周边地区，以安国产量最大（图4-1）。

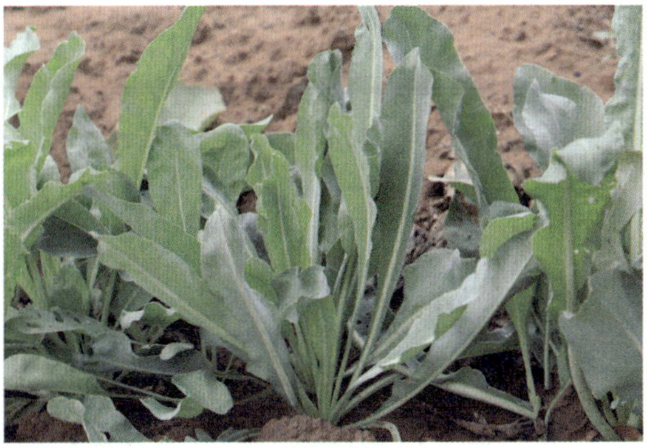

图4-1 栽培板蓝根

4. 生态

喜温暖环境，能耐寒，怕涝，对土壤要求不严，以肥沃疏松的砂质壤土最为适宜。（图4-2）。

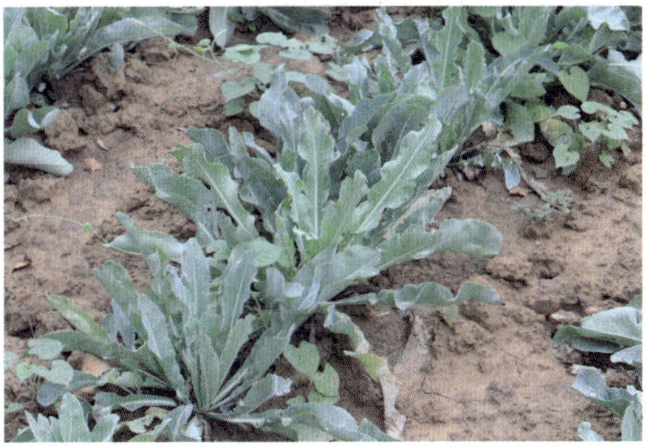

图4-2 菘蓝生境

5. 形态特征

二年生草本，高40~100cm；茎直立，绿色，顶部多分枝，植株光滑无毛，带白粉霜。基生叶莲座状，长圆形至宽倒披针形，长5~15cm，宽1.5~4cm，顶端钝或尖，基部渐狭，全缘或稍具波状齿，具柄；基生叶蓝绿色，长椭圆形或长圆状披针形，长7~15cm，宽1~4cm，基部叶耳不明显或为圆形。萼片宽卵形或宽披针形，长2~2.5mm；花瓣黄白，宽楔形，长3~4mm，顶端近平截，具短爪。短角果近长圆形，扁平，无毛，边缘有翅；果梗细长，微下垂。种子长圆形，长3~3.5mm，淡褐色。花期4~5月，果期5~6月。（图4-3）。

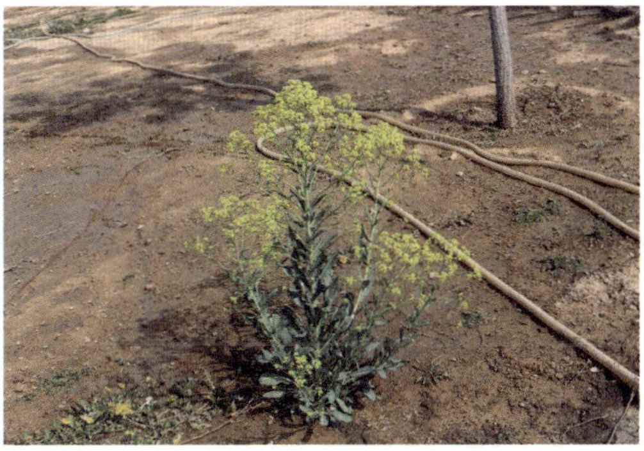

图4-3 菘蓝原植物

6. **产地加工**

以采收板蓝根为主的，一般不收割大青叶，安国于当年的10月中下旬即霜降后至立冬前采收，采收不宜过迟，过迟则影响产量和质量，且晾晒时容易受冻，平原可采用机械采收，收割深度在35cm即可，山区人工晴天采收，抖掉泥土，晒干即可。

【药材】

1. **性状特征**

本品呈圆柱形，稍扭曲，长10~20cm，直径0.5~1cm。表面淡灰黄色或淡棕黄色，有纵皱纹、横长皮孔样突起及支根痕。根头略膨大，可见暗绿色或暗棕色轮状排列的叶柄残基和密集的疣状突起。体实，质略软，断面皮部黄白色，木部黄色。气微，味微甜后苦涩（图4–4）。

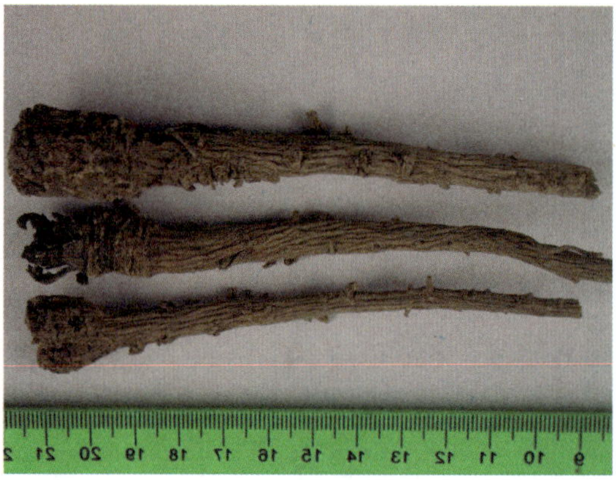

图4–4　板蓝根药材

2. **商品规格**

一等：干货。根呈圆柱形，头部略大，中间凹陷，边有柄痕，偶有分支。质实而脆。表面灰黄色或淡棕色。有纵皱纹。断面外部黄白色，中心黄色。气微，味微甜后苦涩。长17cm以上，芦下2cm外直径1cm以上。无苗茎、须根、杂质、虫蛀、霉变。

二等：干货。呈圆柱形，头部略大，中间凹陷。边有柄痕。偶有分支。质实而脆。表面灰黄色或淡棕色，有纵皱纹。断面外部黄白色，中心黄色。气微，味微甜后苦涩。芦下直径0.5cm以上。无苗茎、须根、杂质、虫蛀、霉变。

3. **道地药材**

河北地区产者质量为佳，为道地药材。习称北板蓝根。

4. **质量标志**

以条长、粗大、质坚实、断面粉性、木部较小者为佳。

5. **显微特征**

组织横切鉴别：

木栓层为数列细胞。栓内层狭。韧皮部宽广，射线明显。形成层成环。木质部导管黄色，类圆形，直径约至80μm；有木纤维束。薄壁细胞含淀粉粒。

6.化学组分

（1）生物碱类　靛苷、靛蓝、靛红、羟基靛玉红、靛玉红、依靛蓝酮、青黛酮、板蓝根二酮、色胺酮、板蓝根甲素、依靛蓝双酮等。

（2）有机酸类　吡啶三羧酸、苯甲酸、邻氨基苯甲酸、水杨酸、丁香酸、顺丁烯二酸、棕榈酸、琥珀酸、亚油烯酸、芥酸等。

（3）黄酮类　蒙花苷、新橙皮苷、异牡荆苷、甘草素、异甘草素等。

（4）蒽醌类　大黄素、大黄素-8-O-β-D-葡萄糖苷等。

（5）苯丙素类　紫丁香苷、(+)-异落叶松脂素、(-)-落叶松脂素、落叶松脂素-4，4'-二-O-β-D-葡萄糖苷、落叶松脂素-4-O-β-D-葡萄糖苷等。

7.贮藏

置干燥处，防霉，防蛀。

【炮制与饮片】

1.饮片炮制

取原药材，除去杂质，洗净，润透，切厚片，干燥（图4-5）。

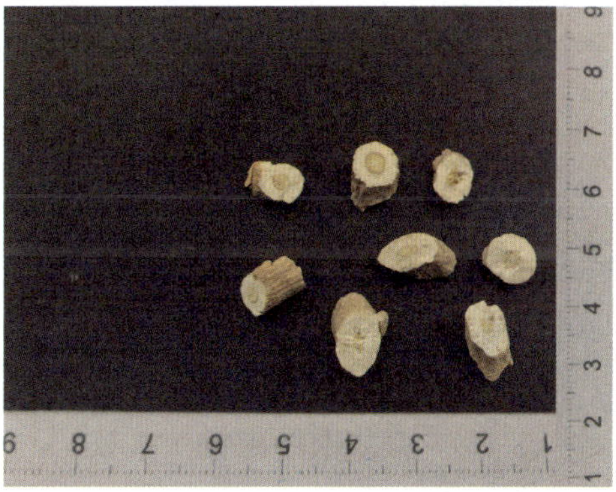

图4-5　板蓝根饮片

2.饮片名称

板蓝根。

3.药品类别

清热药：清热解毒药。

4.性状特征

呈圆形的厚片。外表皮淡灰黄色至淡棕黄色，有纵皱纹。切面皮部黄白色，木部黄色。气微，味微甜后苦涩。

5.质量要求

（1）水分　不得过13.0%。

（2）总灰分　不得过8.0%。

（3）酸不溶性灰分　不得过2.0%

（4）浸出物　照醇溶性浸出物测定法的热浸法测定，用45%乙醇作溶剂，不得少于25.0%。

（5）含量测定　照高效液相色谱法测定，含（R，S）-告依春（C_5H_7NOS）不得少于0.030%。

6. 性味功能

性寒，味苦。清热解毒，凉血利咽。用于温疫时毒，发热咽痛，温毒发斑，痄腮，烂喉丹痧，大头瘟疫，丹毒，痈肿。

7. 用法用量

内服：煎汤，9~15g。

8. 贮藏

置干燥处，防霉，防蛀。

【经典方剂与临床应用】

普济消毒饮（《广济方》）

处方：黄芩酒炒　黄连酒炒各15g　陈皮去白、甘草生用　玄参、柴胡、桔梗各6g　连翘、板蓝根、马勃、牛蒡子、薄荷各3g　僵蚕、升麻各2g。

制法：上药为末。

功能主治：清热解毒，疏风散邪。主治大头瘟。恶寒发热，头面红肿焮痛，目不能开，咽喉不利，舌燥口渴，舌红苔白而黄，脉浮数有力。

用法用量：汤调，时时服之，或蜜拌为丸，噙化。现代用法：水煎服。

【食疗与药膳】

板蓝根红枣汤

原料：板蓝根30g　红枣20枚。

制作方法：先将板蓝根洗净切片后与洗净的红枣同入沙锅，加水浸泡片刻，中火煮30min，取汤。

功能主治：清热解毒，益气养血。适宜于各型病毒性肝炎。

用法用量：每日早晚2次分服。

半夏

BanXia

【别名】旱半夏、地文、水玉（《神农本草经》）、羊眼半夏（《新修本草》）、大叶半夏、小叶半夏。

【基原】

1.集解

半夏之名始见于《礼记·月令》，入药首载于《五十二病方》,《神农本草经》将半夏列为下品。《吴普本草》中描述“生微丘，或生野中，叶三三相偶，二月始生，白华圆上。”宋代《图经本草》云“根下重生，上大下小，皮黄肉白……一云五月采者虚小，八月采者实大。然以圆白，陈久者为佳。”增加了对地下用药部位的描述和用药标准。为了区分水半夏和掌叶半夏，称正品半夏为“旱半夏”。被称为“祁州四绝”之一的“蝉翼清夏”，薄如蝉翼，轻似雪花。

我国半夏药材的主要产地在不断地变迁，很多半夏传统产区已难以生产药材，同时新的产区不断涌现。河北非传统产区由于近10年来发展了适宜栽培的柳叶型栽培种，半夏种植面积不断扩大。全国野生半夏蕴藏量约为1340万kg，其中河北易县蕴藏量为10万kg。目前，半夏总体生产现状是野生资源匮乏，应对半夏野生资源进行全面保护，利用现代生物技术培育出适合长期大量生产的优质半夏种质，满足市场用药需求。

市场多数半夏药材掺杂虎掌南星，国家药监局发布《半夏药材及饮片法半夏、姜半夏、清半夏、生半夏中水麦冬酸检查项补充检验方法》，通过鉴定特征成分“水麦冬酸”，可鉴别出掺伪比5%以上的半夏和虎掌南星。正品半夏在栽培过程中有时因受外伤形成愈伤组织也会形成类似虎掌南星的不规则小侧芽。

2.品种

本品为天南星科植物半夏*Pinellia ternata*（Thunb.）Breit.的干燥块茎。

安国地区半夏分为大叶型半夏、小叶型半夏、柳叶型半夏、桃叶型半夏。半夏在35℃时，易发生倒苗，产量不高。大叶半夏比小叶半夏产货率高、难管理。桃叶型半夏具有产量高，生长快的特点。

3.分布

河北山区多有野生，但野生商品极少。栽培品在河北安国、鹿泉等地产量较大，此外保定易县等地也有半夏种植区。（图5-1）。

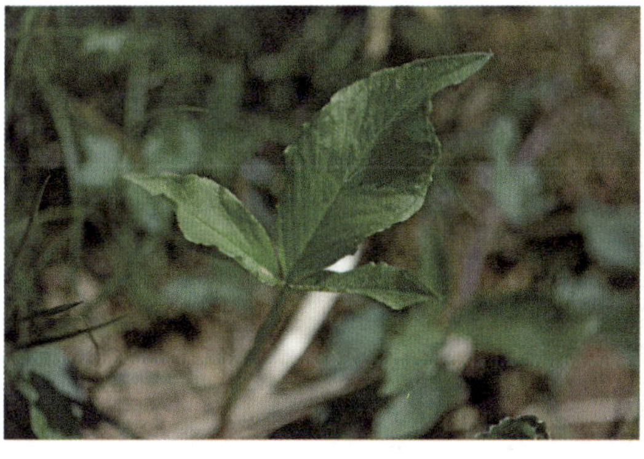

图5-1 野生半夏

4. 生态

半夏为浅根性植物，以疏松、肥沃、深厚，含水量在20%~30%、pH6~7的砂质壤土较为适宜。野生多见于山坡、溪边阴湿的草丛中或林下。喜温和、湿润气候，怕干旱，忌高温。夏季宜在半阴半阳中生长，畏强光；在阳光直射或水分不足情况下，易发生倒苗。耐阴、耐寒，块茎能自然越冬。（图5-2）。

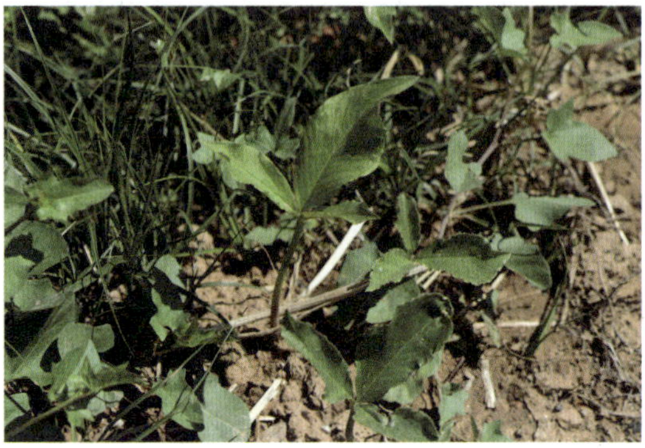

图5-2　半夏生境

5. 形态特征

块茎圆球形，直径1~2cm，具须根。叶2~5枚，有时1枚。叶柄长15~20cm，基部具鞘，鞘内、鞘部以上或叶片基部（叶柄顶头）有直径3~5mm的珠芽，珠芽在母株上萌发或落地后萌发；幼苗叶片卵状心形至戟形，为全缘单叶，长2~3cm，宽2~2.5cm；老株叶片3全裂，裂片绿色，背淡，长圆状椭圆形或披针形，两头锐尖，中裂片长3~10cm，宽1~3cm；侧裂片稍短；全缘或具不明显的浅波状圆齿，侧脉8~10对，细弱，细脉网状，密集，集合脉2圈。花序柄长25~30（~35）cm，长于叶柄。佛焰苞绿色或绿白色，管部狭圆柱形，长1.5~2cm；檐部长圆形，绿色，有时边缘青紫色，长4~5cm，宽1.5cm，钝或锐尖。肉穗花序：雌花序长2cm，雄花序长5~7mm，其中间隔3mm；附属器绿色变青紫色，长6~10cm，直立，有时呈“S”形弯曲。浆果卵圆形，黄绿色，先端渐狭为明显的花柱。花期5~7月，果8月成熟（图5-3，图5-4）。

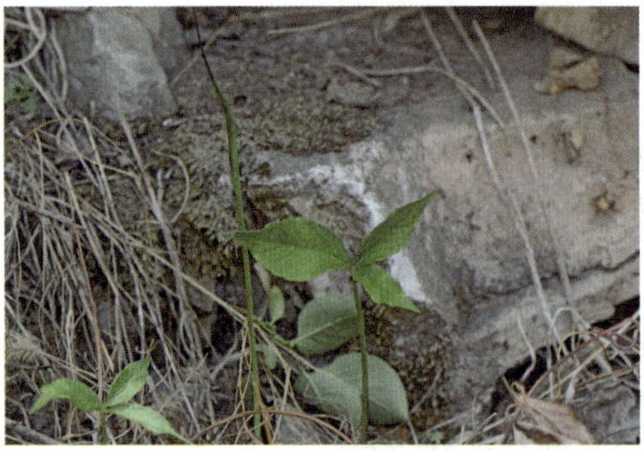

图5-3　半夏原植物

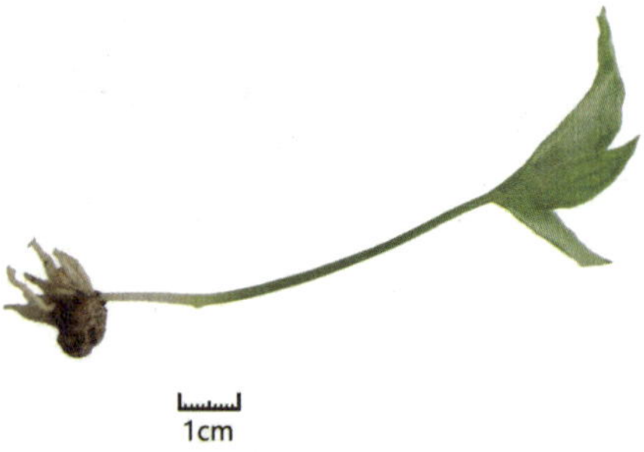

图5-4　半夏药用部位

6. **产地加工**

夏、秋二季均可采挖，洗净泥土，除去灰黄色的外皮及须根，晒干即可。安国现代采收加工采用传送带将半夏送至清洗池，池内有四根滚动的铁棒，利用主轴上的螺纹钢及药材自身的相互摩擦，从而达到脱除外皮的目的（图5-5，图5-6，图5-7）。

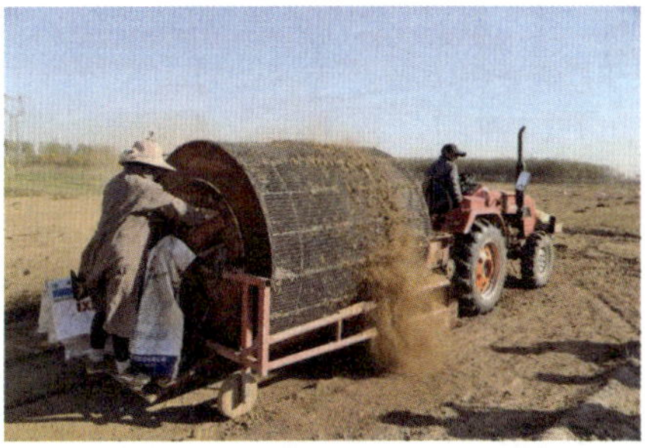

图5-5　滚筒式药材收获机

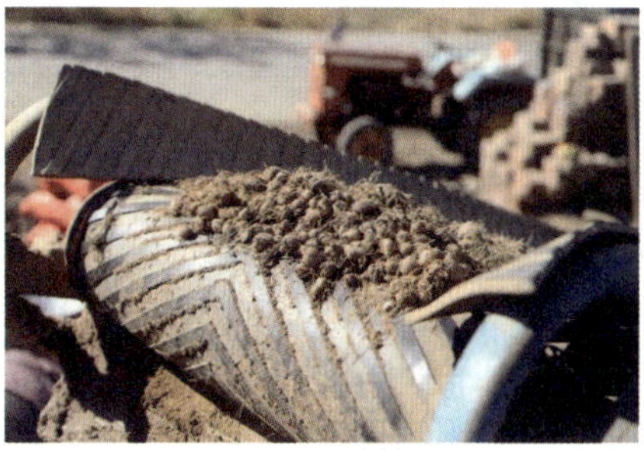

图5-6　传送带

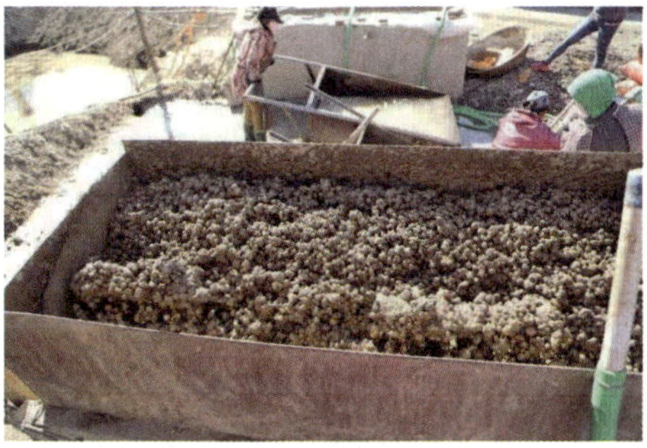

图5-7　半夏清洗

【药材】

1. **性状特征**

本品呈类球形，有的稍偏斜，直径1~1.5cm，表面白色或浅黄色，顶端有凹陷的茎痕，周围密布麻点状根痕；下面钝圆，较光滑。质坚实，断面洁白，富粉性。气微，味辛辣、麻舌而刺喉（图5-8）。

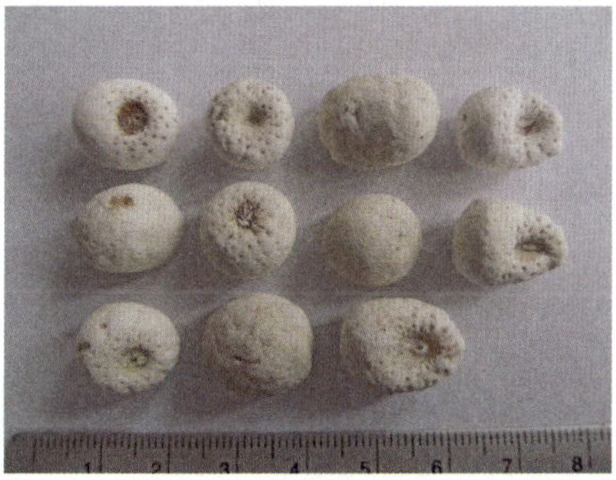

图5-8　生半夏

2. 商品规格

一等：干货。呈圆球形，半圆球形或扁斜不等，去净外皮。表面白色或浅黄白色，上端圆平，中心凹陷（茎痕），周围有棕色点状根痕，下面钝圆，较平滑，质坚实，断面洁白或白色，粉质细腻，气微，味辛、麻舌而刺喉。每公斤800粒以内。无包壳、杂质、虫蛀、霉变。

二等：干货。呈圆球形、半圆球形或偏斜不等，去净外皮。表面白色或浅黄白色，上端圆平，中心凹（茎痕），周围有棕色点状根痕，下面钝圆，较平滑。质坚实。断面洁白或白色。粉质细腻。气微、味辛、麻舌而刺喉。每公斤1200粒以内。无包壳、杂质、虫蛀、霉变。

三等：干货。呈圆球形、半圆球形或偏斜不等，去净外皮。表面白色或浅黄白色，上端圆平，中心凹（茎痕），周围有棕色点状根痕，下面钝圆，较平滑。质坚实。断面洁白或白色。粉质细腻。气微、味辛、麻舌而刺喉。每公斤3000粒以内。无包壳、杂质、虫蛀、霉变。

3. 道地药材

河北易县和安国种植悠久、产量大。

4. 质量标志

以个大、皮净、色白、质坚实、粉性足者为佳。个小、去皮不净、色黄白、粉性小者次之。其未去外皮、发霉变色者不可入药。

5. 显微特征

本品粉末类白色。淀粉粒甚多，单粒类圆形、半圆形或圆多角形，直径2~20μm，脐点裂缝状、人字状或星状；复粒由2~6分粒组成。草酸钙针晶束存在于椭圆形黏液细胞中，或随处散在，针晶长20~144μm。螺纹导管直径10~24μm（图5-9）。

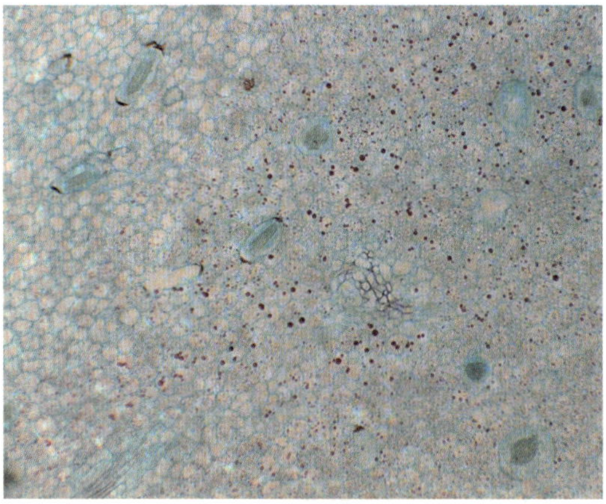

图5-9　半夏针晶

6. 化学组分

（1）生物碱　麻黄碱、鸟苷、葫芦巴碱。

（2）氨基酸　谷氨酸、甘氨酸、丙氨酸。

（3）甾醇类　β-谷甾醇。

（4）刺激性成分　尿黑酸、胆碱。

7.贮藏

置通风干燥处，防蛀。

【炮制与饮片】

1.饮片炮制

生半夏　用时捣碎。

法半夏　取半夏，大小分开，用水浸泡至内无干心，取出；另取甘草适量，加水煎煮二次，合并煎液，倒入用适量水制成的石灰液中，搅匀，加入上述已浸透的半夏，浸泡，每日搅拌1~2次，并保持浸液pH值12以上，至剖面黄色均匀，口尝微有麻舌感时，取出，洗净，阴干或烘干，即得。每100kg净半夏，用甘草15kg、生石灰10kg。

姜半夏　取净半夏，大小分开，用水浸泡至内无干心时，取出；另取生姜切片煎汤，加白矾与半夏共煮透，取出，晾干，或晾至半干，干燥；或切薄片，干燥。每100kg净半夏，用生姜25kg、白矾12.5kg。

清半夏　取净半夏，大小分开，用8%白矾溶液浸泡至内无干心，口尝微有麻舌感，取出，洗净，切厚片，干燥。每100kg净半夏，用白矾20kg。

2.饮片名称

半夏，法半夏，姜半夏，清半夏。

3.药品类别

化痰药：燥湿化痰药。

4.性状特征

生半夏　性状特征同药材。

法半夏　本品呈类球形或破碎成不规则颗粒状。表面淡黄白色、黄色或棕黄色。质较松脆或硬脆，断面黄色或淡黄色，颗粒质稍硬脆。气微，味淡略甘、微有麻舌感（图5-10，5-11）。

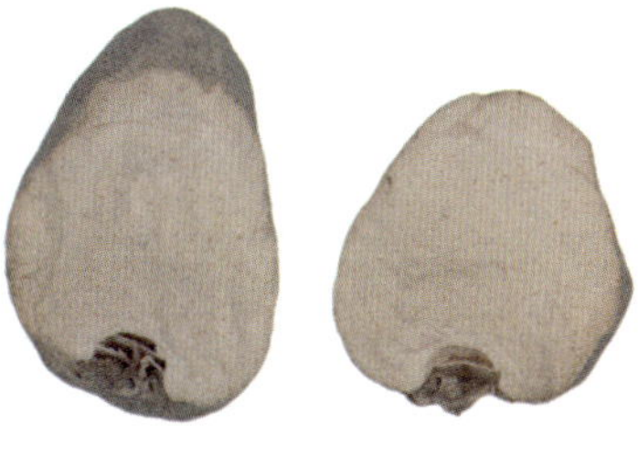

图5-10　法半夏饮片

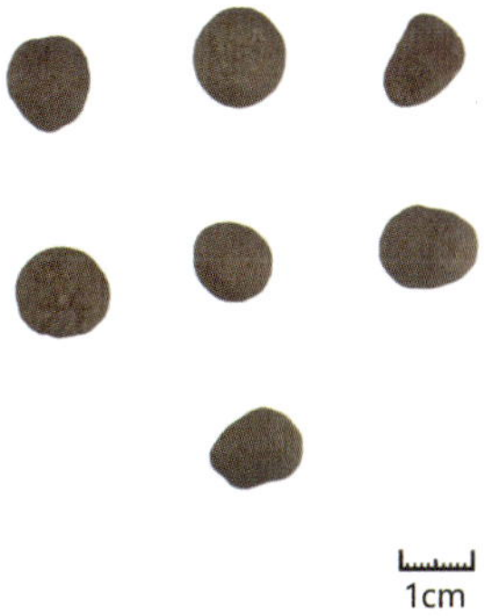

图5-11　法半夏

姜半夏　本品呈片状、不规则颗粒状或类球形。表面棕色至棕褐色。质硬脆，断面淡黄棕色，常具角质样光泽。气微香，味淡、微有麻舌感，嚼之略粘牙（图5-12，图5-13）。

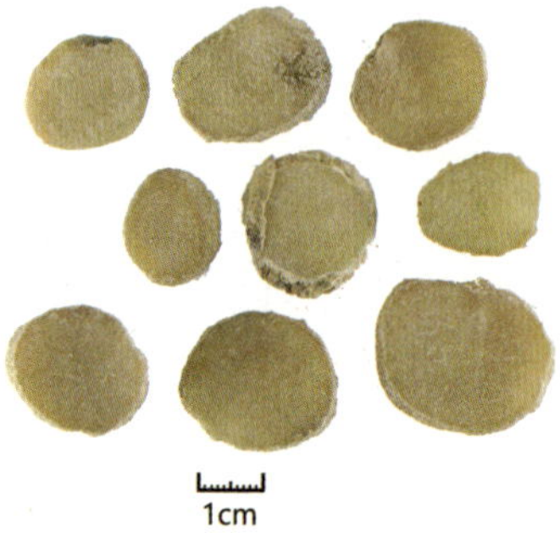

图5-12　姜半夏饮片

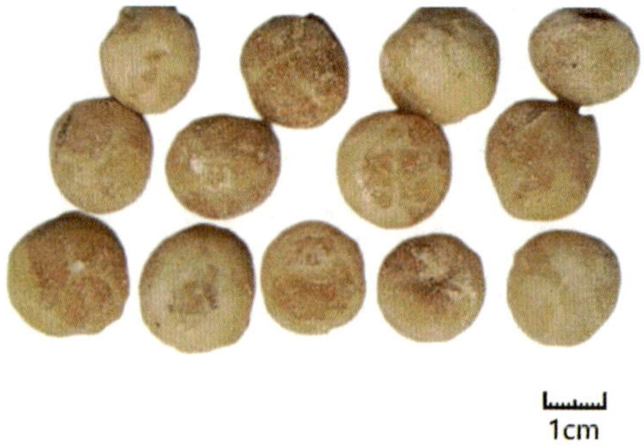

图5-13　姜半夏

清半夏　本品呈椭圆形、类圆形或不规则的片。切面淡灰色至灰白色，可见灰白色点状或短线状维管束迹，有的残留栓皮处下方显淡紫红色斑纹。质脆，易折断，断面略呈角质样。气微，味微涩、微有麻舌感（图5-14，5-15）。

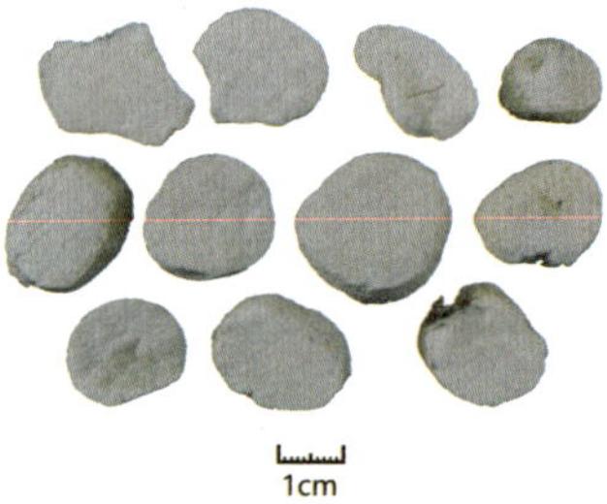

图5-14　清半夏饮片

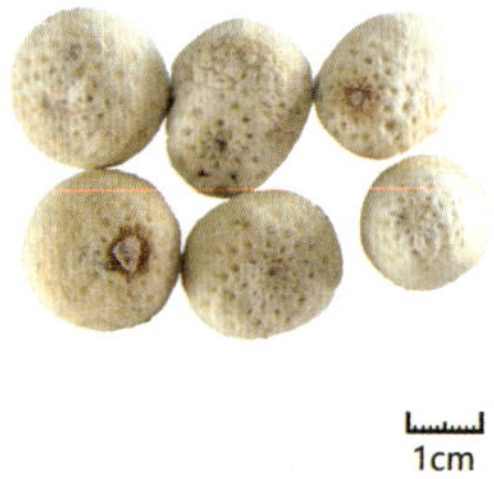

图5-15　清半夏

5. 质量要求

生半夏

（1）水分　不得过14.0%。

（2）总灰分　不得过4.0%。

（3）浸出物　不得少于9.0%。

（4）含量测定　本品按干燥品计算，含总酸以琥珀酸（$C_4H_6O_4$）计，不得少于0.25%。

法半夏

（1）水分　不得过13.0%。

（2）总灰分　不得过9.0%。

（3）浸出物　不得少于5.0%。

姜半夏

（1）水分　不得过13.0%。

（2）总灰分　不得过7.5%。

（3）浸出物　不得少于10.0%。

（4）白矾　本品按干燥品计算，含白矾以含水硫酸铝钾〔$KAl(SO_4)_2 \cdot 2H_2O$〕计，不得过10.0%。

清半夏

（1）水分　不得过13.0%。

（2）总灰分　不得过4.0%。

（3）浸出物　不得少于7.0%。

（4）白矾　本品按干燥品计算，含白矾以含水硫酸铝钾〔$KAl(SO_4)_2 \cdot 12H_2O$〕计，不得过10.0%。

6.性味功能

半夏　辛、温。燥湿化痰，降逆止呕，消痞散结。用于湿痰寒痰，咳喘痰多，痰饮眩悸，风痰眩晕，痰厥头痛，呕吐反胃，胸脘痞闷，梅核气；外治痈肿痰核。

法半夏　辛，温。燥湿化痰。用于痰多咳喘，痰饮眩悸，风痰眩晕，痰厥头痛。

姜半夏　辛，温。温中化痰，降逆止呕。用于痰饮呕吐，胃脘痞满。

清半夏　辛，温。燥湿化痰。用于湿痰咳嗽，胃脘痞满，痰涎凝聚，咯吐不出。

7.用法用量

半夏　内服一般炮制后使用，3~9g。外用适量，磨汁涂或研末以酒调敷患处。

法半夏、姜半夏、清半夏用量均为3~9g。

8.配伍禁忌

半夏　不宜与川乌、制川乌、草乌、制草乌、附子同用；生品内服宜慎。

法半夏，姜半夏，清半夏 不宜与川乌、制川乌、草乌、制草乌、附子同用。

9.贮藏

置通风干燥处，防蛀。

【经典方剂与临床应用】

二陈汤（《太平惠民和剂局方》）

处方：半夏汤洗七次　橘红各五两（各15g）　白茯苓三两（9g）　干姜炙一两半（4.5g）。

制法：用水一盏，生姜七片，乌梅一枚，同煎六分，去滓。

功能主治：燥湿化痰，理气和中。

用法用量：上药㕮咀，每服四钱（12g）。

使用注意：本品药性偏燥湿，对阴虚燥咳、痰中带血、或肺痨咯血者，不宜应用。

半夏厚朴汤（《金匮要略》）

处方：半夏一升（12g）　厚朴三两（9g）　茯苓四两（12g）　生姜五两（15g）　紫苏叶二两（6g）。

制法：以水七升，煮取四升。

功能主治：梅核气。咽中如有物阻，咯吐不出，吞咽不下，胸膈满闷，或咳或呕，舌苔白润或白滑，脉弦缓或弦滑。

用法用量：分温四服，日三夜一服（现代用法：水煎服）。

使用注意：方中多辛温苦燥之品，仅适宜于痰气互结而无热者。若见颧红口苦、舌红少苔属于气郁化火、阴伤津少者，虽具梅核气之特征，亦不宜使用本方。

【食疗与药膳】

1. 半夏棋子粥

原料：半夏二钱，汤洗七遍，去滑　干姜一钱，炮裂　白面三两　鸡子白一枚。

制作方法：上件药，捣罗为末，与面及鸡子白相和，溲切作棋子，熟煮，别用熟水淘过，空腹食之。

功能主治：治脾胃气弱，痰哕呕吐，下不饮食。

北豆根

BeiDouGen

【别名】 蝙蝠葛根、北山豆根（《药材学》）、野豆根（《河北中草药》）

【基原】

1. 集解

北豆根始载于《中国药植志》，北豆根一名始见于1977年版中国药典，有北方的山豆根之意。山豆根与北豆根的功效相似，主产于东北、华北等地区，北方之前作山豆根用。但是有临床治疗文献指出，北豆根与山豆根不能混用。《中国药典》自1985年版将北豆根与山豆根分别列出，是非常有必要的。

北豆根为防己科植物蝙蝠葛 *Menispermum dauricum* DC. 的根茎，河北各地均有野生，多自产自销。

2. 品种

本品来源于防己科植物蝙蝠葛 *Menispermum dauricum* DC. 的根茎。

3. 分布

主要分布于河北等地区。现秦皇岛等地有栽培。

4. 生态

北豆根生于山坡林缘、灌丛中、田边、路旁及石砾滩地，或攀援于岩石上。在海拔1500米以下较多见。（图6-1）

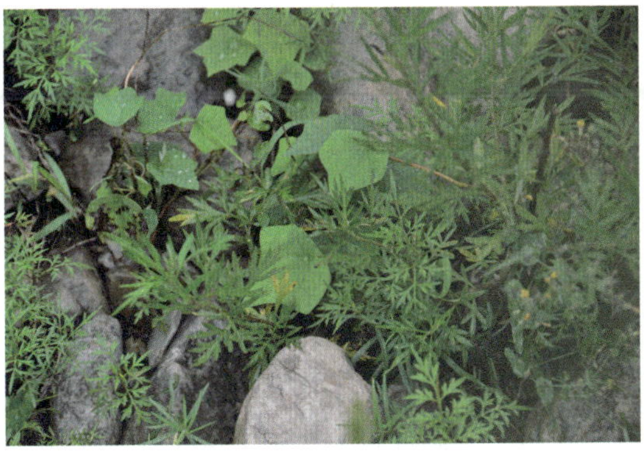

图6-1　野生蝙蝠葛

5.形态特征

草质、落叶藤本，根状茎褐色，垂直生，茎自位于近顶部的侧芽生出，一年生茎纤细，有条纹，无毛。叶纸质或近膜质，轮廓通常为心状扁圆形，长和宽均约3~12cm，边缘有3~9角或3~9裂，很少近全缘，基部心形至近截平，两面无毛，下面有白粉；掌状脉9~12条，其中向基部伸展的3~5条很纤细，均在背面凸起；叶柄长3~10cm或稍长，有条纹。圆锥花序单生或有时双生，有细长的总梗，有花数朵至20余朵，花密集成稍疏散，花梗纤细，长0.5~0.10cm；雄花：萼片4~8，膜质，绿黄色，倒披针形至倒卵状椭圆形，长0.14~0.35cm，自外至内渐大；花瓣6~8或多至9~12片，肉质，凹成兜状，有短爪，长0.15~0.25cm；雄蕊通常12，有时稍多或较少，长0.15~0.3cm；雌花：退化雄蕊6~12，长约0.1cm，雌蕊群具长约0.05~0.1cm的柄。核果紫黑色；果核宽约0.10cm，高约0.8cm，基部弯缺深约0.3cm。花期6~7月，果期8~9月。（图6-2）

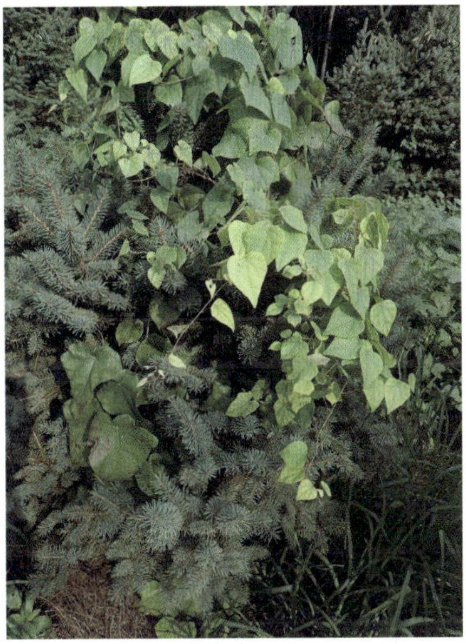

图6-2　蝙蝠葛原植物

6.产地加工

春、秋二季采挖，除去须根和泥沙，干燥。

【药材】

1.性状特征

本品呈细长圆柱形，弯曲，有分枝，长可达50cm，直径0.3~0.8cm。表面黄棕色至暗棕色，多有弯曲的细根，并可见突起的根痕和纵皱纹，外皮易剥落。质韧，不易折断，断面不整齐，纤维细，木部淡黄色，呈放射状排列，中心有髓。气微，味苦。（图6-3）

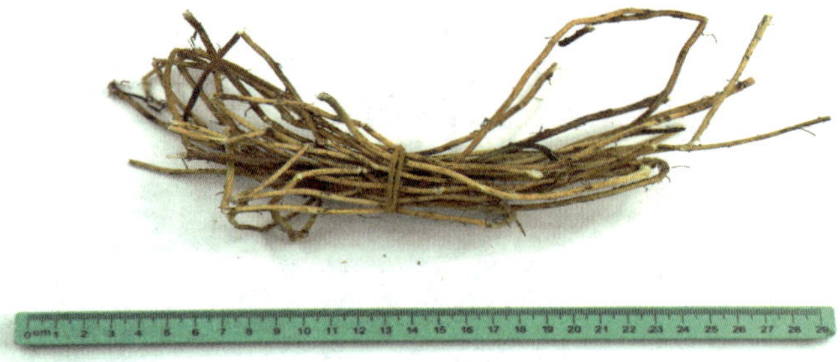

图6-3 北豆根饮片

2. 商品规格

一般不分等级，均为统货。以条粗长均匀、色黄棕，无须根和残茎味苦者为佳。

3. 质量标志

以条粗，外皮黄棕色，断面浅黄色者为佳。

4. 显微特征

本品横切面：表皮细胞1列，外被棕黄色角质层，木栓层为数列细胞。皮层较宽，老的根茎有石细胞散在。中柱鞘纤维排列成新月形。维管束外韧型，环列。束间形成层不明显。木质部由导管、管胞、木纤维及木薄壁细胞组成，均木化。中央有髓。薄壁细胞含淀粉粒及细小草酸钙结晶。

粉末淡棕黄色。石细胞单个散在，淡黄色，分枝状或不规则形，直径43~147μm（200μm），胞腔较大。中柱鞘纤维多成束，淡黄色，直径18~34μm，常具分隔。木纤维成束，直径10~26μm，壁具斜纹孔或交叉纹孔。具缘纹孔导管。草酸钙结晶细小。淀粉粒单粒直径3~12μm；复粒2~8分粒。

5. 化学组分

（1）生物碱类　蝙蝠葛碱、苦参碱、氧化苦参碱。

（2）黄酮类　甘草素、黑黄豆素、苦参酚。

（3）三萜类及三萜皂苷类　相思子皂醇、葛根皂醇。

（4）其他成分　微量金属、酸性化合物、多糖类、蒽醌类等。

6. 理化特性

取本品粉末0.5g，加乙酸乙酯15ml，浓氨试液0.5ml，加热回流30min，滤过，滤液蒸干，残渣加乙酸乙酯1ml使溶解，作为供试品溶液。另取北豆根对照药材0.5g，同法制成对照药材溶液。照薄层色谱法试验，吸取上述两种溶液各2μl，分别点于同一硅胶G薄层板上，以三氯甲烷-甲醇-浓氨试液（9∶1∶1滴）为展开剂，展开，取出，晾干，置紫外光灯（365nm）下检视。供试品色谱中，在与对照药材色谱相应的位置上，显相同颜色的荧光斑点。

7. 贮藏

置阴凉干燥处。

【炮制与饮片】

1. 饮片炮制

除去杂质，洗净，润透，切厚片，干燥。

2. 饮片名称

北豆根。

3. 药品类别

清热药：清热解毒药。

4. 性状特征

不规则的圆形厚片。表面淡黄色至棕褐色，木部淡黄色，呈放射状排列，纤维性，中心有髓，白色。气微，味苦。

5. 质量要求

北豆根

（1）杂质　不得过5%。

（2）水分　不得过12.0%。

（3）总灰分　不得过7.0%。

（4）酸不溶性灰分　不得过2.0%。

6. 性味功能

苦，寒；有小毒。归肺、胃、大肠经。清热解毒，祛风止痛。用于咽喉肿痛，热毒泻痢，风湿痹痛。

7. 用法用量

内服：煎服，3~9g。治咽喉肿痛宜含于口中缓缓咽下。外用：研磨调敷或煎水泡洗。

8. 使用注意

脾虚便溏者禁用。本品有小毒，剂量不宜过大，以免中毒。

9. 贮藏

置干燥处。

【经典方剂与临床应用】

1. 治疗肺热咳嗽

处方： 北豆根、前胡、牛蒡子、枇杷叶各9g。

制法： 水煎服。

功能主治： 治疗肺热咳嗽。

2. 治疗湿热黄疸

处方： 北豆根9g　茵陈15g　生大黄6g　栀子9g。

制法： 水煎服。

功能主治： 治疗湿热黄疸。

【食疗与药膳】

1.治秃疮

原料： 北豆根30g　白糖适量　鸡蛋。
制作方法： 北豆根30g，白糖适量，共研末，用鸡蛋捣成膏，敷患处。
功能主治： 治秃疮。

祁沙参

QiShaShen

【别名】 白参（《吴普本草》）、羊乳（《名医别录》）、羊婆奶（《本草纲目》）

【基原】

1.集解

“沙参”最早记载于《神农本草经》，仅记载性味和功效，未见南北之分。

宋代《图经本草》中不仅记载了沙参的形态，而且还绘出了归州沙参植物图，对照《中国高等植物图鉴》可知归州沙参叶基出，互生，叶柄长，三出式分裂，花白色，属于伞形科北沙参属植物，可推断宋代已出现了北沙参的植物来源。明代倪朱谟著的《本草汇言》中引用的《卫生易简方》中提到：“治阴虚火炎咳嗽无痰，骨蒸劳热，肌皮枯燥，口苦烦渴等，用真北沙参、麦门冬、知母、怀熟地、地骨皮各4两，或作丸或作膏，每早服3钱，白汤下。”“北沙参”之名始载于《卫生易简方》已有考证。清初年蒋仪《药镜》首次将北沙参立条。清吴仪洛《本草从新》也提到了：“北沙参……白实长大者良。”《祁州中药志》记载：“北沙参主产于我国北部，在安国已种植20余年（距今已有50余年的种植历史），产量高，质量好。”《中国道地药材》记载：“北沙参产于河北、山东、辽宁等地。”《中药品种理论与应用》记载：“北沙参多栽培于肥沃的沙质土壤中，主产地有山东、辽宁、河北等地。”综合以上文献可知，河北为北沙参的主产区之一，其中以安国所产北沙参最为道地，被称为“祁沙参”。

2.品种

本品为伞形科植物珊瑚菜 *Glehnia littoralis* Fr. Schmidt ex Miq. 的干燥根。

3.分布

河北安国为祁沙参的主产区，安国周边地区均有栽培（图7-1）。

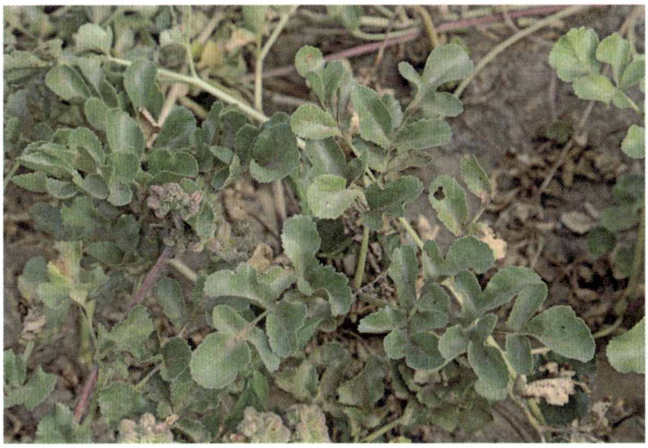

图7-1 栽培祁沙参

4.生态

生长于肥沃疏松的沙质土壤，喜温暖湿润气候，抗旱耐寒。忌水浸，忌连作，忌强烈阳光（图7-2）。

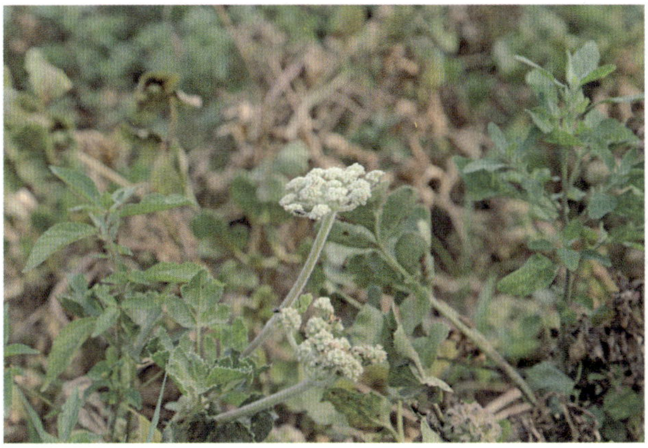

图7-2 祁沙参生境

5.形态特征

多年生草本，全株被白色柔毛。根细长，圆柱形或纺锤形，长20~70cm，径0.5~1.5cm，表面黄白色。茎露于地面部分较短，分枝，地下部分伸长。叶多数基生，厚质，有长柄，叶柄长5~15cm；叶片轮廓呈圆卵形至长圆状卵形，三出式分裂至三出式二回羽状分裂，末回裂片倒卵形至卵圆形，长1~6cm，宽0.8~3.5cm，顶端圆形至尖锐，基部楔形至截形，边缘有缺刻状锯齿，齿边缘为白色软骨质；叶柄和叶脉上有细微硬毛；茎生叶与基生叶相似，叶柄基部逐渐膨大成鞘状，有时茎生叶退化成鞘状。复伞形花序顶生，密生浓密的长柔毛，径3~6cm，花序梗有时分枝，长2~6cm；伞辐8~16，不等长，长1~3cm；无总苞片；小总苞数片，线状披针形，边缘及背部密被柔毛；小伞形花序有花，15~20，花白色；萼齿5，卵状披针形，长0.5~1mm，被柔毛；花瓣白色或带堇色；花柱基短圆锥形。果实近圆球形或倒广卵形，长6~13mm，宽6~10mm，密被长柔毛及绒毛，果棱有木栓质翅；分生果的横剖面半圆形。花果期6~8月（图1-3，图1-4）。

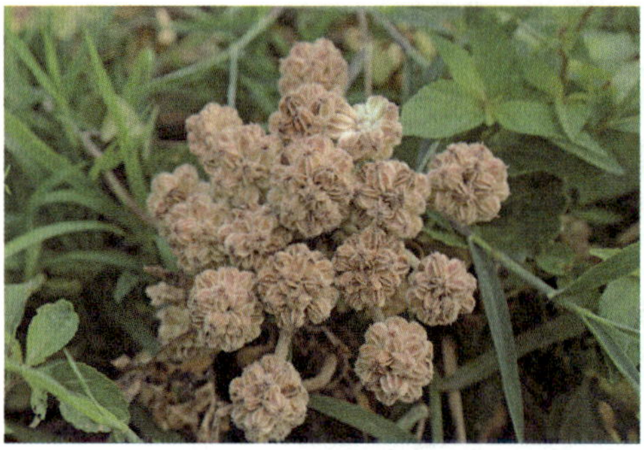

图7-3 祁沙参原植物

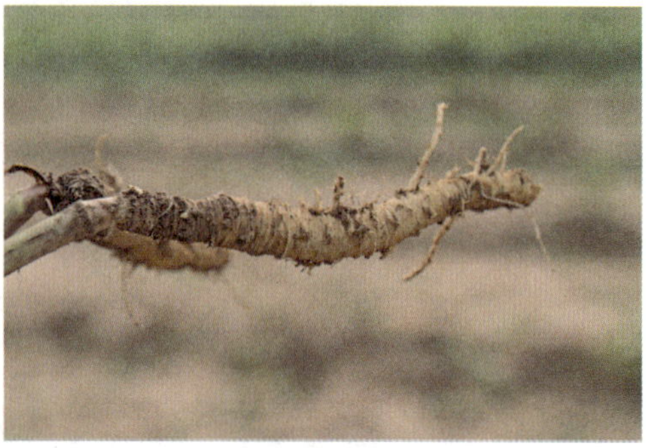

图7-4 祁沙参药用部位

6.产地加工

夏、秋二季采挖，除去须根，洗净，稍晾，置沸水中烫后，除去外皮，干燥。（图7-5~图7-11）。

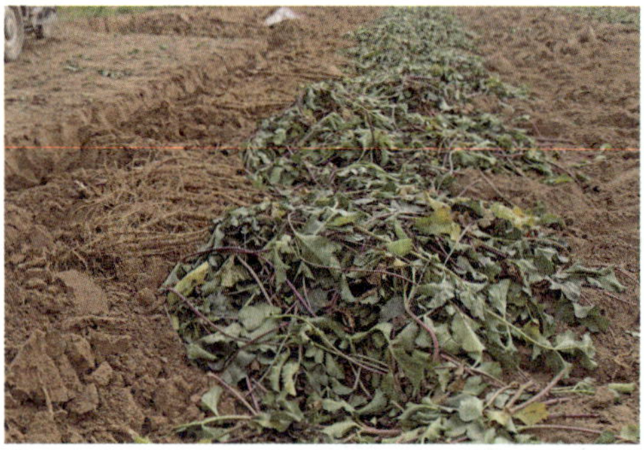

图7-5 祁沙参采收

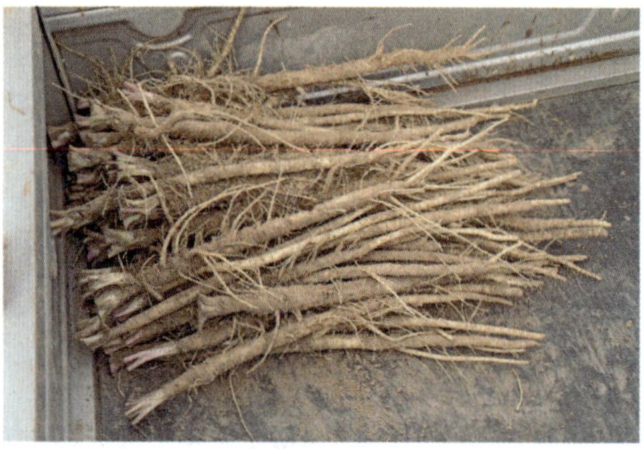

图7-6 采挖出的祁沙参

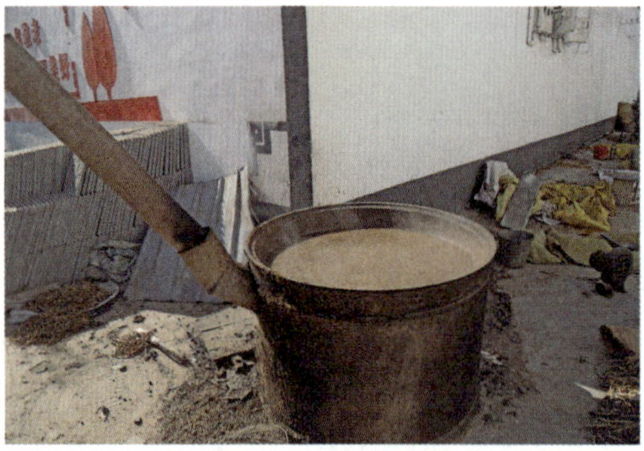

图7-7 烫祁沙参使用的锅

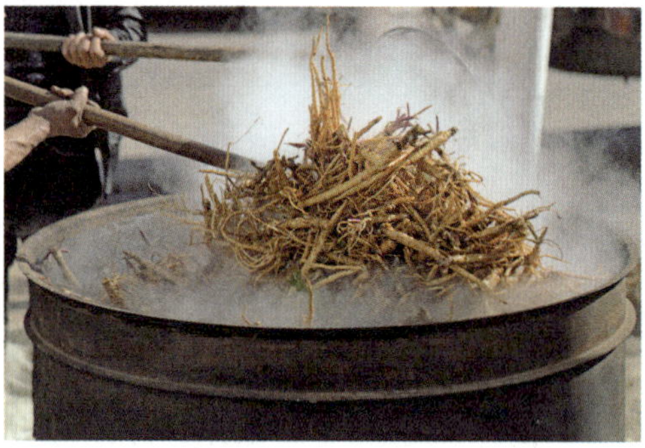

图7-8 烫后捞出

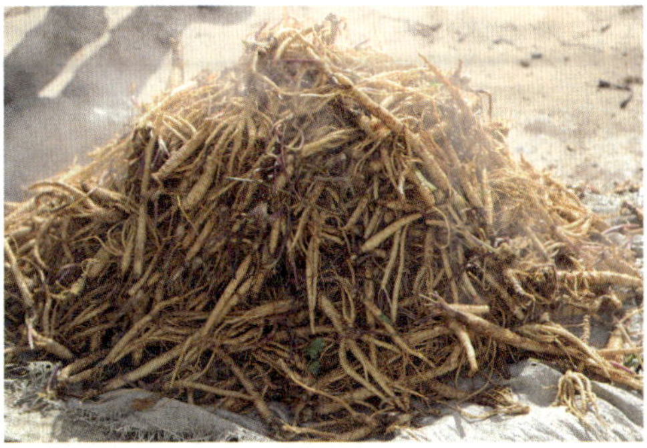

图7-9　自然放凉

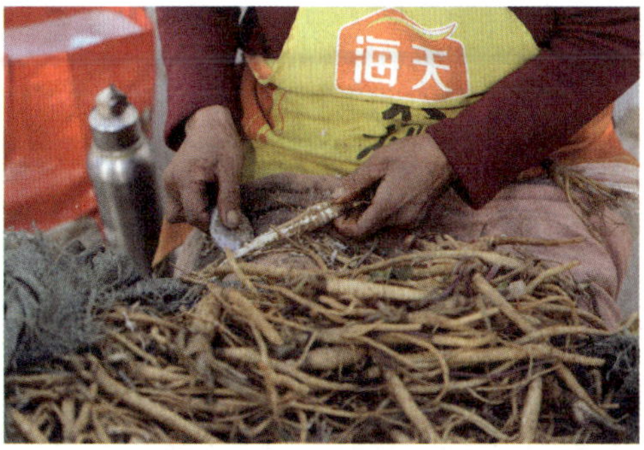

图7-10　刮去外皮

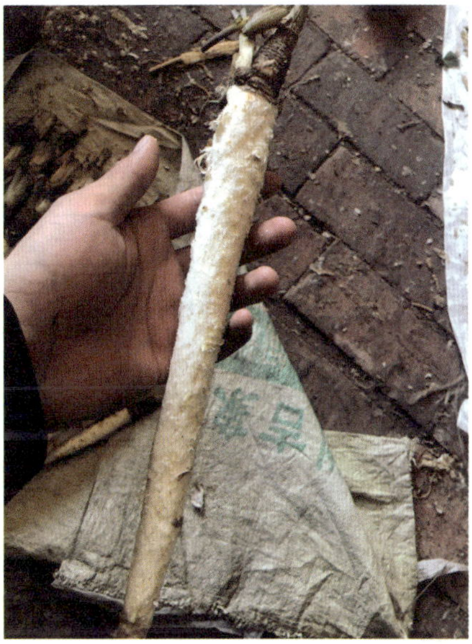

图7-11　去皮后的祁沙参

【药材】

1. 性状特征

本品呈细长圆柱形，偶有分枝，长15~45cm，直径0.4~1.2cm。表面淡黄白色，略粗糙，偶有残存外皮，不去外皮的表面黄棕色。全体有细纵皱纹和纵沟，并有棕黄色点状细根痕；顶端常留有黄棕色根茎残基；上端稍细，中部略粗，下部渐细。质脆，易折断，断面皮部浅黄白色，木部黄色。气特异，味微甘（图7-12）。

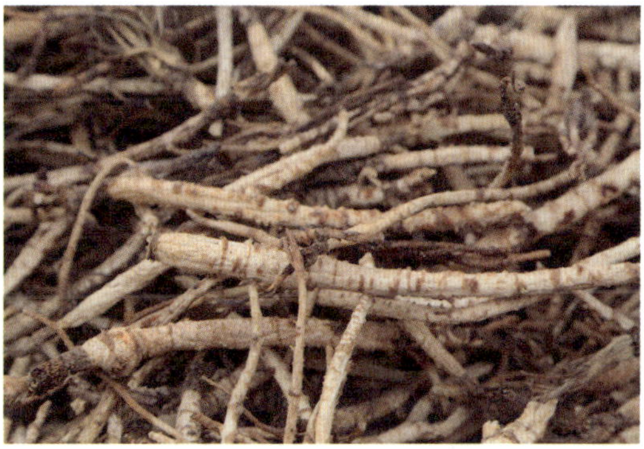

图7-12　祁沙参药材

2. 商品规格

一等：干货。呈细长条柱形，去净栓皮。表面黄白色。质坚而脆。断面皮部淡黄白色，有黄色木质心。微有香气，味微甘。条长34cm以上，上中部直径0.3~0.6cm。无芦头、细尾须、油条、虫蛀、霉变。

二等：干货。呈细长条圆柱形，去净栓皮。表面黄白色。质坚而脆。断面皮部淡黄白色，有黄色木质心。微有香气，味微甘。条长23cm以上，上中部直径0.3~0.6cm。无芦头、细尾须、油条。杂质、虫蛀、霉变。

三等：干货。呈细长条圆柱形，去净栓皮。表面黄白色。质坚而脆。断面皮部淡黄白色，有黄色木质心。微有香气，味微甘。条长22cm以下，粗细不分，间有破碎。无芦头、细尾须、杂质、虫蛀、霉变。

3. 道地药材

河北安国及周边等地产者为道地药材。素有“祁沙参”之称，系河北栽培的一种优质品种。

4. 质量标志

以细长均匀、圆柱形、质坚实、色白、味甘者为佳。条粗、质较松、色棕黄者质次。条小未去外皮者不宜入药。

5. 显微特征

本品横切面：栓内层为数列薄壁细胞，有分泌道散在。不去外皮的可见木栓层。韧皮部宽广，射线明显；外侧筛管群颓废作条状；分泌道散在，直径20~65μm，内含黄棕色分泌物，周围分泌细胞5~8个。形成层成环。木质部射线宽2~5列细胞；导管大多成“V”形排列；薄壁细胞含糊化淀粉粒。

粉末：黄白色。网纹导管直径17~86μm，网孔长而宽。含糊化淀粉粒细胞呈不规则块状，未加工的可见淀粉粒单粒圆形或类圆形，直径2~22μm，脐点明显，点状。此外有木栓细胞、射线细胞等。

6. 化学组分

（1）香豆素类　欧前胡素，异欧前胡素，补骨脂素等。

（2）挥发油　α-蒎烯，棕榈酸，亚油酸等。

（3）糖苷类　紫丁香苷，芸香苷等。

（4）黄酮类　槲皮素，异槲皮素，芦丁等。

7. 贮藏

置通风干燥处，防蛀。

【炮制与饮片】

1. 饮片炮制

北沙参　除去残茎和杂质，略润，切段，干燥。

2. 饮片名称

北沙参。

3.药品类别

补益药：补阴药。

4.性状特征

本品为类圆形厚片或圆柱形中段，外表皮淡黄白色，略粗糙，有纵皱纹及棕黄色点状细根痕。切面皮部黄白色，木部黄色。质脆，气特异，味微甘（图7–13）。

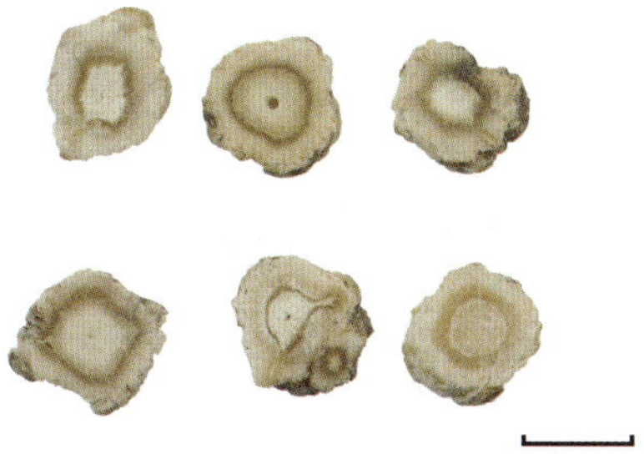

图7–13　祁沙参饮片

5.质量要求

北沙参

（1）水分　不得过15.0%。

（2）总灰分　不得过5.0%。

6.性味功能

甘、微苦，微寒。归肺、胃经，养阴清肺，益胃生津。用于肺热燥咳，劳嗽痰血，胃阴不足，热病津伤，咽干口渴。

7.用法用量

内服：煎汤，5~12g。

8.使用注意

不宜与藜芦同用。

9.贮藏

置通风干燥处，防蛀。

【经典方剂与临床应用】

一贯煎（《续名医类案》）

处方： 北沙参9g　麦门冬9g　生地黄30g　当归9g　枸杞子12g　川楝子5g。

制法： 水煎服。

功能主治： 具有滋阴疏肝之功效。用于肝肾阴虚，肝气郁滞，胸脘胁痛，吞酸吐苦，咽干口燥，舌红少津者。

【食疗与药膳】

1.沙参玉竹焖老鸭

原料： 老鸭1只　北沙参、玉竹各15g　盐、姜片、葱花各适量。

制作方法： 老鸭处理干净、氽水、斩件。北沙参洗净切块；玉竹洗净切片。净锅上火，加入老鸭、玉竹、北沙参、姜片、水，武火煮沸，转文火煨煮至熟，加盐、葱花调味即可。

功能主治： 有益气补虚，润肺生津的功效。适用于病后体虚或糖尿病属阴虚者。

用法用量： 日常食用。

2.沙参百合润肺汤

原料： 北沙参15g　百合30g　无花果5个　猪瘦肉18g　陈皮1片。

制作方法： 先将无花果洗干净，对半剖开；猪瘦肉洗干净；北沙参、陈皮、百合洗干净；将所有的材料一起放进已滚的水中，继续用小火煮约1小时，加少许盐调味，即可饮用。

功能主治： 滋阴润燥、清音、通便。适用于肺阴虚的咳嗽、咽痛。

用法用量： 可早晚饮用，或佐餐食。

3.沙参麦冬瘦肉汤

原料： 瘦肉50g　北沙参5g　麦冬6g　生姜1片

制作方法： 瘦肉洗净并剁成肉末，北沙参、麦冬洗净，和生姜一起放入装有适量水的炖盅中，盖上盖子后放在锅上，大火蒸至出蒸汽，改小火再蒸40min，最后加入适量食盐即可。

功能主治： 润肺止咳。适用于肺阴虚干咳少痰者。

用法用量： 日常食用，中老年人秋季可常服。

北苍术

BeiCangZhu

【别名】 山蓟（《神农本草经》）、山连（《名医别录》）、山精（《抱朴子》）。

【基原】

1.集解

宋代以前本草无苍术一名，《神农本草经》收载术，列为上品。及至宋代《本草衍义》将术明确分作苍术与白术，并谓“苍术其长如大拇指，肥实，皮色褐，气味辛烈……白术粗促色微褐，气味亦微辛苦而不烈。”《本草纲目》中将苍术与白术分条记述，并提到："术有赤白二种，主治虽近，而性味止发不同。"由此可见，宋代以后将苍术与白术在临床上分别应用。《中药志》记载"北苍术主产于河北、陕西、山西。"《常用中药材品种整理和质量研究》指出北苍术主要分布于河北承德。截至2019年，河北省秦皇岛青龙满族自治县全县北苍术良种繁育基地共有13个，面积达到4000亩并向国家商标总局申请了地理标志认证。

2.品种

本品为菊科植物北苍术 *Atractylodes chinensis*（DC.）Koidz.的干燥根茎。春、秋二季采挖，除去泥沙，晒干，撞去须根。

3.分布

河北境内太行山脉、燕山山脉等绝大部分地区均有野生分布，现河北秦皇岛、承德等地均有栽培，以秦皇岛青龙满族自治县产量最大（图8-1）。

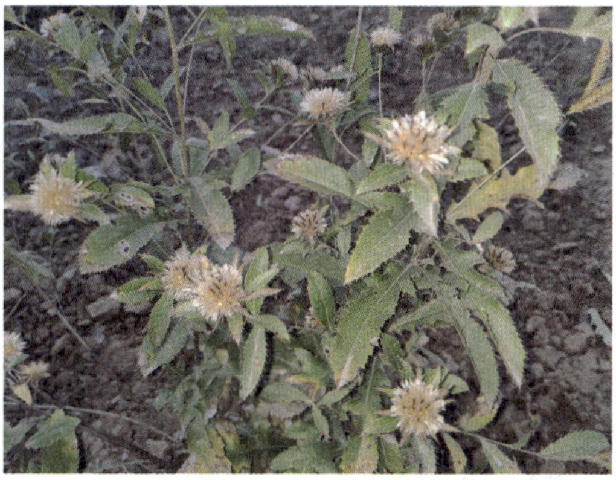

图8-1 栽培北苍术

4.生态

北苍术主要分布在我国北方，生长于海拔300~900米间的山坡，稀疏的阔叶林或针阔混交林下，山坡岩石附近或山坡草地上。耐寒。喜凉爽、昼夜温差较大、光照充足的气候。对土壤要求不严，荒山、坡地、瘠土都可生长，以排水良好、地下水位低、土质疏松、腐殖质含量较高的沙壤土为好。忌水浸。（图8-2）。

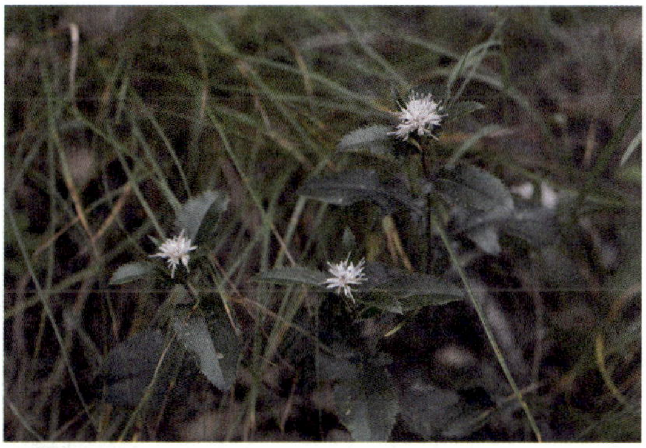

图8-2 野生北苍术生境

5. 形态特征

多年生草本。根状茎平卧或斜升，粗长或通常呈疙瘩状，生多数等粗等长或近等长的不定根。茎直立，高（15~20）30~100cm，单生或少数茎成簇生，下部或中部以下常紫红色，不分枝或上部分枝但少有自下部分枝的，全部茎枝被稀疏的蛛丝状毛或无毛。基部叶花期脱落；中下部茎叶长8~12cm，宽5~8cm，3~5（7~9）羽状深裂或半裂，基部楔形或宽楔形，几无柄，扩大半抱茎，或基部渐狭成长达3.5cm的叶柄；顶裂片与侧裂片不等形或近等形，圆形、倒卵形、偏斜卵形、卵形或椭圆形，宽1.5~4.5cm；侧裂片1~2（3~4）对，椭圆形、长椭圆形或倒卵状长椭圆形，宽0.5~2cm；有时中下部茎叶不分裂；中部以上或仅上部茎叶不分裂，倒长卵形、倒卵状长椭圆形或长椭圆形，有时基部或近基部有1~2对三角形刺齿或刺齿状浅裂。或全部茎叶不裂，中部茎叶倒卵形、长倒卵形、倒披针形或长倒披针形，长2.2~9.5cm，宽1.5~6cm，基部楔状，渐狭成长0.5~2.5cm的叶柄，上部的叶基部有时有1~2对三角形刺齿裂。全部叶质地硬，硬纸质，两面同色，绿色，无毛，边缘或裂片边缘有针刺状缘毛或三角形刺齿或重刺齿。头状花序单生茎枝顶端，但不形成明显的花序式排列，植株有多数或少数（2~5个）头状花序。总苞钟状，直径1~1.5cm。苞叶针刺状羽状全裂或深裂。总苞片5~7层，覆瓦状排列，最外层及外层卵形至卵状披针形，长3~6mm；中层长卵形至长椭圆形或卵状长椭圆形，长6~10mm；内层线状长椭圆形或线形，长11~12mm。全部苞片顶端钝或圆形，边缘有稀疏蛛丝毛，中内层或内层苞片上部有时变红紫色。小花白色，长9mm。瘦果倒卵圆状，被稠密的顺向贴伏的白色长直毛，有时变稀毛。冠毛刚毛褐色或污白色，长7~8mm，羽毛状，基部连合成环。花果期6~10月。（图8-3，图8-4）

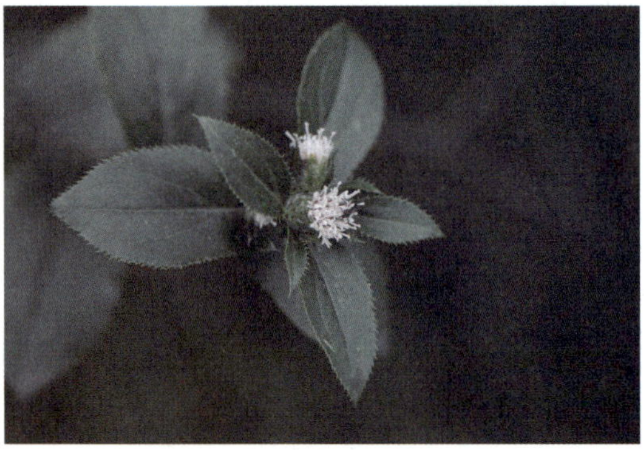

图8-3　北苍术原植物

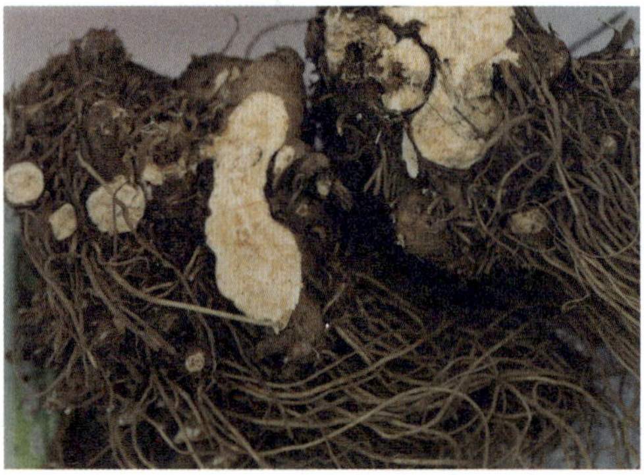

图8-4　北苍术药用部位

6. 产地加工

北苍术春、秋两季均可采挖，以秋后至春初苗未出土前采挖质量较好。北苍术挖出后，除去茎叶和泥土，晒至四五成干时，放入滚筒式去皮机内，撞掉须根；晒至六七成干时，再撞1次，以去掉全部老皮；晒至全干时再撞，使表皮呈黄褐色。（图8-5）

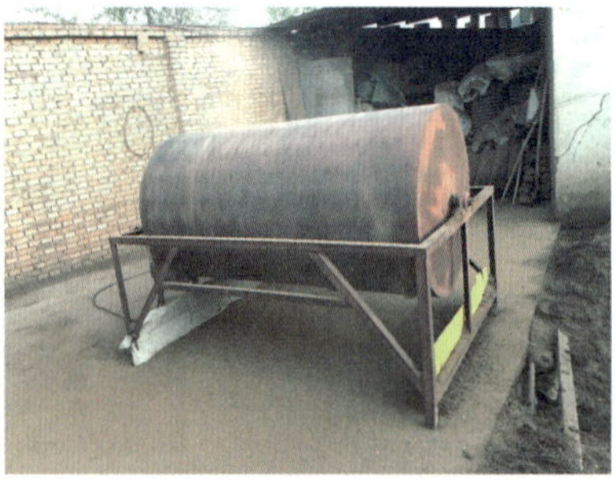

图8-5　滚筒式去皮机

【药材】

1. 性状特征

呈疙瘩块状或结节状圆柱形，长4~9cm，直径1~4cm。表面黑棕色，除去外皮者呈黄棕色。质较疏松，断面散有黄棕色油室。香气较淡，味辛、苦。（图8-6）。

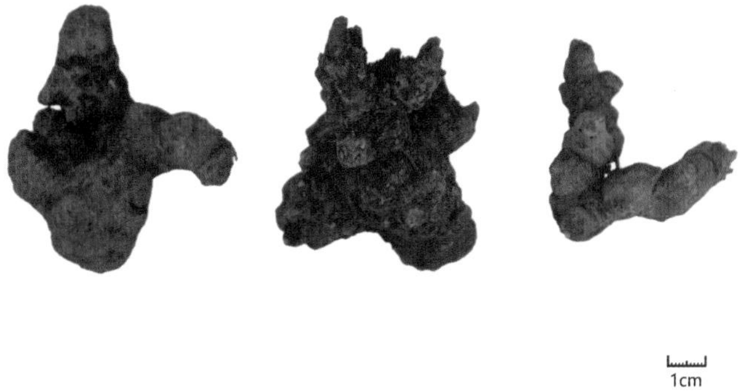

图8-6　北苍术药材

2. 商品规格

统货为主。呈不规则的疙瘩状或结节状。表面黑棕色或棕褐色。质较疏松。断面黄白色或灰白色，散有棕黄色朱砂点。气香。味微甜而辛。中部直径1cm以上。无须根、杂质、虫蛀、霉变。

3. 道地药材

河北承德及秦皇岛市青龙满族自治县周边等地产者为道地药材。素有“燕山北苍术”之称，系河北野生或栽培的一种优质品种。

4. 质量标志

以个大、坚实、无毛须、断面朱砂点多、香气浓郁者为佳。

5. 显微特征

本品粉末棕色。草酸钙针晶细小，长5~30μm，不规则地充塞于薄壁细胞中。纤维大多成束，长梭形，直径约至40μm，壁甚厚，木化。石细胞甚多，有时与木栓细胞连结，多角形、类圆形或类长方形，直径20~80μm，壁极厚。菊糖多见，表面呈放射状纹理。

6. 化学组分

（1）挥发油类　苍术酮，苍术醇，苍术素等。

（2）苷类　苍术苷等。

（3）酚酸类　香草酸等。

（4）黄酮类　汉黄芩素等。

（5）糖类　阿拉伯糖、半乳糖、蔗糖等。

7. 贮藏

置阴凉干燥处。

【炮制与饮片】

1.饮片炮制

北苍术　除去杂质，洗净，润透，切厚片，干燥。

麸炒北苍术　取苍术片，照麸炒法炒至表面深黄色。

2.饮片名称

北苍术，麸炒北苍术。

3.药品类别

燥湿药：芳香化湿药。

4.性状特征

北苍术　本品呈不规则类圆形或条形厚片。外表皮灰棕色至黄棕色，有皱纹，有时可见根痕。切面黄白色或灰白色，散有多数橙黄色或棕红色油室。气香特异，味微甘、辛、苦。（图8–7）。

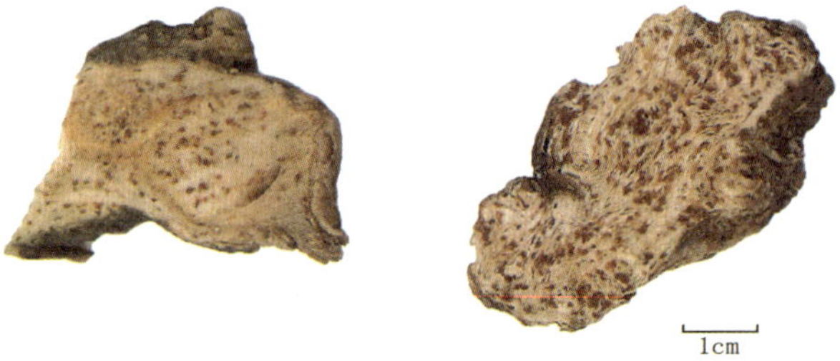

图8–7　苍术

麸炒北苍术　本品形如苍术片，表面深黄色，散有多数棕褐色油室。有焦香气。（图8–8）。

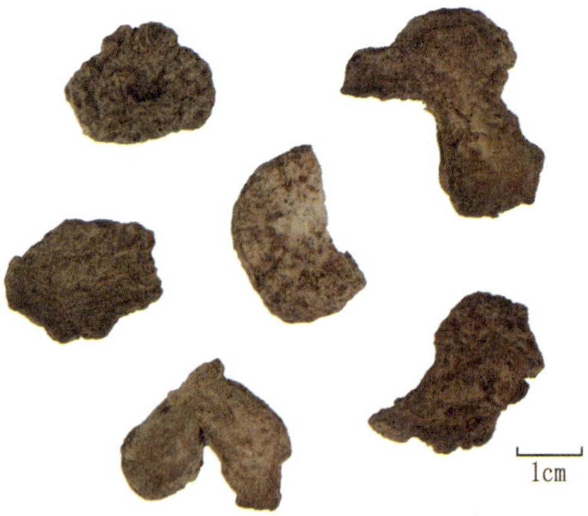

图8–8　麸炒苍术

5.质量要求

北苍术

（1）水分　不得过11.0%。

（2）总灰分　不得过5.0%。

麸炒北苍术

（1）水分　不得过10.0%。

（2）总灰分　不得过5.0%。

6.性味功能

辛、苦，温。归脾、胃、肝经。燥湿健脾，祛风散寒，明目。用于湿阻中焦，脘腹胀满，泄泻，水肿，脚气痿躄，风湿痹痛，风寒感冒，夜盲，眼目昏涩。

7.用法用量

内服：煎汤，3~9g。

8.贮藏

置阴凉干燥处。

【经典方剂与临床应用】

二妙丸（《医学纲目》）

处方：苍术末、黄柏末各等份。

制法：炼蜜为丸，如梧桐子大。

功能主治：具有清热燥湿之功效。主治湿热下注之足膝肿痛，痿证，湿疮，湿疹，丹毒，白带，腰痛。

柴胡苍术汤（《症因脉治》）

处方：柴胡、独活、苍术、防风、黄柏、黄芩各9g。

制法：水煎服。

功能主治：具有清热祛湿之功效。主治湿热痹阻经络，腰腿疼痛，酸软沉重，内热烦躁，自汗口渴，二便赤涩，左关沉数者。

【食疗与药膳】

1.苍术冬瓜祛湿汤

原料：苍术15g　泽泻15g　冬瓜250g　猪瘦肉500g　生姜片、盐、鸡精各适量。

制作方法：首先将苍术、泽泻洗净。冬瓜洗净，切块。猪瘦肉洗净，切块。随后锅内烧水，水开后放入猪瘦肉，焯去血水。最后将苍术、泽泻、冬瓜、猪瘦肉、生姜片一起放入煲内，加入适量清水，大火煲沸后，用小火煲1小时，调味即可。

功能主治：健脾燥湿，散寒解表。

2.神术汤

原料：麸炒苍术　防风各30g　甘草15g　生姜、葱白各6g。

制作方法：将以上药物放入砂锅中，水煎30min，取汁。
功能主治：主治外感风寒。
用法用量：一日内分2次温服。

北柴胡

BeiChaiHu

【别名】茈胡（《神农本草经》）、山菜（《吴普本草》）、柴草（《本草品汇精要》）。

【基原】

1.集解

柴胡始载于《神农本草经》，列为上品。宋朝唐慎微所著《证类本草》、明朝腾弘所著《神农本经会通》、明朝刘文泰所著《本草品汇精要》、明朝倪朱谟的《本草汇言》记载柴胡“生洪农川谷及冤句（今河北、山西、山东一带）。”《中华本草》记载：柴胡（北柴胡）*Bupleurum chinense* DC. 主产于河北、辽宁、吉林、黑龙江、河南、陕西。《现代中药材商品通鉴》记载：北柴胡主产于河北、河南、辽宁、黑龙江及吉林、陕西；此外，内蒙古、山西、甘肃亦产。据明嘉靖37年（1558年）的《涉县志》记载，柴胡、荆芥、防风等8种中药材当时就是河北省邯郸涉县的特产。涉县柴胡家种始于二十世纪八十年代，目前主要销往安国等全国各药材市场，并有出口，在全国医药行业享有很高声誉。在艰苦卓绝的抗日战争时期，八路军一二九师的卫生工作者利用当地的柴胡资源，研制成功“柴胡注射液”，挽救了无数抗日军民的生命，为抗日战争的胜利作出了贡献。据1998年出版的《涉县志》记载：“80年代后提倡多种经营，药材种植户数、面积、种类增加，常见的有柴胡……等。”涉县《更乐镇志》《固新镇昭义村志》等涉县地方志均记载柴胡为当地特产。综上所述，河北省邯郸涉县为北柴胡的主要道地产区。

2.品种

本品为伞形科植物柴胡 *Bupleurum chinense* DC.的干燥根，习称“北柴胡”。[河北亦有野生狭叶柴胡 *Bupleurum scorzonerifolium* Willd.,（习称“南柴胡”分布），此外河北安国还种植有一种“三岛柴胡”（亦称“川岛柴胡”），因其顶端残留茎基仅有1个，不符合药典规定，仅出口]

3.分布

河北境内绝大部分地区均有野生分布，现邯郸涉县、保定安国等地均有栽培，以邯郸涉县产量最大（图9-1）。

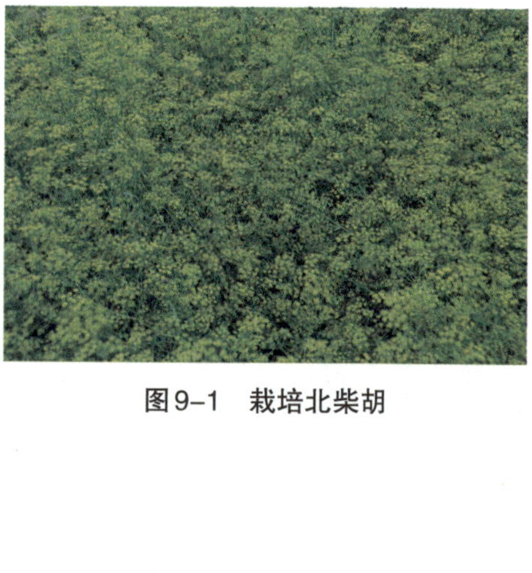

图9-1　栽培北柴胡

4. 生态

生长于向阳山坡路边、岸旁或草丛中。（图9–2）。

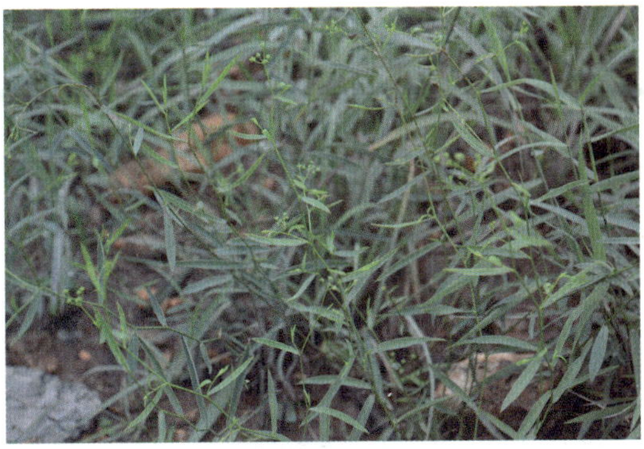

图9–2 北柴胡生境

5. 形态特征

多年生草本，高50~85cm。主根较粗大，棕褐色，质坚硬。茎单一或数茎，表面有细纵槽纹，实心，上部多回分枝，微作之字形曲折。基生叶倒披针形或狭椭圆形，长4~7cm，宽6~8mm，顶端渐尖，基部收缩成柄，早枯落；茎中部叶倒披针形或广线状披针形，长4~12cm，宽6~18mm，有时达3cm，顶端渐尖或急尖，有短芒尖头，基部收缩成叶鞘抱茎，脉7~9，叶表面鲜绿色，背面淡绿色，常有白霜；茎顶部叶同形，但更小。复伞形花序很多，花序梗细，常水平伸出，形成疏松的圆锥状；总苞片2~3，或无，甚小，狭披针形，长1~5mm，宽0.5~1mm，3脉，很少1或5脉；伞辐3~8，纤细，不等长，长1~3cm；小总苞片5，披针形，长3~3.5mm，宽0.6~1mm，顶端尖锐，3脉，向叶背凸出；小伞直径4~6mm，花5~10；花柄长1mm；花直径1.2~1.8mm；花瓣鲜黄色，上部向内折，中肋隆起，小舌片矩圆形，顶端2浅裂；花柱基深黄色，宽于子房。果广椭圆形，棕色，两侧略扁，长约3mm，宽约2mm，棱狭翼状，淡棕色，每棱槽油管3，很少4，合生面4条。花期9月，果期10月。（图9–3，图9–4）。

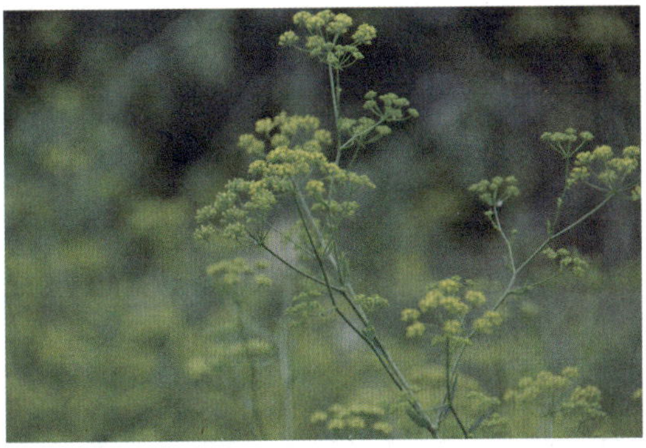

图9–3 北柴胡原植物

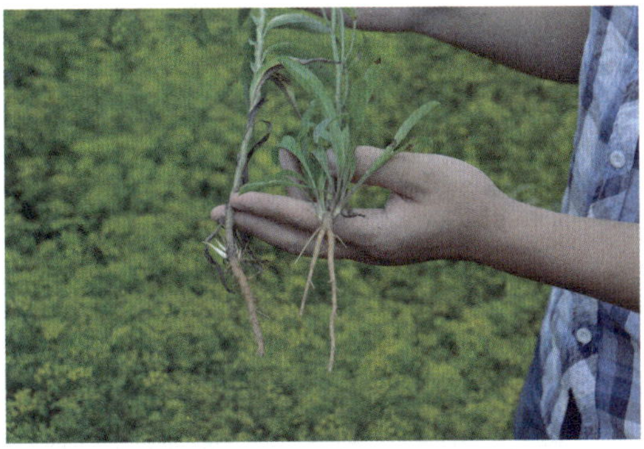

图9–4 北柴胡药用部位

6. 产地加工

春、秋二季采挖，除去茎叶和泥沙，干燥。

【药材】

1. 性状特征

呈圆柱形或长圆锥形，长6~15cm，直径0.3~0.8cm。根头膨大，顶端残留3~15个茎基或短纤维状叶基，下部分枝。表面黑褐色或浅棕色，具纵皱纹、支根痕及皮孔。

质硬而韧，不易折断，断面显纤维性，皮部浅棕色，木部黄白色。气微香，味微苦。（图9-5）。

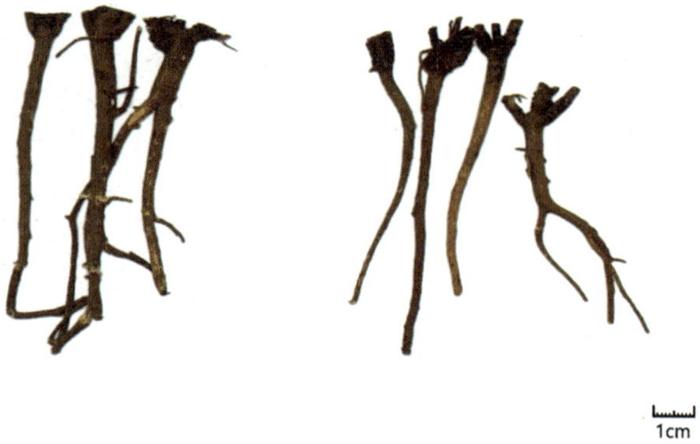

图9-5　北柴胡药材

2.商品规格

栽培北柴胡统货：呈圆柱形或长圆锥形。上粗下细，顺直或弯曲，中部直径0.3~0.8cm，偶见残茎，头部膨大，呈疙瘩状，下部多分枝。表面黑褐色至浅棕色，有纵皱纹。质硬而韧，断面黄白色。显纤维性。微有香气，味微苦，辛。

栽培北柴胡选货：呈圆柱形或长圆锥形。上粗下细，顺直或弯曲，中部直径>0.4cm，无残茎，头部膨大，呈疙瘩状，下部多分枝。表面黑褐色至浅棕色，有纵皱纹。质硬而韧，断面黄白色。显纤维性。微有香气，味微苦，辛。

野生北柴胡统货：呈圆柱形或长圆锥形，上粗下细，顺直或弯曲，多分枝。头部膨大，呈疙瘩状，无残留茎苗，下部多分枝。表面黑褐色，有纵皱纹、支根痕及皮孔。质硬而韧，不易折断，断面显纤维性较强，皮部浅棕色，木部黄白色。气微香，味微苦，辛。

3.道地药材

河北邯郸涉县及周边等地产者为道地药材。素有“北柴胡”之称，系河北野生或栽培的一种优质品种。

4.质量标志

栽培者以粗长整齐、无苗茎及细须根者为佳；野生者以河北燕山、太行山野生四年以上者为佳。

5.化学组分

（1）皂苷类　柴胡皂苷a，柴胡皂苷d等。

（2）黄酮类　山奈酚，槲皮素，异鼠李素等。

（3）酚酸类　香草酸、水杨酸、咖啡酸乙酯等。

（4）倍半萜类　柴胡新苷A，柴胡新苷B等。

（5）多糖类　柴胡多糖等。

6.贮藏

置通风干燥处，防蛀。

【炮制与饮片】

1.饮片炮制

北柴胡　取原药材除去杂质和残茎，洗净，润透，切厚片，干燥。

醋北柴胡　取北柴胡片，加入定量米醋拌匀，闷润至醋被吸尽，置炒制容器用文火加热炒干。

每100kg柴胡片，用米醋20kg。

2.饮片名称

北柴胡，醋北柴胡。

3.药品类别

解表药：发散风热药。

4.性状特征

北柴胡 本品呈不规则厚片。外表皮黑褐色或浅棕色，具纵皱纹和支根痕。切面淡黄白色，纤维性。质硬。气微香，味微苦（图9-6）。

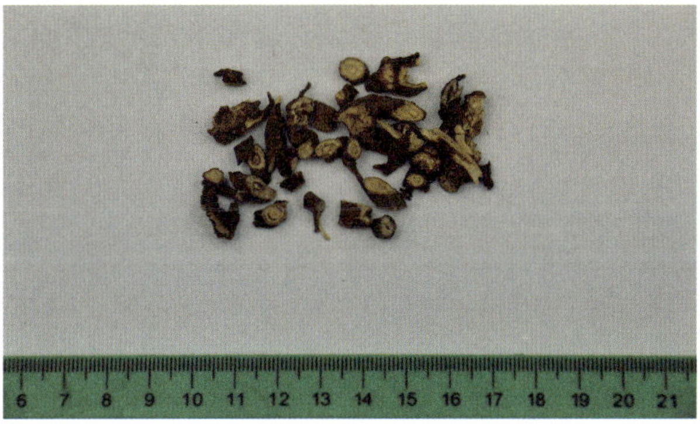

图9-6　北柴胡饮片

醋北柴胡 本品形如北柴胡片，表面淡棕黄色，微有醋香气，味微苦。

5.质量要求

北柴胡

（1）水分　不得过10.0%。

（2）总灰分　不得过8.0%。

（3）酸不溶性灰分　不得过3.0%

（4）含量测定　照气相色谱法测定，含柴胡皂苷a（$C_{42}H_{68}O_{13}$）和柴胡皂苷d（$C_{42}H_{68}O_{13}$）的总量不得少于0.30%。

6.性味功能

辛、苦，微寒。归肝、胆、肺经。疏散退热，疏肝解郁，升举阳气。用于感冒发热，寒热往来，胸胁胀痛，月经不调，子宫脱垂，脱肛。醋柴胡升散之性缓和，疏肝止痛的作用增强，多用于肝郁气滞的胁肋胀痛，腹痛及月经不调等症。

7.用法用量

内服：煎汤，3~10g。

8.使用注意

大叶柴胡 *Bupleurum longiradiatum* Turcz.的干燥根茎，表面密生环节，有毒，不可当柴胡用。

9.贮藏

置通风干燥处，防蛀。

【经典方剂与临床应用】

小柴胡汤（《伤寒论》）

处方：柴胡30g 黄芩、人参、半夏、甘草（炙） 生姜切，各9g 大枣擘，4枚。

制法：上七味，以水一斗二升（2000ml），煮取六升（600ml），去滓，再煎，取三升（300ml），温服一升（100ml），日三服。现代用法：水煎服。（括号中剂量为现今常用剂量，不代表古今剂量对应关系）

功能主治：和解少阳。主治伤寒少阳病证。邪在半表半里，症见往来寒热，胸胁苦满，默默不欲饮食，心烦喜呕，口苦，咽干，目眩，舌苔薄白，脉弦者；妇人伤寒，热入血室，经水适断，寒热发作有时；疟疾，黄疸等内伤杂病而见以上少阳病证者。

柴胡桂枝汤（《伤寒论》）

处方：桂枝（去皮）一两半（4.5g） 黄芩一两半（4.5g） 人参一两半（4.5g） 甘草（炙）一两（3g） 半夏二合半（洗）（6g） 芍药一两半（4.5g） 大枣六枚（擘） 生姜一两半（切）（4.5g） 柴胡四两（12g）。

制法：上九味，以水七升（700ml），煮取三升（300ml），去滓，温服一升（100ml）。（括号中剂量为现今常用剂量，不代表古今剂量对应关系）

功能主治：和解少阳，调和营卫。主治外感风寒，发热自汗，微恶寒，或寒热往来，鼻鸣干呕，头痛项强，胸胁痛满，脉弦或浮大。

【食疗与药膳】

1.柴胡白术炖乌龟

原料：乌龟一只（约300g） 柴胡9g 桃仁10g 白术15g 白花蛇舌草30g。

制作方法：将龟宰杀，去内脏，洗净，柴胡、桃仁、白花蛇舌草煎汤去渣，药汁加入乌龟肉炖熟，加盐调味。

功能主治：疏肝解郁可预防癌症。

2.柴郁莲子粥

原料：柴胡，郁金各10g 莲子（去心）15g 粳米100g 白糖适量。

制作方法：莲子捣成粗末，粳米洗净，柴胡、郁金放入锅中，水煎去渣，加入莲子、粳米煮粥，白糖调味即可。

功能主治： 疏肝解郁，固摄乳汁。

3.柴胡舒肝粥

原料： 柴胡，白芍，香附，枳壳，川芎，甘草，麦芽各10g　粳米100g　白糖适量。
制作方法： 所有药煎浓汁去渣，粳米与药汁同煮粥，加白糖稍煮即可。
功能主治： 胃寒疼痛；亦可适用于治疗便秘、排便不畅。
用法用量： 每日2次，温热服。

穿山龙

ChuanShanLong

【别名】 团扇薯蓣（《中药通报》）、穿山骨（《东北药植志》）、穿龙薯蓣（《中国植物志》）、山常山（《山东中药》）。

【基原】

1.集解

穿山龙在历代本草著作中无此药名，《植物名实图案》所载穿山龙非薯蓣科植物。今考证《图经本草》中所指的“成德军萆薢”很可能就是这一种，因《名医别录》载“生真定山谷”，即今河北正定县；再从薯蓣科植物在我国的分布来看，我国黄河以北，除薯蓣 *Dioscorea opposita Thumb.* 外，只有穿龙薯蓣 *Dioscorea nipponica Makino* 一种。

2.品种

为薯蓣科植物穿龙薯蓣 *Dioscorea nipponica Makino* 的干燥根茎。

3.分布

河北大部分均有野生分布，部分地区有栽培，以承德市丰宁县产量最大。（图10–1）

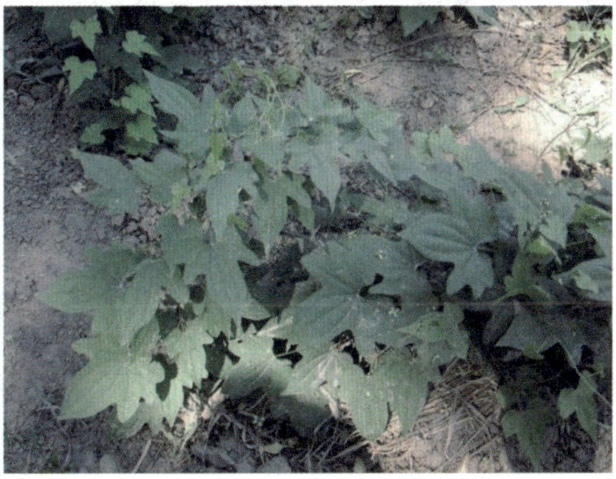

图10–1　栽培穿山龙

4. 生态

长生于山腰的河谷两侧半阴半阳的山坡灌木丛中和稀疏杂木林内及林缘，而在山脊路旁及乱石覆盖的灌木丛中较少，喜肥沃、疏松、湿润、腐殖质较深厚的黄砾壤土和黑砾壤土，常分布在海拔100~1700m，集中300~900m间。（图10–2）

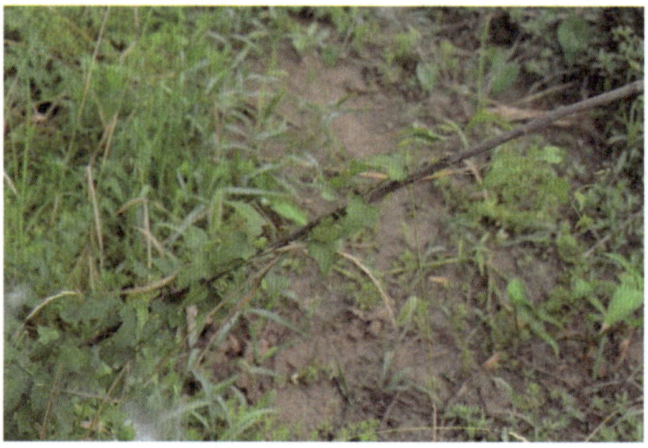

图10–2　穿山龙生境

5. 形态特征

缠绕草质藤本。根状茎横生，圆柱形，多分枝，栓皮层显著剥离。茎左旋，近无毛，长达5m。单叶互生，叶柄长10~20cm；叶片掌状心形，变化较大，茎基部叶长10~15cm，宽9~13cm，边缘作不等大的三角状浅裂、中裂或深裂，顶端叶片小，近于全缘，叶表面黄绿色，有光泽，无毛或有稀疏的白色细柔毛，尤以脉上较密。花雌雄异株。雄花序为腋生的穗状花序，花序基部常由2~4朵集成小伞状，至花序顶端常为单花；苞片披针形，顶端渐尖，短于花被；花被碟形，6裂，裂片顶端钝圆；雄蕊6枚，着生于花被裂片的中央，药内向。雌花序穗状，单生；雌花具有退化雄蕊，有时雄蕊退化仅留有花丝；雌蕊柱头3裂，裂片再2裂。蒴果成熟后枯黄色，三棱形，顶端凹入，基部近圆形，每棱翅状，大小不一,一般长约2cm，宽约1.5cm；种子每室2枚，有时仅1枚发育，着生于中轴基部，四周有不等的薄膜状翅，上方呈长方形，长约比宽大2倍。花期6~8月，果期8~10月。（图10–3）

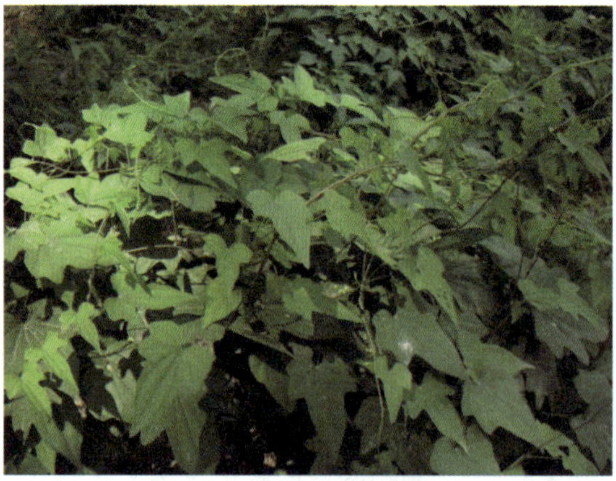

图10–3　穿山龙原植物

6. 产地加工

以野生为主，栽培者一般于第三年春、秋季刨收，去净须根、泥土，刮去外栓皮，晒干。

【药材】

1. 性状特征

根茎呈类圆柱形，稍弯曲，长15~20cm，直径1.0~1.5cm。表面黄白色或棕黄色，有不规则纵沟、刺状残根及偏于一侧的突起茎痕。质坚硬，断面平坦，白色或黄白色，散有淡棕色维管束小点。气微，味苦涩。（图10-4）

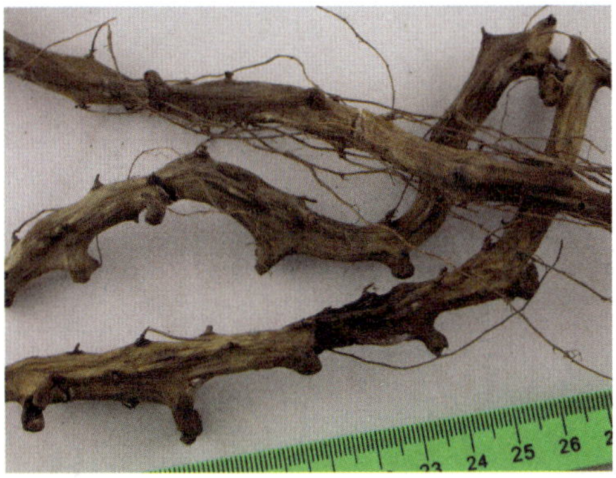

图10-4　穿山龙药材

2. 商品规格

一般多为统货。

3. 道地药材

张家口赤城县、承德丰宁县、隆化等地均产，野生为主，质量较佳。

4. 质量标志

以条粗、质坚实、断面色白者为佳。

5. 显微特征

组织鉴别：

本品粉末淡黄色。淀粉粒单粒椭圆形、类三角形、圆锥形或不规则形，直径3~17μm，长至33μm，脐点长缝状。草酸钙针晶散在，或成束存在于黏液细胞中，长约至110μm。木化薄壁细胞淡黄色或黄色，呈长椭圆形、长方形或棱形，纹孔较小而稀疏。具缘纹孔导管直径17~56μm，纹孔细密，椭圆形。

6. 化学组分

（1）甾体皂苷类　薯蓣皂苷，原薯蓣皂苷，纤细薯蓣皂苷，伪原纤细薯蓣皂苷等。

（2）芳香化合物类　菲等。

（3）烷烃类　高级烷烃化合物等。

（4）多糖类　淀粉、纤维素等。

7.理化特征

化学定性：

①取本品粉末约2g，加入30ml，水浴上加热10min，滤过。取水提液2ml，置于具塞试管中，振摇1min，产生大量蜂窝状泡沫，放置10min，泡沫没有明显消失。（检查皂苷）

②取上述水提液2ml，加入2%红细胞混悬液5~10滴，放置数分钟，血液逐渐被溶解使得提取液呈红色透明液。（检查皂苷）

③取本品粉末2g，加80%乙醇加热浸提，过滤，滤液蒸去乙醇，防冷，残渣溶于少量醋酸中，加醋酐和浓硫酸数滴，应呈紫红色。（检查皂苷）

8.贮藏

置于干燥处。

【炮制与饮片】

1.饮片炮制

除去杂质，洗净，润透，切厚片，干燥。

2.饮片名称

穿山龙。

3.药品类别

祛风湿药，止咳平喘药。

3.性状特征

除去杂质，洗净，润透，切厚片，干燥。本品呈圆形或椭圆形的厚片。外表皮黄白色或棕黄色，有时可见刺状残根。（图10-5）

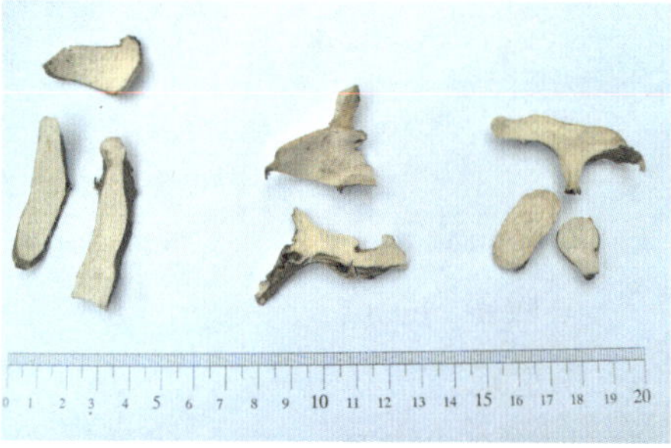

图10-5 穿山龙饮片

5.质量要求

（1）水分 不得过12.0%。

（2）总灰分 不得过5.0%。

（3）浸出物 照醇溶性浸出物测定法 项下的热浸法测定，用65%乙醇作溶剂，不得少于20.0%。

（4）含量测定 照高效液相色谱法测定，本品按干燥品计算，含薯蓣皂苷（$C_{45}H_{72}O_{16}$）不得少于1.3%。。

6.性味功能

甘、苦，温。归肝、肾、肺经。祛风除湿，舒筋通络，活血止痛，止咳平喘。用于风湿痹病，关节肿胀，疼痛麻木，跌扑损伤，闪腰岔气，咳嗽气喘。

7.用法用量

内服：煎汤9~15g；也可制成酒剂用。

8.使用注意

粉碎加工时，注意防护，以免发生过敏反应。

9.贮藏

置于干燥处。

【经典方剂与临床应用】

1.搜风通络汤（《实用中医效验新方大全》）

处方：葛根20~30g 全蝎10~12g 蜈蚣2条 乌蛇13~15g 赤芍13~15g 川芎13~15g 自然铜13~15g 穿山龙13~15g 木瓜13~15g 鹿含草30g 黑木耳10~12g 甘草6g。

制法：水煎。

功能主治：搜风通络。主风邪阻络。

用法用量：水煎服，每日1剂，日服2次。

使用注意：无。

2.肩凝汤（《柴国剑方》）

处方：麻黄15g 桂枝15g 威灵仙15g 白芍25g 穿山龙30g 红花10g 甘草10g 生姜3片 大枣5枚。

制法：水煎服。

功能主治：调和营卫，活血止痛。主正气不足，营卫失和，感受外在的风寒湿邪，袭于经脉，留而不去而致。

用法用量：水煎服，每日1剂，日服2次。

使用注意：无。

3.祛风舒筋丸（《中国药典》）

处方：防风50g 桂枝50g 麻黄50g 威灵仙50g 制川乌50g 制草乌50g 苍术炒，50g 茯苓50g 木瓜50g 秦艽50g 骨碎补炒，50g 牛膝50g 甘草50g 海风藤50g 青风藤50g 穿山龙50g 老鹳草50g 茄根50g。

制法：上十八味，粉碎成细粉，过筛，混匀。每100g粉末加炼蜜160~180g制成大蜜丸，即得。

功能主治：祛风散寒，舒筋活络。用于风寒湿痹，四肢麻木，腰腿疼痛。

用法用量：口服，一次1丸，一日2次。

使用注意：孕妇慎用。

【食疗与药膳】

狗骨胶药酒

原料：狗骨胶100g 穿山龙150g 南酒330ml 白酒65°适量，全量1000ml。

制作方法：取穿山龙粉碎成粗粉，按处方量用白酒浸渍72小时后开始渗漉，收集漉液约600ml，将狗骨胶100g，溶于南酒中，与穿山龙渗漉液合并，补充白酒至全量，搅匀，室温静置，滤过，包装即得。

功能主治：散寒镇痛，活血祛风，强筋健骨。用于风湿性关节炎、类风湿关节炎等。

用法用量：口服。一次20~30ml，一日3次。本品遇冷析出沉淀时，可微温振摇溶化后服用。

丹参

DanShen

【别名】 郄蝉草（《神农本草经》）、赤参、木羊乳（《名医别录》）、逐马（《本草经集注》）、奔马草（《四声本草》）。

【基原】

1.集解

丹参始载于《神农本草经》，列为上品，“一名郄蝉草，主治心腹邪气、肠鸣幽幽如走水、寒热积聚、破癥除瘕、止烦满、益气。”历代本草均有论述。《名医别录》谓：“一名赤参，一名木羊乳，生桐柏山川谷及太山，五月采根，曝干。”并云此桐柏山是淮水源所出之山，在义阳，非江东临海之桐柏也。《吴普本草》谓：“生桐柏或生太山山陵阴，茎华小方如荏有毛，根赤，四月华紫，三月五月采根阴干，治心腹痛。”《唐本草》谓：“此药冬采良夏采虚恶。”《本草纲目》谓：“处处山中有之，一枝五叶。叶如野苏而尖，青色，皱毛，小花成穗，如蛾形，中有细子，其根皮丹而肉紫。”根据上述历代本草对丹参的形态描述，与现在市场所用丹参（*Salvia miltiorrhiza* Bge.）完全符合，因此可断定，历代本草所用丹参为正品而无疑。随着丹参野生资源日趋减少，全国多地引种栽培，《河北省30种大宗道地药材栽培技术》记载“栽培丹参主要分于河北等地。”

2.品种

为唇形科植物丹参*Salvia miltiorrhiza* Bge.的干燥根和根茎。安国有红丹参和紫丹参两个栽培品种，以紫丹参为主。

3.分布

野生品主产于华北地区，栽培品以河北省唐山市开平区产量为大。（图11-1）

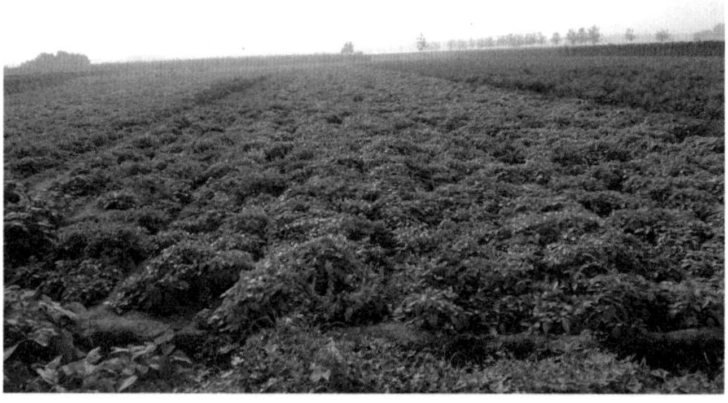

图11-1　栽培丹参

4.生态

野丹参适于林缘坡地、沟边草丛、路旁等阳光充足、空气湿度大、较湿润等环境。（图11-2）

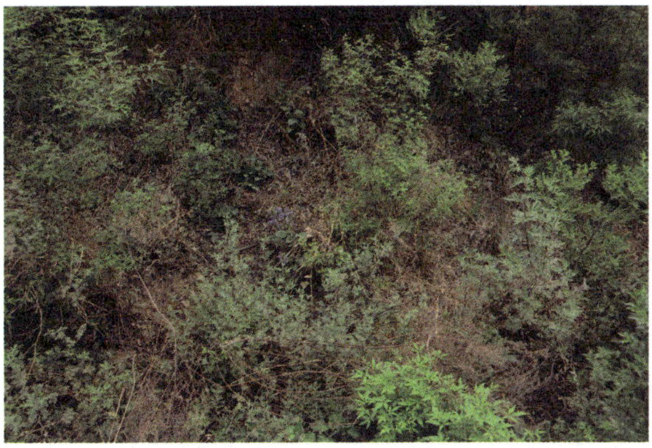

图11-2　丹参生态环境

5.形态特征

丹参为多年生直立草本植物，高达30~80cm，全株密被白色长柔毛。根圆柱形，砖红色或鲜红色。茎四棱。奇数羽状复叶，叶柄长1~7cm，小叶3~7，顶端小叶较大，小叶卵形或椭圆形，长1.5~8cm，宽0.8~5cm，先端钝尖，基部宽锲形或斜圆形，边缘具圆锯齿，背面被白色柔毛较密。轮伞花序有花6至多朵，组成顶生或腋生的总状花序，密被腺毛和长柔毛；小苞片披针形，被腺毛；花萼钟状，褐红色，长1~1.3cm，先端二唇形，萼筒喉部密被白色柔毛；唇形花冠蓝紫色或淡紫色，长2~2.7cm，上唇直立，略呈镰刀状，先端微裂，下唇较上唇短，先端3裂，中央裂片较两侧裂片长且大，又作浅2裂；发育雄蕊2，伸出花冠管外面盖于上唇之下，药隔长，花丝比药隔短，上臂药室发育，顶端联合；子房上位，4深裂，花柱较雄蕊长，柱头2裂。小坚果椭圆形，暗棕色或黑色，果实由四个小坚果组成，包于宿萼中。花期5~8月，果期8~9月。（图11-3）

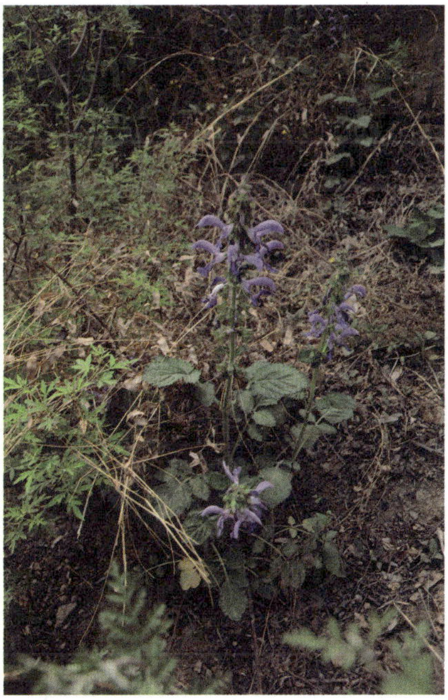

图11-3　野生丹参

6.产地加工

野丹参：春、秋二季采挖，除去茎叶及泥沙，直接晒干。

栽培丹参：（主产于河北）于秋分至霜降采收。种子繁殖移栽者第二年采收，根段扦插繁殖者当年采挖。将根及根茎除去茎叶及泥沙，直接晒干或烘干，也可在阴凉处慢慢干燥。

【药材】

1. 性状特征

野丹参根茎粗短，顶端有时有残留茎基。根数条，长圆柱形，略弯曲，分枝并具须根，长10~20cm，直径0.3~1cm。表面棕红色至暗棕红色，粗糙，有纵皱纹。老根外皮疏松，多显紫棕色，常呈鳞片状脱落。质硬而脆，断面疏松，有裂隙或略平整而致密，皮部棕红色，木部灰黄色或紫褐色，导管束灰黄色或黄白色，呈放射状排列。气微，味微苦涩。

栽培品较粗壮，直径0.5~1.5cm。表面红棕色，具纵皱纹，外皮紧贴不易剥落。质坚实，断面较平整，略呈角质样。气微弱，味甘而涩。（图11-4）

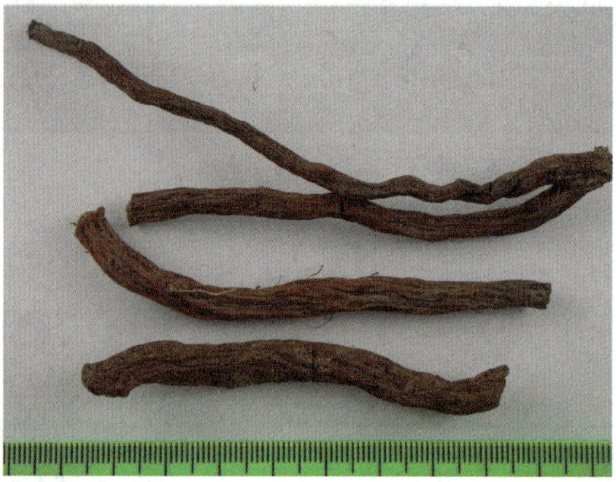

图11-4　丹参栽培品

2. 商品规格

野丹参

统货：干货。呈圆柱形，条短粗，有分支，多扭曲。表面红棕色或深浅不一的红黄色，皮粗糙，多鳞片状，易剥落。体轻而脆。断面红黄色或棕色，疏松有裂隙，显筋脉白点。气微，味甘微苦。无芦头、毛须、杂质、霉变。

3. 质量标志

野生品以茎短、根条粗长、表面色砖、须根少、断面色白者为佳。

栽培品以根条粗壮、分枝少、色棕红或紫红、皮细质坚实者为佳。

4. 显微特征

根横切面：木栓层4~6列细胞，有时可见落皮层组织存在。皮层宽广。韧皮部狭窄，呈半月形。形成层破坏，束间形成层不甚明显。木质部8~10束呈放射状，导管在形成层处较多呈切向排列，渐至中央导管成单列。木纤维常成束存在于中央的初生木质部。

本品粉末红棕色。石细胞类圆形、类三角形、类长方形或不规则形，也有延长呈纤维状，边缘不平整，直径14~70μm，长可达257μm，孔沟明显。木栓细胞黄棕色，表面类方形或多角形，壁稍厚。木纤维多为纤维管胞，长梭形，末端斜尖或钝圆，直径12~27μm，具缘纹孔点状，纹孔斜裂缝状或十字形，孔沟稀疏。网纹导管、具缘纹孔导管

直径11~60um。（图11-5）

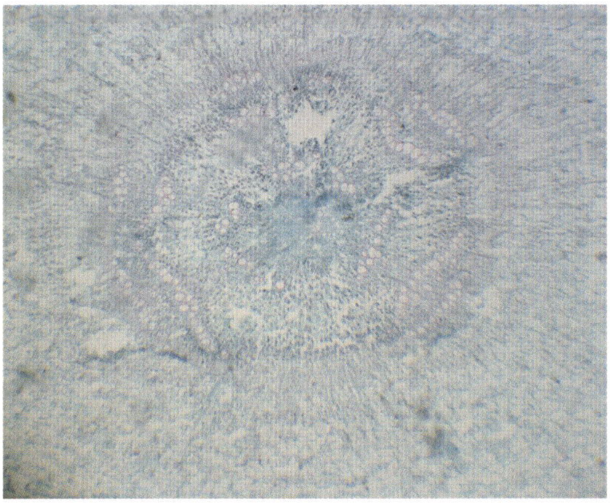

图11-5　丹参显微特征

5.化学组分

（1）菲醌类　丹参酮、丹参新酮等。

（2）苯丙素类　丹参酸等。

（3）抗菌成分　原儿茶酸等。

（4）活血成分　丹参酚、丹参醛、原儿茶醛等。

6.理化特征

取丹参粉末5g，加水50ml，煮15~20min，放冷，滤过，滤液置水浴上浓缩至黏稠状，放冷后，加乙醇3~5ml，使溶解，取滤液0.5ml，加三氯化铁试液1~2滴，显污绿色。

7.贮藏

多用竹篓、麻包袋或箱盛装。本品易受潮发霉。应贮藏于通风、干燥处。

【炮制与饮片】

1.饮片炮制

丹参　取原药，除去杂质及残茎，洗净，润透，切厚片，干燥。筛去碎屑。

酒丹参　取丹参片，加入定量黄酒拌匀，稍闷润，待酒被吸尽后，置炒制容器内，用文火加热，炒干，取出晾凉。

每100g丹参片，用黄酒10kg。

2.饮片名称

丹参，酒丹参。

3.药品类别

活血化瘀药：活血调经药。

4.性状特征

丹参　本品呈类圆形或椭圆形厚片。外表皮棕红色或暗棕红色、粗糙，具纵皱纹。

切面有裂隙或略平整而致密，有的呈角质样，皮部棕红色，本部灰黄色或紫褐色，有黄白色放射状纹理。气微，味微苦涩。（图11–6）

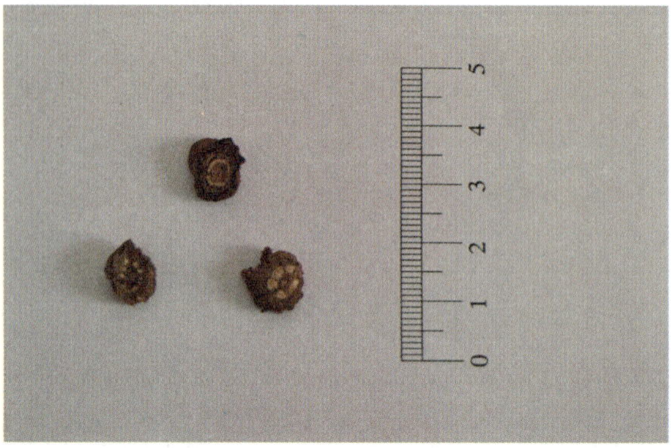

图11–6　丹参饮片

酒丹参 形如丹参片，表面红褐色，略具酒气。（图11–7）

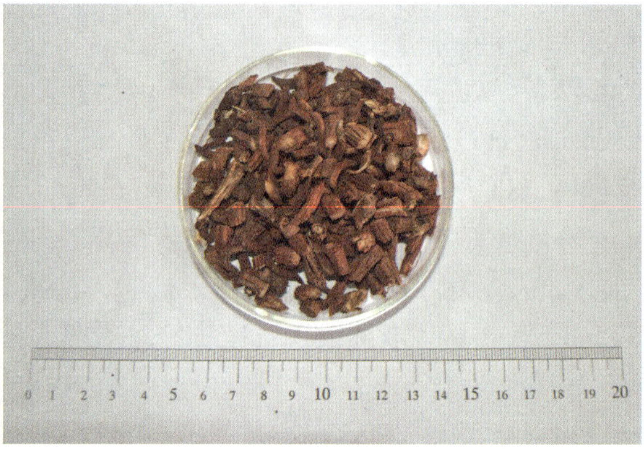

图11–7　酒丹参

5.质量要求

丹参

（1）水分　不得过13.0%。

（2）总灰分　不得过10.0%。

（3）酸不溶性灰分　不得过2.0%。

（4）醇溶性浸出物　不得少于11.0%。

（5）水溶性浸出物　不得少于35.0%。

（6）重金属及有害元素　铅不得过百万分之五，镉不得过千万分之三，砷不得过百万分之二，汞不得过千万分之二，铜不得过百万分之二十。

（7）含量测定　丹参酮类照高效液相色谱法测定，本品按干燥品计算，含丹参酮ⅡA（$C_{19}H_{18}O_3$）、隐丹参酮（$C_{19}H_{20}O_3$）和丹参酮Ⅰ（$C_{18}H_{12}O_3$）的总量不得少于0.25%。丹酚酸B照高效液相色谱法测定，本品按干燥品计算，含丹酚酸B（$C_{36}H_{30}O_{16}$）不得少于3.0%。

酒丹参

（1）水分　不得过10.0%。

（2）总灰分　不得过10.0%。

（3）酸不溶性灰分　不得过2.0%。

（4）醇溶性浸出物　不得少于11.0%。

（5）水溶性浸出物　不得少于35.0%。

6.性味功能

丹参味苦，性微寒。归肝经。具祛瘀止痛、清心除烦、通血脉的功能。善调妇女经脉不匀，因其性偏寒凉，故多用于血热瘀滞所致的疮痈，产后瘀滞疼痛，经闭腹痛，心腹疼痛及肢体疼痛。

酒丹参寒凉之性缓和，活血祛瘀、调经止痛之功增强。多用于月经不调，血滞经闭，恶露不下，心胸疼痛，癥瘕积聚，风湿痹痛。

7.用法用量

内服：煎汤，10~15g。活血化瘀宜酒炙用。

8.配伍禁忌

不宜与藜芦同用。

9.贮藏

贮干燥容器内，酒丹参密闭，置通风干燥处，防潮。

【经典方剂与临床应用】

1.丹参饮（《时方歌括》）

处方：丹参一两（30g）　檀香、砂仁各一钱，各30g

制法：煎服法，水一杯半，煎七分服。

功能主治：丹参饮治心痛、胃脘诸痛多效，妇人更效。

2.活络效灵丹（《医学衷中参西录》）

处方：当归五钱（15g）　丹参五钱（15g）　生明乳香五钱（15g）　生明没药五钱（15g）。

制法：煎服法，上药四味，作汤服。若为散剂，一次分作四次服，温酒送下。

功能主治：主气血凝滞，痃癖癥瘕，心腹疼痛，腿疼臂疼，内外疮疡，脏腑积聚，经络湮瘀。

【食疗与药膳】

1.田七丹参茶

原料：三七100g　丹参15g。

制作方法：水煎取汁，加白糖分5次饮用。

功能主治：活血化瘀、降低血脂、增加冠脉血流量，用于冠心病心绞痛。

2.米枣丹参粥

原料： 丹参20g　糯米50g　红枣3枚　红糖适量。

制作方法： 先清水煮丹参取汁，加米、枣同煮成粥，加红糖。每日早晚食用。

功能主治： 乌发、护发。

3.丹参陈皮膏

原料： 丹参100g　陈皮30g　蜂蜜100g。

制作方法： 丹参、陈皮加水煎煮，去渣取汁，加蜂蜜煮成膏状。每次20g，每日2次。

功能主治： 活血化瘀，预防脂肪肝。

地黄

DiHuang

【别名】 地髓（《神农本草经》），地脉（《名医别录》），牛奶子（《本草衍义》）

【基原】

1.集解

地黄始载于《神农本草经》，列为上品。《神农本草经》云："生咸阳川泽，黄土地者佳，二月、八月采根。"《名医别录》亦有此记载。《本草图经》曰："二月生叶，布地便出似车前，叶上有皱纹而不光，高者及尺余，低者三四寸。其花似油麻花而红紫色，亦有黄花者。其实作房如连翘，子甚细而沙褐色。根如人手指，通黄色，粗细长短不常，二月、八月采根。"《本草纲目》曰："其苗初生塌地，叶如山白菜而毛涩，叶面深青色，又似小芥叶而颇厚，不叉丫。叶中撺茎，上有细毛。茎梢开小筒子花，红黄色。结实如小麦粒。根长四五寸，细如手指，皮赤黄色，如羊蹄根及胡萝卜根。"《名医别录》载："地黄生咸阳川泽黄土地者佳。"陶弘景称："咸阳即长安也。""以彭城干地黄最好，次历阳，今用江南板桥者为胜。"《证类本草》认为冀州（今河北冀县）和沂州（今山东临沂县）地黄优良。《祁州乡土志》亦有记载。安国已有近百年种植历史，原为野生，后经驯化变为家种。

从以上记载采收、质量、形态内容分析可知，现今所用地黄与原植物基本一致。

2.品种

本品为玄参科植物地黄*Rehmannia glutinosa* Libosch.的新鲜或干燥块根。熟地黄为生地黄的炮制加工品。

3. 分布

分布于河北等省区，以邯郸市成安县产量为大，质量为佳。

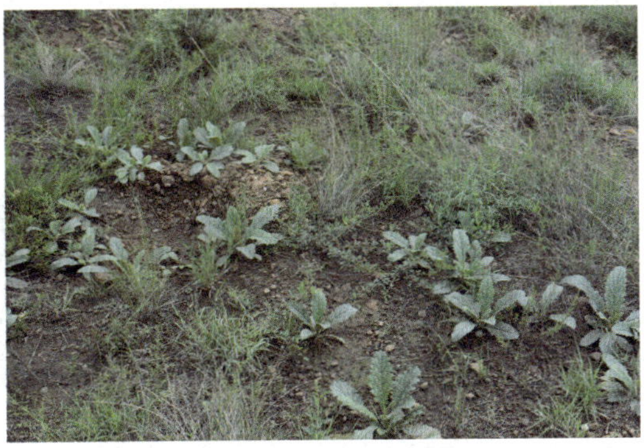

图12-1　地黄群落

4. 生态

生于海拔50~1100m之砂质壤土、荒山坡、山脚、墙边、路旁等处。对气候适应性较强，喜光，喜疏松、肥沃、排水良好的土壤条件，砂质壤土、冲积土、油砂土最为适宜，土壤酸碱度pH6~8均可适应。（图12-2）

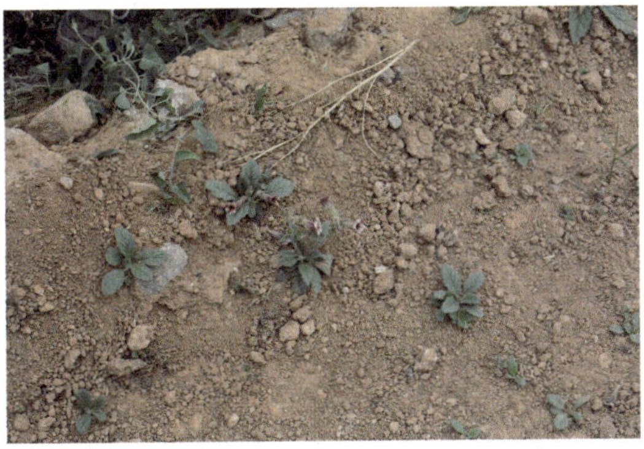

图12-2　地黄生境

5. 形态特征

体高10~30cm，密被灰白色多细胞长柔毛和腺毛。根茎肉质，鲜时黄色，在栽培条件下，直径可达5.5cm，茎紫红色。叶通常在茎基部集成莲座状，向上则强烈缩小成苞片，或逐渐缩小而在茎上互生；叶片卵形至长椭圆形，上面绿色，下面略带紫色或成紫红色，长2~13cm，宽1~6cm，边缘具不规则圆齿或钝锯齿以至牙齿；基部渐狭成柄，叶脉在上面凹陷，下面隆起。花具长0.5~3cm之梗，梗细弱，弯曲而后上升，在茎顶部略排列成总状花序，或几全部单生叶腋而分散在茎上；萼长1~1.5cm，密被多细胞长柔毛和白色长毛，具10条隆起的脉；萼齿5枚，矩圆状披针形或卵状披针形抑或多少三角形，长0.5~0.6cm，宽0.2~0.3cm，稀前方2枚各又开裂而使萼齿总数达7枚之多；花冠长3~4.5cm；花冠筒多少弓曲，外面紫红色，被多细胞长柔毛；花冠裂片，5枚，先端钝或微凹，内面黄紫色，外面紫红色，两面均被多细胞长柔毛，长5~7mm，宽4~10mm；雄蕊4枚；药室矩圆形，长2.5mm，宽1.5mm，基部叉开，而使两药室常排成一直线，子房幼2室，老时因隔膜撕裂而成一室，无毛；花柱顶部扩大成2枚片状柱头。蒴果卵形至长卵形，长1~1.5cm。花果期4~7月。（图12–3）

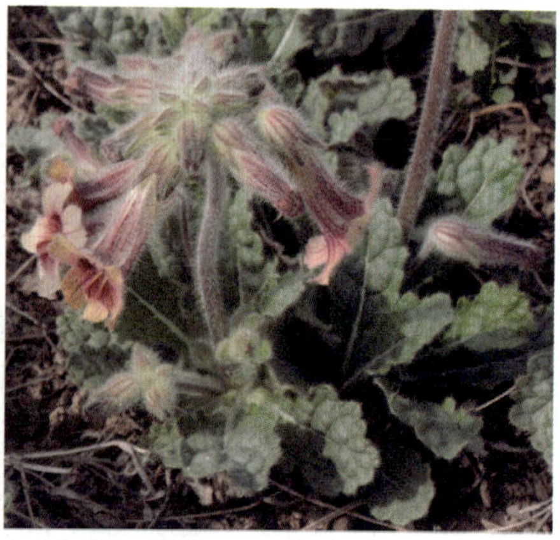

图9–2　北柴胡生境

6. 产地加工

生地加工方法有烘干和晒干两种。

（1）晒干：将块根去泥土后，直接在太阳下晾晒，晒一段时间后堆闷几天，然后再晒，一直晒到质地柔软、干燥为止。由于秋冬阳光弱，干燥慢，不仅费工，而且产品油性小。

（2）烘干：将地黄按大、中、小分等，分别装入焙干槽中（宽80~90cm，高60~70cm），上面盖上席或麻袋等物。开始烘干温度为55℃，2天后升至66℃，后期再降到50℃。在烘干过程中，边烘边翻动，当烘到块根质地柔软无硬芯时，取出堆堆，“堆闷”（又称发汗）至根体发软变潮时，再烘干，直至全干。一般4~5天就能烘干。烘干时，注意温度不要超过70℃。当80%地黄根体全部变软，外表皮呈灰褐色或棕灰色，内部呈黑褐色时，就停止加热。通常4kg鲜地黄加工成1kg干地黄。

【药材】

1. 性状特征

鲜地黄　呈纺锤形或条状，长8~24cm，直径2~9cm。外皮薄，表面浅红黄色，具弯曲的纵皱纹、芽痕、横长皮孔样突起及不规则疤痕。肉质，易断，断面皮部淡黄白色，可见橘红色油点，木部黄白色，导管呈放射状排列。气微，味微甜、微苦。

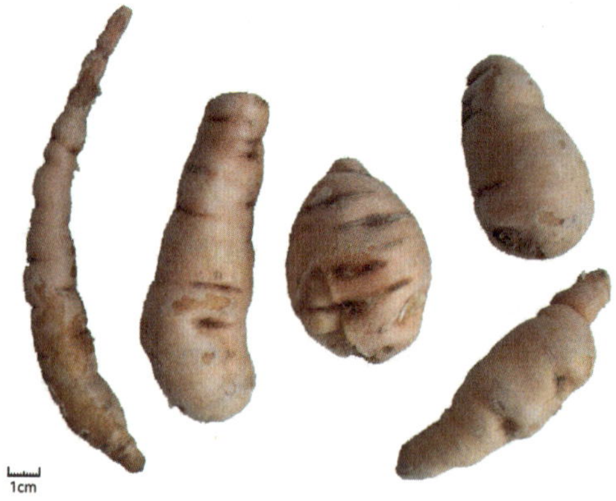

图12–4　鲜地黄

生地黄　多呈不规则的团块状或长圆形，中间膨大，两端稍细，有的细小，长条状，稍扁而扭曲，长6~12cm，直径2~6cm。表面棕黑色或棕灰色，极皱缩，具不规则的横曲纹。体重，质较软而韧，不易折断，断面棕黑色或乌黑色，有光泽，具黏性。气微，味微甜。

图12-5 生地黄

熟地黄 为不规则的块片、碎块，大小、厚薄不一。表面乌黑色，有光泽，黏性大。质柔软而带韧性，不易折断，断面乌黑色，有光泽。气微，味甜。

图12-6 熟地黄

2.商品规格

生地黄

一等：干货。呈纺锤形或条形圆根。体重质柔润。表面灰白色或灰褐色。断面黑褐色或黄褐色，具有油性。味微甜。每公斤16支以内。无芦头、老母、生心、焦枯、杂质、虫蛀、霉变。

二等：干货。呈纺锤形或条形圆根。体重质柔润。表面灰白色或灰褐色。断面黑褐色或黄褐色，具有油性。味微甜。每公斤32支以内。无芦头、老母、生心、焦枯、杂质、虫蛀、霉变。

三等：干货。呈纺锤形或条形圆根。体重质柔润。表面灰白色或灰褐色。断面黑褐色或黄褐色，具有油性。味微甜。每公斤60支以内。无芦头、老母、生心、焦枯、杂质、虫蛀、霉变。

四等：干货。呈纺锤形或条形圆根。体重质柔润。表面灰白色或灰褐色。断面黑褐色或黄褐色，具有油性。味微甜。每公斤100支以内。无芦头、老母、生心、焦枯、虫蛀、霉变。

五等：干货。呈纺锤形或条形圆根。体质柔润。表面灰白色或灰褐色。断面黑褐色或黄褐色，具油性。味微甜。但油性少，支根瘦小。每公斤100支以外，最小货直径1cm以上。无芦头、老母、生心、焦枯、杂质、虫蛀、霉变。

备注：

1.保持原形即可，不必加工搓圆。

2.野生地如与栽培生地质量相同者，可同样按其大小分等。

3.质量标志

鲜地黄以粗壮、色红黄者为佳。

生地黄以块大、体重、断面色乌黑者为佳。

4.显微特征

本品横切面：木栓细胞数列。栓内层薄壁细胞排列疏松；散有较多分泌细胞，含橙黄色油滴；偶有石细胞。韧皮部较宽，分泌细胞较少。形成层成环。木质部射线宽广；导管稀疏，排列成放射状。

生地黄粉末深棕色。木栓细胞淡棕色。薄壁细胞类圆形，内含类圆形核状物。分泌细胞形状与一般薄壁细胞相似，内含橙黄色或橙红色油滴状物。具缘纹孔导管和网纹导管，直径约至92μm。

5.化学组分

（1）环烯醚萜及其苷类　梓醇、益母草苷、桃叶珊瑚苷、蜜力特苷、地黄新苷A~E、京尼平苷等。

（2）苯乙醇及其苷类　地黄苷、毛蕊花糖苷、红景天苷、焦地黄苯乙醇苷D、异地黄苷等。

（3）含氮类　7-羟基异喹啉、5-羟基-2-羟甲基吡啶、6-甲基-3-吡啶醇、腺嘌呤核苷、腺嘌呤、尿嘧啶核苷等。

（4）酚酸及其苷类　香草酸、咖啡酸等。

（5）木质素类　落叶松树脂醇等。

（6）氨基酸类　谷氨酸、精氨酸、天冬氨酸、亮氨酸、赖氨酸。

（7）微量元素　Fe、Mg、Cu、Ca、Zn、Cr、Mo、K等。

6.贮藏

鲜地黄埋在沙土中，防冻；生地黄置通风干燥处，防霉，防蛀；熟地黄置通风干燥处。

【炮制与饮片】

1.饮片炮制

生地黄　除去杂质，洗净，闷润，切厚片，干燥。

熟地黄

（1）取生地黄，照酒炖法炖至酒吸尽，取出，晾晒至外皮黏液稍干时，切厚片或块，干燥，即得。每100kg生地黄，用黄酒30~50kg。

（2）取生地黄，照蒸法蒸至黑润，取出，晒至约八成干时，切厚片或块，干燥，即得。

2.饮片名称

鲜地黄，生地黄，熟地黄。

3.药品类别

鲜地黄：清热药（清热凉血药）。

生地黄：清热药（清热凉血药）。

熟地黄：补虚药（补血药）。

4.性状特征

生地黄本品呈类圆形或不规则的厚片。外表皮棕黑色或棕灰色，极皱缩，具不规则的横曲纹。切面棕黑色或乌黑色，有光泽，具黏性。气微，味微甜。（图12-7）

熟地黄本品为不规则的块片、碎块，大小、厚薄不一。表面乌黑色，有光泽，黏性大。质柔软而带韧性，不易折断，断面乌黑色，有光泽。气微，味甜。（图12-8）

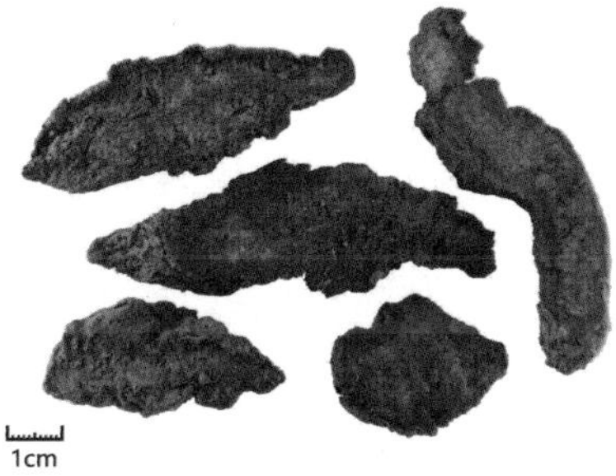

图12-7　生地黄

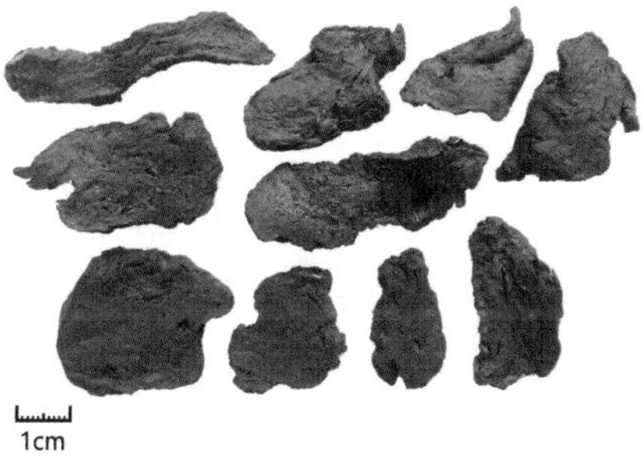

图12-8　熟地黄

5.质量要求

生地黄

（1）水分　不得过15.0%。

（2）总灰分　不得过8.0%。

（3）酸不溶性灰分　不得过3.0%。

（4）浸出物　照水溶性浸出物测定法项下的冷浸法测定，不得少于65.0%。

（5）含量测定　按高效液相色谱法测定，含梓醇（$C_{15}H_{22}O_{10}$）不得少于0.22%，含地黄苷D（$C_{27}H_{42}O_{20}$）不得少于0.10%。

6.性味功能

鲜地黄：甘、苦，寒。归心、肝、肾经。清热生津，凉血，止血。用于热病伤阴，舌绛烦渴，温毒发斑，吐血衄血，咽喉肿痛。

生地黄：甘，寒。归心、肝、肾经。清热凉血，养阴生津。用于热入营血，温毒发斑，吐血衄血，热病伤阴，舌绛烦渴，津伤便秘，阴虚发热、骨蒸劳热，内热消渴。

熟地黄：甘，微温。归肝、肾经。补血滋阴，益精填髓。用于血虚萎黄，心悸怔忡，月经不调，崩漏下血，肝肾阴虚，腰膝酸软，骨蒸潮热，盗汗遗精，内热消渴，眩晕，耳鸣，须发早白。

7.用法用量

鲜地黄：内服，煎汤，12~30g。

生地黄：内服，煎汤，10~15g。

熟地黄：内服，煎汤，9~15g。

9.使用注意

生地黄：本品性寒而滞，脾虚湿滞，腹满便溏，胸膈多痰者慎用。

熟地黄：本品性质黏腻，有碍消化，凡气滞痰多、脘腹胀痛、食少便溏者忌服。重用久服宜与陈皮、砂仁等同用，以免黏腻碍胃。

10.贮藏

鲜地黄埋在沙土中，防冻；生地黄置通风干燥处，防霉，防蛀；熟地黄置通风干燥处。

【经典方剂与临床应用】

犀角地黄汤（《备急千金要方》）

处方：犀角（水牛角代）30g　生地黄24g　芍药12g　牡丹皮9g

制法：上药四味，㕮咀，以水九升，煮取三升，分三服（现代用法：水煎服，水牛角磅片先煎，其他药后下）

功能主治：清热解毒，凉血散瘀。主治热入血分证。（1）热灼心营：身热谵语，发斑，斑色紫黑，舌绛起刺。（2）热邪伤络：吐血，衄血，便血，尿血等，舌质红绛，脉数。（3）蓄血瘀热：喜忘如狂，胸中烦痛，漱水不欲咽，自觉腹满，大便色黑易解。

地黄饮子（《圣济总录》）

处方：熟干地黄焙　巴戟天去心　山茱萸　石斛　肉苁蓉酒浸，切焙　附子炮，去皮脐　五味子　官桂　白茯苓　麦冬去心，焙　菖蒲　远志去心，各15g。

制法：上药为粗末，每服三钱（9g），水一盏，加生姜五片，大枣一枚，擘破，薄荷五七叶，同煎至八分，不计时候（现代用法：加姜、枣，水煎服）

功能主治：滋肾阴，补肾阳，开窍化痰。主治下元虚衰，痰浊上泛之喑痱证。舌强不能言，足废不能用，口干不欲饮，足冷面赤，脉沉细弱。

六味地黄丸（《小儿药证直诀》）

处方：熟地黄24g　山茱萸12g　干山药12g　泽泻9g　牡丹皮9g　茯苓去皮9g。

制法：上为末，炼蜜为丸，如梧桐子大，空心温水化下三丸（现代用法：亦可水煎服）

功能主治：滋补肝肾。主治肝肾阴虚证。腰膝酸软，头晕目眩，耳鸣耳聋，盗汗，遗精，消渴，骨蒸潮热，手足心热，口燥咽干，牙齿动摇，足跟作痛，小便淋漓，以及小儿囟门不合，舌红少苔，脉沉细数。

四物汤（《太平惠民和剂局方》）

处方： 当归去芦酒浸炒　川芎　白芍　熟地黄黄酒酒蒸，各等份

制法： 上药为末，每服三钱，水一盏半，煎至七分，空心热服（现代用法：水煎服）

功能主治： 补血调经。主治营血虚滞证。头目眩晕，心悸失眠，面色无华，妇女月经不调，量少或闭经，脐腹疼痛，舌淡，脉细弦或细涩。

炙甘草汤（《伤寒论》）

处方： 甘草炙12g　生姜9g　桂枝去皮，9g　人参6g　生地黄30g　阿胶6g　麦冬去心，10g　麻仁10g　大枣擘10枚

制法： 上药以清酒七升，水八升，先煮八味，取三升，去滓，内胶烊消尽，温服一升，日三服（现代用法：水煎服，阿胶烊化，冲服）

功能主治： 益气滋阴，通阳复脉。主治：（1）阴血阳气虚弱，心脉失养证。脉结代、心动悸，虚羸少气。舌光少苔，或质干而瘦小者。（2）虚劳肺痿。干咳无痰，或咳吐涎沫，形瘦短气，虚烦不眠，自汗盗汗，咽干舌燥，舌红少苔，脉细数。

【食疗与药膳】

1.蜂蜜地黄粥

原料： 生地黄30g　车前草30g　蜂蜜50g　粳米10g　白糖适量。

制作方法： 先将生地黄、车前草洗净，粳米洗净。生地黄、车前草一同放入锅内，加入适量清水，煎煮，滤取药液，然后用药液与粳米煮粥，粥快要熟时加入蜂蜜，再稍煮片刻即可。

功能主治： 清热凉血，养阴生津，利湿清热；缓解前列腺炎。

用法用量： 每日早晚各服食1次，每日1剂，连续服食1个月。

2.地杞蒸乌鸡

原料： 熟地黄18g　枸杞子15g　乌鸡1只（1500g左右，公母均可）　盐适量。

制作方法： 将乌鸡宰杀去毛与内脏，洗净；纳上述诸药于鸡腹中，置入盘内，加入盐调味，放上蒸笼蒸熟，佐餐食用。

功能主治： 补肾益精，补肝养血。适用于肾精亏虚所致的虚劳喘促、阳痿早泄、女子经少等。

用法用量： 佐餐食用。

3.归地羊肉汤

原料： 当归3g　熟地黄15g　干姜10g　羊肉200g　黄酒、盐等调味品适量。

制作方法： 将羊肉洗净切块与熟地黄、干姜放入砂锅，加适量清水及黄酒。先用武火烧沸后再改文火慢炖至软烂，起锅前十五分钟加入当归及调味品。

功能主治： 益气补虚、温中暖下，适用于妇女小腹冷痛或病后、产后气血亏虚。

口防风

KouFangFeng

【别名】 铜芸（《本经》）、茴草（《别录》）、屏风（《别录》）。

【基原】

1. 集解

防风始载于《神农本草经》，将其列为上品，李时珍解其名曰："防者，御也。其功疗风最要，故名。"南北朝时期梁代陶弘景整理的《名医别录》中载："生沙苑及邯郸、琅邪、上蔡。二月、十月采根，暴干。"唐代李勣《新修本草》曰："生沙苑川泽及邯郸、琅琊、上蔡。二月、十月采根，曝干。"宋代苏颂《图经本草》注云："防风，生沙苑川泽及邯郸上蔡。今京东、淮、浙州郡皆有之。"明代朱橚《救荒本草》云："生同州沙苑川泽，邯郸、琅邪、上蔡、陕西、山东处处皆有，今中牟田野中亦有之。"以上记述均表明防风曾产于河北一带。

宋代苏颂《图经本草》记载防风："根土黄色，与蜀葵根相类，茎叶俱青绿色，茎深而叶淡。似青蒿而短小，初时嫩紫，作菜茹极爽口。五月开细白花，中心攒聚作大房，似莳萝花实似胡荽而大。"其描述与今之防风相似。

宋代唐慎微《证类本草》载有防风附图四幅，其中解州防风图亦与今之正品防风相符，而齐州防风图与泰山前胡 *Peucedanu mwawrii*（Woiff）Su 相似，同州防风图与华山前胡 *Peucedanum ledebourielloides* K.T.Fu 接近，由此可见防风药用品种来源之复杂。

明代朱橚《救荒本草》对前人描述做了补充改动，其书云："根土黄色，与蜀葵根相类稍细短，茎叶俱青绿色，茎深而叶淡，叶似青蒿叶而阔大，又似米蒿叶而稀疏，茎似茴香，开细白花，结实似胡荽子而大。"与现今正品防风更加符合，即伞形科植物防风 *Saposhnikovia divaricata*（Turcz.）Schischk.。

民国陈仁山《药物出产辨》也有记载："……又有一种产直隶（今河北省石家庄、保定地区）、古北口（今北京密云地区）、热河（今河北承德）等一带。"

民国赵燏黄《本草药品实地之观察》记载："祁、平药肆之防风，又名口防风，乃河北省西北及东北一带山地产品……"此后的《祁州中药志》和《涉县中药志》均有收载。以上古籍描述的形态与现代应用的正品防风基本相符。

2. 品种

本品为伞形科植物防风 *Saposhnikovia divaricate*（Turcz.）Schischk. 的干燥根。

3. 分布

主要分布于河北张家口赤城、蔚县；承德围场、丰宁；秦皇岛青龙；保定安国；石家庄、正定、行唐县、新乐等地。

张家口等地多数为野生或仿野生品；安国、正定多为栽培品。

4. 生态

生于草原、丘陵或多石砾的山坡上。（图13-1、图13-2、图13-3、图13-4）

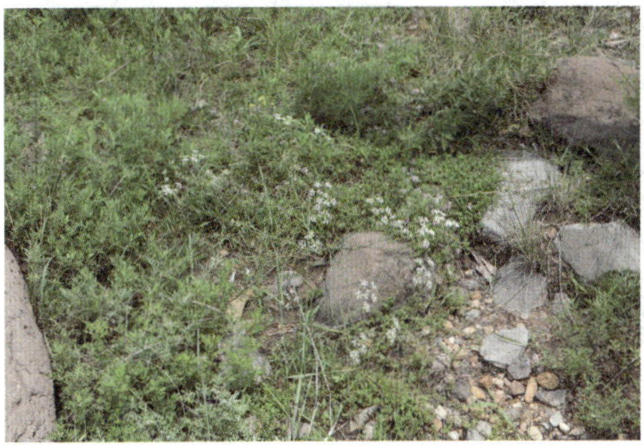

图13-1　野生防风生境

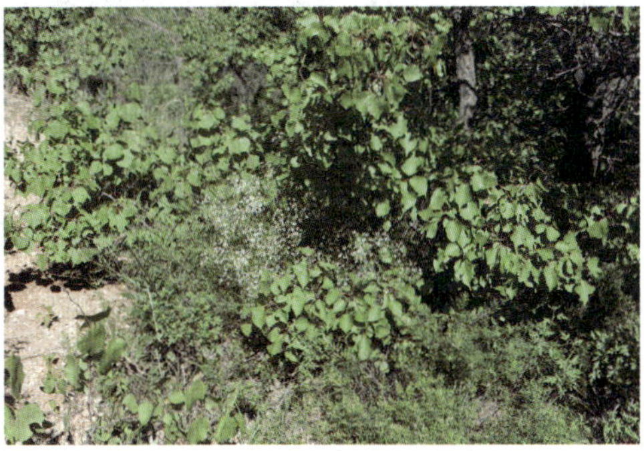

图13-2　野生防风生境

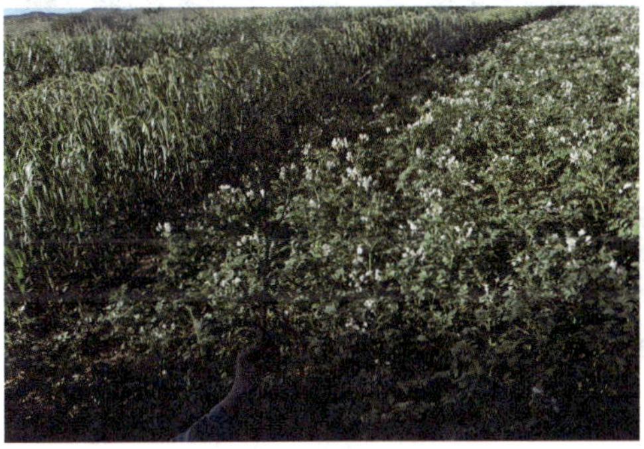

图13-3　栽培防风生境

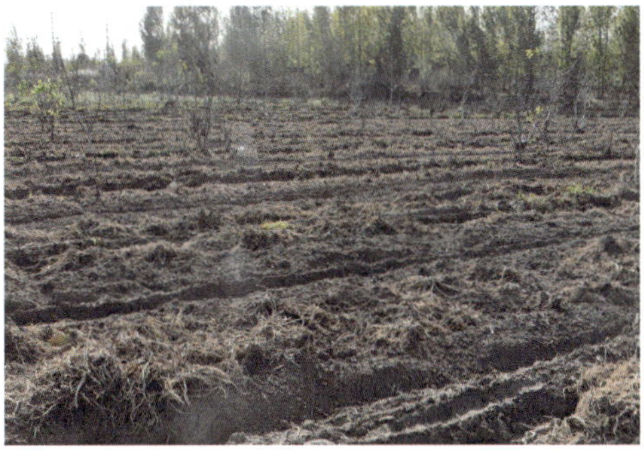

图13-4　栽培防风

5. 形态特征

多年生草本，高30~80cm。根粗壮，细长圆柱形，分歧，淡黄棕色。根头处被有纤维状叶残基及明显的环纹。茎单生，自基部分枝较多，斜上升，与主茎近于等长，有细棱，基生叶丛生，有扁长的叶柄，基部有宽叶鞘。叶片卵形或长圆形，长14~35cm，宽6~8（~18）cm，二回或近于三回羽状分裂，第一回裂片卵形或长圆形，有柄，长5~8cm，第二回裂片下部具短柄，末回裂片狭楔形，长2.5~5cm，宽1~2.5cm。茎生叶与基生叶相似，但较小，顶生叶简化，有宽叶鞘。复伞形花序多数，生于茎和分枝，顶端花序梗长2~5cm；伞辐5~7，长3~5cm，无毛；小伞形花序有花4~10；无总苞片；小总苞片4~6，线形或披针形，先端长，长约3mm，萼齿短三角形；花瓣倒卵形，白色，长约1.5mm，无毛，先端微凹，具内折小舌片。双悬果狭圆形或椭圆形，长4~5mm，宽2~3mm，幼时有疣状突起，成熟时渐平滑；每棱槽内通常有油管1，合生面油管2；胚乳腹面平坦。花期8~9月，果期9~10月。（图13-5、图13-6、图13-7、图13-8）

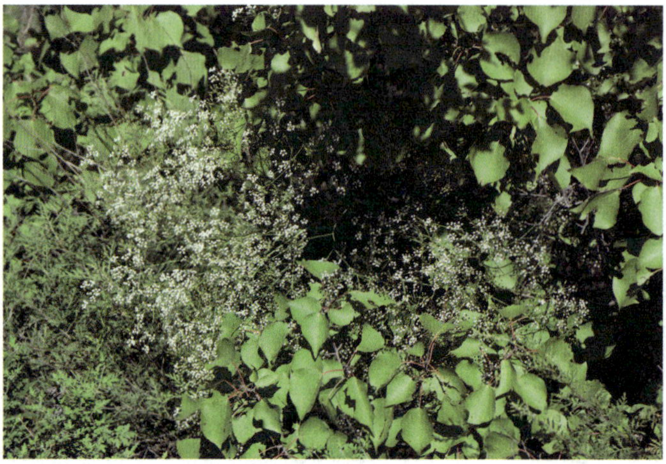

图13-5 野生防风原植物

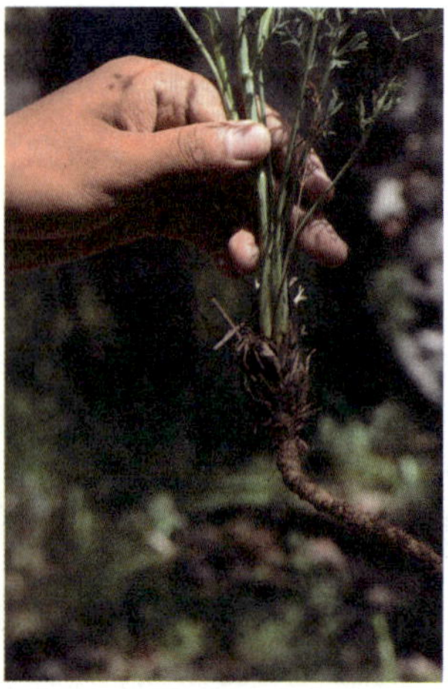

图13-6 野生防风根

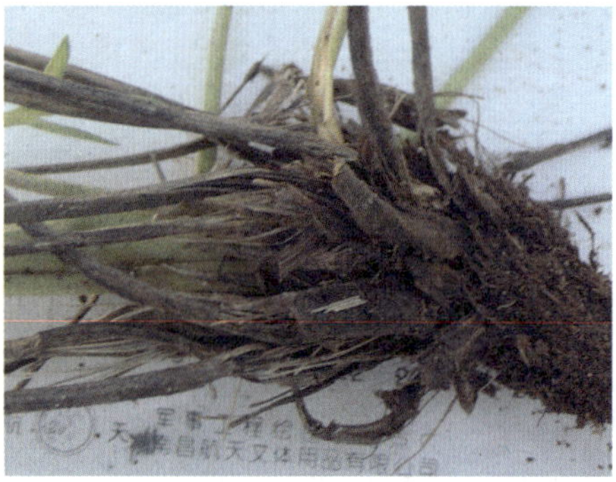

图13-7 野生防风

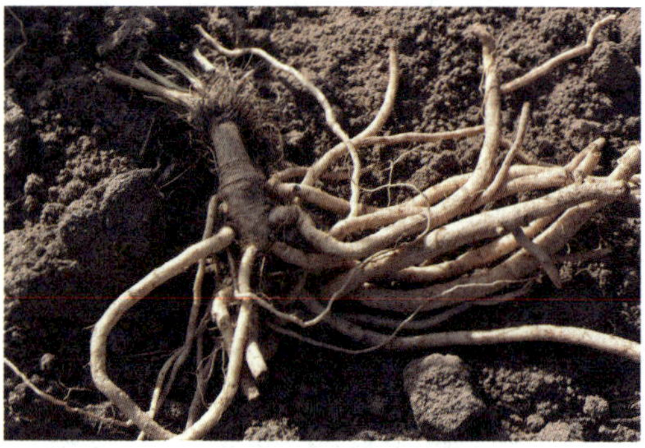

图13-8 栽培防风

6. 产地加工

春、秋二季采挖未抽花茎植株的根，除去须根和泥沙，晒干。

【药材】

1. 性状特征

本品呈长圆锥形或长圆柱形，下部渐细，有的略弯曲，长15~30cm，直径0.5~2cm。表面灰棕色或棕褐色，粗糙，有纵皱纹、多数横长皮孔样突起及点状的细根痕。根头部有明显密集的环纹，有的环纹上残存棕褐色毛状叶基。体轻，质松，易折断，断面不平坦，皮部棕黄色至棕色，有裂隙，木部黄色。气特异，味微甘。（图13-9）

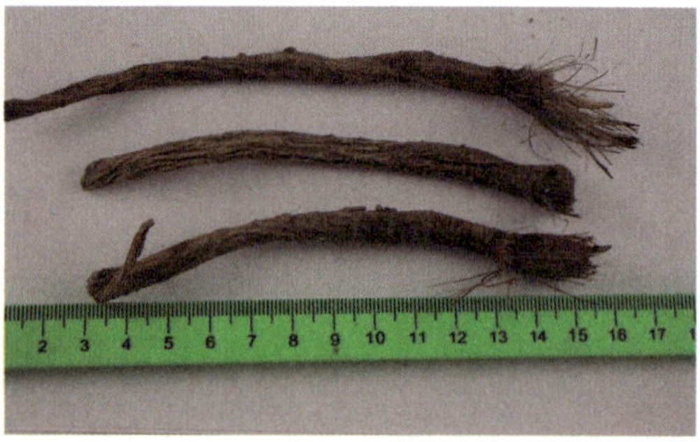

图13-9 防风药材

2. 商品规格

根据市场流通情况，按照生长模式，将防风药材分为“野生防风”和“栽培防风”。野生防风表皮黑褐色至灰褐色，具有“蚯蚓头”，断面具有“凤眼圈”体轻、松泡；栽培防风表皮灰黄色至黄白色，“蚯蚓头”不明显，断面“凤眼圈”不明显，体坚实，质硬脆，特征性状不明显，与药典性状规定有差别。又根据药材芦头下直径与药材长度划分选货与统货。

3. 道地药材

以张家口地区所产野生防风为道地药材。其“蚯蚓头”，断面“凤眼圈”特征明显，质量最佳。素有“口防风”之称。

4. 质量标志

以条粗壮、皮细而紧、无毛头、断面外有棕色环、中心色淡黄者为佳。外皮粗糙、有毛头、带硬苗者质次。

5. 显微特征

本品横切面：木栓层为5~30列细胞。栓内层窄，有较大的椭圆形油管。韧皮部较宽，有多数类圆形油管，周围分泌细胞4~8个，管内可见金黄色分泌物；射线多弯曲，外侧常成裂隙。形成层明显。木质部导管甚多，呈放射状排列。根头处有髓，薄壁组织中偶见石细胞。

粉末淡棕色。油管直径17~60μm，充满金黄色分泌物。叶基维管束常伴有纤维束。网纹导管直径14~85μm。石细胞少见，黄绿色，长圆形或类长方形，壁较厚。

6. 化学组分

（1）色原酮类　亥茅酚、乙酰亥茅酚、当归酰亥茅酚、5-O-甲基维斯阿米醇、升麻素、升麻苷等。

（2）挥发油类　辛醛、β-桉叶醇等。

（3）香豆素类　香柑内酯、欧前胡素、补骨脂内酯、珊瑚菜素、花椒毒素、石防风素等。

（4）多糖类　防风多糖A、B、C、鼠李糖、阿拉伯糖、木糖、甘露糖、葡萄糖、半乳糖等。

（5）有机酸类　木蜡酸、香草酸、丁二烯酸、4-羟基-3-甲氧基苯甲酸等。

7. 贮藏

置阴凉干燥处，防蛀。

【炮制与饮片】

1. 饮片炮制

除去杂质，洗净，润透，切厚片，干燥。

2. 饮片名称

防风。

3. 药品类别

解表药：发散风寒药。

4. 性状特征

本品为圆形或椭圆形的厚片。外表皮灰棕色或棕褐色，有纵皱纹、有的可见横长皮孔样突起、密集的环纹或残存的毛状叶基。切面皮部棕黄色至棕色，有裂隙，木部黄色，具放射状纹理。气特异，味微甘。（图13-10）

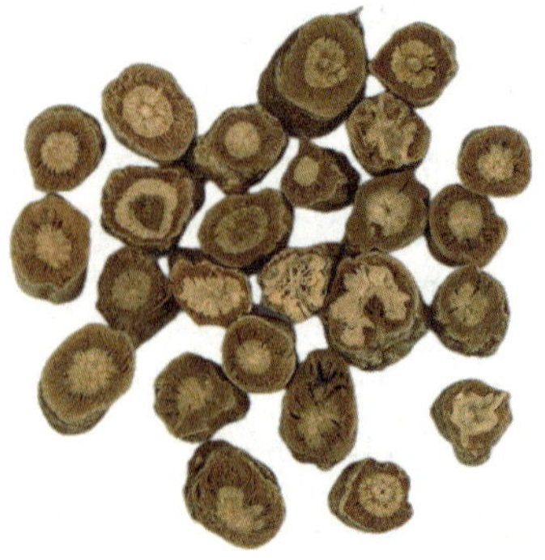

图13-10　防风饮片

5. 质量要求

（1）水分　不得过10.0%。

（2）总灰分　不得过6.5%。

（3）含量测定　照高效液相色谱法测定，按干燥品计算，含升麻素苷（$C_{22}H_{28}O_{11}$）和5-O-甲基维斯阿米醇苷（$C_{22}H_{28}O_{10}$）的总量不得少于0.24%。

6. 性味功能

辛、甘，微温。归膀胱、肝、脾经。祛风解表，胜湿止痛，止痉。用于感冒头痛，风湿痹痛，风疹瘙痒，破伤风。

7. 用法用量

内服：煎汤，5~10g。或入酒剂、丸散剂。

8. 使用注意

本品味辛微温，伤阴血而助火，故血虚痉挛及阴虚火旺者慎用。

9. 贮藏

置阴凉干燥处，防蛀。

【经典方剂与临床应用】

防风通圣散（《宣明论》）

处方：防风，川芎，当归，芍药，大黄，薄荷叶，麻黄，连翘，芒硝各15g　石膏，黄芩，桔梗各30g　滑石90g　甘草60g　荆芥，白术，栀子各7.5g。

制法：上药为末。每服6g，水一大盏，生姜三片，煎至六分，温服。

功能主治：风热壅盛，表里三焦俱实证。憎寒壮热无汗，头目昏眩，目赤睛疼，口苦舌干，咽喉不利，涕唾稠黏，大便秘结，小便赤涩，舌苔黄腻，脉数有力，及治疮疡肿痛，肠风痔漏，鼻赤隐疹等证。

九味羌活汤（《此事难知》）

处方：羌活一两半（9g）　防风一两半（9g）　苍术一两半（9g）　细辛五分（3g）　川芎一两（6g）　白芷一两（6g）　生地黄一两（6g）　黄芩一两（6g）　甘草一两（6g）。

制法：上药㕮咀，水煎服。若急汗，热服。以羹粥投之；若缓汗，温服之，而不用汤投之（水煎温服，若急需发汗，药后可喝少量热稀饭）。

功能主治： 外感风寒湿邪，兼有里热证。症见恶寒发热，无汗，头痛项强，肢体酸楚疼痛，口苦微渴，舌苔白或微黄，脉浮。

痛泻要方（《丹溪心法》）

处方： 炒白术三两（90g） 炒芍药二两（60g） 炒陈皮两半（45g） 防风一两（30g）。

制法： 上剉，分八贴，水煎，或丸服（现代用法：作汤剂，用量按原方比例，水煎服）。

功能主治： 脾虚肝旺之痛泻。肠鸣腹痛，大便泄泻，泻必腹痛，泻后痛缓，舌苔薄白，脉两关不调，左弦而右缓者。

【食疗与药膳】

1.防风粥

原料： 防风10~15g 葱白2根 粳米100g。

制作方法： 将防风、葱白煎煮取汁，去渣；粳米按常法煮粥，待粥将熟时加入药汁，煮成稀粥服食。

功能主治： 适用于外感风寒所致发热、畏冷、恶风、自汗、头疼、身痛等症。

用法用量： 每日2次。

2.防风米酒

原料： 糯米一斗 酒曲一升半 防风切，500g 苍耳子3升。

制作方法： 将防风、苍耳子用水八升，蒸取六升，去渣，将药汁与米、曲共拌均匀，盛于瓷器中，放置温处发酵，1周后即成。

功能主治： 解表散寒。用治外感风寒。

用法用量： 每次1碗，每日2~3次。

冀州虎掌

JIZhouHuZhang

【别名】 虎掌南星、虎掌、虎掌草（《本经》）、鬼蒟蒻（《宝庆本草折衷》）。

【基原】

1.集解

虎掌始载于《神农本草经》，列为下品。《本草经集注》中描述“形似半夏但皆大，四边有子如虎掌”。宋·苏颂《嘉祐图经本草》中详细描述：“初生根如豆大，渐长大，似半夏而扁，累年者其根圆及寸，大者如鸡卵。周匝生圆芽二三枚或五六枚；三月、四月生苗，高尺余；独茎上有叶如爪，五六出分布，尖而圆；一窠生七八茎，时出一茎作穗，直上如鼠尾；中生一叶如匙，裹茎作房，旁开一口，上下尖，中有花，微青褐色；结实如麻子大，熟即白色，自落布地，一子生一窠。”综上所述，可以鉴定为虎掌无疑。《图经本草》曰：“虎掌生汉中山谷及冤句，今河北州郡亦有之……今冀州人菜园中种之，亦呼为天南星。”河北州郡即今河北省。《本草品汇精要》曰：“道地冀州、江州”。冀州即今河北一带。《本草乘雅半偈》也记载了汉中山谷及冤句、安东、河北州郡、近道有虎掌分布。《中国道地药材》中也提及“冀州虎掌”。

宋代以前，天南星均称之为“虎掌”，宋代之后，天南星与虎掌两个名称混用，植物来源也逐渐复杂起来，明、清之后，虎掌之名渐自天南星中消失。2015年中国《药典》规定天南星的三种正品，在河北山区均有分布，但未形成商品。安国及其他地区传统栽培的天南星为虎掌，有时不法商贩将个小者充当半夏，应当注意。

2.品种

本品为天南星科植物虎掌（掌叶半夏）*Pinellia pedatisecta* 的干燥块茎。

3.分布

河北境内绝大部分地区均有野生分布，现安国有大面积栽培（图14–1）。

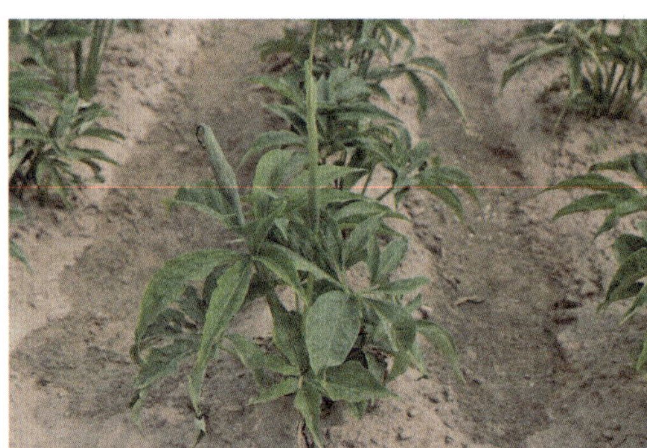

图14–1 栽培虎掌

4.生态

海拔1000米以下，生于林下、山谷或河谷阴湿处（图14–2）。

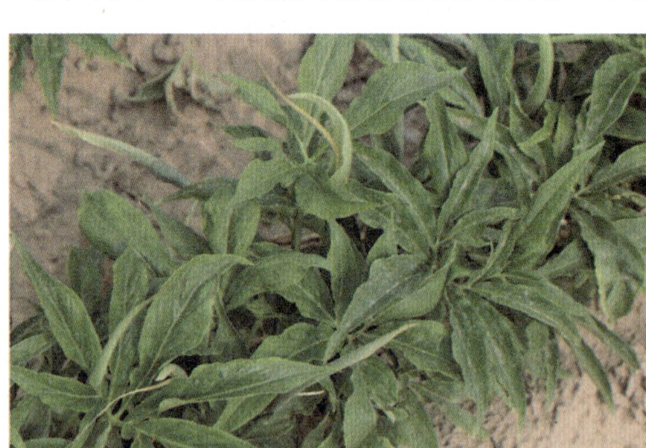

图14–2 虎掌生境

5.形态特征

块茎近圆球形，直径可达4cm，根密集，肉质，长5~6cm；块茎四旁常生若干小球茎。叶1~3或更多，叶柄淡绿色，长20~70cm，下部具鞘；叶片鸟足状分裂，裂片6~11，披针形，渐尖，基部渐狭，楔形，中裂片长15~18cm，宽3cm，两侧裂片依次渐短小，最外的有时长仅4~5cm；侧脉6~7对，离边缘3~4mm处弧曲，连结为集合脉，网脉不明显。花序柄长20~50cm，直立。佛焰苞淡绿色，管部长圆形，长2~4cm，直径约1cm，向下渐收缩；檐部长披针形，锐尖，长8~15cm，基部展平宽1.5cm。肉穗花序：雌花序长1.5~3cm；雄花序长5~7mm；附属器黄绿色，细线形，长10cm，直立或略呈“S”形弯曲。浆果卵圆形，绿色至黄白色，小，藏于宿存的佛焰苞管部内。花期6~7月，果9~11月成熟（图14-3，图14-4）。

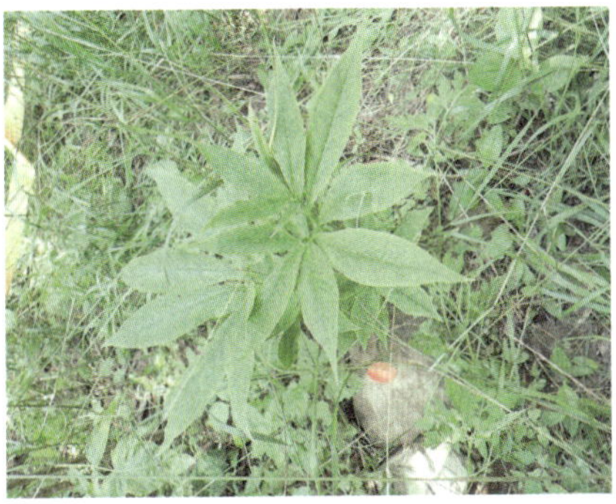

图14-3　虎掌原植物

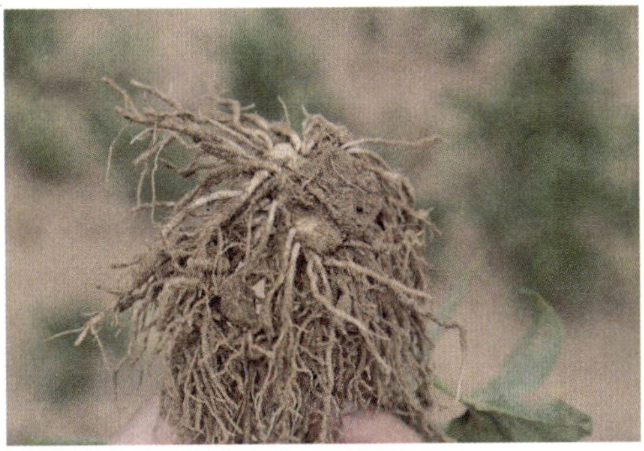

图14-4　虎掌药用部位

6.产地加工

秋、冬二季节茎叶枯萎时采挖，除去根须及外皮，干燥。安国现代采收加工采用传送带将半夏送至清洗池，洗池内有四根滚动的铁棒，利用主轴上的螺纹钢及药材自身的相互摩擦，从而达到脱除外皮的目的（图14-5，图14-6，图14-7）。

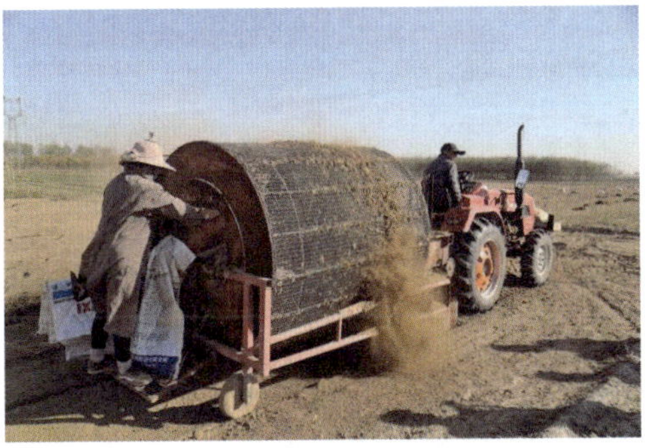

图14-5　滚筒式药材收割机

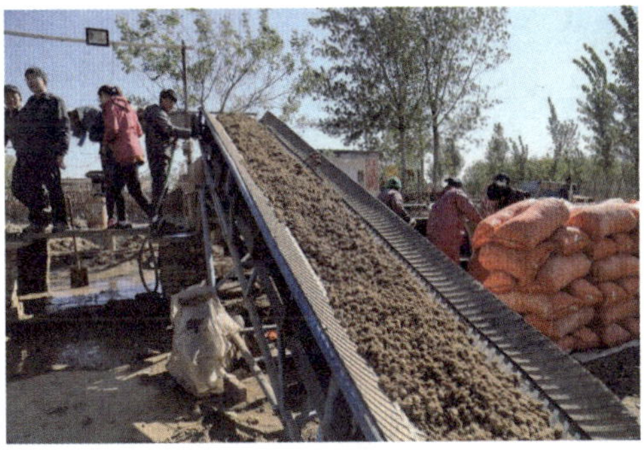

图14-6　传送带

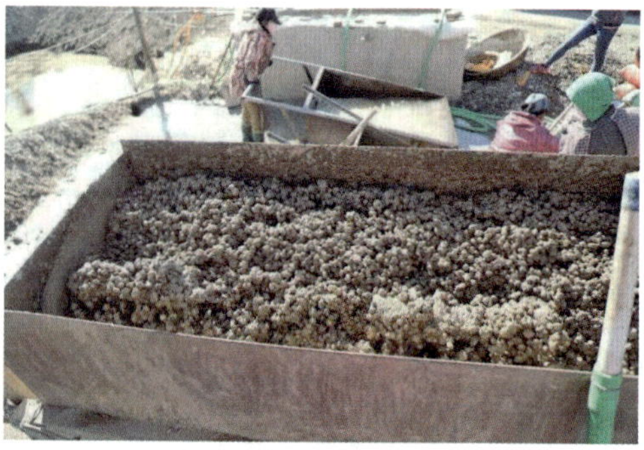

图14-7　虎掌去皮

【药材】

1.性状特征

本品为不规则扁球形，有主块茎及周边附着的小扁球状侧芽组成，形如虎掌，高1~1.5cm，直径1.5~5cm。表面类白色或淡棕褐色，较光滑，顶端有凹陷的茎痕，周围有麻点状根痕，底部稍钝圆。质坚硬，不宜破碎，断面不平坦，白色，粉性（图14-8）。

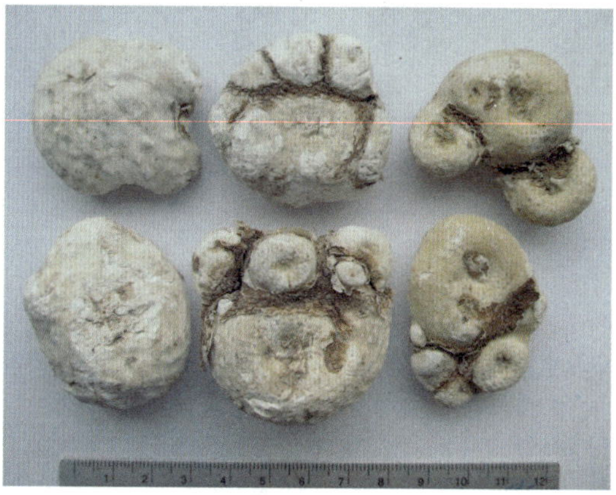

图14-8　虎掌

2.商品规格

根据市场实际情况，将虎掌南星（实际充当天南星）药材分成“选货”与“统货”两个规格。

选货和统货性状均呈半球形，表面乳白色或淡棕色，较光滑，有的皱缩，顶端有凹陷的茎痕，周围有麻点状根痕，有的块茎周边有小扁球状侧芽。质坚硬，不宜破碎，断面不平坦，色白，粉性，有的可见筋脉，气微辛，味麻辣。

选货根据直径大小分为一等和二等。一等品，直径≥4.5cm；二等品直径<4.5cm。

备注：（1）药典收录的天南星药材多为野生品。

（2）河北安国、亳州市场天南星的主流商品为虎掌南星。主要以直径大小规格的等级划分。

3. 道地药材

河北安国等地有大面积栽培和悠久的种植历史。

4. 质量标志

虎掌南星药材以个大、色白、粉性足者为佳。

5. 显微特征

本品粉末类白色。淀粉粒单粒，圆球形或椭圆形，直径2~21μm，脐点圆点状、裂缝状、人字状或星状；复粒有2~10分粒组成。草酸钙针晶散在或成束存在于黏液细胞中，长13~86μm。环纹导管多见，亦可见螺纹导管。

6. 化学组分

（1）生物碱　掌叶半夏碱甲、掌叶半夏碱乙、掌叶半夏碱丙。

（2）甾醇类　β-谷甾醇。

（3）苷类　胡萝卜苷、狼牙菜苦苷。

（4）凝集素类　掌叶半夏凝集素A。

（5）氨基酸类　精氨酸、色氨酸、赖氨酸。

（6）其他类　安息香酸、棕榈酸

7. 理化特征

取本品粉末2g，加水20ml，超声处理20min，滤过，滤液加茚三酮试液5滴，置水浴中加热5min，溶液显蓝紫色。

8. 贮藏

置通风干燥处，防霉，防蛀。

【炮制与饮片】

1. 饮片炮制

虎掌南星　除去杂质，洗净，干燥。

制虎掌南星　取净虎掌南星，按大小分别用水浸泡，每日换水2~3次，如起白沫时，换水后加白矾（每100g虎掌南星，加白矾2kg），浸泡1日后，再换水，至切开口尝微有麻舌感时取出。将生姜片、白矾置锅内加适量水煮沸后，倒入虎掌南星共煮至无生心时取出，除去姜片，晾至四至六成干，切薄片，干燥。

每100kg虎掌南星，用生姜、白矾各12.5kg。

2. 饮片名称

虎掌南星。

3. 药品类别

化痰止咳：温化寒痰药。

4. 性状特征

本品为类圆形、弯月形或肾形的薄片，切面黄白色至淡黄褐色，角质，半透明，较光滑。周边颜色略深。质坚硬。气微，味略辛麻。（图14-9）

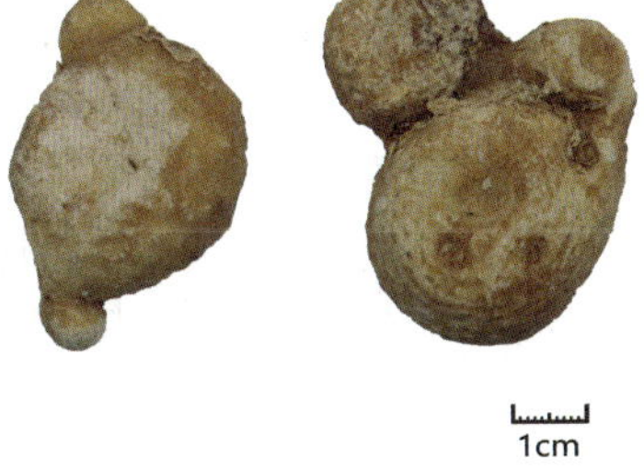

图14-9　虎掌药材

6.性味功能

苦、辛，温。有毒。归肺、肝、脾经。燥湿化痰，祛风止痉，散结消肿。用于顽痰咳嗽，风痰眩晕，中风痰壅，口眼㖞斜，半身不遂，癫痫，惊风，破伤风。生用外治痈肿，蛇虫咬伤。

7.用法用量

内服：煎汤，3~9g。外用生品适量，研末以醋或酒调敷患处。

8.使用注意

孕妇禁用。

9.贮藏

置通风干燥处，防霉、防蛀。

【经典方剂与临床应用】

虎掌汤（圣济总录）

处方：虎掌15g　大黄炒，60g　桃仁汤浸，去皮尖双仁，麸炒黄，30枚，水蛭（以糯米同炒，米熟去米）21枚。

制法：上为粗粉。

功能主治：妇人月水不利，腹中满痛。

用法用量：每服2钱匕，水1盏，煎至7分，去滓温服。

黄精

HuangJing

【别名】太阳之草（《神农本草经疏》）、鸡头参（《得配本草》）、戊己芝（《五符经》）、救穷草（《滇南本草》）、鹿竹（《本草纲目》）、老虎姜（《滇南本草》）、仙人余粮（《本草图经》）

【基原】

1.集解

宋《救荒本草》和《图经本草》（收载有10幅黄精图）中曰："黄精，旧不载所出州郡，但云生山谷，今南北皆有之，以嵩山、茅山者为佳。"明代时"嵩山"，即现在河南省的嵩山；明代时"茅山"有两处，一处为河北省遵化县哈嘴头口，一处为江苏句容县东南一带。根据《救荒本草》和《图经本草》描述黄精形态："叶似竹叶，或二叶、或三叶、或四五叶，俱皆对节而生。"陶弘景描述黄精："二月始生，一枝多叶，叶状似竹而短，根似萎蕤。”该描述很明显为“轮叶”的黄精。清代吴其濬《植物名实图考》对黄精条描述：“黄精……救荒本草谓其苗为笔管菜，处处有之……山西产与救荒图同。”因此，结合《新华本草纲要》记载的河北遵化为黄精主产地，且如今江苏省也有黄精属植物的分布。

2.品种

本品为百合科植物黄精*Polygonatum sibiricum* Red.的干燥根茎。

3.分布

河北山区均有野生，以石家庄赞皇、承德丰宁产量较大。

4.生态

生林下、灌丛或山坡阴处，海拔800~2800m。（图15-1）

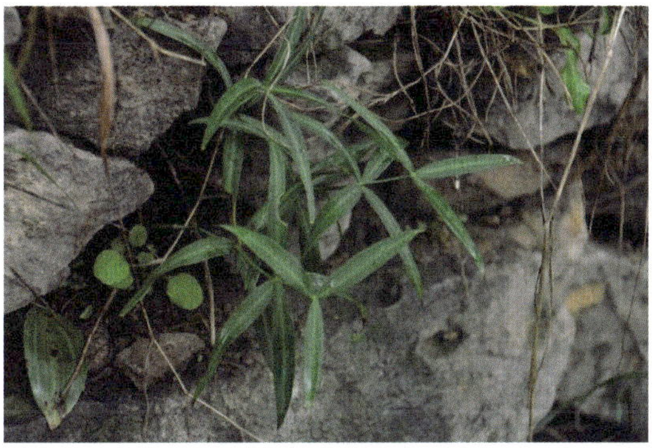

图15-1　黄精生境

5.形态特征

根状茎圆柱状，由于结节膨大，因此“节间”一头粗、一头细，在粗的一头有短分枝（中药志称这种根状茎类型所制成的药材为鸡头黄精），直径1~2cm。茎高50~90cm，或可达1m以上，有时呈攀援状。叶轮生，每轮4~6枚，条状披针形，长8~15cm，宽（4~）6~16mm，先端拳卷或弯曲成钩。花序通常具2-4朵花，似成伞形状，总花梗长1~2cm，花梗长（2.5~）4~10mm，俯垂；苞片位于花梗基部，膜质，钻形或条状披针形，长3~5mm，具1脉；花被乳白色至淡黄色，全长9~12mm，花被筒中部稍缢缩，裂片长约4mm；花丝长0.5~1mm，花药长2~3mm；子房长约3mm，花柱长5~7mm。浆果直径7~10mm，黑色，具4~7颗种子。花期5~6月，果期8~9月。（图15-2）

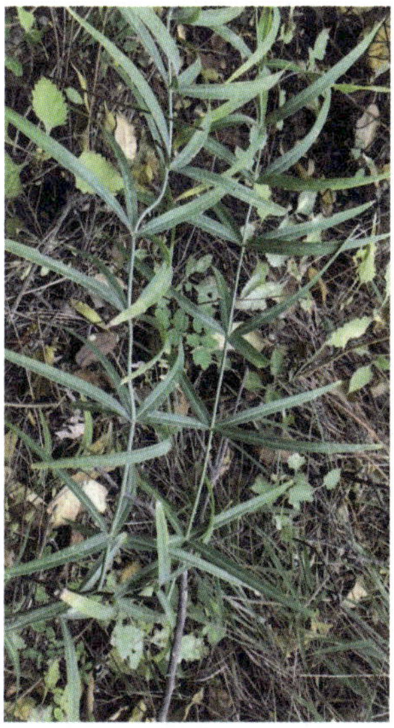

图15-2　黄精原植物

6.产地加工

春、秋二季采挖，除去须根，洗净，置沸水中略烫或蒸至透心，干燥。

【药材】

1.性状特征

鸡头黄精　呈结节状弯柱形，长3~10cm，直径0.5~1.5cm。结节长2~4cm，略呈圆锥形，常有分枝。表面黄白色或灰黄色，半透明，有纵皱纹，茎痕圆形，直径5~8mm。（图15-3）

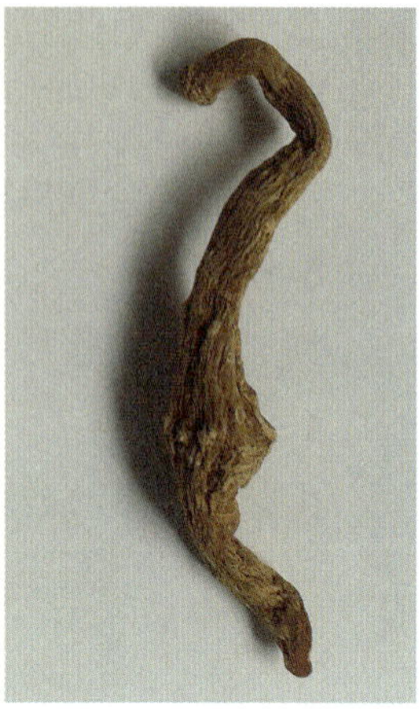

图15-3　鸡头黄精药材

2.商品规格

统货，滇黄精*Polygonatum kingianum* Coll. Et Hemsl.习称“大黄精”，黄精*Polygonatum sibiricum* Red.习称“鸡头黄精”或多花黄精*Polygonatum cyrtonema* Hua习称“姜形黄精”。河北所产为鸡头黄精。

3.道地药材

北方地区石家庄赞皇、承德丰宁等地质量为佳。

4.质量标志

以块大、色黄、断面透明、质润泽，习称“冰糖渣”者为佳。

5.显微特征

鸡头黄精　维管束多为外韧型。

6.化学组分

（1）糖类　多糖和寡糖。

（2）皂苷　三贴皂苷和甾体皂苷。

（3）黄酮　二氢黄酮、查耳酮、高异黄酮。

（4）氨基酸及无机元素　苏氨酸、精氨酸、赖氨酸、K、Ca、P、Mg。

（5）挥发油　烃类、萜类、醛酮类。

7.理化特征

化学定性：

①取1mg/ml样品溶液1ml，加入5% α-萘酚乙醇液1~3滴，摇匀后沿试管壁缓缓加入浓硫酸约2ml，切勿摇动，观察现象：两液面交界处有紫色环产生（检查糖类化合物）。

8.贮藏

置通风干燥处，防霉，防蛀。

【炮制与饮片】

1.饮片炮制

除去杂质，洗净，略润，切厚片，干燥。

2.饮片名称

黄精。

3.药品类别

补益药：补阴药。

4.性状特征

本品呈不规则的厚片，外表皮淡黄色至黄棕色。切面略呈角质样，淡黄色至黄棕色，可见多数淡黄色筋脉小点。质稍硬而韧。气微，味甜，嚼之有黏性。（图15-4）

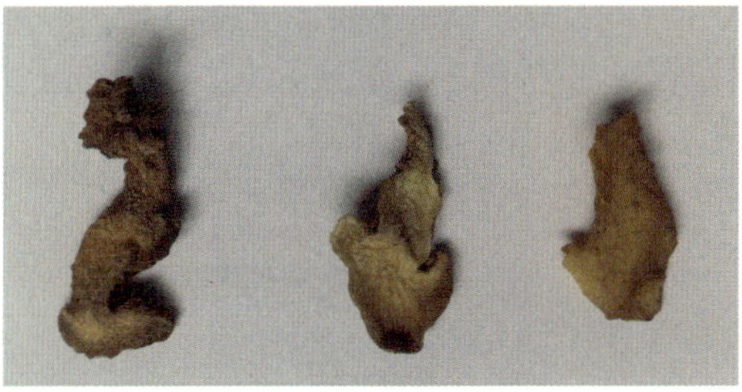

图15-4 黄精饮片

5.质量要求

（1）水分 不得过18.0%。

（2）总灰分 不得过4.0%。

（3）浸出物 不得少于45.0%

（4）含量测定 黄精多糖以无水葡萄糖（$C_6H_{12}O_6$）计，不得少于7.0%。

6.性味功能

甘，平。归脾、肺、肾经。补气养阴，健脾，润肺，益肾。用于脾胃气虚，体倦乏力，胃阴不足，口干食少，肺虚燥咳，劳嗽咳血，精血不足，腰膝酸软，须发早白，内热消渴。

7.用法用量

内服：煎服9~15g。

8.配伍禁忌

味苦者不可药用。

9.使用注意

本品性质黏腻，易助湿滞气，故凡脾虚湿阻、痰湿壅滞。气滞腹满者宜慎用。

10.贮藏

置通风干燥处，防霉，防蛀。

【经典方剂与临床应用】

1.九转黄精丹（《全国中药成药处方集》）

处方：当归 黄精各1000g

制法：用黄酒10kg浸透蒸黑为度，共为细粉，炼蜜为小丸。

功能主治： 补血益气。治身体衰弱，面黄肌瘦，饮食减少。
用法用量： 每服9g，温开水送下。
用药禁忌：无。

2.二精丸（《圣济总录》卷一九八）

处方： 黄精去皮，1000g　枸杞子1000g。
制法： 上2味，于八九月间采取。先用清水洗黄精1味，令净。控干细锉，与枸杞子相和，杵碎拌令匀，阴干再捣，罗为细末，炼蜜为丸，如梧桐子大。
功能主治： 助气固精，保镇丹田，活血驻颜，长生不老。
用法用量： 每服30~50丸，空心、食前温酒下。

【食疗与药膳】

黄精酒

原料： 黄精2000g　天门冬去心，1500g　松针3000g　白术2000g　枸杞2500g。
制作方法： 俱生用，纳釜中。以水三石煮之一日，去渣，以清汁浸曲，如家酝法。酒热，取清任意食之。
功能主治： 主除百病，延年，变须发，生齿牙，功妙无量。
用法用量： 常服用。

祁黄芪

QiHuangQi

【别名】 黄耆，戴椹（《神农本草经》），戴椹、独椹、蜀脂、百本（《名医别录》），王孙（《药性论》），木耆（《新修本草》），绵黄芪、宪州黄芪（《本草图经》），箭芪（刘仁廉《医学集成》），条芪（《中草药学》）。

【基原】

1.集解

黄芪为常用中药，始载于《神农本草经》，列为上品，原名黄耆。李时珍《本草纲目》释其名曰："耆，长也。黄耆色黄，为补药之长，故名。"关于黄芪产地记载最早见于《名医别录》"生蜀郡（今四川成都及周边区域）山谷、白水（今四川甘肃的白水河区域）、汉中（今陕西汉中地区）。"黄芪的植物形态描述最早见于唐《新修本草》载有"叶似羊齿或如蒺藜，独茎或丛生。"宋代苏颂《图经本草》记载"今河东陕西州郡多有之……皮折之如绵谓之绵黄芪，然有数种"。清代吴其濬《植物名实图考》记载"有数种，山西、蒙古产者佳。"黄芪在古代就存在混乱，产地不稳定，药用品种并非一种，品质各异。近现代文献记载的有正口芪等，正口芪因多经河北张家口的独石口进关集散而得名。民国时期的工业革命与科技变革使人口数量增加，出口贸易增长，黄芪的需求也随之增加，这使得依靠野生来源的黄芪的产地必须增加。因此，出现了多个区域的黄芪如禹州芪，在禹州形成了中转贸易中心。禹州芪实际产于古北口外（即今河北北部的张家口承德大部分地区）。

1927年，安国出现了专门搞黄芪加工的“黄芪邦”，他们将黄芪买来后由切片工人承包加工，加工黄芪的地方称“黄芪庄”，当时著名的黄芪庄有张家下处、刘家下处、张洛玉、中和兴等。常年加工量达到1000吨左右。“黄芪邦”为适应黄芪加工的发展，还专门成立了“黄芪研究社”。

当代随着黄芪的用量大幅度增加，野生药材难以满足实际所需，因此于20世纪70年代开始栽培，并逐渐以栽培为主，河北安国是主要的栽培黄芪种植地之一。《祁州中药志》中记录“安国县生产的黄芪品质优良，且加工技艺精湛。”

2.品种

本品为豆科植物蒙古黄芪*Astragalus membranaceus*(Fisch.)Bge. var. *mongholicus*(Bge.) Hsiao或膜荚黄芪*Astragalus membranaceus*（Fisch.）Bge.的干燥根。

3.分布

黄芪主要分布于承德围场县、石家庄行唐县等。膜荚黄芪栽培品主产于河北安国等地。

4.生态

黄芪喜阳光，耐干旱，怕涝，喜凉爽气候，耐寒性强，可耐受-30℃以下低温，怕炎热，适应性强。生于林缘、灌丛或疏林下，亦见于山坡草地或草甸中，以土层深厚的砂质壤土为佳。（图16-1）

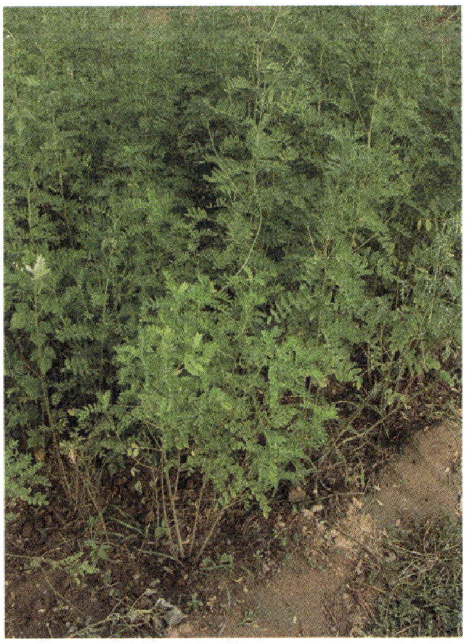

图16-1　黄芪生境

5.形态特征

膜荚黄芪：多年生草本，高50~100cm。主根肥厚，木质，常分枝，灰白色。茎直立，上部多分枝，有细棱，被白色柔毛。羽状复叶有13~27片小叶，长5~10cm；叶柄长0.5~1cm；托叶离生，卵形，披针形或线状披针形，长4~10mm，下面被白色柔毛或近无毛；小叶椭圆形或长圆状卵形，长7~30mm，宽3~12mm，先端钝圆或微凹，具小尖头或不明显，基部圆形，上面绿色，近无毛，下面被伏贴白色柔毛。总状花序稍密，有10~20朵花；总花梗与叶近等长或较长，至果期显著伸长；苞片线状披针形，长[illegible]mm，背面被白色柔毛；花梗长3~4mm，连同花序轴稍密被棕色或黑色柔毛；小苞片2；花萼钟状，长5~7mm，外面被白色或黑色柔毛，有时萼筒近于无毛，仅萼齿有毛，萼齿短，三角形至钻形，长仅为萼筒的1/4~1/5；花冠黄色或淡黄色，旗瓣倒卵形，长12~20mm，顶端微凹，基部具短瓣柄，翼瓣较旗瓣稍短，瓣片长圆形，基部具短耳，瓣柄较瓣片长约1.5倍，龙骨瓣与翼瓣近等长，瓣片半卵形，瓣柄较瓣片稍长；子房有柄，被细柔毛。荚果薄膜质，稍膨胀，半椭圆形，长20~30mm，宽8~12mm，顶端具刺尖，两面被白色或黑色细短柔毛，果颈超出萼外；种子3~8颗。花期6~8月，果期7~9月。（图16-2，图16-4）

蒙古黄芪：形态极似上种，唯茎较细弱，托叶呈三角状卵形，小叶较多25~37片，小叶片短小而宽，通常为椭圆形。花冠黄色，长不及2cm，荚果无毛，有显著网纹。（图16-3，图16-5）

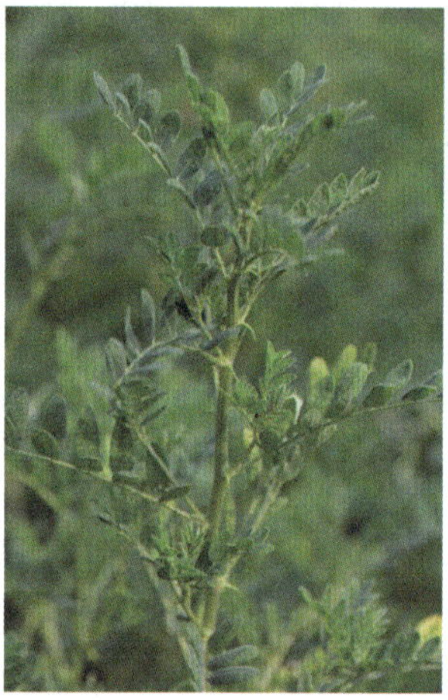

图16-2　膜荚黄芪

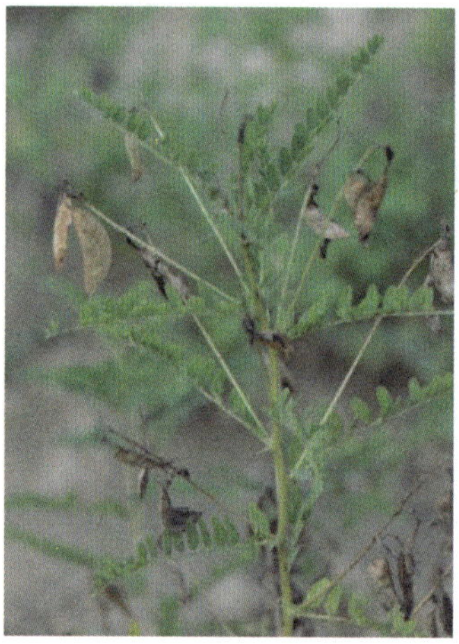

图16-3　蒙古黄芪

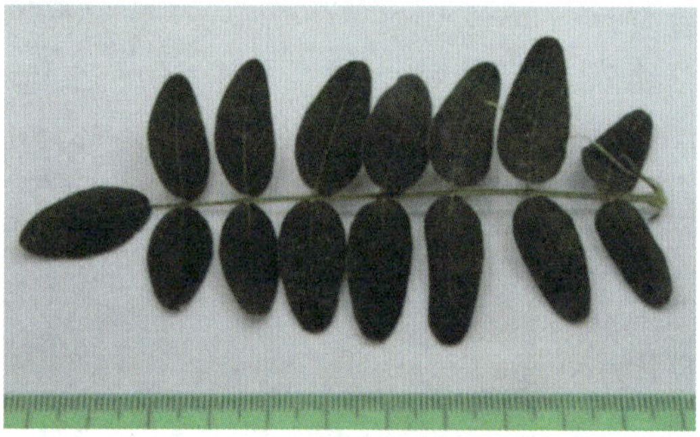

图16-4　膜荚黄芪小叶

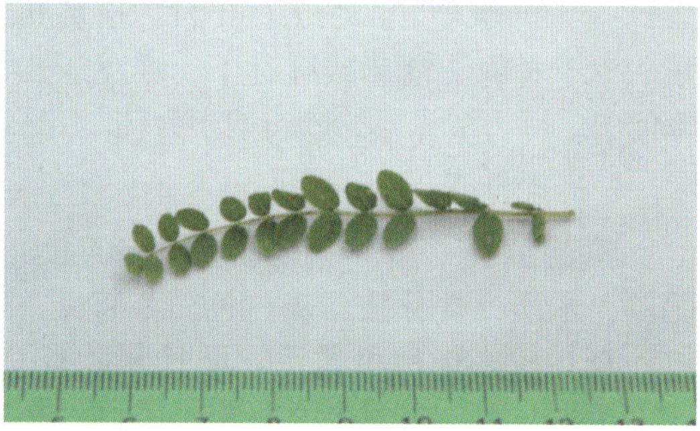

图16-5　蒙古黄芪小叶

6.产地加工

黄芪应在春（4月末至5月初）和秋（10月末至11月初）两季采挖。采收时可先割除地上部分，然后将根部挖出，除去须根和根头，晒干。黄芪根深，采收时注意不要将根挖断，以免造成减产和产品品质下降。

将挖出的根，除去泥土，剪掉芦头、须根，置烈日下曝晒（边晒边揉）或炕烘，至半干时，将根理直，用细铁丝扎把，捆成小捆，再晒或炕至全干。条粗长，质硬而韧，表面淡黄色，断面外层白色，中间淡黄色，粉性足、味甜者为佳。干品放通风干燥处贮藏。

【药材】

1.性状特征

本品呈圆柱形，有的有分枝，上端较粗，长30~90cm，直径1~3.5cm。表面淡棕黄色或淡棕褐色，有不整齐的纵皱纹或纵沟。质硬而韧，不易折断，断面纤维性强，并显粉性，皮部黄白色，木部淡黄色，有放射状纹理和裂隙，老根中心偶呈枯朽状，黑褐色或呈空洞。气微，味微甜，嚼之微有豆腥味。（图16-6）

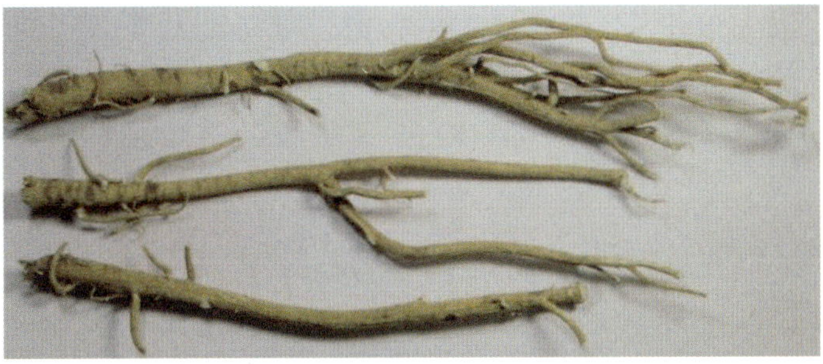

图16-6　膜荚黄芪（河北安国郑章栽培）

2.商品规格

特等：干货。呈圆柱形的单条，斩疙瘩头或喇叭头，顶端间有空心，表面灰白色或淡褐色。质硬而韧。断面外层白色，中间淡黄色或黄色，有粉性。味甘、有生豆气。长70cm以上，上部直径2cm，末端直径不小于0.6cm。无须根、老皮、虫蛀、霉变。

一等：干货。呈圆柱形的单条，斩去疙瘩头或喇叭头，顶端有空心。表面灰白色或淡褐色。质硬而韧。断面外层白色，中间淡黄色或黄色，有粉性。味甘、有生豆气。长50cm以上，上中部直径1.5cm以上，末端直径不小于0.5cm。无须根、老皮、虫蛀、霉变。

二等：干货。呈圆柱形的单条，斩去疙瘩头或喇叭头，顶端间有空心，表面灰白色或淡褐色，质硬而韧。断面外层白色，中间淡黄色或黄色，有粉性。味甘、有生豆气。长40cm以上，上中部直径1cm以上，末端直径不小于0.4cm，间有老皮、无须根、虫蛀、霉变。

三等：干货。呈圆柱形单条，斩去疙瘩头或喇叭头，顶端间有空心。表面灰白色或淡褐色。质硬而韧。断面外层白色，中间淡黄色或黄色，有粉性。味甘、有生豆气。不分长短，上中部直径0.7cm以上，末端直径不小于0.3cm，间有破短节子。无须根、虫蛀、霉变。

3.道地药材

河北安国生产的黄芪品质优良，且加工技艺精湛。

4.质量标志

以单枝粗长、质坚而绵、断面色黄白、粉性足、味甜、豆腥味浓者为佳。

5.显微特征

本品横切面：木栓细胞多列；栓内层为3~5列厚角细胞。韧皮部射线外侧常弯曲，有裂隙；纤维成束，壁厚，木化或微木化，与筛管群交互排列；近栓内层处有时可见石细胞。形成层成环。木质部导管单个散在或2~3个相聚；导管间有木纤维；射线中有时可见单个或2~4个成群的石细胞。薄壁细胞含淀粉粒。

粉末黄白色。纤维成束或散离，直径8~30μm，壁厚，表面有纵裂纹，初生壁常与次生壁分离，两端常断裂成须状，或较平截。具缘纹孔导管无色或橙黄色，具缘纹孔排列紧密。石细胞少见，圆形、长圆形或形状不规则，壁较厚。

6. 化学组分

（1）皂苷类　黄芪皂苷，乙酰基黄芪皂苷等。

（2）黄酮类　毛蕊异黄酮等。

（3）多糖类　黄芪多糖等。

7. 贮藏

置通风干燥处。

【炮制与饮片】

1. 饮片炮制

黄芪：除去杂质，大小分开，洗净，润透，切厚片，干燥。

炙黄芪：取熟蜜，加适量开水稀释后，加入净黄芪片中拌匀，闷润至透，置炒制容器内，用文火加热，炒至深黄色、不粘手时，取出晾凉。

每100kg黄芪片，用熟蜜25kg。

2. 饮片名称

黄芪，炙黄芪。

3. 药品类别

补虚药：补气药。

4. 性状特征

黄芪：本品为呈类圆形或椭圆形的厚片，外表皮黄白色至淡棕褐色，可见纵皱纹或纵沟。切面皮部黄白色，木部淡黄色，有放射状纹理及裂隙，有的中心偶有枯朽状，黑褐色或呈空洞。气微，味微甜，嚼之有豆腥味。（图16-7）

炙黄芪：本品为呈圆形或椭圆形的厚片，直径0.8~3.5cm，厚0.1~0.4cm。外表皮淡棕黄色或淡棕褐色，略有光泽，可见纵皱纹或纵沟。切面皮部黄白色，木部淡黄色，有放射状纹理和裂隙，有的中心偶有枯朽状，黑褐色或呈空洞。具蜜香气，味甜，略带黏性，嚼之微有豆腥味。（图16-8）

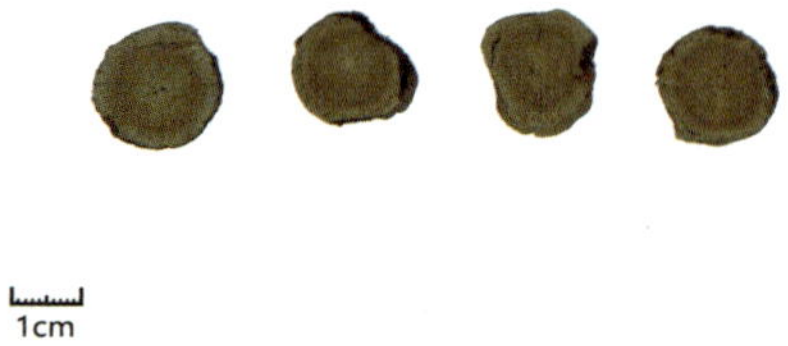

图16-7　黄芪饮片

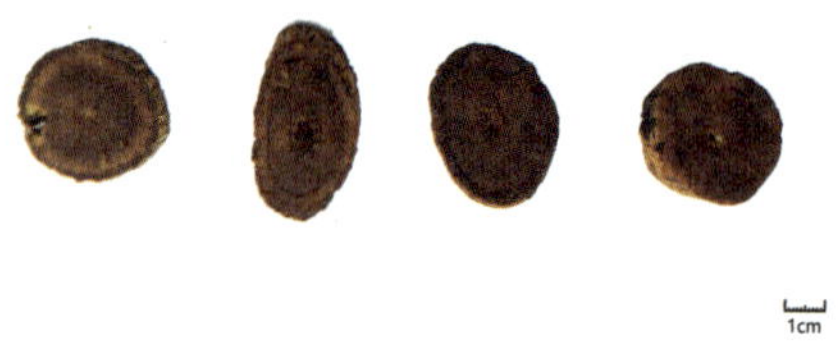

图16-8　炙黄芪饮片

5.质量要求

（1）水分　不得过10.0%。

（2）总灰分　不得过4.0%。

（3）黄芪甲苷　本品按干燥品计算，含黄芪甲苷（$C_{41}H_{68}O_{14}$）不得少于0.030%。

（4）毛蕊异黄酮葡萄糖苷　本品按干燥品计算，含毛蕊异黄酮葡萄糖苷（$C_{22}H_{22}O_{10}$）不得少于0.020%。

6.性味功能

黄芪：甘，微温。归肺、脾经。补气升阳，固表止汗，利水消肿，生津养血，行滞通痹，托毒排脓，敛疮生肌。用于气虚乏力，食少便溏，中气下陷，久泻脱肛，便血崩漏，表虚自汗，气虚水肿，内热消渴，血虚萎黄，半身不遂，痹痛麻木，痈疽难溃，久溃不敛。

炙黄芪：甘，温。归肺、脾经。益气补中。用于气虚乏力，食少便溏。

7.用法用量

黄芪：内服，煎汤，9~30g。

炙黄芪：内服，煎汤，9~30g。

8.使用注意

本品甘温升阳，固表止汗，宜助火敛邪，故表实邪盛、气滞湿阻、食积内停、阴虚阳亢、疮痈毒盛者不宜使用。

10.贮藏

置通风干燥处，防潮，防蛀。

【经典方剂与临床应用】

黄芪建中汤（《金匮要略》）

处方：芍药酒炒，六两（18g）　桂枝去皮，三两（9g）　甘草炙，二两（6g）　生姜切，三两（9g）　大枣擘，十二枚（4枚）　胶饴，一升（30g）　黄芪一两半（5g）。

制法：上七味以水七升，煮取三升，去滓，内胶饴，更上微火消解，温服一升，日三服。

功能主治：温中补气，和里缓急。主治虚劳里急诸不足。脘腹拘急疼痛，喜温喜按，形体羸瘦，面色无华，心悸气短，自汗盗汗。

防己黄芪汤（《金匮要略》）

处方：防己一两（12g）　黄芪一两一分（15g）　甘草炒，半两（6g）　白术七钱半。

制法：上锉麻豆大，每服五钱匕（15g），生姜四片，大枣一枚，水盏半，煎八分，去滓温服，良久再服。

功能主治：益气祛风，健脾利水。主治表虚不固之风水或风湿证。汗出恶风，身重微肿，或肢节疼痛，小便不利，舌淡苔白，脉浮。

黄芪桂枝五物汤（《金匮要略》）

处方：黄芪三两（9g） 芍药三两（9g） 桂枝三两（9g） 生姜六两（18g） 大枣十二枚（4枚）。

制法：上药五味，以水六升，煮取二升，温服七合，每天三服（现代用法水煎服）。

功能主治：血痹。症见肌肤麻木不仁，微恶风寒，舌淡，脉微涩而紧。

【食疗与药膳】

1.黄芪鳝鱼汤

原料：黄芪30g 鳝鱼300g 生姜切丝，1片 红枣去核，5枚 大蒜2只。

制作方法：黄芪、红枣洗净，大蒜洗净切段，鳝鱼杀后去肠杂、洗净、斩件。起油锅放入鳝鱼、姜、盐、炒至鳝鱼半熟，将全部用料放入锅内，加清水适量，武火煮沸后，文火煲1小时，调味即可。

功能主治：补气养血、健美容颜。用于气血不足之面色萎黄、消瘦疲乏等。

用法用量：饮汤吃鳝鱼肉。

2.黄芪粥

原料：黄芪细切，一两 粳米二合

制作方法：上以水二大盏，煎黄芪取一盏半，去滓，下米煮粥，空腹食之。

功能主治：治五痔下血不止。

热河黄芩

HuangQin

【别名】腐肠（《神农本草经》），条芩（《本草纲目》），宿芩（陶宏景），空芩（《名医别录》）。

【基原】

1.集解

黄芩，始载于《神农本草经》，列为中品，分布记载为“生川谷”，这与黄芩野生生境一致。唐代《新修本草》记载：“今出宜州、鄜州、泾州者佳，兖州者大实亦好，名豚尾芩也”，此宜州即今湖北宜昌，鄜州即今陕西富县，泾州即今甘肃泾川县，兖州即今山东西南部。此书指出黄芩分布于湖北、陕西、甘肃、山东，即我国长江以北、黄河以南的地区，明代李时珍《本草纲目》记载：“或云西芩多中空而色黔，北芩多内实而深黄”，北芩应指今河北一带所产黄芩。从文献记载来看，黄芩的产地显示出由南向北转移的趋势，可以初步断定，河北、山西、陕西、山东、甘肃为黄芩产地，而河北为道地产区。现在河北黄芩以热河黄芩为道地药材，产河北长城外（旧热河地区）承德周围，兴隆、古北口、滦平、丰宁、围场等地，该路货数量大而质量优，根条坚实，空心少，色黄，向为上品。

2. 品种

为唇形科植物黄芩*Scutellaria baicalensis*georgi.的干燥根。

3. 分布

黄芩主要分布于我国河北北部等地，以河北承德为主要产地。（图17–1）

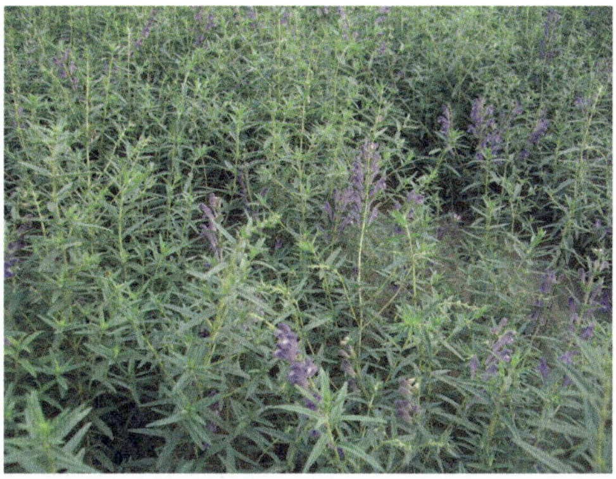

图17–1　栽培黄芩

4. 生态

黄芩喜温暖凉爽气候，耐寒、耐旱、耐瘠。适宜生长在海拔500~1500m的山顶、山坡、林缘、路旁等向阳较干燥的地方。（图17–2）

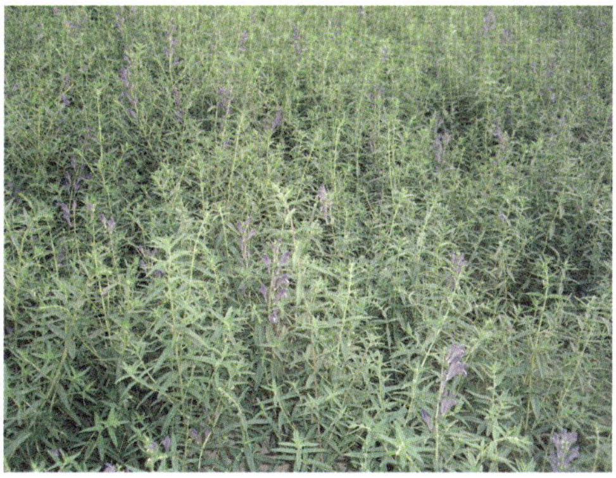

图17–2　黄芩生境

5. 形态特征

多年生草本，主根粗壮，茎高30~120cm，自基部对分支。叶对生，叶片批针形，长1.5~4cm，宽0.3~120cm，下面密被下陷的腺点；具短柄。总状花序顶生，长于茎顶再聚成圆锥花序，具叶状苞片。花偏向一侧，萼二唇型，果时增大；花冠蓝紫色或紫红色，二唇形，花冠管基部甚细，从基部做曲线向上弯曲；雄蕊4，稍露出，前对较长，后对较短，子房4深裂，生于环状花盘上。小坚果4，黑色，球型。花期7~8月，果期8~9月。

6.产地加工

黄芩（子芩与枯芩）新鲜药材，放置自然干燥，间隔不同时间测定水分并切制饮片，80℃鼓风干燥1.0~1.5h，筛去碎屑。

【药材】

1.形状特征

本品呈圆锥形，扭曲，长8~25cm，直径1~3cm。表面棕黄色或深黄色，有稀疏的疣状细根痕，上部较粗糙，有扭曲的纵皱纹或不规则的网纹，下部有顺纹和细皱纹。质硬而脆，易折断，断面黄色，中心红棕色；老根中心呈枯朽状或中空，暗棕色或棕黑色。气微，味苦。栽培品较细长，多有分枝。表面浅黄棕色，外皮紧贴，纵皱纹较细腻。断面黄色或浅黄色，略呈角质样。味微苦。（图17–3）

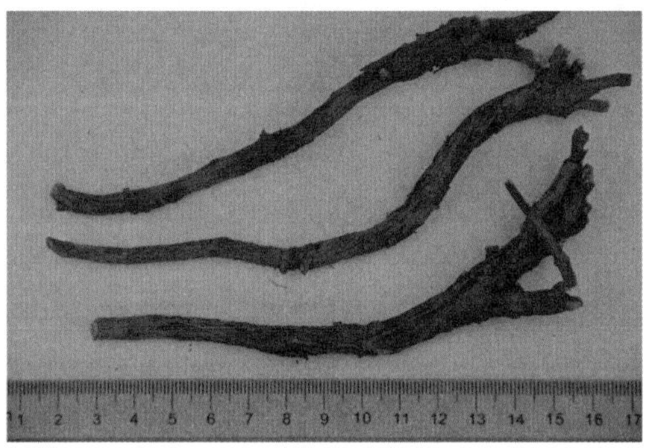

图17–3　黄芩药材

2.商品规格

黄芩分为条芩和枯芩两种规格，条芩系指内部充实的新根、幼根，枯芩系指枯老腐朽的老根。其中，又根据条芩的长度与直径将其细分为一等和二等两种等级，一等条长10cm以上，中部直径1cm以上；二等条长4cm以上，中部直径1cm以下，但不小于0.4cm。

3.道地药材

传统认为河北承德所出产的黄芩质量最优，习称为“热河黄芩”。

4.质量特征

以条长、质坚实、色黄者为佳。

5.显微特征

粉末特征：本品粉末黄色。韧皮纤维单个散在或数个成束，梭形，长60~250μm，直径9~33μm，壁厚，孔沟细。石细胞类圆形、类方形或长方形，壁较厚或甚厚。木栓细胞棕黄色，多角形。网纹导管多见，直径24~72μm。木纤维多碎断，直径约12μm，有稀疏斜纹孔。淀粉粒甚多，单粒类球形，直径2~10μm，脐点明显，复粒由2~3分粒组成。

横切特征：木栓层外缘多破裂，一般为8~20列扁平细胞，有石细胞散在。皮层狭窄，与韧皮部界限不明显。韧皮部宽广，具多数石细胞和韧皮纤维，单个或数个成群散在，石细胞多分布于外缘，韧皮纤维多分布于内侧。形成层由2~4列扁平薄壁细胞组成，排列成环。木质部由木纤维、导管与薄壁细胞组成。导管常数个相聚，近形成层处较密。老根中央有栓化细胞环形成，细胞排列成单环或成数个同心环。薄壁细胞中充满淀粉粒（图17-5、图17-6）

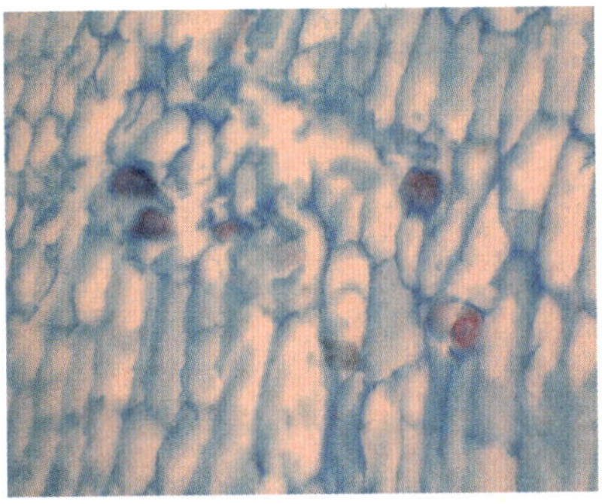

图17-5　黄芩石细胞

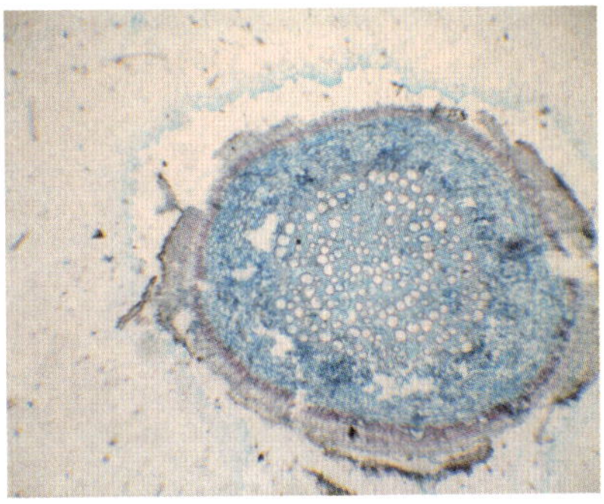

图17-6　黄芩横切面

6.化学组分

（1）黄酮类　黄芩苷、黄芩素、黄芩素-7甲醚、韧黄芩素等。

（2）挥发油　顺-1，3-二甲基环乙烷、异丁酸、丁酸、正壬烷等。

（3）无机元素　镁、钙、钾、磷、硫，微量元素锰、锌、铜等。

（4）其它　黄芩多糖、β-谷甾醇、苯丙酸、黄芩酶等。

7.理化特征

化学定性：取本品粉末1g，加乙酸乙酯-甲醇（3∶1）的混合溶液30ml，加热回流30min，放冷，滤过，滤液蒸干，残渣加甲醇5ml使溶解，取上清液作为供试品溶液。另取黄芩对照药材1g，同法制成对照药材溶液。再取黄芩苷对照品、黄芩素对照品、汉黄芩素对照品，加甲醇分别制成每1ml含1mg、0.5mg、0.5mg的溶液，作为对照品溶液。照薄层色谱法（通则0502）试验，吸取上述供试品溶液、对照药材溶液各2μl及上述三种对照品溶液各1μl，分别点于同一聚酰胺薄膜上，以甲苯-乙酸乙酯-甲醇-甲酸（10∶3∶1∶2）为展开剂，预饱和30min，展开，取出，晾干，置紫外光灯（365nm）下检视。供试品色谱中，在与对照药材色谱相应的位置上，显相同颜色的斑点；在与对照品色谱相应的位置上，显三个相同的暗色斑点。

8.贮藏

置通风干燥处，防潮。

【炮制与饮片】

1.饮片炮制

黄芩：黄芩片除去杂质，置沸水中煮10min，取出，闷透，切薄片，干燥；或蒸半小时，取出，切薄片，干燥（注意避免暴晒）。

酒黄芩：取黄芩片，加黄酒拌匀，稍闷，待酒被吸尽后，置炒制容器内，用文火炒至表面微干，深棕黄色，嗅到药物与辅料的固有香气，取出，晾凉。

每100kg黄芩片，用黄酒10kg。

黄芩炭：取黄芩片，置预热的炒制容器内，用武火炒至表面黑褐色，内部深黄色，取出摊开晾凉。

2.饮片名称

黄芩、酒黄芩、黄芩炭。

3.药品类别

清热药：清热燥湿药。

4.性状特征

黄芩：本品为类圆形或不规则形的薄片，外表皮黄棕色或棕褐色，切面黄棕色或黄绿色，具放射状纹理，中心部分多呈枯朽状的棕色圆心，周边棕黄色或深黄色，质硬而脆。气微，微苦。（图17-7）

酒黄芩：本品形如黄芩片，表面棕褐色，切面棕黄色，略带焦斑，微有酒香气。（图17-8）

黄芩炭：本品形如黄芩片，表面黑褐色，体轻，有焦香气。

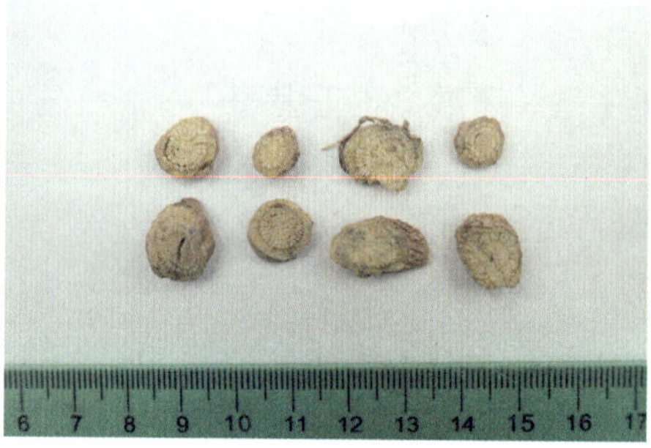

图17-7　黄芩饮片

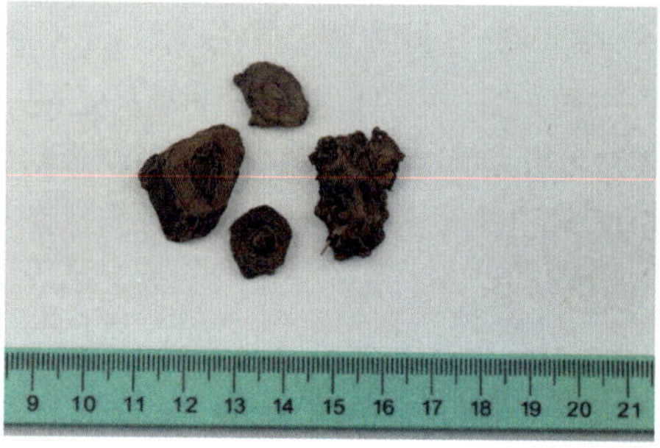

图17-8　酒黄芩

5.质量要求

（1）水分　不得过12.0%。

（2）总灰分　不得过6.0%。

（3）浸出物　照醇溶性浸出物测定法的热浸法测定，用稀乙醇作溶剂，不得少于40.0%。

（4）含量测定　照高效液相色谱法（通则0512）测定。本品按干燥品计算，含黄芩苷（$C_{21}H_{18}O_{11}$）不得少于9.0%。

6.性味功能

黄芩：苦，寒。归肺、胆、脾、大肠、小肠经。清热泻火，燥湿解毒，止血，安胎。主治肺热咳嗽，热病高热神昏，肝火头痛，目赤肿痛，湿热黄疸，泻痢，热淋，吐衄，崩漏，胎热不安，痈肿疔疮。

7.用法用量

内服：煎服，3~10g。

8.使用注意

脾胃虚寒者不宜使用黄芩；肺受寒邪喘咳及血虚胎动不安忌用黄芩。

9.贮藏

贮干燥容器内，密闭，置通风干燥处，防潮。

【经典方剂与临床应用】

1.葛根芩连汤（《伤寒论》）

处方：葛根15g　黄连9g　甘草6g　黄芩9g。

制法：上四味，以水八升，先煮葛根，减两升，内诸药，煮取二升，去滓，分温再服。（现代用法：水煎服）

功能主治：协热下利。身热下利，胸脘烦热，口干作渴，喘而汗出，舌红苔黄，脉数或促。

使用注意：若虚寒下利者忌用。

2.普济消毒饮（《东垣世效方》）

处方：黄芩酒炒　黄连酒炒，各15g，　陈皮去白　甘草生用　玄参、柴胡、桔梗各6g　连翘、板蓝根、马勃、牛蒡子、薄荷各3g　僵蚕、升麻各2g。

制法：上方为末，汤稠，时时服之，或蜜拌为丸，噙化（现代用法：水煎服）

功能主治：清热解毒，疏散风热。主治大头瘟。恶寒发热，头面红肿焮痛，目不能开，咽喉不利，舌燥口渴，舌红苔白兼黄，脉浮数有力。

用法用量：上方为末，汤稠，头面部焮痛，时时服之，或蜜拌为丸，噙化。

使用注意：本方用药多苦寒辛散之品，对阴虚及脾虚便溏者慎用。

【食疗与药膳】

1.黄芩凤鲚汤

原料：干黄芩片9g　凤鲚200g　金银花3g　生姜片10g　料酒30g　鲜汤，食盐，味精，各适量。

制作方法：凤鲚治净，净锅内放鲜汤、生姜片、黄芩片，煮制味渗出后，加凤鲚，食盐，料酒，金银花，煮制入味，起锅放入味精即成。

主治功效：清热泻火，活血止血，解毒。

桔梗

JieGeng

【别名】荠苨（《别录》）、苦梗（《丹溪心法》）、苦桔梗（《纲目》）、僧帽花。

【基原】

1. 集解

桔梗始载于《神农本草经》，列为下品。但书中未对其进行详细的形态描述。宋《本草图经》对其形态有详细记载："根如小指大，黄白色；春生苗，茎高尺余；叶似杏叶而长椭，四叶相对而生，嫩时亦可煮食之；夏开小花，紫碧色，颇似牵牛花，秋后结子。八月采根，其根有心，若无心者为荠。"李时珍谓："此草之根结实而梗直，故名。桔梗、荠乃一类，有甜、苦二种，故本经桔梗一名荠，而今俗称荠苨，为甜桔梗也。"与现今使用的桔梗基本相符。明末卢之颐《本草乘雅半偈》载："桔梗，如桔槔之梗，倾则仆，满则立，载上载下，其冯以枢，合入少阳少阴枢药也。"据清代吴其濬《植物名实图考》记载："三四叶攒生一处，花未开时如僧帽，开时有尖瓣，不纯似牵牛花。"桔梗，功著于华盖之脏，有"诸药舟楫"之称，既能载诸药上行，又能引苦泄峻下，是药食同源的中药之一，种植广泛。解放后，市售桔梗有北桔梗与南桔梗之分，产于河北省者称北桔梗。当代中药学文献认为北桔梗产量大，味甜，食用更佳。

2. 品种

为桔梗科植物桔梗 *Platycodon grandiflorum*（Jacq.）A. DC. 的干燥根。

3. 分布

河北省大部分地区均产，安国已有多年种植历史，所产桔梗质地较为纯正。承德市围场县也成为桔梗的产地之一（图 18-1）。

4. 生态

生于阳处草丛、灌丛中，少生于林下。喜凉爽气候，耐寒、喜阳光。宜栽培在海拔1100m以下的丘陵地带的砂质壤土中，以富含磷钾肥的中性夹沙土生长较好。（图 18-2）。

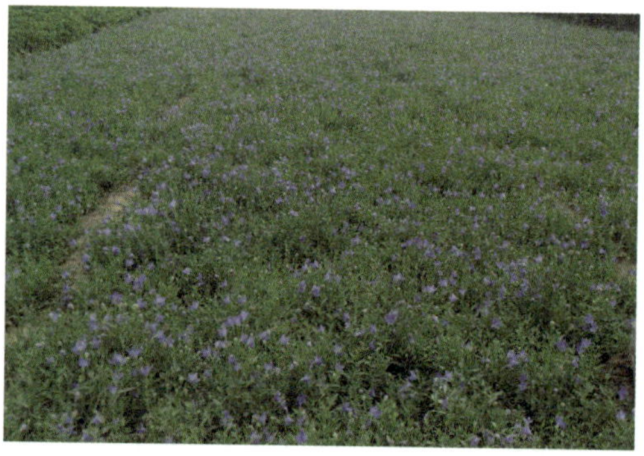

图 18-1　栽培桔梗

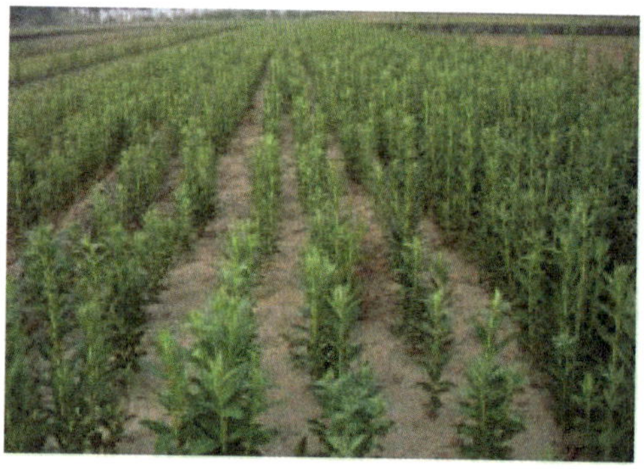

图 18-2　桔梗生境

5. 形态特征

茎高20~120cm，通常无毛，偶密被短毛，不分枝，极少上部分枝。叶全部轮生，部分轮生至全部互生，无柄或有极短的柄，叶片卵形，卵状椭圆形至披针形，长2~7cm，宽0.5~3.5cm，基部宽楔形至圆钝，顶端急尖，上面无毛而绿色，下面常无毛而有白粉，有时脉上有短毛或瘤突状毛，边缘具细锯齿。花单朵顶生，或数朵集成假总状花序，或有花序分枝而集成圆锥花序；花萼筒部半圆球状或圆球状倒锥形，被白粉，裂片三角形，或狭三角形，有时齿状；花冠大，长1.5~4.0cm，蓝色或紫色。蒴果球状，或球状倒圆锥形，或倒卵状，长1~2.5cm，直径约1cm。花期7~9月。(图18-3，图18-4)。

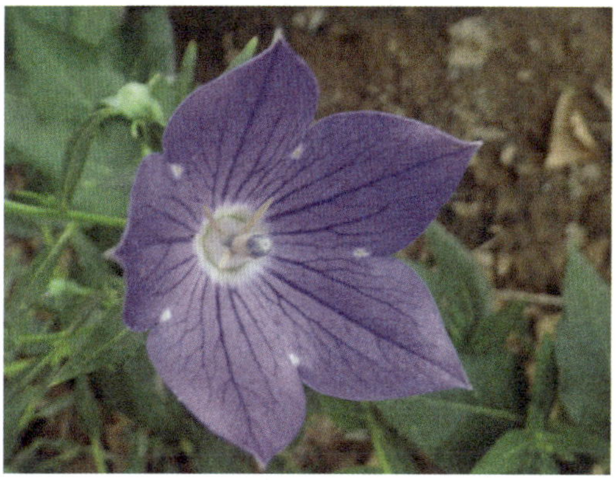

图18-3 桔梗原植物

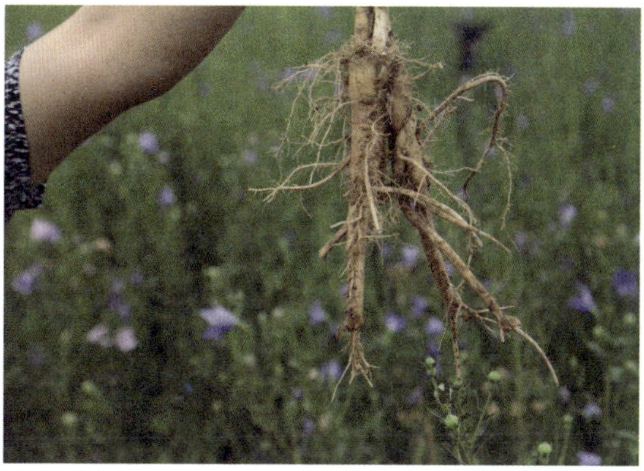

图18-4 桔梗药用部位

6. 产地加工

鲜根挖出后，趁鲜刮去外皮，洗净并在清水中浸泡3-4h，然后捞出滤干，使其干燥均匀，晒至二三成干时，将分支捏拢。按大、中、小分开，以第二的层头部压第一层的尾部进行再晒，每天中午翻动一次。晒至八九成干时，堆起来发汗一天。再将发汗的桔梗条依次摊放在凉席上，晒至全干，即为成品。

【药材】

1. 性状特征

本品呈圆柱形或略呈纺锤形，下部渐细，有的有分枝，略扭曲，长7~20cm，直径0.7~2cm。表面淡黄白色至黄色，不去外皮者表面黄棕色至灰棕色，具纵扭皱沟，并有横长的皮孔样斑痕及支根痕，上部有横纹。有的顶端有较短的根茎或不明显，其上有数个半月形茎痕。质脆，断面不平坦，形成层环棕色，皮部黄白色，有裂隙，木部淡黄色。气微，味微甜后苦。(图18-5)。

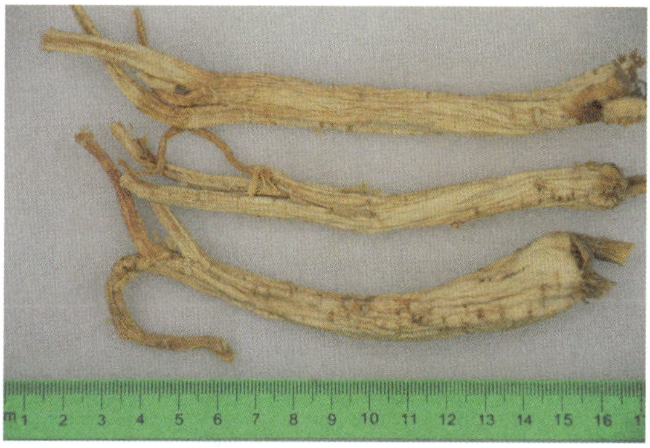

图18-5 桔梗药材

2. 商品规格

统货。干货。呈纺锤形或圆柱形，多细长弯曲，有分枝。去净粗皮。表面白色或淡黄白色。体松泡。断面皮层白色。中间淡黄白色。味甘。大小长短不分，上部直径不低于0.5cm。无杂质、虫蛀、霉变。

3. 道地药材

河北省以安国市质量为佳。

4. 质量标志

以根肥大、色白、质坚实、味苦者为佳。

5. 显微特征

（1）本品横切面：木栓细胞有时残存，不去外皮者有木栓层，细胞中含草酸钙小棱晶。栓内层窄。韧皮部乳管群散在，乳管壁略厚，内含微细颗粒状黄棕色物。形成层成环。木质部导管单个散在或数个相聚，呈放射状排列。薄壁细胞含菊糖。

（2）取本品，切片，用稀甘油装片，置显微镜下观察，可见扇形或类圆形的菊糖结晶。

6. 化学组分

（1）皂苷类　桔梗皂苷A，桔梗皂苷B等。

（2）黄酮类　二氢黄酮，黄酮，黄酮苷等。

（3）多聚糖　有桔梗聚糖，菊糖等。

（4）脂肪酸　亚油酸，软脂酸等。

7. 贮藏

置通风干燥处，防蛀。

【炮制与饮片】

1. 饮片炮制

桔梗　除去杂质，洗净，润透，切厚片，干燥。

2. 饮片名称

桔梗。

3. 药品类别

化痰止咳平喘药：清化热痰药。

4. 性状特征

桔梗 本品呈椭圆形或不规则厚片。外皮多已除去或偶有残留。切面皮部黄白色，较窄；形成层环纹明显，棕色；木部宽，有较多裂隙。气微，味微甜后苦。（图18-6）。

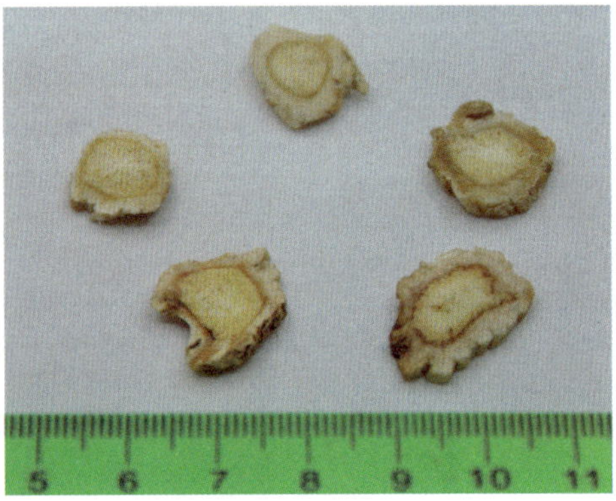

图18-6　桔梗饮片

5. 质量要求

（1）水分　不得过12.0%（通则0832第

二法）。

（2）总灰分　不得过5.0%（通则2302）。

（3）浸出物　照醇溶性浸出物测定法（通则2201）项下的热浸法测定，用乙醇作溶剂，不得少于17.0%。。

（4）含量测定　照高效液相色谱法（通则0512）测定。本品按干燥品计算，含桔梗皂苷D（$C_{57}H_{92}O_{28}$）不得少于0.10%。

6.性味功能

苦、辛，平。归肺经。宣肺，利咽，祛痰，排脓。用于咳嗽痰多，胸闷不畅，咽痛音哑，肺痈吐脓。

7.用法用量

内服：煎汤，3~10g。

8.使用注意

本品不宜过量，用量过大，易致恶心呕吐。

9.贮藏

置通风干燥处，防蛀。

【经典方剂与临床应用】

桔梗汤（《伤寒论》）

处方：桔梗三钱（9g）　甘草二钱（6g）。

制法：水煎服。

功能主治：咳嗽有痰，咽喉肿痛，舌红苔薄黄，脉数。

桔梗汤（《太平惠民和剂局方》）

处方：桔梗细，微炒　半夏汤洗七次，姜汁制　陈皮去瓤，各500g　枳实麸炒赤黄，250g。

制法：每服10g，水适量，入生姜五片，同煎至七分，去滓。

功能主治：除痰下气。治胸胁胀满，寒热呕哕，心下坚痞，短气烦闷，痰逆恶心，饮食不下。

止嗽散（《医学心悟》）

处方：桔梗炒　荆芥，紫菀蒸　百部蒸　白前蒸，各1000g　甘草炒，360g　陈皮水洗去白，500g。

制法：上为末。

功能主治：风邪犯肺，咳嗽咽痒，咳痰不爽，或微有恶风发热，舌苔薄白，脉浮缓。

【食疗与药膳】

1.桔梗冬瓜汤

原料：冬瓜150g　杏仁10g　桔梗9g　甘草6g　食盐、大蒜、葱、酱油、味精各适量。

制作方法：冬瓜洗净切成小块。锅中加入食油，油烧热后放入冬瓜块爆炒，杏仁、桔梗、甘草一并水煎。煎至冬瓜熟后，以食盐、大蒜调味，食冬瓜饮汤。

功能主治：本品疏风清热、宣肺止咳，适用于风邪犯肺型急性支气管炎患者。

用法用量：日常食用。

2.桔梗炖猪肺

原料：桔梗、紫菀、杏仁各10g　地骨皮15g　花旗参5g　猪肺2个。

制作方法：将猪肺切成块状，反复用手挤压，除去泡沫，洗净放入清水中煮开，捞出放入炖盅内；将桔梗、紫菀、杏仁、花旗参、地骨皮洗净放入炖盅内，加适量水隔水炖3小时左右，调味后即可食用。

功能主治：疏风清热、宣肺止咳。

用法用量：日常食用。

苦参

Kushen

【别名】水槐（《神农本草经》）、菟槐（《名医别录》）、野槐（《本草纲目》）。

【基原】

1.集解

苦参始载于《神农本草经》，将其列为中品，载："生山谷及田野。"未明确具体位置。李时珍《本草纲目》曰："苦以味名，参以功名。"

南北朝时期梁代陶弘景整理的《名医别录》记载："生汝南及田野。三月、八月、十月采根，暴干。"《本草经集注》云："今出近道，处处有。"

宋代苏颂《图经本草》云："苦参，生汝南山谷及田野。今近道处处皆有之……河北生者无花子，五月、六月、八月、十月采根，暴干用。"其中提到河北所产苦参。

宋代唐慎微《证类本草》曰："今出近道处处有。"明末卢之颐《本草乘雅半偈》云："生汝南山谷及田野间，近道处处有之。"以上记述均说明历代古籍对苦参生境、分布未强调产地变迁，指出全国均有分布。

南北朝陶弘景《本草经集注》载："叶极似槐树，故有槐名。花黄，子作荚，根味至苦恶。"宋代苏颂《本草图经》曰："其根黄色，长五七寸许，两指粗细。三五茎并生，苗高三二尺以来。叶碎青色，极似槐叶，故有水槐名。春生冬凋。其花黄白，七月结实如小豆子。河北生者无花子，五月、六月、八月、十月采根，暴干用。"并附苦参图四幅，其中除西京苦参、邵州苦参之外，成德军苦参和秦州苦参亦与现代所用苦参形态相近。

明代李时珍《本草纲目》载："七八月结角如萝卜子，角内有子二三粒，如小豆而坚。"现代《祁州中药志》中也有论述。

以上古籍记述的产地和描述的形态与现代应用的豆科植物苦参*Sophora flavescens* Ait.相符。

2. 品种

本品为豆科植物苦参*Sophora flavescens* Ait.的干燥根。

3. 分布

主要分布于河北北部，张家口赤城，承德围场、隆化等。野生品和栽培品均有，但以栽培品为主。

4. 生态

生于山坡、沙地草坡灌木林中或田野附近，海拔1500m以下。（图19-1、图19-2、图19-3、图19-4）

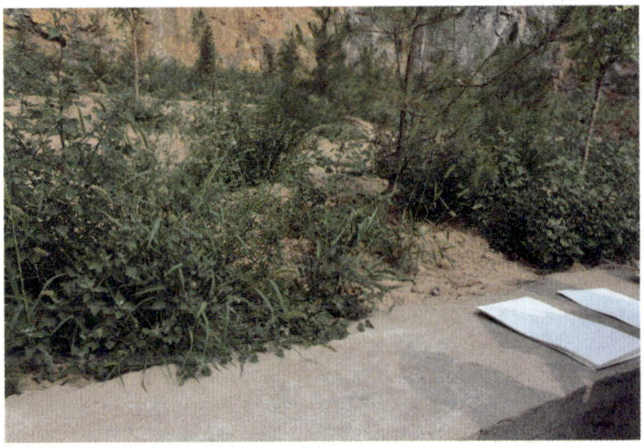

图19-1　野生苦参生境

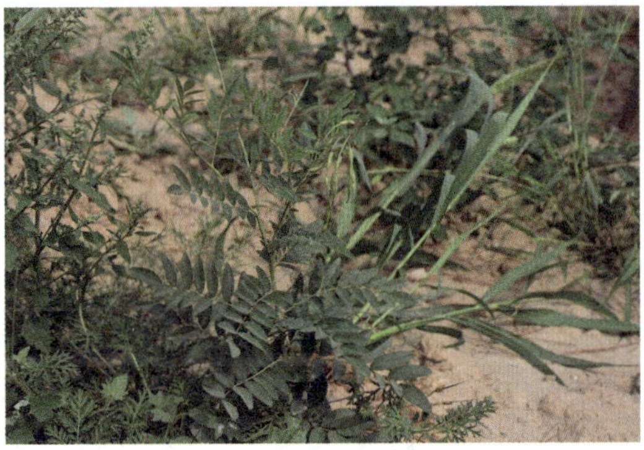

图19-2　野生苦参-生境

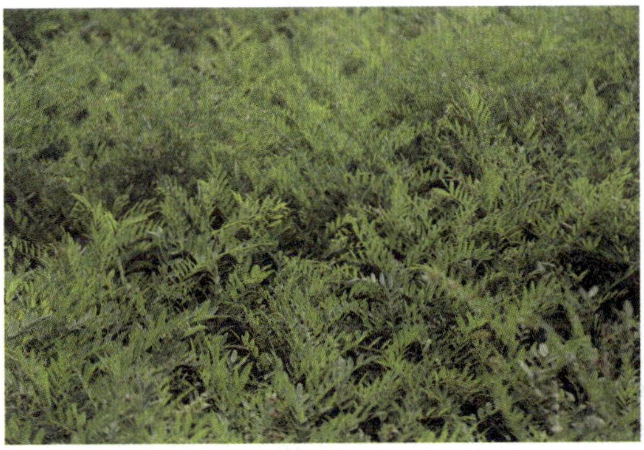

图19-3　栽培苦参-生境

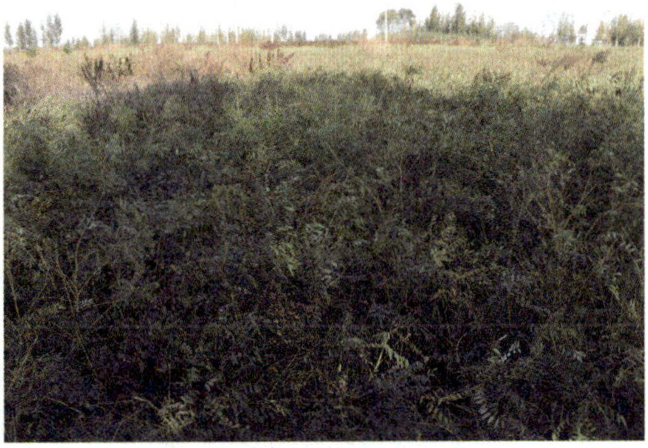

图19-4　栽培苦参-生境

5. 形态特征

草本或亚灌木，稀呈灌木状，通常高1m左右，稀达2m。茎具纹棱，幼时疏被柔毛，后无毛。羽状复叶长达25cm；托叶披针状线形，渐尖，长约6~8mm；小叶6~12对，互生或近对生，纸质，形状多变，椭圆形、卵形、披针形至披针状线形，长3~4（~6）cm，宽（0.5~）1.2~2cm，先端钝或急尖，基部宽楔开或浅心形，上面无毛，下面疏被灰白色短柔毛或近无毛。中脉下面隆起。总状花序顶生，长15~25cm；花多数，疏或稍密；花梗纤细，长约7mm；苞片线形，长约2.5mm；花萼钟状，明显歪斜，具不明显波状齿，完全发育后近截平，长约5mm，宽约6mm，疏被短柔毛；花冠比花萼长1倍，白色或淡黄白色，旗瓣倒卵状匙形，长14~15mm，宽6~7mm，先端圆形或微缺，基部渐狭成柄，柄宽3mm，翼瓣单侧生，强烈皱褶几达瓣片的顶部，柄与瓣片近等长，长约13mm，龙骨瓣与翼瓣相似，稍宽，宽约4mm，雄蕊10，分离或近基部稍连合；子房近无柄，被淡黄白色柔毛，花柱稍弯曲，胚珠多数。荚果长5~10cm，种子间稍缢缩，呈不明显串珠状，稍四棱形，疏被短柔毛或近无毛，成熟后开裂成4瓣，有种子1~5粒；种子长卵形，稍压扁，深红褐色或紫褐色。花期6~8月，果期7~10月。（图19-5、图19-6、图19-7、图19-8）

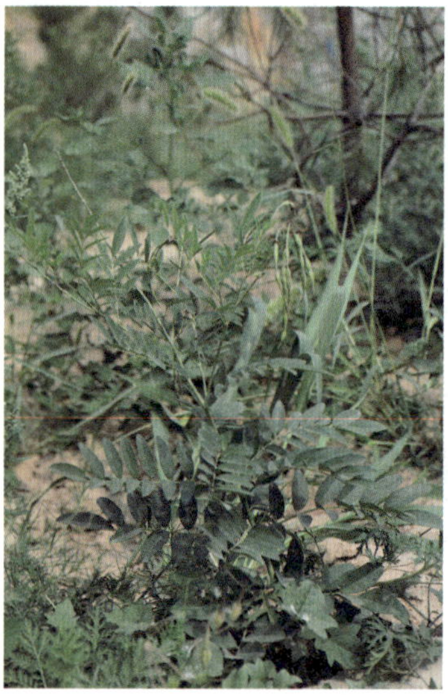
图19-5　苦参原植物

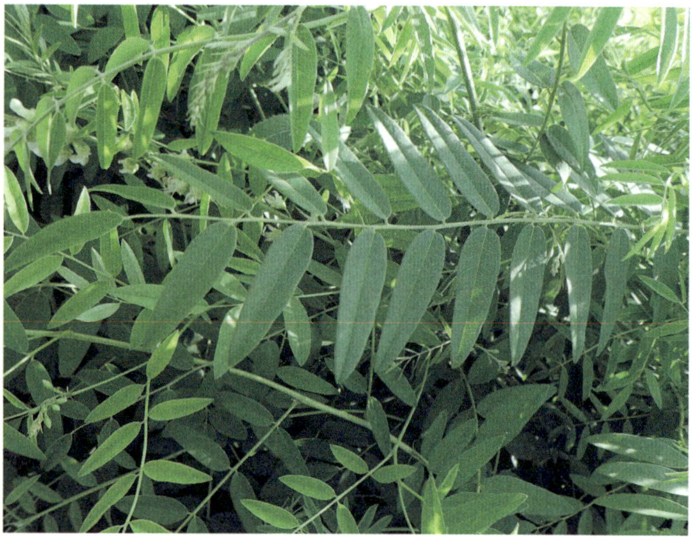
图19-6　苦参羽状复叶

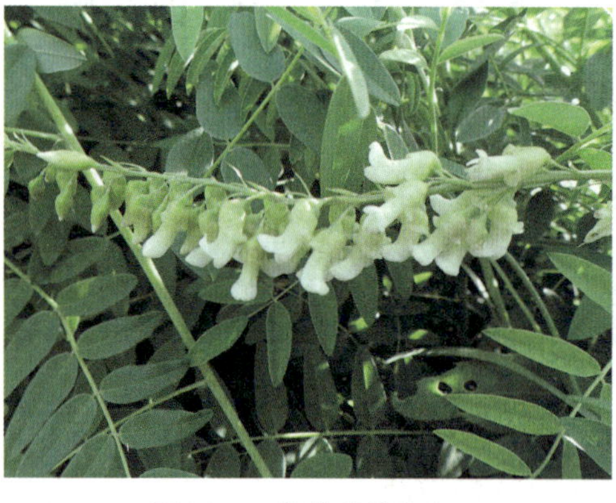
图19-7　苦参总状花序

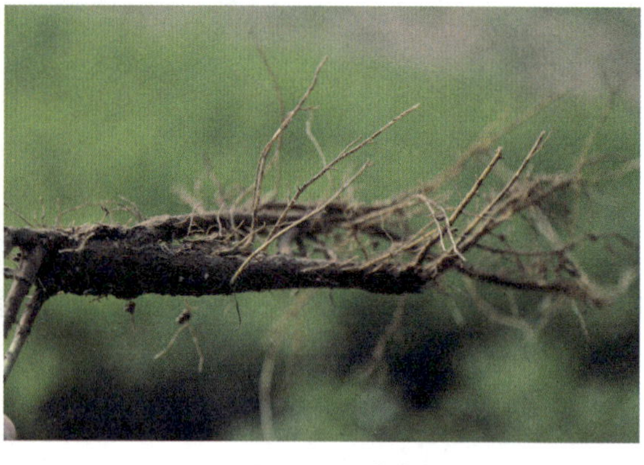
图19-8　苦参根

6. 产地加工

春、秋二季采挖，除去根头和小支根，洗净，干燥，或趁鲜切片，干燥。

【药材】

1. 性状特征

本品呈长圆柱形，下部常有分枝，长10~30cm，直径1~6.5cm。表面灰棕色或棕黄色，具纵皱纹和横长皮孔样突起，外皮薄，多破裂反卷，易剥落，剥落处显黄色，光滑。质硬，不易折断，断面纤维性；切片厚3~6mm；切面黄白色，具放射状纹理和裂隙，有的具异型维管束呈同心性环列或不规则散在。气微，味极苦。（图19-9）

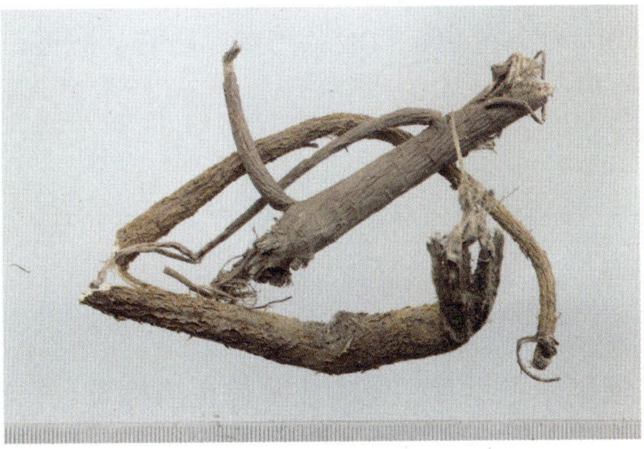

图19-9　苦参药材

2. 商品规格

根据市场流通情况，按照生长环境不同，将苦参药材分为"野生"和"栽培"两个规格。野生苦参生长年限长，根形分支多，质地疏松。又根据片直径、异形片率、碎屑率分为"选货"和"统货"两个等级。

3. 质量标志

以条匀、断面色黄白、无须根、味苦者为佳。

4. 显微特征

本品粉末淡黄色。木栓细胞淡棕色，横断面观呈扁长方形，壁微弯曲；表面观呈类多角形，平周壁表面有不规则细裂纹，垂周壁有纹孔呈断续状。纤维和晶纤维，多成束；纤维细长，直径11~27μm，壁厚，非木化；纤维束周围的细胞含草酸钙方晶，形成晶纤维，含晶细胞的壁不均匀增厚。草酸钙方晶，呈类双锥形、菱形或多面形，直径约至237μm。淀粉粒，单粒类圆形或长圆形，直径2~20μm，脐点裂缝状，大粒层纹隐约可见；复粒较多，由2~12分粒组成。

5. 化学组分

（1）生物碱类　左苦参碱、氧化苦参碱、槐定碱等。

（2）黄酮类　苦参啶、苦参啶醇、苦参酮、苦参醇、新苦参醇、异苦参酮等。

（2）脂肪酸类　乙酸甲酯、壬酸甲酯、十四烷酸甲酯、十八烷酸甲酯等。

（3）挥发油类　已醛、正壬酸、乙苯、间-二甲苯、对-二甲苯、α-蒎烯等。

6.理化特征

取本品横切片，加氢氧化钠试液数滴，栓皮即呈橙红色，渐变为血红色，久置不消失。木质部不呈现颜色反应。（检查色素）

7.贮藏

置干燥处。

【炮制与饮片】

1.饮片炮制

除去残留根头，大小分开，洗净，浸泡至约六成透时，润透，切厚片，干燥。

2.饮片名称

苦参。

3.药品类别

清热药：清热燥湿药。

4.性状特征

本品呈类圆形或不规则形的厚片。外表皮灰棕色或棕黄色，有时可见横长皮孔样突起，外皮薄，常破裂反卷或脱落，脱落处显黄色或棕黄色，光滑。切面黄白色，纤维性，具放射状纹理和裂隙，有的可见同心性环纹。气微，味极苦。（图19-10）

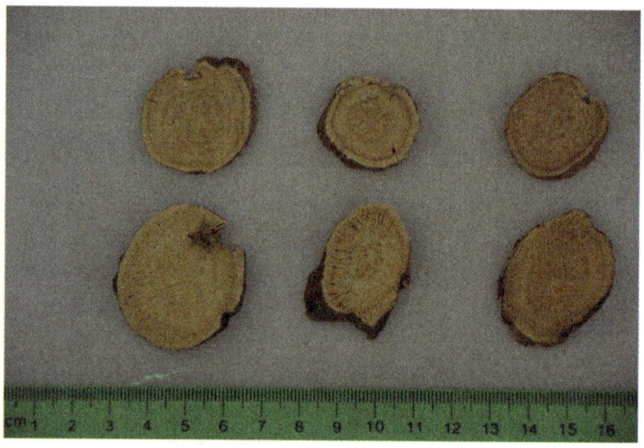

图19-10　苦参饮片

5.质量要求

（1）水分　不得过11.0%。

（2）总灰分　不得过8.0%。

（3）浸出物　照水溶性浸出物测定法（通则2201）项下的冷浸法测定，不得少于20.0%。

（4）含量测定　照高效液相色谱法（通则0512）测定，按干燥品计算，含苦参碱（$C_{15}H_{24}N_2O$）和氧化苦参碱（$C_{15}H_{24}N_2O_2$）的总量不得少于1.2%。

6.性味功能

苦，寒。归心、肝、胃、大肠、膀胱经。清热燥湿，杀虫，利尿。用于热痢，便血，黄疸尿闭，赤白带下，阴肿阴痒，湿疹，湿疮，皮肤瘙痒，疥癣麻风；外治滴虫性阴道炎。

7.用法用量

内服：煎汤，4.5~9g。外用适量，煎汤洗患处。

8.使用注意

不宜与藜芦同用。

9.贮藏

置干燥处。

【经典方剂与临床应用】

黄连苦参汤（《普济方》）

处方：黄连四两（12g） 苦参二两（6g） 阿胶一两（3g）。

制法：上为末，以水1斗，煮取2升，去滓，适寒温。每服2合，少少益至半升，每日3次，服汤尽者复合，以愈为度。

功能主治：得病羸劣，服药不愈，因作肠滑，下痢脓血，日数十行，腹中绞痛，身热如火，头痛如破，其脉如涩。

皂角苦参丸（《太平惠民和剂局方》）

处方：苦参500g 荆芥375g 白芷 大风子肉、防风，各180g 大皂角、川芎、当归、何首乌生 大胡麻、枸杞子、牛蒡子炒 威灵仙、全蝎、白附子、蒺藜炒，去刺 独活、川牛膝各150g 草乌汤泡，去皮 苍术米泔水浸，炒 连翘去心 天麻、蔓荆子、羌活、青风藤、甘草、杜仲酥炙，各90g 白花蛇切片，酥油炙黄 缩砂仁炒，各60g 人参30g。

制法：上药研细末，醋打老米糊为丸，如梧桐子大。

功能主治：治粟疮作痒，年深日久，肤如蛇皮者。

苦参地黄丸（《外科大成》）

处方：苦参切片，酒浸湿，蒸晒九次为度，炒黄，为末，500g 地黄酒浸一宿，蒸热，捣烂，120g

制法：加蜂蜜和苦参、地黄为丸，如梧桐子大。

功能主治：利湿解毒。治痔漏出血，肠风下血，酒毒下血。

【食疗与药膳】

1.苦参鸡蛋汤

原料：苦参10g 鸡蛋1个。

制作方法：苦参加水煎汁，取碗，打入鸡蛋，将鸡蛋搅匀，然后将沸腾的药汁冲入鸡蛋碗里，要趁热服用。

功能主治：养心护心，安神定志，清热泻火，患有心血管疾病的患者可经常食用。
用法用量：每日2次。

2.苦参红糖鸡蛋

原料：赤沙滩60g　苦参60g　鸡蛋100g。
制作方法：苦参加水煎浓汁，去渣，打入鸡蛋，打散，加红糖，煮熟即可食用。
功能主治：清热燥湿，养心护心。
用法用量：每日2次。

祁州漏芦

QiZhouLouLu

【别名】野兰（《神农本草经》）、和尚头（《祁州中药志》）

【基原】

1.集解

漏芦始载于《神农本草经》，列为上品，记载其“味苦咸、寒，主皮肤热，恶疮疽痔，湿痹，下乳汁，久服轻身益气，耳目聪明，不老延年、一名野兰。”李时珍解释其名称由来：“屋之西北黑处谓之漏，凡物黑色谓之卢。此草秋后即黑，异于众草，故有漏卢之称。”苏敬在《唐本草》中载“此药俗名荚蒿，茎叶似白蒿，花黄，生荚长似细麻，如筋许，有四五瓣，七月八月后皆黑，异于众草，蒿之类也。常用其茎叶及子，未见用其根。”《中药志》载：“商品主要为菊科植物祁州漏芦的根”，“历代本草虽有记载，但植物种类多，均与现用漏芦不符，惟《救荒本草》所载图与今祁州漏芦相符。祁州漏芦在我国使用较广。”中医研究院中药研究所谢万宗编著的《中药材品种论述》认为“祁州漏芦 *Rhaponticum uniflorum*（L.）DC.为中药漏芦正品。”

2.品种

为菊科植物祁州漏芦（《中国植物志》中文名为漏芦）*Rhaponticum uniflorum*（L.）DC.的干燥根。

3.分布

河北大部分地区均有分布，以承德围场产量为大，以祁州漏芦质量为佳。

4.生态

生于山坡丘陵地、松林下或桦木林下、海拔390~2700m。（图20–1）

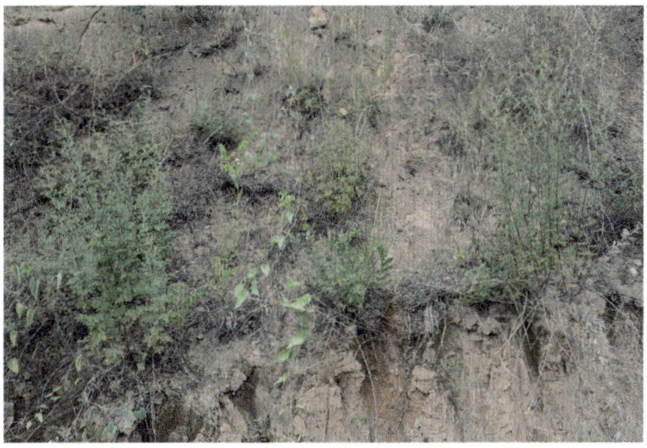

图20-1　祁州漏芦生境

5. 形态特征

多年生草本，高（6）30~100cm。根状茎粗厚。根直伸，直径1~3cm。茎直立，不分枝，簇生或单生，灰白色，被棉毛，基部直径0.5~1cm，被褐色残存的叶柄。基生叶及下部茎叶全形椭圆形，长椭圆形，倒披针形，长10~24cm，宽4~9cm，羽状深裂或几全裂，有长叶柄，叶柄长6~20cm。侧裂片5~12对，椭圆形或倒披针形，边缘有锯齿或锯齿稍大而使叶呈现二回羽状分裂状态，或边缘少锯齿或无锯齿，中部侧裂片稍大，向上或向下的侧裂片渐小，最下部的侧裂片小耳状，顶裂片长椭圆形或几匙形，边缘有锯齿。中上部茎叶渐小，与基生叶及下部茎叶同形并等样分裂，无柄或有短柄。全部叶质地柔软，两面灰白色，被稠密的或稀疏的蛛丝毛及多细胞糙毛和黄色小腺点。叶柄灰白色，被稠密的蛛丝状棉毛。头状花序单生茎顶，花序梗粗壮，裸露或有少数钻形小叶。总苞半球形，大直径3.5~6cm。总苞片约9层，覆瓦状排列，向内层渐长，外层不包括顶端膜质附属物长三角形，长4mm，宽2mm；中层不包括顶端膜质附属物椭圆形至披针形；内层及最内层不包括顶端附属物披针形，长约2.5cm，宽约5mm。全部苞片顶端有膜质附属物，附属物宽卵形或几圆形，长达1cm，宽达1.5cm，浅褐色。全部小花两性，管状，花冠紫红色，长3.1cm，细管部长1.5cm，花冠裂片长8mm。瘦果3~4棱，楔状，长4mm，宽2.5mm，顶端有果缘，果缘边缘细尖齿，侧生着生面。冠毛褐色，多层，不等长，向内层渐长，长达1.8cm，基部连合成环，整体脱落；冠毛刚毛糙毛状。花果期4~9月。（图20-2）

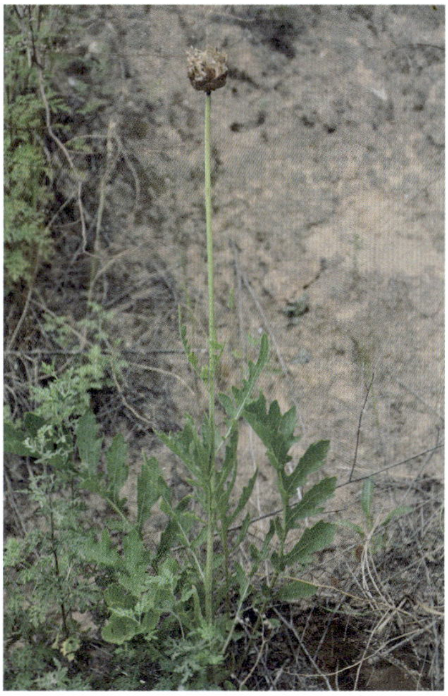

图20-2　祁州漏芦原植物

6. 产地加工

春、秋二季采挖，除去须根和泥沙，晒干。

【药材】

1. 性状特征

本品呈圆锥形或扁片块状，多扭曲，长短不一，直径1~2.5cm。表面暗棕色、灰褐色或黑褐色，粗糙，具纵沟及菱形的网状裂隙。外层易剥落，根头部膨大，有残茎和鳞片状叶基，顶端有灰白色绒毛。体轻，质脆，易折断，断面不整齐，灰黄色，有裂隙，中心有的呈星状裂隙，灰黑色或棕黑色。气特异，味微苦。（图20-3）。

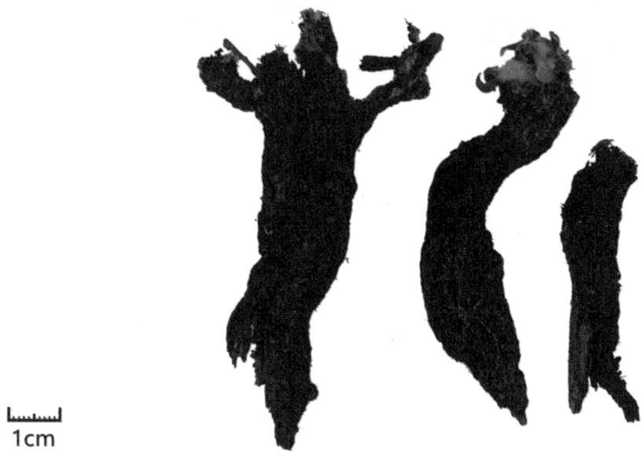

图20-3　祁州漏芦药材

2. 商品规格

统货，不区分等级。

3. 道地药材

河北安国及周边等地产者为道地药材，素有“祁漏芦”之称，系河北野生或栽培的一种优质品种，河北承德、张家口等地产的野生祁州漏芦质量最佳、产量较大。

4. 质量标志

以条粗、色灰褐、不裂者为佳。

5. 显微特征

本品横切面：表皮常已脱落，后生皮层为数层至20余层棕色细胞，壁稍厚，木化及木栓化。韧皮部较宽广，射线宽。形成层成环。木质部导管较多，大型导管群常与小型导管群相间排列；木射线常有径向裂隙，中央有时呈星状裂隙，其周围的细胞壁木栓化。薄壁组织中有分泌管分布，内含红棕色分泌物。粉末棕色。网纹导管和具缘纹孔导管较多，直径约至133μm。分泌管长条状，直径24~68μm，内含红棕色分泌物。根头部非腺毛细胞甚长，木化，长0.5~4μm，直径20~30μm。后生皮层细胞类方形或长方形，壁稍厚，红棕色，木化和木栓化。

6. 化学组分

（1）植物蜕皮激素　漏芦甾酮、牛膝甾酮、土克甾酮等。

（2）甾醇类　β-谷甾醇，胡萝卜苷、豆甾醇。

（3）黄酮类　槲皮素，6-甲氧基山奈酚-3-O-β-D-吡喃半乳糖苷，芹菜素等。

（4）萜类　乌索酸，3-氧-19α-羟基乌索-12-烯-28酸，坡模酸等。
（5）噻吩类　牛蒡子酸，牛蒡子醛，漏芦噻烯醇，牛蒡子醇B等。
（6）酸类原　儿茶酸，没食子酸，正二十四烷酸，棕榈酸。

7.贮藏

置通风干燥处。

【炮制与饮片】

1.饮片炮制

除去杂质，洗净，润透，切厚片，晒干。

2.饮片名称

漏芦。

3.药品类别

清热药：清热解毒药。

4.性状特征

本品呈类圆形或不规则的厚片。外表皮暗棕色至黑褐色，粗糙，有网状裂纹。切面黄白色至灰黄色，有放射状裂隙。气特异，味微苦。（图20-4）。

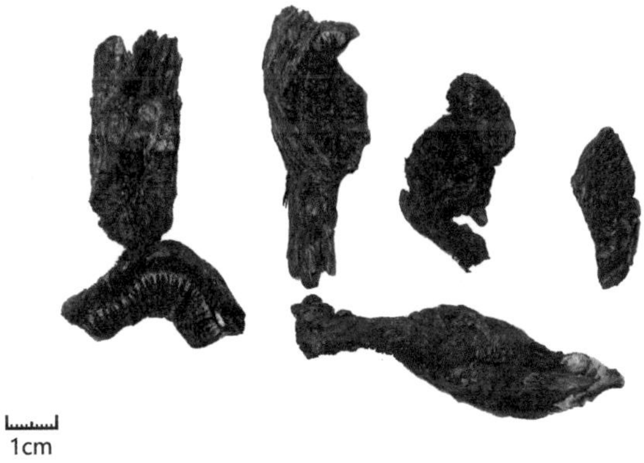

图20-4　祁州漏芦饮片

5.质量要求

（1）水分不得过15.0%。

（2）酸不溶性灰分不得过5.0%。

（3）浸出物　照醇溶性浸出物测定法（通则2201）项下的热浸法测定，用稀乙醇做溶剂，不得少于8.0%。

（4）含量测定　照高效液相色谱法（通则0512）测定，本品按干燥品计算，含β-蜕皮甾酮（$C_{27}H_{44}O_7$）不得少于0.040%。

6.性味功能

苦，寒。归胃经。清热解毒，消痈，下乳，舒筋通脉。用于乳痈肿痛，痈疽发背，瘰疬疮毒，乳汁不通，湿痹拘挛。

7.用法用量

内服：煎汤，5~9g。

9.使用注意

孕妇慎用。

10.贮藏

置通风干燥处。

【经典方剂与临床应用】

漏芦汤（《备急千金要方》）

处方：漏芦通草，各二两　石钟乳一两　黍米一升

制法：上四味咀，米宿渍揩挞，取汁三升，煮药三沸，去滓。作饮饮之，日三。现代用法：水煎服。

功能主治：治妇人乳无汁。

漏芦散（《太平惠民和剂局方》）

处方：漏芦二两半　栝蒌十个，急火烧焦存性　蛇蜕十条，炙。

制法：上为细散。每服二钱，温酒调服，不拘时，良久，吃热羹汤助之。现代用法：水煎服。

功能主治：治乳妇气脉壅塞，乳汁不行，及经络凝滞，乳内胀痛，留蓄邪毒，或作痈肿。

【食疗与药膳】

漏芦猪蹄粥

原料：猪蹄1只　通草3g　漏芦10g　粳米100g　葱白、味精、精盐各适量。

制作方法：漏芦放入锅中，加适量清水熬煮，至汁浓，去渣取汁。锅置火上，放入猪蹄、药汁、粳米、葱白，加清水适量煮至肉烂熟，加入味精、精盐调味即可食用。

功能主治：通乳汁、利血脉。适于产后无奶、乳汁不通者食用。

漏芦鸡蛋

原料：鸡蛋100g　漏芦10g。

制作方法：将漏芦洗净，放入锅中，加一大碗清水，煮熬15min后，去掉药渣，烧开后打入鸡蛋即成。

功能主治：催乳。

祁牛膝

QiNiuXi

【别名】 百倍（《神农本草经》）、牛茎（《广雅》）。

【基原】

1.集解

始载于《神农本草经》，列为上品。陶弘景释名为“其茎有节似牛膝”，即药名相形之义。《本经》谓其“治寒湿痿痹，四肢拘挛，膝痛不可屈伸，逐血气，伤热火烂，堕胎。久服轻身耐老。”《本草图经》描述牛膝植物形态为“春生苗茎高二、三尺，青紫色，有节如鹤膝，又如牛膝状，叶尖圆如匙，两两相对于节上，生花作穗，秋结实甚细。”《本草纲目》谓其“方茎暴节，叶皆对生，颇似苋菜而长且艜，秋月开花作穗，结子如小鼠负虫，有涩气，皆贴茎倒生。”《河北药材》一书称安国种植之牛膝为“祁牛膝”。

2.品种

为苋科植物牛膝*Achyranthes bidentata* Bl.的干燥根。

3.分布

河北省广泛分布，安国有较长的种植历史，且种植面积广、产量高。（图21-1）。

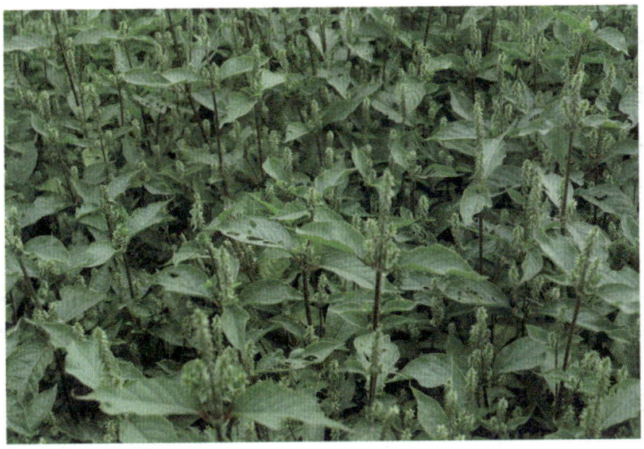

图21-1　栽培祁牛膝

4.生态

喜温暖湿润环境。宜在疏松的砂质土壤中种植，不宜在黏土或盐碱地栽种。（图21-2）。

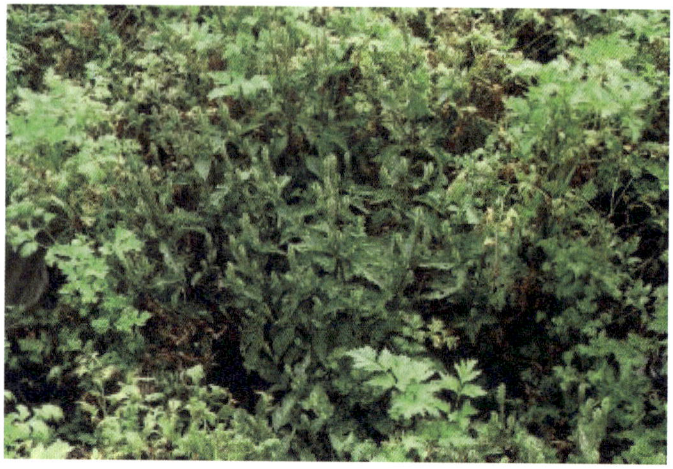

图21-2　祁牛膝生境

5.形态特征

多年生草本，高70~120cm；根圆柱形，直径5~10mm，土黄色；茎有棱角或四方形，绿色或带紫色，有白色贴生或开展柔毛，或近无毛，分枝对生。叶片椭圆形或椭圆披针形，少数倒披针形，长4.5~12cm，宽2~7.5cm，顶端尾尖，尖长5~10mm，基部楔形或宽楔形，两面有贴生或开展柔毛；叶柄长5~30mm，有柔毛。穗状花序顶生及腋生，长3~5cm，花期后反折；总花梗长1~2cm，有白色柔毛；花多数，密生，长5mm；苞片宽卵形，长2~3mm，顶端长渐尖；小苞片刺状，长2.5~3mm，顶端弯曲，基部两侧各有1卵形膜质小裂片，长约1mm；花被片披针形，长3~5mm，光亮，顶端急尖，有1中脉；雄蕊长2~2.5mm；退化雄蕊顶端平圆，稍有缺刻状细锯齿。胞果矩圆形，长2~2.5mm，黄褐色，光滑。种子矩圆形，长1mm，黄褐色。花期7~9月，果期9~10月。（图21-3，图21-4）

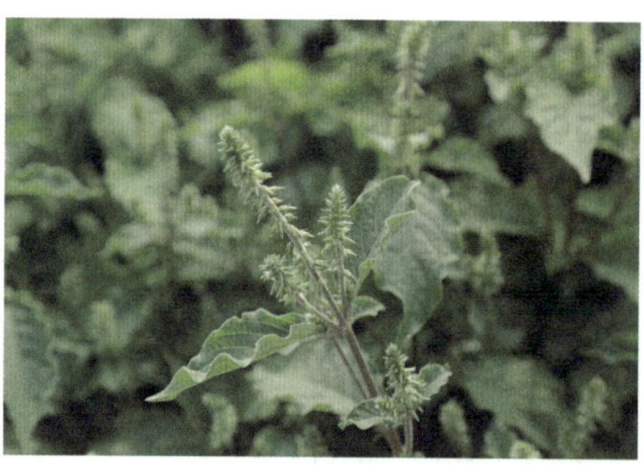

图21-3　祁牛膝原植物

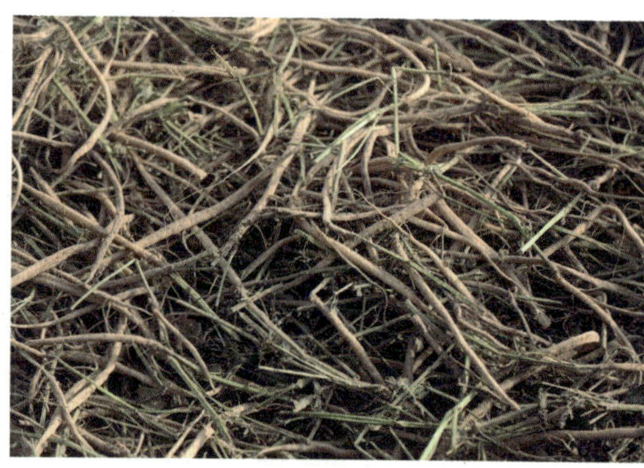

图21-4　祁牛膝药用部位

6.产地加工

冬季茎叶枯萎时采挖，除去须根和泥沙，捆成小把，晒至干皱后，将顶端切齐，晒干。

【药材】

1. 性状特征

本品呈细长圆柱形，挺直或稍弯曲，长15~70cm，直径0.4~1cm。表面灰黄色或淡棕色，有微扭曲的细纵皱纹、排列稀疏的侧根痕和横长皮孔样的突起。质硬脆，易折断，受潮后变软，断面平坦，淡棕色，略呈角质样而油润，中心维管束木质部较大，黄白色，其外周散有多数黄白色点状维管束，断续排列成2~4轮。气微，味微甜而稍苦涩。（图21-5）。

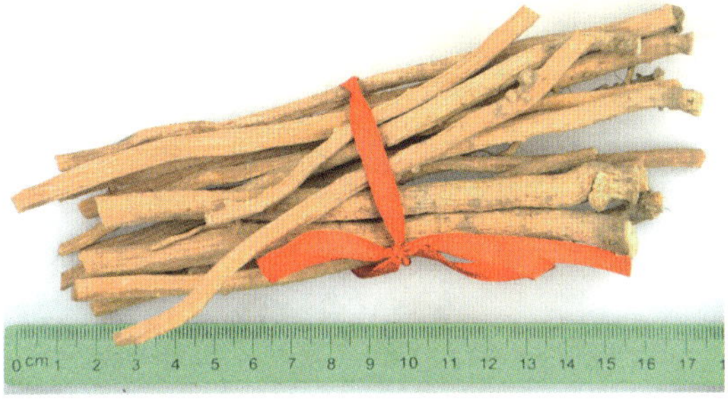

图21-5　祁牛膝药材

2. 商品规格

一等：（头肥）干货。呈长条圆柱形。内外黄白色或浅棕色。味淡微甜。中部直径0.6cm以上。长50cm以上。根条均匀。无冻条、油条、破条、杂质、虫蛀、霉变。

二等：（二肥）干货。呈长条圆柱形。内外黄白色或浅棕色。味淡微甜。中部直径0.4cm以上，长35cm以上。根条均匀。无冻条、油条、破条、杂质、虫蛀、霉变。

三等：（平条）干货。根呈长条圆柱形。内外黄白色或浅棕色。味淡微甜。中部直径0.4cm以下，但不小于0.2cm，长短不分，间有冻条、油条、破条。无杂质、虫蛀、霉变。

3. 道地药材

河北省以安国市质量为佳。素有“祁牛膝”之称。

4. 质量标志

以根长、肉肥、皮细、黄白色者为佳。

5. 显微特征

本品横切面：木栓层为数列扁平细胞，切向延伸。栓内层较窄。异型维管束外韧型，断续排列成2~4轮，最外轮的维管束较小，有的仅1至数个导管，束间形成层几连接成环，向内维管束较大；木质部主要由导管及小的木纤维组成，根中心木质部集成2~3群。薄壁细胞含有草酸钙砂晶。

粉末：土黄色。木纤维较长，壁微木化，胞腔大，具斜形单纹孔。导管网纹、单纹孔或具缘纹孔。薄壁细胞含草酸钙砂晶。木薄壁细胞长方形，有的具单纹孔或网纹增厚。木栓细胞类长方形，淡黄色。

6.化学组分

（1）皂苷类　人参皂苷Ro，牛膝皂苷，齐墩果酸等。

（2）甾酮类　牛膝甾酮A、漏芦甾酮B、水龙骨甾酮B、红苋甾酮等。

（3）多糖类　牛膝多糖等。

（4）生物碱类　小檗碱、巴马亭、黄连碱等。

7.贮藏

置阴凉干燥处，防潮。

【炮制与饮片】

1.饮片炮制

除去杂质，洗净，润透，除去残留芦头，切段，干燥。

2.饮片名称

牛膝。

3.药品类别

活血化瘀药：活血调经药。

4.性状特征

本品呈圆柱形的段。外表皮灰黄色或淡棕色，有微细的纵皱纹及横长皮孔。质硬脆，易折断，受潮变软。切面平坦，淡棕色或棕色，略呈角质样而油润，中心维管束木部较大，黄白色，其外围散有多数黄白色点状维管束，断续排列成2~4轮。气微，味微甜而稍苦涩。（图21-6）。

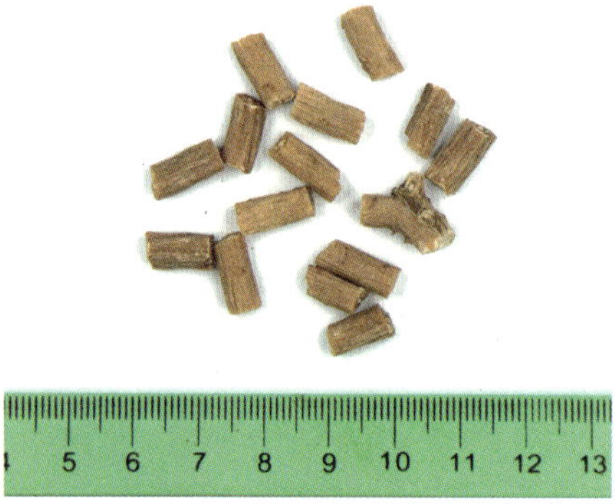

图21-6　祁牛膝饮片

5.质量要求

（1）水分　不得过15.0%。

（2）总灰分　不得过9.0%。

（3）二氧化硫残留量　照二氧化硫残留量测定法（通则2331）测定，不得过400mg/kg。

（4）含量测定　照高效液相色谱法（通则0512）测定，本品按干燥品计算，含β-蜕皮甾酮（$C_{27}H_{44}O_7$）不得少于0.030%。

6.性味功能

苦、甘、酸，平。归肝、肾经。逐瘀通经，补肝肾，强筋骨，利尿通淋，引血下行。用于经闭，痛经，腰膝酸痛，筋骨无力，淋证，水肿，头痛，眩晕，牙痛，口疮，吐血，衄血。

7.用法用量

内服：煎汤，5~12g。

9.使用注意

孕妇慎用。

10.贮藏

置阴凉干燥处，防潮。

【经典方剂与临床应用】

牛膝汤（《太平惠民和剂局方》）

处方： 牛膝去苗、酒渍、焙　瞿麦各200g　冬葵子250g　当归去苗，酒浸，木通各300g　滑石400g。

制法： 每服15g，水适量，煎至八分，不拘时。

功能主治： 治产儿已出，胞衣不下。脐腹坚满，胀急疼痛，子死腹中不得出者亦宜服之。

【食疗与药膳】

1.牛膝丝瓜汤

原料： 丝瓜300g　牛膝20g　猪肉瘦，50g　淀粉玉米25g　鸡蛋100g　鸡蛋清30g　料酒10g　酱油6g　姜5g　大葱10g　盐2g　植物油25g。

制作方法： 将牛膝去杂质，润透后切成3cm长的段；丝瓜洗净后切去皮，切成3cm见方的片；猪肉洗净，切成3cm见方的片；然后磕入鸡蛋清，放入淀粉、酱油、料酒抓匀；姜切成丝，葱切成段；将炒锅置武火上烧热，加入素油，待油烧至六成热时，下入姜丝、葱段爆香；再加入1800ml清水，置武火上烧沸；然后放入丝瓜、肉片、牛膝煮熟，加入盐、鸡精即成。

功能主治： 利尿消肿，促进食欲，补肝肾，清热解毒化痰，同时对于热性疾病患者症状有改善作用，也很适合有高血压的病人吃。

用法用量： 日常食用。

2.牛膝附子酒

原料： 牛膝15g　秦艽15g　天冬15g　薏苡仁10g　独活10g　细辛炙，20g　制附子10g　巴戟天10g　五加皮15g　肉桂10g　杜仲15g　石楠叶10g　白酒1升。

制作方法： 上12味捣细，酒浸于瓶中，冬十日、春七日、秋五日、夏三日后开封，去渣即可。

功能主治：活血祛风，强筋壮骨。适用于手臂麻木不仁，腰膝酸痛，行走脚弱，屈伸难弯，四肢不温者及阳痿、便溏、肌肉酸痛等病症。

用法用量：每次饮服10ml，每日2次。

拳参

QuanShen

【别名】紫参、疙瘩参（《河北药材》），山虾子（《江苏植物志》），虾参、回头参（《山东中药》）。

【基原】

1.集解

拳参始载于《神农本草经》，列为中品。在历代本草中对拳参的收载很少，对紫参的记载颇多。唐《新修本草》注曰："紫参，叶似羊蹄，紫花青穗，皮紫黑，肉红白，肉浅皮深，所在有之。《图经本草》云："拳参生淄州田野，其叶似羊蹄，根似海虾，黑色，五月采，捣末用之淋渫肿气。"宋《证类本草》对拳参的描述及其附图均引自《图经本草》，描述紫参时曰："紫参，味苦、辛，寒、微寒，无毒。再综合考察《新修本草》与《本草图经》中描述紫参及拳参形态的相关内容，可以认为《神农本草经》中紫参的基原应为蓼科植物拳参。研究发现，河北省共有野生蓼科中药用植物28种，其中就有拳参。

2.品种

本品为蓼科植物拳参 *Polygonum bistorta* L.的干燥根茎。

3.分布

河北境内绝大部分地区均有野生分布，张家口和承德两地区分布较多，三河蒋福山、涞源甸子山、临城、内丘、武安、平山及太行山区等地均有分布。

4.生态

喜凉爽气候，耐寒又耐旱。生山坡草地、山顶草甸，海拔800~3000m（图23-1）。

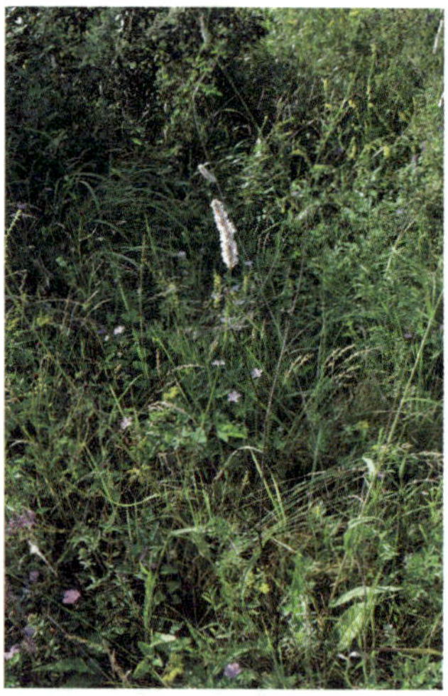

图22-1　拳参生境

5.形态特征

多年生草本。根状茎肥厚，直径1~3cm，弯曲，黑褐色。茎直立，高50~90cm，不分枝，无毛，通常2~3条自根状茎发出。基生叶宽披针形或狭卵形，纸质，长4~18cm，宽2~5cm；顶端渐尖或急尖，基部截形或近心形，沿叶柄下延成翅，两面无毛或下面被短柔毛，边缘外卷，微呈波状，叶柄长10~20cm；茎生叶披针形或线形，无柄；托叶筒状，膜质，下部绿色，上部褐色，顶端偏斜，开裂至中部，无缘毛。总状花序呈穗状，顶生，长4~9cm，直径0.8~1.2cm，紧密；苞片卵形，顶端渐尖，膜质，淡褐色，中脉明显，每苞片内含3~4朵花；花梗细弱，开展，长5~7mm，比苞片长；花被5深裂，白色或淡红色，花被片椭圆形，长2~3mm；雄蕊8，花柱3，柱头头状。瘦果椭圆形，两端尖，褐色，有光泽，长约3.5mm，稍长于宿存的花被。花期6~7月，果期8~9月（图22–2、图22–3）。

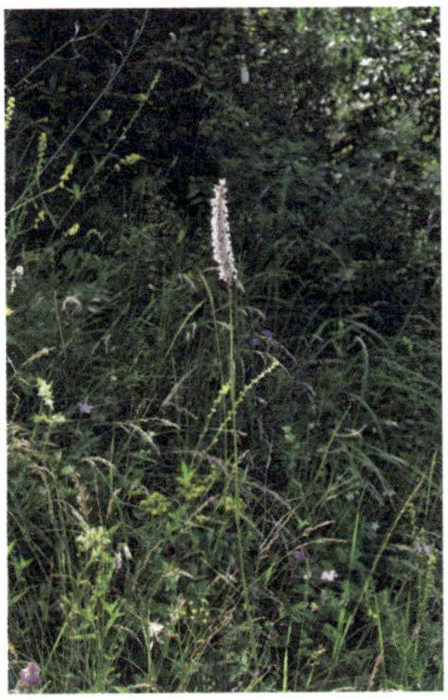

图22–2　拳参原植物

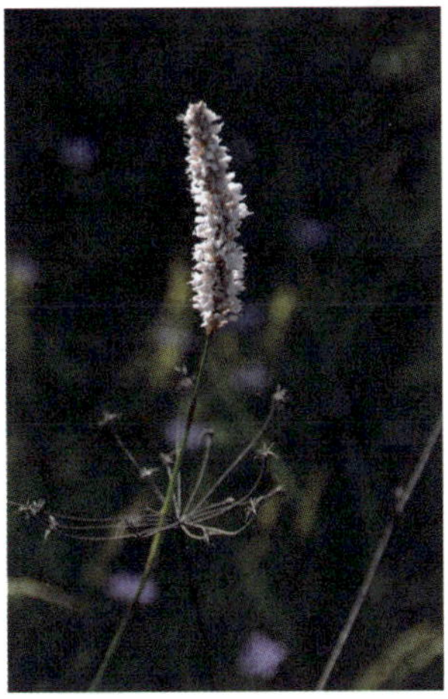

图22–3　拳参花序

6. 产地加工

春初发芽时或秋季茎叶将枯萎时采挖，除去泥沙，晒干，去须根。

【药材】

1. 性状特征

本品呈扁长条形或扁圆柱形，弯曲，有的对卷弯曲，两端略尖，或一端渐细，长6~13cm，直径1~2.5cm。表面紫褐色或紫黑色，粗糙，一面隆起，一面稍平坦或略具凹槽，全体密具粗环纹，有残留须根或根痕。质硬，断面浅棕红色或棕红色，维管束呈黄白色点状，排列成环（图22–4）。

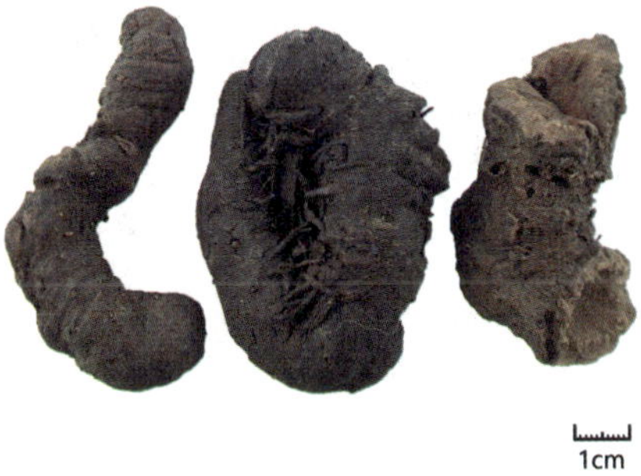

图22–4　拳参药材

2. 商品规格

统货。

3. 道地药材

河北境内绝大部分地区均有野生分布。

4. 质量标志

以粗大，质坚实、断面棕红色、无须根及泥沙者为佳。

5. 显微特征

本品粉末淡棕红色。木栓细胞多角形，含棕红色物。草酸钙簇晶甚多，直径15~65μm。具缘纹孔导管直径20~55μm，亦有网纹导管和螺纹导管。纤维长梭形，直径10~20μm，壁较厚，木化，孔沟明显。淀粉粒单粒椭圆形、卵形或类圆形，直径5~12μm。

6. 化学组分

（1）有机酸类　没食子酸，绿原酸，咖啡酸等。

（2）糖类　没食子酰葡萄糖，葡萄糖等。

7. 贮藏

置干燥处。

【炮制与饮片】

1. 饮片炮制

除去杂质，洗净，略泡，润透，切薄片，干燥。

2. 饮片名称

拳参。

3. 药品类别

清热药：清热解毒药。

4. 性状特征

本品呈类圆形或近肾形的薄片。外表皮紫褐色或紫黑色。切面棕红色或浅棕红色，平坦，近边缘有一圈黄白色小点（维管束）（图22-5）。

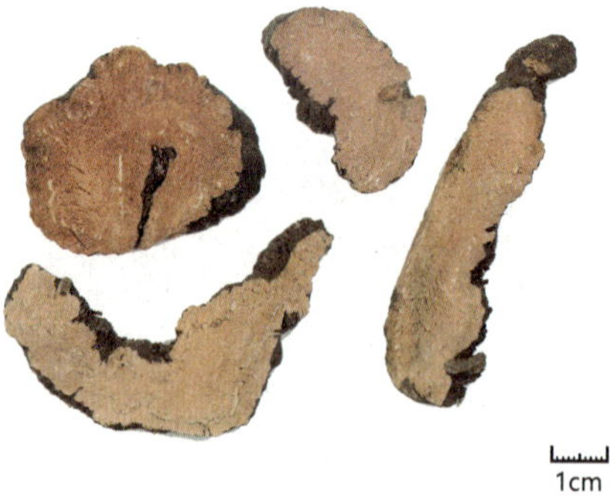

图22-5　拳参饮片

5.质量要求

（1）水分　不得过15.0%。

（2）总灰分　不得过9.0%。

（3）醇溶性浸出物　不得过15.0%

（4）含量测定　照气相色谱法测定，没食子酸（$C_7H_6O_5$）不得少于0.12%。

6.性味功能

苦、涩，微寒。归肺、肝、大肠经。清热解毒，消肿，止血。用于赤痢热泻，肺热咳嗽，痈肿瘰疬，口舌生疮，血热吐衄，痔疮出血，蛇虫咬伤。

7.用法用量

内服，煎汤，5~10g。外用适量。

8.使用注意

无实火热毒者不宜用。

9.贮藏

同药材。

【经典方剂与临床应用】

十六味冬青丸（《中国药典》）

处方：冬青叶150g　石榴25g　石膏75g　肉桂50g　豆蔻50g　木香50g　丁香50g　甘草50g　白葡萄干125g　沉香75g　拳参75g　荜茇50g　肉豆蔻50g　红花50g　广枣50g　方海50g。

制法：以上十六味，除白葡萄干外，其余冬青叶等十五味粉碎成粗粉，加白葡萄干，粉碎，烘干，再粉碎成细粉，过筛，混匀。每100g粉末加炼蜜110~130g制成大蜜丸，即得。

功能主治：宽胸顺气，止嗽定喘。用于胸满腹胀，头昏浮肿，寒嗽痰喘。

八味檀香散（《中国药典》）

处方：檀香200g　石膏100g　红花100g　甘草100g　丁香100g　北沙参100g　拳参100g　白葡萄干100g。

制法：以上八味，除檀香、丁香、白葡萄干外，其余石膏等五味粉碎成粗粉，加白葡萄干，粉碎，烘干，再加檀香、丁香，粉碎成细粉，过筛，混匀，即得。

功能主治：养血止血，调经安胎。妇人冲任虚损，崩漏下血，月经过多，淋漓不止；产后或流产损伤冲任，下血不绝；或妊娠胞阻，胎漏下血，腹中疼痛。现用于功能性子宫出血、先兆流产、不全流产、产后子宫复旧不全等出血属于血虚者。（原文：妇人有漏下者；有半产后因续下血都不绝者；有妊娠下血者，假令妊娠腹中痛，为胞阻，胶艾汤主之。

祁山药

QiShanYao

【别名】麻山药、棒药、小白嘴、署豫（《神农本草经》）、薯药（《本草衍义》）。

【基原】

1. 集解

薯蓣始载于《神农本草经》为上品；宋代《本草图经》描述薯蓣“春生苗蔓延篱援，茎紫叶青，有三尖角，似牵牛，更厚而光泽，夏开细白花，大类枣花，秋生实于叶间状如铃。”李时珍在《本草纲目》中增加描述“薯蓣入药，野生者为胜……五六月开花成穗淡红色，结荚成簇，荚凡三棱合成，坚而无仁。”

《河北药材》一书记载：“主要产地安国县。”河北省亦有山药的栽培历史，其中安国种植的山药称为“祁山药”是著名的“八大祁药”之一。《祁州中药志》中描述：“安国种植历史较长。面积大，产量高。特别是加工后的光条山药远销东南亚地区，被港商誉为‘久盼不到货’。”河北安国山药的种植范围广，收成高，其主要的产地加工方法有3种，一种是直接销往市场作为食物食用，如小白嘴；一种是将外观性状较好的（外观圆柱形、无弯曲、无分叉等）运往河南进行加工；一种是本地直接进行山药片的加工生产。

2005年2月，国家质监总局批准蠡县麻山药实施地理标志产品保护。目前河北安国种植生产的山药主要是小白嘴和麻山药（当地人也称棒药）两个品种；2006年10月，国家质检总局将蠡县麻山药列入与欧盟开展地理标志互认双边合作试点的第一批保护名单。

2. 品种

本品为薯蓣科植物薯蓣*Dioscotea opposita* Thunb. 的干燥根茎。

3. 分布

主要分布在河北安国、蠡县、博野及其周边地区。（图23-1）。

4. 生态

山药喜温暖、阳光充足。对环境适应能力较强，喜温暖，较耐寒，不耐旱，最怕涝。茎叶喜温怕霜，25~28℃为生长最适温度；山药虽耐荫，但积累养分、块茎长粗常常需强光。土壤以砂壤土为佳。宜选排水良好的向阳地（图23-2）。

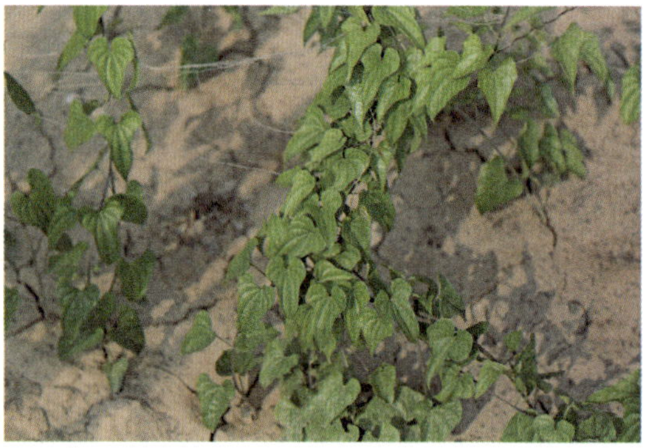

图23-1　栽培祁山药

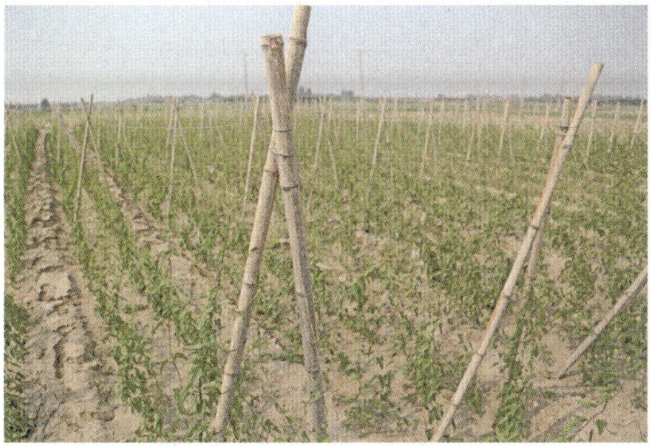

图23-2　祁山药生境

5. 形态特征

缠绕草质藤本。块茎长圆柱形，垂直生长，长可达1m多，断面干时白色。茎通常带紫红色，右旋，无毛。单叶，在茎下部的互生，中部以上的对生，很少3叶轮生；叶片变异大，卵状三角形至宽卵形或戟形，长3~9（~16）cm，宽2~7（~4）cm，顶端渐尖，基部深心形、宽心形或近截形，边缘常3浅裂至3深裂，中裂片卵状椭圆形至披针形，侧裂片耳状，圆形、近方形至长圆形；幼苗时一般叶片为宽卵形或卵圆形，基部深心形。叶腋内常有珠芽。雌雄异株。雄花序为穗状花序，长2~8cm，近直立，2~8个着生于叶腋，偶而呈圆锥状排列；花序轴明显地呈"之"字状曲折；苞片和花被片有紫褐色斑点；雄花的外轮花被片为宽卵形，内轮卵形，较小；雄蕊6。雌花序为穗状花序，1~3个着生于叶腋。蒴果不反折，三棱状扁圆形或三棱状圆形，长1.2~2cm，宽1.5~3cm，外面有白粉；种子着生于每室中轴中部，四周有膜质翅。花期6~9月，果期7~11月（图23-3，图23-4）。

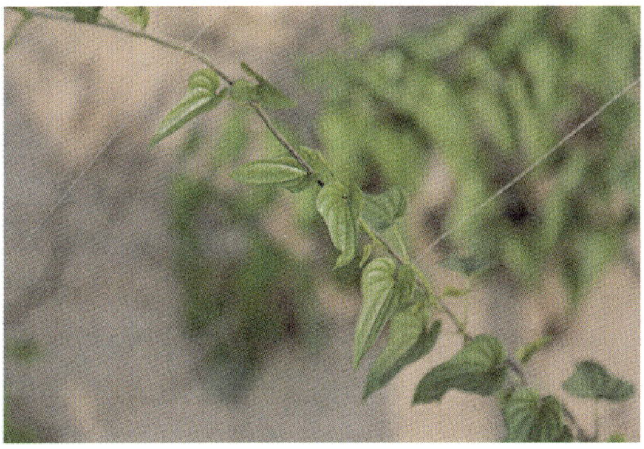

图23-3　祁山药原植物

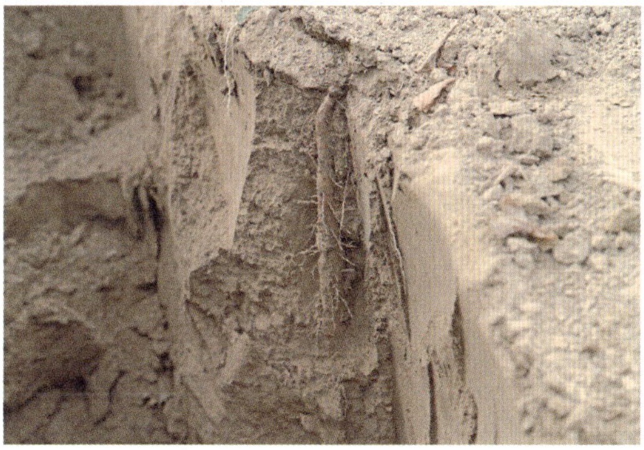

图23-4　祁山药药用部位

6. 产地加工

冬季茎叶枯萎后采挖，切去根头，洗净，除去外皮和须根，干燥，习称"毛山药"；或除去外皮，趁鲜切厚片，干燥，称为"山药片"；也有选择肥大顺直的干燥山药，置清水中，浸至无干心，闷透，切齐两端，用木板搓成圆柱状，晒干，打光，习称"光山药"。

【药材】

1.性状特征

毛山药　本品略呈圆柱形，弯曲而稍扁，长15~30cm，直径1.5~6cm。表面黄白色或淡黄色，有纵沟、纵皱纹及须根痕，偶有浅棕色外皮残留。体重，质坚实，不易折断，断面白色，粉性。气微，味淡、微酸，嚼之发黏（图23-5）。

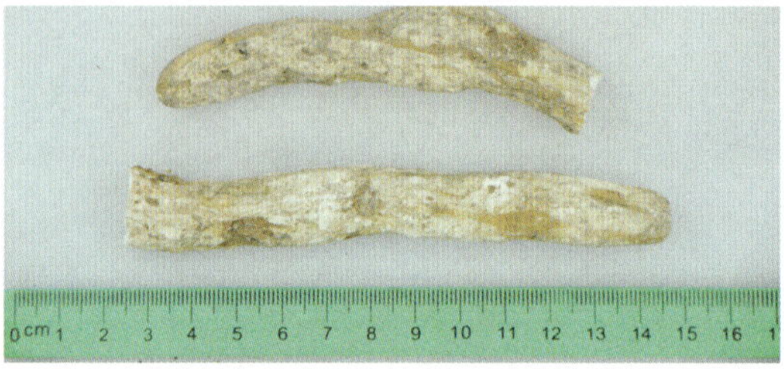

图23-5　毛山药

光山药　呈圆柱形，两端平齐，长9~18cm，直径1.5~3cm。表面光滑，白色或黄白色（图23-6）。

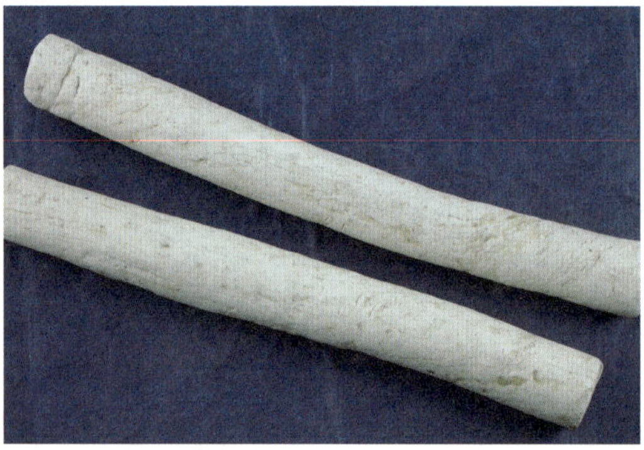

图23-6　光山药

2.商品规格

光山药规格标准：

一等：干货。呈圆柱形，条均挺直，光滑圆润，两头平齐。内外均匀为白色。质坚实，粉性足。味淡。长15cm以上，直径2.3cm以上。无裂痕、空心、炸头、杂质、虫蛀、霉变。

二等：干货。呈圆柱形，条均挺直，光滑圆润，两头平齐。内外均匀为白色。质坚实，粉性足。味淡。长13cm以上，直径1.7cm以上。无裂痕、空心、炸头、杂质、虫蛀、霉变。

三等：干货。呈圆柱形。条均挺直，光滑圆润，两头平齐。内外均为白色。质坚实，粉性足。味淡。长10cm以上，直径1cm以上。无裂痕、空心、炸头、杂质、虫蛀、霉变。

四等：干货。呈圆柱形，条均挺直，光滑圆润，两头平齐。内外均为白色。质坚实，粉性足。味淡。直径0.8cm以上，长短不分，间有碎块。无杂质、虫蛀、霉变。

毛山药规格标准：

一等：干货。呈长条形，弯曲稍扁，有顺皱纹或周沟，去净外皮。内外均为白色或黄白色，有粉性。味淡。长15cm以上，中部围粗10cm以上。无破裂、空心、黄筋、杂质、虫蛀、霉变。

二等：干货。呈长条形，弯曲稍扁，有顺皱纹或抽沟，去净外皮。内外均为白色或黄白色，有粉性。味淡。长10cm以上，中部围粗6cm以上。无破裂、空心、黄筋、杂质、虫蛀、霉变。

三等：干货。呈长条形，弯曲稍扁，有顺皱纹或抽沟，去净外皮。内外均为白色或黄白色，有粉性。味淡。长10cm以上，中部围粗3cm以上。间有碎块。无杂质、虫蛀、霉变。

3. 道地药材

河北安国及周边等地产者为道地药材，种植历史较长，面积大，产量高，素有“祁山药”之称。

4. 质量标志

以质坚实、粉性足、色洁白者为佳。质较松、粉性小、色黄白者质次。未去外皮、质松，色棕黄者不宜入药。

5. 显微特征

本品粉末类白色。淀粉粒单粒扁卵形、三角状卵形、类圆形或矩圆形，直径8~35μm，脐点点状、人字状、十字状或短缝状，可见层纹；复粒稀少，由2~3分粒组成。草酸钙针晶束存在于黏液细胞中，长约至240μm，针晶粗2~5μm。具缘纹孔导管、网纹导管、螺纹导管及环纹导管，直径12~48μm。

6. 化学组分

（1）糖类　葡萄糖、甘露糖、半乳糖等。

（2）酚类　黄酮类、酚酸类、鞣质类、花色苷类等。

（3）皂苷类　薯蓣皂苷等。

（4）氨基酸　丝氨酸、精氨酸、酪氨酸等。

（5）酰胺类　尿囊素等。

7. 贮藏

置通风干燥处，防蛀。

【炮制与饮片】

1. 饮片炮制

山药　取毛山药或光山药除去杂质，分开大小个，泡润至透，切厚片，干燥。

山药片　取山药片，除去杂质。

麸炒山药　将锅烧热，撒入麦麸，待其冒烟时，投入山药片，用中火加热，不断翻动至黄色时，取出，筛去麦麸，晾凉。

每100kg山药片，用麦麸10kg。

2.饮片名称

山药，山药片，麸炒山药。

3.药品类别

补虚药：补气药。

4.性状特征

山药　切片者呈类圆形的厚片。表面类白色或淡黄白色，质脆，易折断，切面类白色，富粉性（图23-7）。

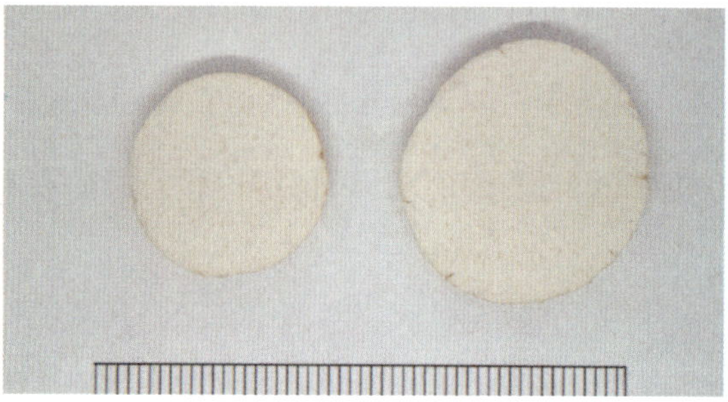

图23-7　山药

山药片　为不规则的厚片，皱缩不平，切面白色或黄白色，质坚脆，粉性。气微，味淡、微酸（图23-8）。

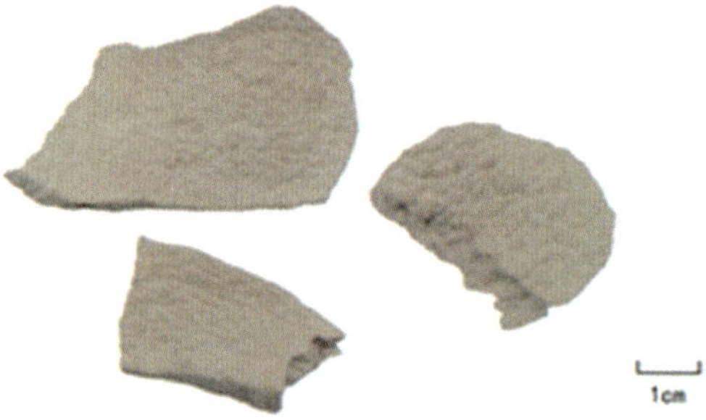

图23-8　山药片

麸炒山药　本品形如毛山药片或光山药片，切面黄白色或微黄色，偶见焦斑，略有焦香气（图23-9）。

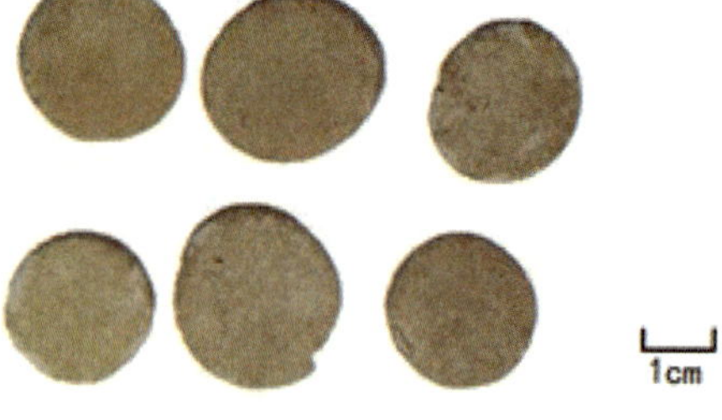

图23-9　麸炒山药

5.质量要求

山药

（1）水分　不得过16%。

（2）总灰分　不得过2.0%。

（3）浸出物　不得少于4.0%。

（4）二氧化硫残留　不得过400mg/kg。

山药片

（1）水分　不得过12%。

（2）总灰分　不得过5.0%。

（3）浸出物　不得少于10.0%。

（4）二氧化硫残留　不得过10mg/kg

麸炒山药

（1）水分　不得过12%。

（2）总灰分　不得过4.0%。

（3）浸出物　不得少于4.0%。

（4）二氧化硫残留　不得过400mg/kg。

6.性味功能

山药　甘，平。归脾、肺、肾经。补脾养胃，生津益肺，补肾涩精。用于脾虚食少，久泻不止，肺虚喘咳，肾虚遗精，带下，尿频，虚热消渴。麸炒山药补脾健胃。用于脾虚食少，泄泻便溏，白带过多。

7.用法用量

内服：煎汤，15~30g。

8.贮藏

置通风干燥处，防蛀。

【经典方剂与临床应用】

六味地黄丸（《小儿药证直诀》）

处方：熟地黄八钱（24g）　山茱萸四钱（12g）　干山药四钱（12g）　泽泻三钱（9g）　牡丹皮三钱（9g）　茯苓去皮，三钱（9g）。

制法：炼蜜为丸，如梧桐子大。

功能主治：肝肾阴虚证。腰膝酸软，头晕目眩，耳鸣耳聋，盗汗，消渴，骨蒸潮热，手足心热，口燥咽干，牙齿动摇，足跟作痛，小便淋漓，以及小儿囟门不和，舌红少苔，脉沉细数。

用法用量：空心温水化下三丸（现代用法：亦可水煎服）

使用注意：脾虚食少、便溏者慎用。

左归丸（《景岳全书》）

处方：大怀熟地黄八两（240g） 山药炒，四两（120g） 枸杞子四两（120g） 山茱萸四两（120g） 川牛膝酒洗蒸熟，三两（90g） 鹿角胶敲碎炒珠，四两（120g） 龟板胶切碎，炒珠四两（120g） 菟丝子制四两（120g）。

制法：先将熟地蒸烂，杵膏，炼蜜为丸，如梧桐子大。

功能主治：滋阴补肾，填精益髓。

用法用量：每食用前用滚烫或淡盐汤送下百余丸（约9g）现代用法：亦可水煎服，用量按原方比例斟酌。

使用注意：若脾胃虚弱、食少便溏，以及火热属于实证者不宜使用。

【食疗与药膳】

1.山药粥（《饮膳正要》）

原料：羊肉500g 山药500g。

制作方法：羊肉500g，将其中的脂肪和筋膜剔除干净，下锅加水煮至烂熟，研成泥状；山药500g，煮熟后研成泥状。在煮羊肉的汤汁中下入淘洗干净的米煮粥，待粥将煮熟时，下入羊肉泥和山药泥，稍加熬煮，调和均匀，即可。

用法用量：空腹时适量食用。

功能主治：治虚劳，骨蒸，久冷。

2.山药糕

原料：鲜山药500g 豆馅150g 金糕150g 面粉60g 糖150g 青丝、红丝各少许。

制作方法：将山药洗净蒸烂，去皮，捣烂成泥，加入面粉搓成面团；然后把面团擀开铺平，抹匀豆馅，再摆匀金膏，撒上白糖、青丝、红丝，切成条状入笼蒸熟即成。

功能主治：常食之可补脾胃，助消化。

3.一品山药

原料：鲜山药500g 面粉150g 核桃仁、什锦果酱、蜂蜜、猪油、淀粉各少许 白糖150g。

制作方法：将山药洗净，蒸熟，去皮，放在大碗中，加面粉揉成团，再放在面案上按成饼状，上摆核桃仁和什锦果料，上锅蒸20min，再在圆饼上浇上一层糖汁即成。

功能主治：本品滋补肾阴，常食之可增进营养，对肾虚体弱，消渴，尿频，遗精等病人最为相宜。

4.白鸽山药汤

原料：白鸽1只 山药、玉竹各50g。

制作方法：白鸽去毛及内脏，与二味中药共炖，熟后调味，食肉饮汤。

功效主治：治脾胃虚弱所致的消化不良，食少，腹泻等症。

射干

SheGan

【别名】乌扇（《神农本草经》）、草姜（《新修本草》），乌吹（《名医别录》）。

【基原】

1.集解

始载于《神农本草经》，列为中品。《名医别录》曰："三月三日采根，阴干。"《本草经集注》载："生南阳川谷，生田野。"《唐本草》中载："射干花红，抽长茎，根黄有臼，其鸢尾叶都似射干，而花紫碧色，不抽高茎，根似高良姜而肉白，根即莺头。"《日华子本草》载："射干根润，亦有形似高良姜大小，赤黄色淡硬。"《本草图经》详细记载了射干的本草特征："生南阳山谷田野，今在处有之，人家庭院间亦多种植，春生苗，高二三尺；叶似蛮姜，而狭长横张，疏如翅羽状，故一名乌，谓其叶耳；叶中抽茎，似萱草而强硬；六月开花，黄红色，瓣上有细纹，秋结实作房，中子黑色；根多须，皮黄黑，肉黄赤。"《祁州中药志》中亦有记载。《中药材品种论述》载，河北称射干为草蒲扇。近些年河北从湖北道地产区引入的射干品种品质优良。

2.品种

本品为鸢尾科植物射干 *Belamcanda chinensis*（L.）DC.的干燥根茎。

3.分布

河北境内绝大部分地区，如保定安国、沧州任丘、邢台、承德兴隆等地均有栽培，以安国县产量最大。（图24-1）

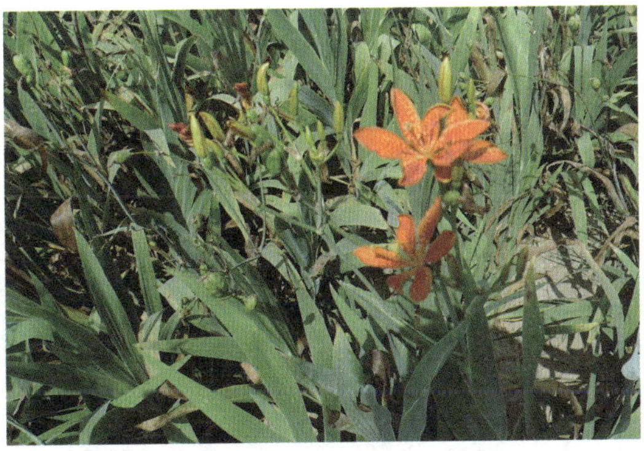

图24-1　栽培射干

4. 生态

生于林缘或山坡草地，大部分生于海拔较低的地方，但在西南山区，海拔2000~2200m处也可生长。射干适应性较强，喜温暖、耐旱、耐寒，在最低气温达-17℃下可自然越冬。（图24-2）

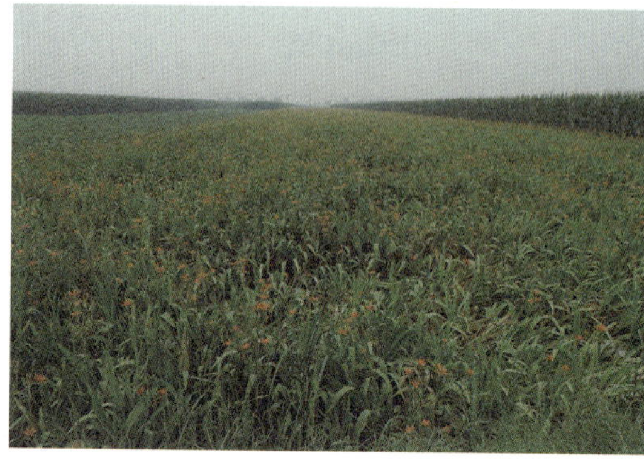

图24-2　射干生境

5. 形态特征

多年生草本。根状茎为不规则的块状，斜伸，黄色或黄褐色；须根多数，带黄色。茎高1~1.5m，实心。叶互生，嵌迭状排列，剑形，长20~60cm，宽2~4cm，基部鞘状抱茎，顶端渐尖，无中脉。花序顶生，叉状分枝，每分枝的顶端聚生有数朵花；花梗细，长约1.5cm；花梗及花序的分枝处均包有膜质的苞片，苞片披针形或卵圆形；花橙红色，散生紫褐色的斑点，直径4~5cm；花被裂片6，2轮排列，外轮花被裂片倒卵形或长椭圆形，长约2.5cm，宽约1cm，顶端钝圆或微凹，基部楔形，内轮较外轮花被裂片略短而狭；雄蕊3，长1.8~2cm，着生于外花被裂片的基部，花药条形，外向开裂，花丝近圆柱形，基部稍扁而宽；花柱上部稍扁，顶端3裂，裂片边缘略向外卷，有细而短的毛，子房下位，倒卵形，3室，中轴胎座，胚珠多数。蒴果倒卵形或长椭圆形，长2.5~3cm，直径1.5~2.5cm，顶端无喙，常残存有凋萎的花被，成熟时室背开裂，果瓣外翻，中央有直立的果轴；种子圆球形，黑紫色，有光泽，直径约5mm，着生在果轴上。花期6~8月，果期7~9月。（图24-3，图24-4）。

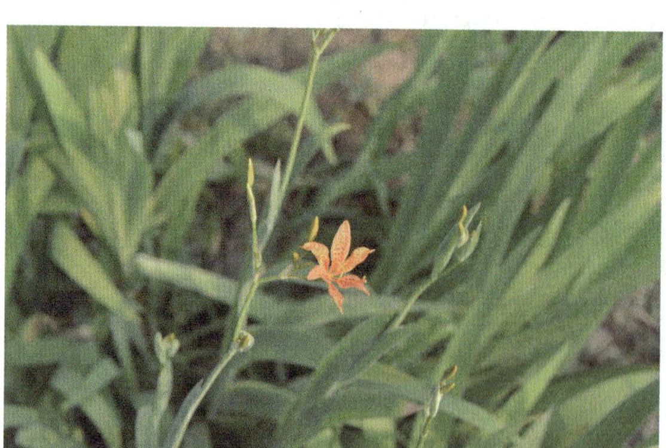

图24-3　射干原植物

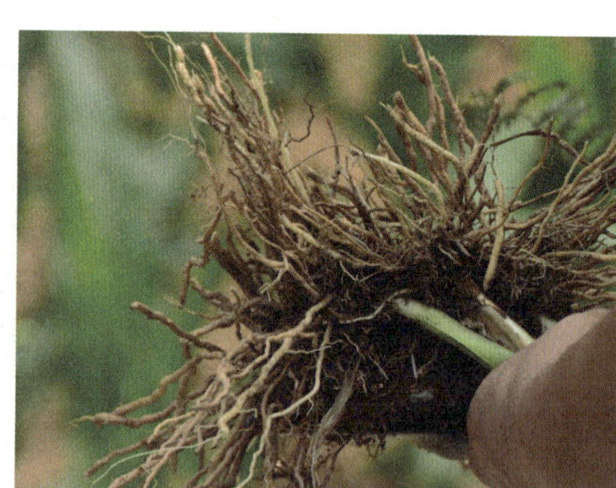

图24-4　射干药用部位

6. 产地加工

春初刚发芽或秋末茎叶枯萎时采挖，除去须根和泥沙，干燥。采收后晒干，滚筒去须根。可用机械采收。

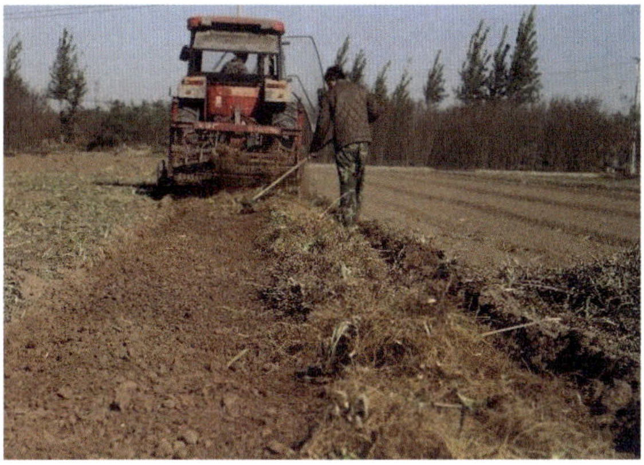

图24-5　机械采收射干

【药材】

1. 性状特征

本品呈不规则结节状，长3~10cm，直径1~2cm。表面黄褐色、棕褐色或黑褐色，皱缩，有较密的环纹。上面有数个圆盘状凹陷的茎痕，偶有茎基残存；下面有残留细根及根痕。质硬，断面黄色，颗粒性。气微，味苦、微辛。（图24-6）

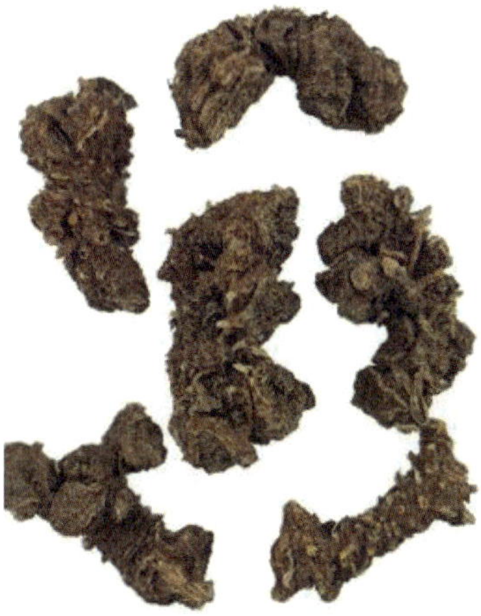

图24-6　射干药材

2. 商品规格

统货，干货。本品呈不规则结节状，长3~10cm，直径1~2cm。表面黄褐色、棕褐色或黑褐色，皱缩，有较密的环纹。上面有数个圆盘状凹陷的茎痕，偶有茎基残存；下面有残留细根及根痕。质硬，断面黄色，颗粒性。无发霉及虫蛀。

3. 道地药材

以安国县产量最大，质量为佳。

4. 质量标志

以肥壮、肉色黄、须根少者为佳。

5. 显微特征

本品横切面：表皮有时残存。木栓细胞多列。皮层稀有叶迹维管束；内皮层不明显。中柱维管束为周木型和外韧型，靠外侧排列较紧密。薄壁组织中含有草酸钙柱晶、淀粉粒及油滴。粉末橙黄色。草酸钙柱晶较多，棱柱形，多已破碎，完整者长49~240（315）μm，直径约至49μm。淀粉粒单粒圆形或椭圆形，直径2~17μm，脐点点状；复粒极少，由2~5分粒组成。薄壁细胞类圆形或椭圆形，壁稍厚或连珠状增厚，有单纹孔。木栓细胞棕色，垂周壁微波状弯曲，有的含棕色物。

6. 化学组分

（1）黄酮类　次野鸢尾黄素。

（2）异黄酮类　鸢尾苷、野鸢尾苷、鸢尾苷元等。

（3）甾体类化合物　β-胡萝卜苷、β-谷甾醇等。

（4）生物碱类化合物　尿嘧啶核苷。

（5）三萜类　环阿尔廷醇。

7. 贮藏

置阴凉干燥处。

【炮制与饮片】

1. 饮片炮制

除去杂质，洗净，润透，切薄片，干燥。

本品呈不规则形或长条形的薄片。外表皮黄褐色、棕褐色或黑褐色，皱缩，可见残留的须根和须根痕，有的可见环纹。切面淡黄色或鲜黄色，具散在筋脉小点或筋脉纹，有的可见环纹。气微，味苦、微辛。

2. 饮片名称

射干。

3. 药品类别

清热药：清热解毒药。

4. 性状特征

本品呈不规则形或长条形的薄片。外表皮黄褐色、棕褐色或黑褐色，皱缩，可见残留的须根和须根痕，有的可见环纹。切面淡黄色或鲜黄色，具散在筋脉小点或筋脉纹，有的可见环纹。气微，味苦、微辛。（图24-7）

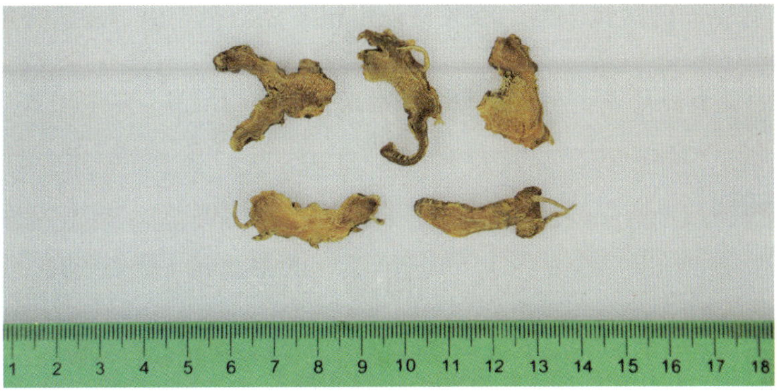

图24-7 射干

5.质量要求

水分 不得过10.0%。

总灰分 不得过7.0%。

酸不溶性灰分 不得过1.0%。

含量测定 照高效液相色谱法（通则0512）测定，本品按干燥品计算，含次野鸢尾黄素（$C_{20}H_{18}O_8$）不得少于0.10%

6.性味功能

苦，寒。归肺经。清热解毒，消痰，利咽。用于热毒痰火郁结，咽喉肿痛，痰涎壅盛，咳嗽气喘。

7.用法用量

内服：煎汤，3~10g。

8.贮藏

置干燥处。

【经典方剂与临床应用】

射干麻黄汤（《金匮要略》）

处方：射干9g 麻黄12g 生姜12g 细辛9g 紫菀9g 款冬花9g 五味子6g 大枣2枚 半夏洗，1.5g。

制法：上九味，以水一斗二升，先煮麻黄两沸，去上沫，内诸药煮取三升，分温三服。

功能主治：咳而上气，喉中水鸡声，射干麻黄汤主之。

射干汤（《外台秘要》）

处方：射干6g 半夏洗，15g 杏仁去皮尖，6g 干姜炮，6g 甘草炙，6g 紫菀6g 橘皮6g 麻黄去节，6g 独活6g。

制法：上十二味，切，以水一斗，煮取三升，去滓，温分三服。始病一二日者可服此汤，汗后重服勿汗也。病久者，初服可用大黄二两。初秋夏月暴雨冷，及天行暴寒，热喜伏于内，宜生姜四两代干姜，除茱萸，用枳实二两炙。忌羊肉、海藻、菘菜、饧、生菜。

功能主治：主春冬伤寒，秋夏中冷，咳嗽曲拘，不得气息，喉鸣哑失声，干嗽无唾，喉中如哽者。

【食疗与药膳】

射干茶

原料：射干3g　绿茶3g。

制作方法：用200ml开水冲泡后饮用，冲饮至味淡。

功能主治：消痰散血，降火解毒；抗菌，消炎。

祁花粉

QiHuaFen

【别名】栝楼根（《神农本草经》）、蒌根（《雷公炮炙论》）、白药（《本草图经》）。

【基原】

1.集解

始载于《神农本草经》，列为中品（原名栝楼根）。汉代张仲景在《伤寒杂病论》中将栝楼分为“栝楼根”和“栝楼实”用。《肘后方》载：“治耳卒得风，觉耳中烧烘，栝楼根削令可入耳。以腊月猪脂煎三沸出，塞耳。每用三七日即愈。”唐代《新修本草》云：“今用根做粉，大宜服食，虚热人食之。”（开始用栝楼根制粉。）《千金要方》也详载栝楼根制粉之法，但其粉不称“天花粉”，而称之为“栝楼粉”。药用时主要都是用根，药材名称也仍然为栝楼根。宋代的《本草图经》开始将栝楼根称天花粉，别名白药。明代李时珍认为《本草图经》所载的天花粉和栝楼根重复，故在《本草纲目》栝楼的“校正”项下载：“并入图经天花粉”，将二者合并。并在“释名”项下曰：“其根做粉，洁白如雪，故谓之天花粉”在根的“修治”项下列。《安国县志》中记载，在民国二十年（1931）的药业调查中瓜蒌为56种种植品种之一。《祁州中药志》描述：“安国在二十世纪六十年代开始推广有性繁殖，花粉产量高，质量好，倍受用户欢迎。”《安国天花粉纪实》描述：“每年南韩东南亚等出口近500吨，加上中药饮片的用量，花粉每年从安国走出近2000吨以上。”

2.品种

为葫芦科植物栝楼*Trichosanthes kirilowii* Maxim.的干燥根。栽培品以“短脖二号”为主。

3.分布

河北境内绝大部分地区均有野生分布，现安国、定州等地均有栽培，以安国产量最大。（图25-1）

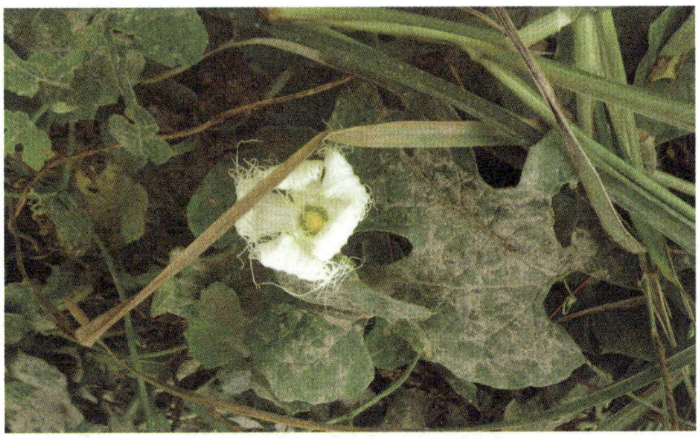

图25-1　栽培祁花粉

4.生态

生于海拔200~1800m的山坡林下、灌丛中、草地和村旁田边。（图25-2）

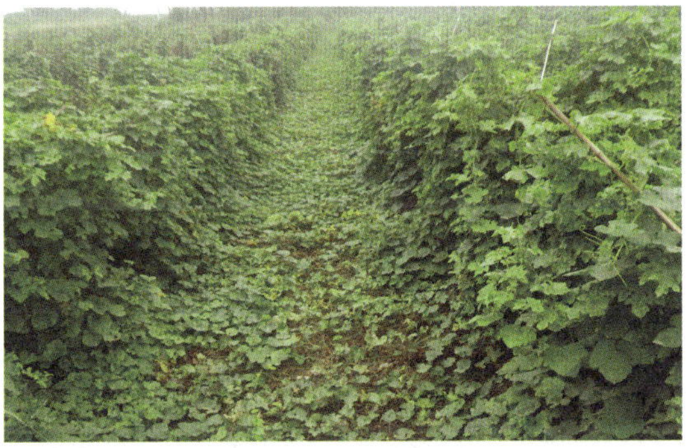

图25-2　祁花粉生境

5.形态特征

攀援藤本，长达10m；块根圆柱状，粗大肥厚，富含淀粉，淡黄褐色。茎较粗，多分枝，具纵棱及槽，被白色伸展柔毛。叶片纸质，轮廓近圆形，长宽均约5~20cm，常3~5（~7）浅裂至中裂，稀深裂或不分裂而仅有不等大的粗齿，裂片菱状倒卵形、长圆形，先端钝，急尖，边缘常再浅裂，叶基心形，弯缺深2~4cm，上表面深绿色，粗糙，背面淡绿色，两面沿脉被长柔毛状硬毛，基出掌状脉5条，细脉网状；叶柄长3~10cm，具纵条纹，被长柔毛。卷须3~7歧，被柔毛。花雌雄异株。雄总状花序单生，或与一单花并生，或在枝条上部者单生，总状花序长10~20cm，粗壮，具纵棱与槽，被微柔毛，顶端有5~8花，单花花梗长约15cm，花梗长约3mm，小苞片倒卵形或阔卵形，长1.5~2.5（~3）cm，宽1~2cm，中上部具粗齿，基部具柄，被短柔毛；花萼筒筒状，长2~4cm，顶端扩大，径约10mm，中、下部径约5mm，被短柔毛，裂片披针形，长10~15mm，宽3~5mm，全缘；花冠白色，裂片倒卵形，长2mm，宽18mm，顶端中央具1绿色尖头，两侧具丝状流苏，被柔毛；花药靠合，长约6mm，径约4mm，花丝分离，粗壮，被长柔毛。果梗粗壮，长4~11cm；果实椭圆形或圆形，长7~10.5cm，成熟时黄褐色或橙黄色；种子卵状椭圆形，压扁，长11~16mm，宽7~12mm，淡黄褐色，近边缘处具棱线。花期5~8月，果期8~10月。（图25-3）

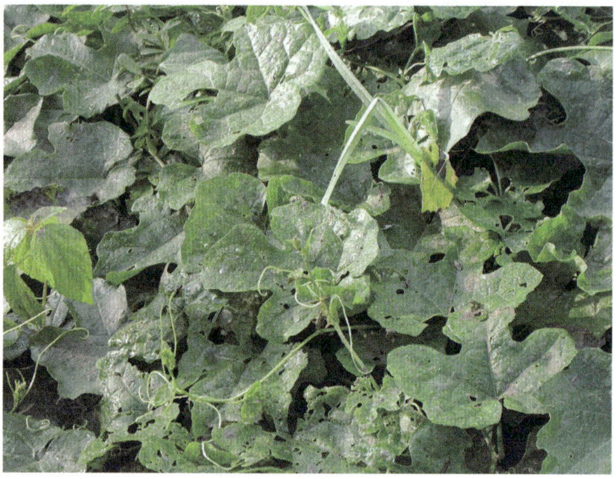

图25-3 祁花粉原植物

6.产地加工

霜降入冬后或于早春3~4月根苗未出土时，挖其块根，春秋季皆可采挖，以秋季霜降前后为佳。秋后地上茎叶霜打后，将根茎全部挖出。采挖当天趁鲜横着放在水中顺刷天花粉，连刷带洗很快去掉外皮，呈白色，去净芦头，块大者切成3~4节或先纵剖再切块，直接晒干或烘干。（图25-4）

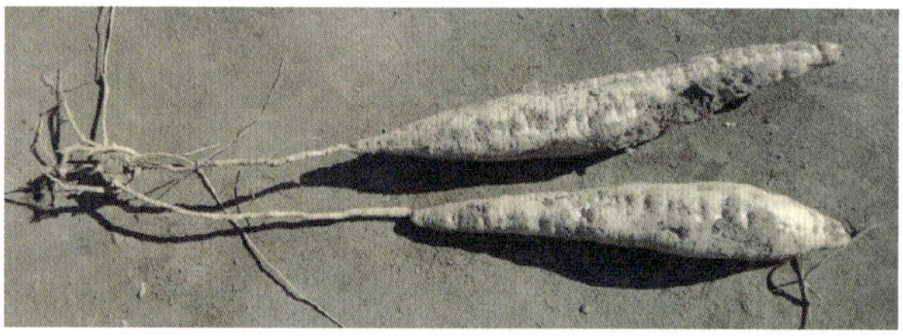

图25-4 祁花粉

【药材】

1.性状特征

本品呈不规则圆柱形、纺锤形或瓣块状，长8~16cm，直径1.5~5.5cm。表面黄白色或淡棕黄色，有纵皱纹、细根痕及略凹陷的横长皮孔，有的有黄棕色外皮残留。质坚实，断面白色或淡黄色，富粉性，横切面可见黄色木质部，略呈放射状排列，纵切面可见黄色条纹状木质部。气微，味微苦。（图25-5）

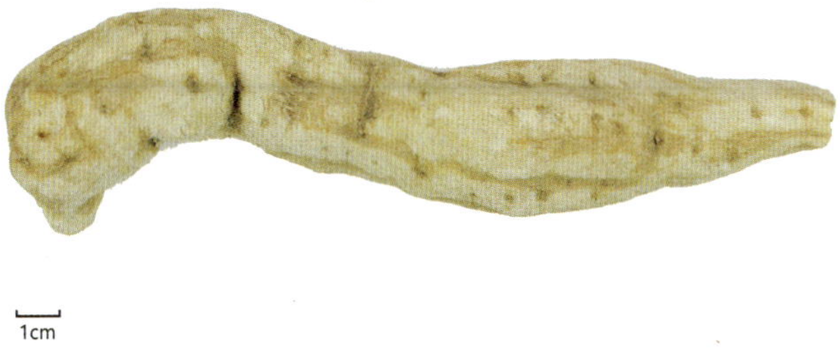

图25-5 祁花粉药材

2. 商品规格

一等：干货。呈类圆柱形、纺锤形或纵切两瓣。长15cm以上，中部直径3.5cm以上。刮去外皮，条均匀，表面白色或黄白色，光洁，质坚实，体重。断面白色，粉性足，味淡微苦，无黄筋、粗皮、抽沟；无糠心、杂质、虫蛀、霉变。

二等：干货。呈类圆柱形、纺锤形或纵切两瓣，长15cm以上，中部直径2.5cm以上。刮去外皮，条均匀，表面白色或黄白色，光洁，质坚实、体重，断面白色，粉性足，味淡微苦。无黄筋、粗皮、抽沟；无糠心、杂质、虫蛀、霉变。

三等：干货。呈类圆柱形、纺锤形或纵切成两瓣或扭曲不直。去净外皮及须根，表面粉白色，淡黄白色或灰白色，有纵皱纹，断面灰白色有粉性，少有筋脉，气弱味微苦，中部直径不小于1cm。无糠心、杂质、虫蛀、霉变。

3. 道地药材

河北安国产者为道地药材。以产量高，质量好，闻名于世，为“八大祁药”之一。

4. 质量标志

以质白，质坚实，粉性足者为佳。

5. 显微特征

本品粉末类白色。淀粉粒甚多，单粒类球形、半圆形或盔帽形，直径6~48μm，脐点点状、短缝状或人字状，层纹隐约可见；复粒由2~14分粒组成，常由一个大的分粒与几个小分粒复合。具缘纹孔导管大，多破碎，有的具缘纹孔呈六角形或方形，排列紧密。石细胞黄绿色，长方形、椭圆形、类方形、多角形或纺锤形，直径27~72μm，壁较厚，纹孔细密。

6. 化学组分

（1）蛋白质　天花粉蛋白、天花粉凝血素等。

（2）多糖类　天花粉多糖等。

（3）氨基酸类　瓜氨酸、γ-氨基丁酸、天门冬氨酸、谷氨酸等。

（4）皂苷类　三萜皂苷、葫芦素B等。

7. 贮藏

置干燥处，防蛀。

【炮制与饮片】

1. 饮片炮制

略泡，润透，切厚片，干燥。

2. 饮片名称

天花粉。

3. 药品类别

清热药：清热泻火药。

4. 性状特征

天花粉　本品呈类圆形、半圆形或不规则形的厚片。外表皮黄白色或淡棕黄色。切面可见黄色木质部小孔，略呈放射状排列。气微，味微苦。（图25-6）

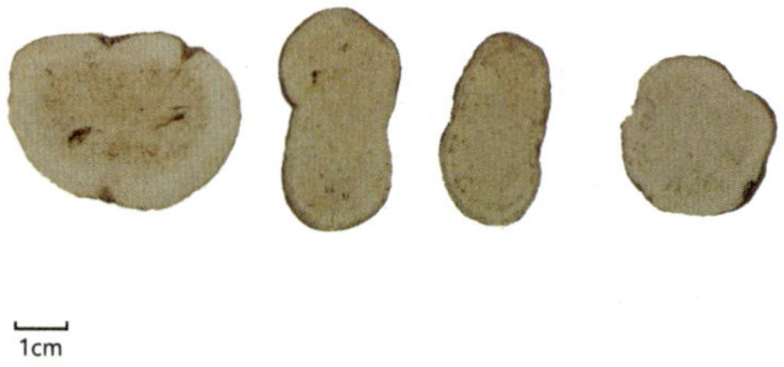

图25-6　祁花粉饮片

5. 质量要求

（1）水分　不得过15.0%。

（2）总灰分　不得过4.0%。

（3）二氧化硫残留量　不得过400mg/kg。

（4）浸出物　照水溶性浸出物测定法项下的热浸法测定，不得少于12.0%。

6. 性味功能

甘、微苦，微寒。归肺、胃经。清热泻火，生津止渴，消肿排脓。用于热病烦渴，肺热燥咳，内热消渴，疮疡肿毒。

7. 用法用量

内服：煎汤，10~15g，

9. 使用注意

孕妇慎用；不宜与川乌、制川乌、草乌、制草乌、附子同用。

10. 贮藏

置干燥处，防蛀。

【经典方剂与临床应用】

1. 栝楼桂枝汤（《金匮要略》）

处方： 栝楼根30g　桂枝45g　芍药45g　甘草30g　生姜45g　大枣十二枚。

制法： 以水九升，煮取三升，分温三服，取微汗。汗不出，食顷，啜热粥发之。

功能主治： 发散风寒，解肌舒筋。太阳病，其证备，身体强，几几然，脉反沉迟，此为痉。（此时天花粉称为栝楼根。）

2. 玉液汤（《医学心语》）

处方： 生山药30g　生黄芪15g　知母10g　葛根10g　五味子10g　天花粉10g　生鸡内金

捣细，6g。

制法：水煎服

功能主治：益气生津，固肾止渴。治疗消渴病，症见口渴引饮，饮水不解，小便频数量多，或小便浑浊，困倦气短，脉虚细无力等。

【食疗与药膳】

1.天花粉粥

原料：天花粉15g　大米10g　白糖适量。

制作方法：将天花粉切成薄片，用水煎煮30min，去渣取汁。将大米入锅加此药汁用小火熬煮至大米烂熟即成。

功能主治：用天花粉粥能够清热生津、消肿排脓。

用法用量：每日服用1剂，连续用药3~5天为1个疗程。

2.花粉牛脂膏

原料：天花粉50g　牛脂20g。

制作方法：将天花粉切成薄片，用水煎煮3次，分别去渣取汁，将所得的药液合并在一起。将此药液用小火熬煮至黏稠，加入牛脂，再次煎沸即成。

功能主治：服用花粉牛脂膏可以滋补强身、清热养阴、生津止渴。

用法用量：每天服用3次，一次10g为宜，用温开水送服。

升麻

ShengMa

【别名】北升麻、虻牛卡根、龙眼根。

【基原】

1.集解

升麻始载于《神农本草经》，列为上品。李时珍释其名曰：“其叶似麻，其性上升，故名。”《名医别录》记载升麻生益州山谷，二月、八月采根，日干。梁代《本草经集注》描述为：“旧出宁州者第一，形细而黑，极坚实，顷无复有。”这里所说的形细黑而坚实即为古代最早使用的升麻，结合北宋苏颂描述的“出生苗，高二三尺，叶似麻叶，并青色。四月五月着花，似粟穗，白色。六月后结实，黑色。根紫如蒿，多须。”

明朝《本草品汇精要》中记载，正品升麻原植物的叶似麻，四五月着生白色粟穗状的花，根黑有多须痕，谓之“鬼眼升麻”。

陶弘景曰：“今唯出益州，好者细削，皮青绿色，自古以来有升麻只求青绿色的说法，凡具青绿色的升麻就被认为是良品。”

梁代陶弘景在记述当时另一种升麻时曰：“北部间亦有，形虚而大，色黄，建平亦有，形大味薄不堪用，人言有落新妇根。”这种落新妇在明代的《本草品汇精要》中就有被当作升麻的伪品，其后的本草书中也作同样的处理。

分布于黑龙江、吉林、辽宁、河北、山西、内蒙古等省区。以山西大同，河北承德、龙关、张家口产量最大，销全国各地并有出口。

2. 品种

为毛茛科植物兴安升麻 *Cimicifuga dahurica*（Turcz.）Maxim 的干燥根茎。

3. 分布

分布于张家口蔚县、崇礼，保定安国等地。（如图 26–1）

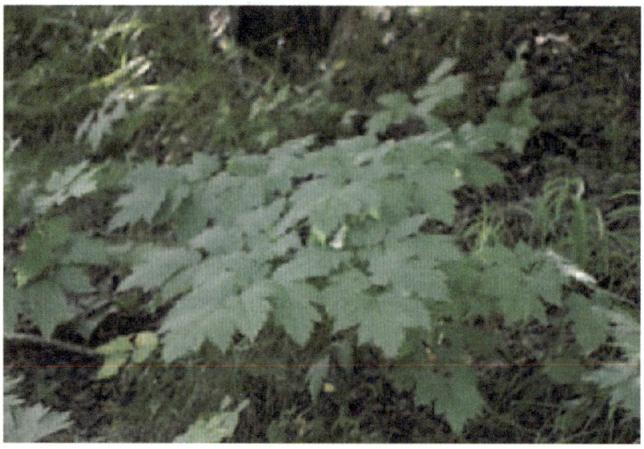

图 26–1　野生升麻

4. 生态

生海拔 1700~2300m 间的山地林缘、林中或路旁草丛中。（图 26–2）

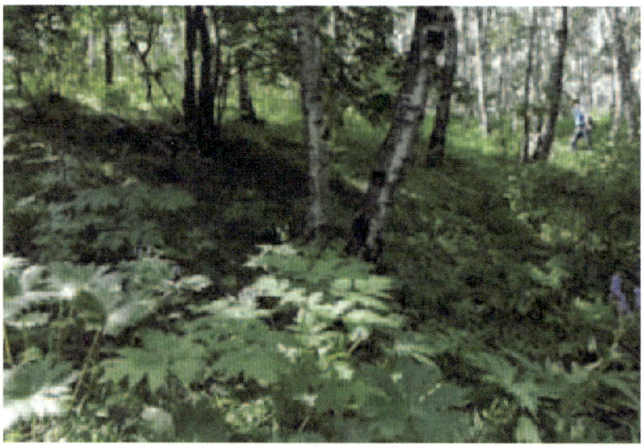

图 26–2　升麻生境

5. 形态特征

根状茎粗壮，坚实，表面黑色，有许多内陷的圆洞状老茎残迹。茎高1~2m，基部粗达1.4cm，微具槽，分枝，被短柔毛。叶为二至三回三出状羽状复叶；茎下部叶的叶片三角形，宽达30cm；顶生小叶具长柄，菱形，长7~10cm，宽4~7cm，常浅裂，边缘有锯齿，侧生小叶具短柄或无柄，斜卵形，比顶生小叶略小，表面无毛，背面沿脉疏被白色柔毛；叶柄长达15cm。上部的茎生叶较小，具短柄或无柄。花序具分枝3~20条，长达45cm，下部的分枝长达15cm；轴密被灰色或锈色的腺毛及短毛；苞片钻形，比花梗短；花两性；萼片倒卵状圆形，白色或绿白色，长3~4mm；退化雄蕊宽椭圆形，长约3mm，顶端微凹或二浅裂，几膜质；雄蕊长4~7mm，花药黄色或黄白色；心皮2~5，密被灰色毛，无柄或有极短的柄。蓇葖长圆形，长8~14mm，宽2.5~5mm，有伏毛，基部渐狭成长2~3mm的柄，顶端有短喙；种子椭圆形，褐色，长2.5~3mm，有横向的膜质鳞翅，四周有鳞翅。7~9月开花，8~10月结果。（图26-3）

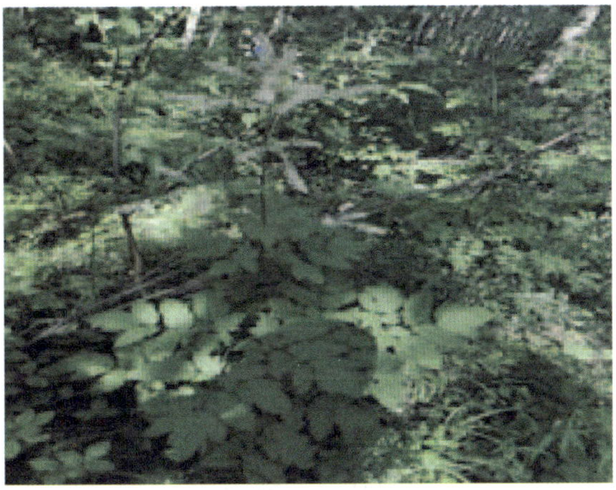

图26-3　升麻原植物

6. 产地加工

秋季采挖，除去泥沙，晒至须根干时，燎去或除去须根，晒干。

【药材】

1. 性状特征

根茎呈不规则长条状，多分枝成结节状，长3~13cm，直径1.5~2.4cm。表面灰黑色，粗糙，茎基痕圆洞状，直径0.5~1.5cm，高1~3cm，洞内壁显纵向或网状沟纹；下面有坚硬的须根残基。体轻质坚，不易折断，断面极不平坦，木质部呈放射状，纤维性，黄绿色，具裂隙，髓部中空，黑色。气微，味较苦。（如图26-4）。

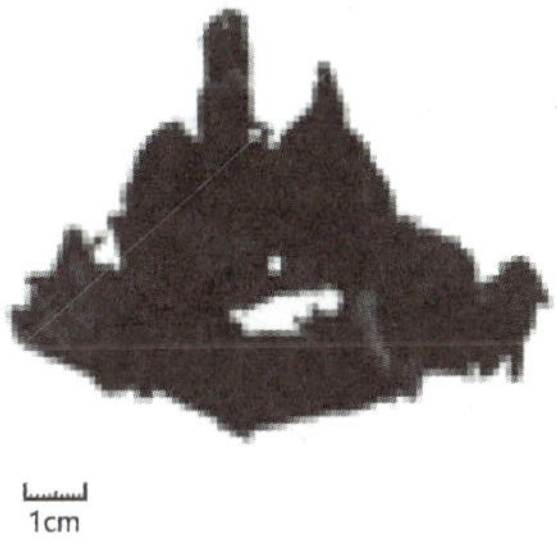

图26-4　升麻药材

2. 商品规格

商品一般为统货。

3. 道地药材

河北省蔚县等地。

4. 质量标志

以个大、质坚、表面色黑褐者为佳。

5. 显微特征

横切面：后生皮层细胞1列。皮层细胞12~18列；皮层纤维束19~34个。中柱鞘纤维位于初生韧皮部外方。维管束约30个，环列，外韧型。形成层尚明显。木腧部导管较少；木纤维类多角形。射线宽2~14列细胞。髓部大。薄壁细胞含淀粉粒。

粉末：类白色。①木纤维较细长或略呈梭形，有的边缘不平整，局部狭缩或膨大，有的一端或两端分叉，偶有3分叉者，直径20~56μm，长476~680μm，壁厚5~9μm，木化。②淀粉粒多聚集成团，单粒多角形，直径2~7μm，脐点点状。

6. 化学组分

（1）甾萜类　β-谷甾醇、升麻醇、升麻醇木糖苷、北升麻醇、异北升麻醇、去羟北升麻醇及25-O-甲基异北升麻醇。

（2）呋喃香豆素　分齿阿米素和齿阿米素。

（3）多糖　24-氧-乙酰升麻醇3-O-β-D-木糖苷、2-β-乙酰基-25-脱氧升麻醇-3-O-β-D-木糖苷、25-O-2酰基升麻醇-3-O-β-D-木糖苷。

7. 理化鉴别

薄层色谱：取本品粉末1g，加乙醇50ml，加热回流1h，滤过，滤液蒸干，残渣加乙醇1ml使溶解，作为供试品溶液。另取升麻对照药材1g，同法制成对照药材溶液。再取阿魏酸对照品、异阿魏酸对照品，加乙醇制成每1ml各含1mg的混合溶液，作为对照品溶液。照薄层色谱法（通则0502）试验，吸取上述三种溶液各5μl，分别点于同一硅胶G薄层板上，以环已烷-乙酸乙酯-冰醋酸（7∶2∶1）为展开剂，展开，取出，晾干，置紫外光灯（365nm）下检视。供试品色谱中，在与对照药材色谱和对照品色谱相应的位置上，显相同颜色的荧光斑点。

8. 贮藏

置通风干燥处。

【饮片与炮制】

1. 饮片炮制

除去杂质，略泡，洗净，润透，切厚片，干燥。

2. 饮片名称

升麻。

3. 药品类别

解表药：辛凉解表药。

4. 性状特征

本品为不规则的长形块状，多分枝，呈结节状，长10~20cm，直径2~4cm。表面黑褐色或棕褐色，粗糙不平，有坚硬的细须根残留，上面有数个圆形空洞的茎基痕，洞内壁显网状沟纹；下面凹凸不平，具须根痕。体轻，质坚硬，不易折断，断面不平坦，有裂隙，纤维性，黄绿色或淡黄白色。气微，味微苦而涩。（如图26-5）。

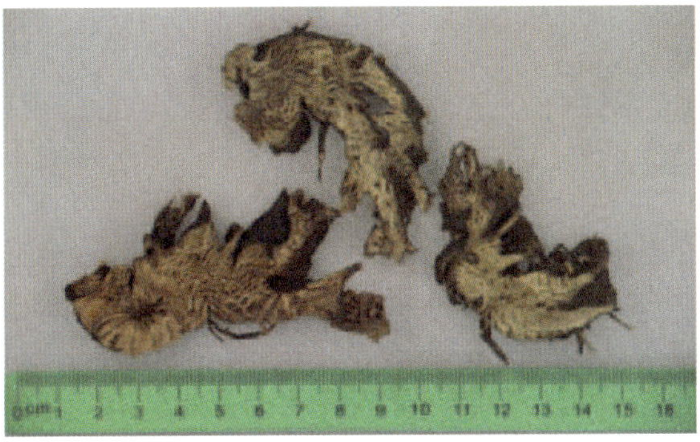

图26-5　升麻饮片

5. 质量要求

（1）杂质　不得过5%。

（2）水分　不得过13.0%。

（3）总灰分　不得过8.0%。

（4）酸不溶性灰分　不得过4.0%。

（5）浸出物　照醇溶性浸出物测定法项下的热浸法（附录X A）测定，用稀乙醇作溶剂，不得少于17.0%。

（6）含量测定　照高效液相色谱法（通则0512）测定。本品按干燥品计算，含异阿魏酸（$C_{10}H_{10}O_{10}$）不得少于0.10%。

6. 性味功能

辛、甘，微寒；归肺、脾、大肠、胃经。发表透疹，清热解毒，升阳举陷。时气疫疠，头痛寒热，喉痛，口疮，斑疹不透；中气下陷，久泻久痢，脱肛，妇女崩、带，子宫下坠；痈肿疮毒。

7. 用法用量

内服：煎汤，用于升阳，3~6g，宜蜜炙、酒炒；用于清热解毒，可用至15g，宜生用；或入丸、散。外用：适量，研末调敷，煎水含漱或淋洗。

8. 使用注意

脾胃虚寒者慎用。

9. 贮藏

置通风干燥处。

【经典方剂与临床应用】

1.升麻葛根汤

原料：升麻6g　白芍药6g　葛根9g。

制作方法：先将升麻、白芍药、葛根洗净，放入锅中。加适量水，煎煮药汁。

功能主治：解肌透疹。麻疹初起，疹发不出，身热头痛，咳嗽，目赤流泪，口渴，舌红，苔薄而干，脉浮数。

用法用量：一日两三次。

2.济川煎

原料：当归9~15g　牛膝6g　肉苁蓉酒洗去咸，6~9g　泽泻4.5g　升麻1.5~3g　枳壳3g。

制作方法：先将当归、牛膝、肉苁蓉、泽泻、升麻、枳壳洗净，放入锅中。加适量水，煎煮药汁。

功能主治：温肾益精，润肠通便。肾虚便秘。大便秘结，小便清长，腰膝酸冷，舌淡苔白，脉沉迟。

用法用量：食前服。

3.紫雪

原料：黄金3000g　寒水石1500g　石膏1500g　磁石1500g　滑石1500g　玄参500g　羚羊角150g　犀角150g　升麻250g　沉香150g　青木香150g　丁子香30g　甘草240g。

制作方法：先将黄金、寒水石、石膏、磁石、滑石、玄参、羚羊角、犀角、升麻、沉香、青木香、丁子香、甘草洗净，先煮五种金石药，去渣后放入内八物一起煎煮，加适量水，煮取一斗五升。

功能主治：清热开窍，息风止痉。主治热闭心包，热盛动风证。症见高热烦燥，神昏谵语，痉厥，口渴唇焦，尿赤便秘，舌质红绛，苔干黄，脉数有力或弦数，以及小儿热盛惊厥。

用法用量：每日食用。

4.当归拈痛汤

原料：羌活15g　防风9g　升麻3g　葛根6g　白术3g　苍术9g　当归身9g　人参6g　甘草15g　苦参6g　黄芩3g　知母9g　茵陈15g　猪苓9g　泽泻9g。

制作方法：先将羌活、防风、升麻、葛根、白术、苍术、当归身、人参、甘草、苦参、黄芩、知母、茵陈、猪苓、泽泻洗净，放入锅中。加适量水，煎煮药汁。

功能主治：利湿清热，疏风止痛。湿热相搏，外受风邪症。遍身肢节烦痛，或肩背沉重，或脚气肿痛，脚膝生疮，舌苔白腻或微黄，脉濡数。

用法用量：每日食用。

【食疗与药膳】

升麻补气粥

原料：人参、升麻各3g　粳米80g。

制作方法：大米淘洗干净，人参洗净，切片。砂锅置火上，放入人参、升麻，加适量水，煎煮成浓汁，去渣留汁，锅内加适量水，下入大米煮至粥黏稠，倒入药汁，烧煮片刻即可。

功能主治：补气摄血，升阳举陷，

用法用量：每日一剂，连服一周。

祁木香

QiMuXiang

【别名】土木香（《本草图经》），青木香（《本草演绎》），藏木香（《中华人民共和国药典》）。

【基原】

1.集解

古人曾将木香称为青木香，作为木香的混用品种土木香，自然会被称为青木香。《唐本草》在木香项下：“此有二种，当以昆仑来者为佳，出西胡来者不善，叶似羊蹄而长大，花如菊花，其实黄黑，所在亦有之。”得到印证。陶隐居云；“即青木香也，根窠大如茄子，叶似羊蹄而长大，花如菊，实黄黑。”这叶、花、实与土木香及其相似，根窠大类茄子与土木香芽根相吻合，因此以上文献表明土木香之名为青木香由来已久。《本草图经》曰：“江淮间亦有此种名青土木香，不堪入药用。伪蜀王王昶苑中亦尝种之，云苗高三五尺，叶长八九寸，皱软而有毛，开黄花，恐亦是土木香种也。”从《本草图经》所述的根、叶、花看，当指土木香。

本品在安国有悠久的种植历史，且质地纯正。赵燏黄撰《祁州药志》和《本草药品之实地观察》载“祁州西郊农民栽培之品，土人俗称为青木香。”《中药志》载“河北亦称青木香或祁木香（因栽培于安国，古称祁州而得名）”。1985年版《中国药典》正式收载土木香*Inula helenium* L，或总状土木香*Inula racemosa* Hook. f. 自2005版《中国药典》开始，土木香的正品来源只保留土木香*Inula helenium* L，去掉总状土木香*Inula racemosa* Hook. f.。

2.品种

本品为菊科植物土木香*Inula helenium* L.的干燥根。

3.分布

主产于安国及周边地区。（图27-1）

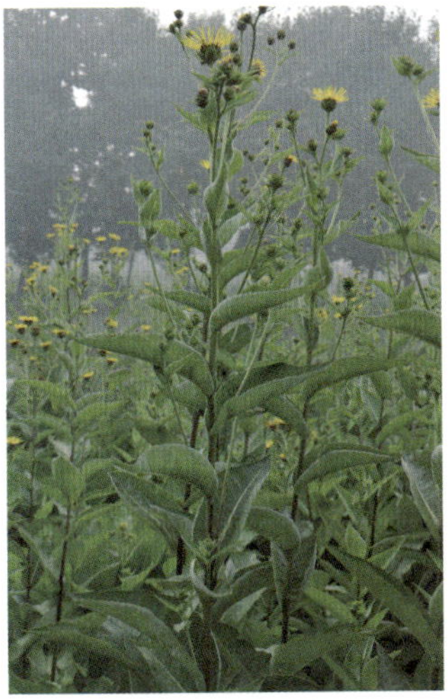

图27-1　栽培祁木香

4.生态

多野生于山沟、河谷以及田埂边，喜光照强烈的湿润环境。耐涝不耐旱，植株耐寒性较强。在-15℃左右的低温下也能正常越冬；对土壤要求不高，一般土壤就可以栽种。（图27-2）

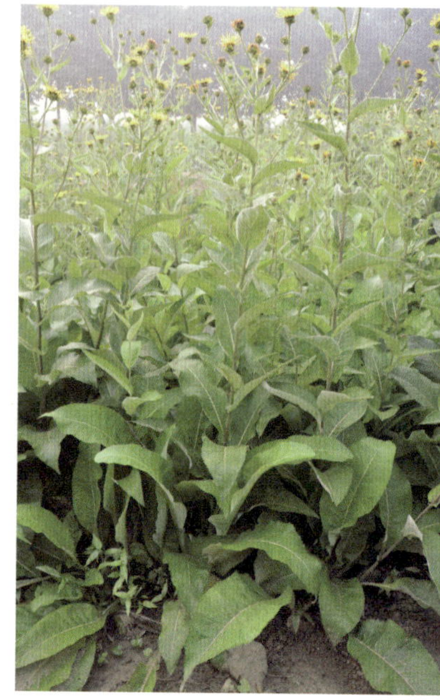

图27-2 祁木香生境

5.形态特征

多年生草本，根状茎块状，有分枝。茎直立，高60~150cm或达250cm，粗壮，径达1cm，不分枝或上部有分枝，被开展的长毛，下部有较疏的叶；节间长4~15cm，基部叶和下部叶在花期常生存，基部渐狭成具翅长达20cm的柄，连同柄长30~60cm，宽10~25cm；叶片椭圆状披针形，边缘有不规则的齿或重齿，顶端尖，上面被基部疣状的糙毛，下面被黄绿色密茸毛；中脉和近20对的侧脉在下面稍高起，网脉显明；中部叶卵圆状披针形或长圆形，长15~35cm，宽5~18cm，基部心形，半抱茎；上部叶较小，披针形。头状花序少数，径6~8cm，排列成伞房状花序；花序梗长6~12cm，为多数苞叶所围裹；总苞5~6层，外层草质，宽卵圆形，顶端钝，常反折，被茸毛，宽6~9mm，内层长圆形，顶端扩大成卵圆三角形，干膜质，背面有疏毛，有缘毛，较外层长达3倍，最内层线形，顶端稍扩大或狭尖。舌状花黄色；舌片线形，长2~3cm，宽2~2.5mm，顶端有3~4个浅裂片；管状花长约9~10mm，有披针形裂片。冠毛污白色，长8~10mm，有极多数具细齿的毛。瘦果四或五面形，有棱和细沟，无毛，长3~4mm。花期6~9月。（图27-3）

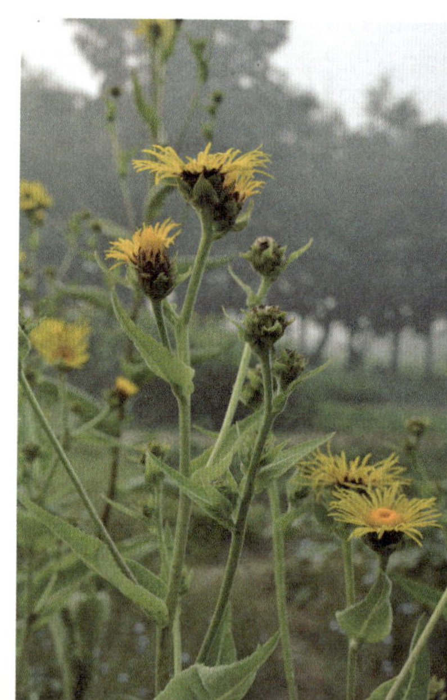

图27-3 祁木香植物

6.产地加工

在秋季采挖，除去泥沙后晒干。

【药材】

1.性状特征

土木香　本品呈圆锥形，略弯曲，长5~20cm。表面黄棕色或暗棕色，有纵皱纹及须根痕。根头粗大，顶端有凹陷的茎痕及叶鞘残基，周围有圆柱形支根。质坚硬，不易折断，断面略平坦，黄白色至浅灰黄色，有凹点状油室。气微香，味苦、辛。（图27-4）

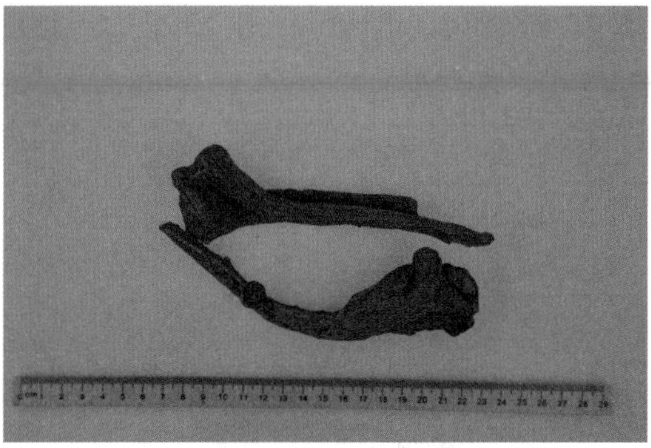

图27-4　祁木香药材

2. 商品规格

统货为主。

3. 道地药材

河北安国早有大量种植，为道地药材产地，习称“祁木香”。

4. 质量标志

以块大，质坚实，气微香为优。

5. 显微特征

本品横切面：木栓层为数列木栓细胞。韧皮部宽广。形成层环不甚明显。木质部射线宽6~25列细胞；导管少，单个或数个成群，径向排列；木纤维少数，成束存在于木质部中心的导管周围。薄壁细胞含菊糖。油室分布于韧皮部与木质部，直径80~300μm。粉末淡黄棕色。菊糖众多，无色，呈不规则碎块状。网纹导管直径30~100μm。木栓细胞多角形，黄棕色。木纤维长梭形，末端倾斜，具斜纹孔。

6. 化学组分

（1）倍半萜内酯类　土木香内酯，异土木香内酯。

（2）氨基酸类　天冬氨酸，苏氨酸。

7. 贮藏

置阴凉干燥处。

【炮制与饮片】

1. 饮片炮制

土木香　除去杂质，洗净，润透，切片，晒干。

2. 饮片名称

土木香。

3. 药品类别

理气药。

4.性状特征

土木香　饮片断面略平坦，黄白色至浅灰黄色，显角质性，四周灰白色，中心黄色，有一颜色较深的形成层环纹，有少数棕色油点，周边有纵纹及皮孔；气微香，味苦辛。（图27-5）

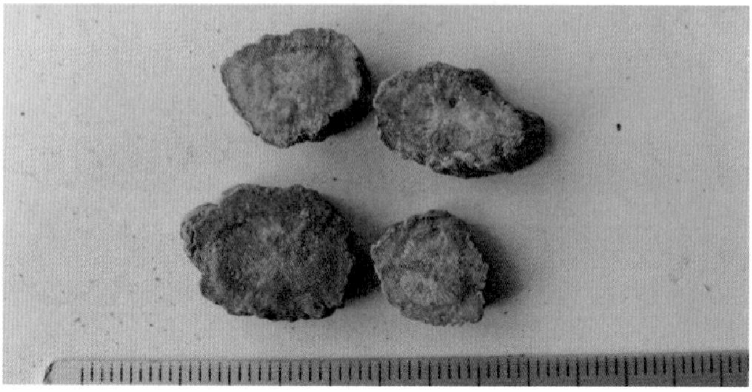

图27-5　土木香饮片

5.质量要求

（1）水分　不得过14.0%。

（2）总灰分　不得过7.0%。

（3）浸出物　照醇溶性浸出物测定法（通则2201）项下的热浸法测定，用30%乙醇作溶剂，不得少于55.0%。

（4）含量测定　照气相色谱法（通则0521）测定，按干燥品计算，含土木香内酯（$C_{15}H_{20}O_2$）和异土木香内酯（$C_{15}H_{20}O_2$）的总量不得少于2.2%。

6.性味功能

辛、苦，温。归肝、脾经。健脾和胃，调气解郁，止痛安胎。用于胸胁、脘腹胀痛，呕吐泻痢，胸胁挫伤，岔气作痛，胎动不安。

7.用法用量

内服：多入丸散，3~9g。

9.使用注意

内热口干，喉干舌绛者忌用。

10.贮藏

置阴凉干燥处。

【经典方剂与临床应用】

1.四味土木香散（《蒙医药选编》）

处方： 土木香，苦参去粗皮，各200g　珍珠杆去粗皮心，100g　山奈50g。

制法： 以上四味，粉碎成粗粉，过筛，混匀，即得。

功能主治： 清瘟解表。用于瘟病初期，发冷发热，头痛咳嗽，咽喉肿痛，胸胁作痛。

2. 催汤丸

处方： 土木香膏30g 土木香20g 悬钩子茎去皮，心，90g 木藤蓼去皮，50g 野姜20g 诃子去核，36g 余甘子40g 毛诃子去核，20g 块根糙苏60g。

制法： 上九味，除土木香膏外，其余土木香等八味粉碎成粗粉，过筛，混匀，用土木香膏与水制丸，干燥，即得。

功能主治： 清热解表，止咳止痛。用于感冒初起，咳嗽头痛，关节酸痛；防治流行性感冒。

【食疗与药膳】

土木香鲜品

制作方法： 捣烂或嚼烂。

功能主治： 感染型牙痛。

用法用量： 适量，含患处或入虫牙孔内。

玉竹

YuZhu

【别名】 萎蕤（《别录》），荧、委萎（《尔雅》），地节、马熏、玉术（《滇南本草》），地管子（《新编中药志》），铃铛菜（《东北药植志》）

【基原】

1. 集解

本品以萎蕤之名始载于《名医别录》。谓"萎蕤，无毒，一名地节，一名玉竹，一名马熏，生太山及丘陵。立春后采，阴干。"明《本草纲目》记载："处处山中有之。其根横生似黄精，差小，黄白色，性柔多须、最难燥。其叶如竹，两两相值。"《祁州中药志》中有关于玉竹栽培技术的介绍，《河北野生资源植物志》中对玉竹在河北的野生分布情况做了详细的介绍，如"张家口、承德、唐山三地市分布较广，三河、涞源、涞水、灵寿、沙河、武安等地也有分布。"

我国北部也产一种小玉竹，原植物为小玉竹，*Polygonatum humile* Fisch. ex Maxim. 本种形态与玉竹十分接近，区别点在于本种的植株通常较矮，根状茎较细，直径仅为3~6mm。叶片椭圆形至长椭圆形，下面披短糙毛。花序腋生，通常仅具1花。生于林下或山坡草地。分布于河北、山西、东北。

2. 品种

为百合科植物玉竹*Polygonatum ordoratum*（Mill.）Druce的干燥根茎。

3. 分布

河北境内绝大部分地区均有分布，并有栽培，主产于河北承德、保定等地。（图28-1）

4. 生态

生林下或山野阴坡，海拔500~1560m，喜凉爽潮湿荫蔽的环境，较耐阴、耐寒、对环境适应力很强。（图28-2）

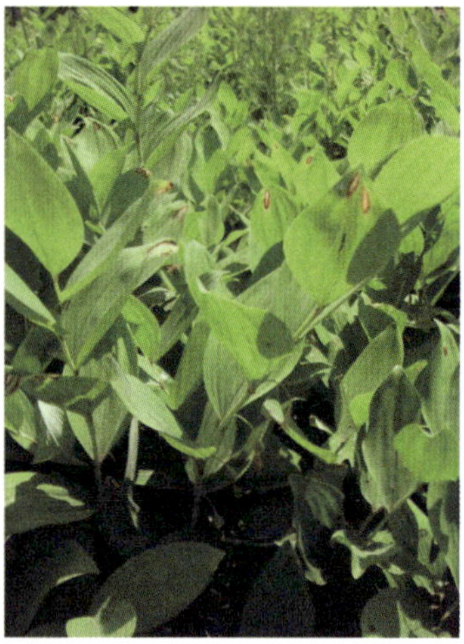

图28-1　栽培玉竹

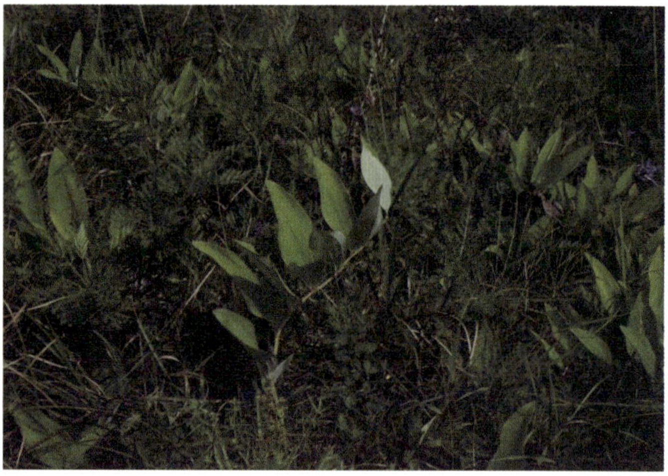

图28-2　玉竹生境

5. 形态特征

多年生草本。根茎横走，肉质，黄白色，密生多数须根。茎单一，高20~60cm。具7~12叶。叶互生，无柄；叶片椭圆形至卵状长圆形，长5~12cm，宽2~3cm，先端尖，基部楔形，上面绿色，下面灰白色；叶脉隆起，平滑或具乳头状突起。花腋生，通常1~3朵簇生，总花梗长1~1.5cm，无苞片或有线状披针形苞片；花被筒状，全长13~20mm，黄绿色至白色，先端6裂，裂片卵圆形，长约3mm，常带绿色；雄蕊6，着生于花被筒的中部，花丝丝状，近平滑至具乳头状突起；子房长3~4mm，花柱长10~14mm。浆果球形，直径7~10mm，熟时蓝黑色。花期4~6月，果期7~9月。（图28-3）

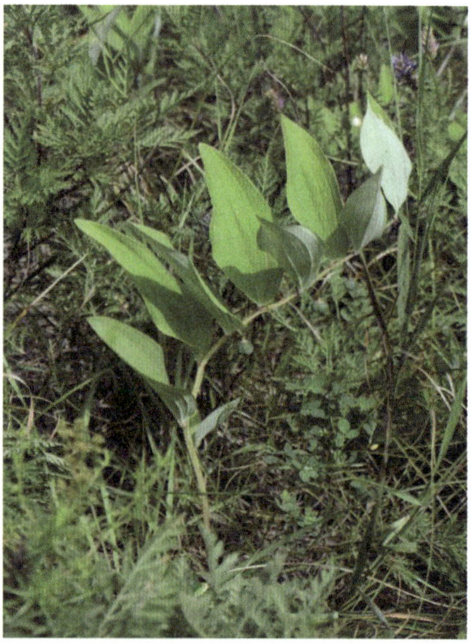

图28-3　玉竹

6. 产地加工

秋季采挖，除去须根，洗净，晒至柔软后，反复揉搓，晾晒至无硬心，晒干；或蒸透后，揉至半透明，晒干。

【药材】

1. 性状特征

本品呈长圆柱形，略扁，少有分枝，长4~18cm，直径0.3~1.6cm。表面黄白色或淡黄棕色，半透明，具纵皱纹和微隆起的环节，有白色圆点状的须根痕和圆盘状茎痕。质硬而脆或稍软，易折断，断面角质样或显颗粒性。气微，味甘，嚼之发黏。（图28-4）

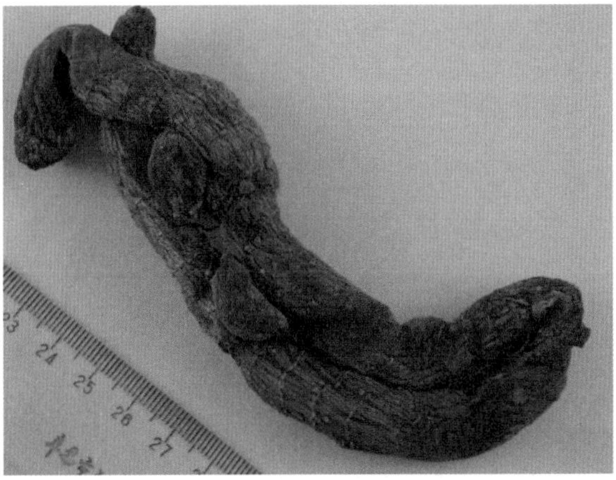

图28-4　玉竹药材

2. 道地药材

河北各地均产、以承德量大质优。

3. 质量标志

以条长、肉肥、黄白色、光泽柔润者为佳。

4. 显微特征

本品横切面：表皮细胞扁圆形或扁长方形，外壁稍厚，角质化。薄壁组织中散有多数黏液细胞，直径80~140μm，内含草酸钙针晶束。维管束外韧型，稀有周木型，散列。

5. 化学组分

（1）甾体皂苷　黄精螺甾醇POa、黄精螺甾醇POb、POe，PO1、PO2、PO3、PO4、PO5，黄精呋甾醇苷，黄精呋甾醇苷POc、POd，PO6、PO7、PO8、PO9等甾族化合物，铃兰苦苷，铃兰苷，夹竹桃螺旋苷等。

（2）多糖　玉竹黏多糖，玉竹果聚糖等。

（3）黄酮及其糖苷　槲皮苷、山奈酚及葡萄糖苷、牡荆素、牡荆素2''-O-葡萄糖苷、牡荆素2''-O-槐糖苷、皂草苷和洋地黄苷等。

（4）氨基酸和微量元素　谷氨酸、脯氨酸、γ-氨基丁酸、丙氨酸、精氨酸、天门冬酰胺等多种氨基酸及锰、磷、锌、铜等多种微量元素。

6. 贮藏

置通风干燥处，防霉，防蛀。

【炮制与饮片】

1.饮片炮制

玉竹：除去杂质，洗净，润透，切厚片或段，干燥。

2.饮片名称

玉竹。

3.药品类别

补虚药：补阴药。

4.性状特征

玉竹　本品呈不规则厚片或段。外表皮黄白色至淡黄棕色，半透明，有时可见环节。切面角质样或显颗粒性。气微，味甘，嚼之发黏。（图28-5）

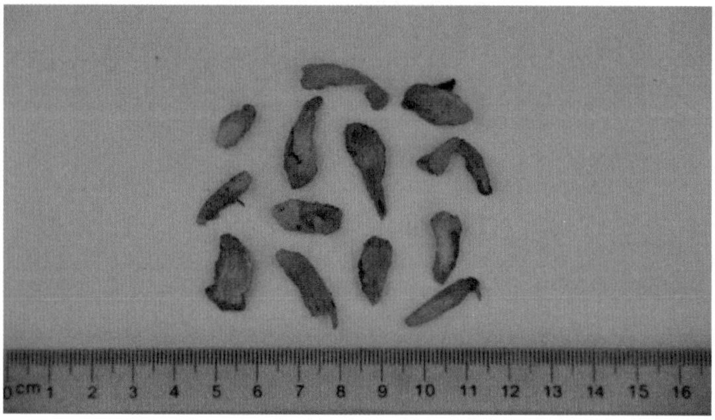

图28-5　玉竹

5.质量要求

（1）水分　不得过16.0%。

（2）总灰分　不得过3.0%。

（3）浸出物　照醇溶性浸出物测定法（通则2201）项下的冷浸法测定，用70%乙醇作溶剂，不得少于50.0%。

（4）含量测定　本品按干燥品计算，含玉竹多糖以葡萄糖（$C_6H_{12}O_6$）计，不得少于6.0%。

6.性味功能

甘，微寒。归肺、胃经。养阴润燥，生津止渴。用于肺胃阴伤，燥热咳嗽，咽干口渴，内热消渴。用于肺阴不足，燥热咳嗽；胃阴不足，咽干口渴，内热消渴等症。

7.用法用量

内服：煎汤，6~12g。

8.贮藏

置通风干燥处，防霉，防蛀。

【经典方剂与临床应用】

1.玉竹钩藤汤（《李斯炽方》）

处方： 丹参12g 玉竹12g 女贞子12g 生牡蛎12g 钩藤12g 竹茹12g 白芍15g 麦冬9g 茯神9g 柏子仁9g 知母9g 远志6g 石菖蒲6g 甘草3g。

用法： 水煎服，每日1剂，日服2次。

功能主治： 滋阴潜阳，开窍化痰。主阴虚阳亢，肝阳化风，风痰阻窍。

2.玉竹饮子（《张氏医通》）

处方： 萎蕤一名玉竹，9g 茯苓6g 甘草3g 桔梗3g 橘皮3g 紫菀6g 川贝母去心研，9g 生姜同橘皮蜜煎，12g。

用法： 上八味，长流水煎，入熟白蜜20ml，分二次服。

气虚，加人参6g；虚火，加肉桂1.5g；客邪，加细辛0.9g、香豉9g；咽喉不利，唾脓血，加阿胶9g、藕汁100ml；头额痛，加葱白2茎；便溏，用伏龙肝击碎煎汤，澄清代水煎服；气塞，临服磨沉香汁数匙兑入。

功能主治： 治痰水痰涎涌盛，咳逆喘满。

3.加减玉竹饮子（《重订通俗伤寒论》）

处方： 生玉竹3钱 川贝母3钱 西洋参2钱 浙苓2钱 紫菀2钱 蜜炙橘红8分 桔梗8分 炙草8分。

用法： 水煎服

功能主治： 气液双补，兼理余痰。主秋燥状暑，津气两伤，液郁为痰，经治痰少咳减者。

【食疗与药膳】

1.玉竹粥（《粥谱》）

原料： 玉竹15~20g（鲜品用30~60g） 粳米100g 冰糖少许。

制作方法： 先将新鲜肥玉竹洗净，去掉根须，切碎煎取浓汁后去渣，或用干玉竹煎汤去渣，入粳米，加水适量煮为稀粥，粥成后放入冰糖，稍煮一二沸即成。

功能主治： 滋阴润肺，生津止渴。适用于糖尿病或高热病后的烦渴、口干舌燥、阴虚低热不退；并可用于各种类型的心脏病、心功能不全的辅助食疗。

用法用量： 每日2次，5~7天为一疗程。

使用注意： 胃有痰湿致胃部饱胀、口腻多痰、消化不良、不喜欢水、舌苔厚腻者忌服。

2.玉竹猪心（《经验方》）

原料： 玉竹50g 猪心500g 生姜，葱，花椒，食盐，白糖，味精，香油适量。

制作方法：

（1）将玉竹洗净，切成节，用水稍润，煎熬2次，收取药液1000g。

（2）将猪心破开，洗净血水，与药液、生姜、葱、花椒同置锅内在火上煮到猪心六成熟时，将它捞出晾凉。

（3）将猪心放在卤汁锅内，用文火煮熟捞起，揩净浮沫。在锅内加卤汁适量，放入食盐、白糖、味精和香油，加热成浓汁，将其均匀地涂在猪心里外即成。

功能主治：安神宁心，养阴生津。适用于冠心病、心律不齐以及热病伤阴的干咳烦渴。

用法用量：每日2次，佐餐食。

远志

YuanZhi

【别名】棘菀、小草、细草（《本草经》），蕀菀、葽绕（《尔雅》《本草经》），小鸡腿、小鸡根（《中草药》），阿口草、醒心杖、灵神草（《植州植录》）。

【基原】

1.集解

远志始载于《神农本草经》列为上品，“一名棘菀，一名要绕，一名细草，其味苦温。主咳逆，伤中，补不足，除邪气，利九窍，益智慧，耳目聪明，不忘，强志倍力。久服，轻身不老。”《别录》中亦有记载，宋代的《本草图经》中记载的远志有很多品种，是从根的形状、叶的大小、花的颜色来区分，明代的《救荒本草》亦有记载，明代的《本草纲目》中记载，“远志有大叶、小叶二种，陶弘景所说者小叶也，马志所说者大叶也，大叶者花红。”将《本草纲目》的大叶远志、小叶远志与《中华本草》的远志和卵叶远志进行比较，认为小叶者，为远志*Polygala tenuifolia* Willd.，大叶者，为卵叶远志*Polygala sibirica* L.。远志产地最早记录于魏晋时期的《名医别录》，《中药材品种论述》《中华本草》等现代专著发现远志分布于我国东北、华北、西北等地，在安国早有种植、加工。清乾隆年间《祁州志》药属条即有种植的记载。“伏远志”为河北省道地药材，相传为伏羲最早发现于我省新乐伏羲台，后因其药效良好，遂被带往各地繁殖，故名“伏远志”。

2.品种

为远志科植物远志*Polygala tenuifolia* Willd.或卵叶远志*Polygala sibirica* L.的干燥根，以远志为主。

3.分布

河北省野生远志主要分布于太行山及燕山浅山丘陵地带，栽培品主产于坝上高原的张北、张家口、隆化等地。（图29–1）

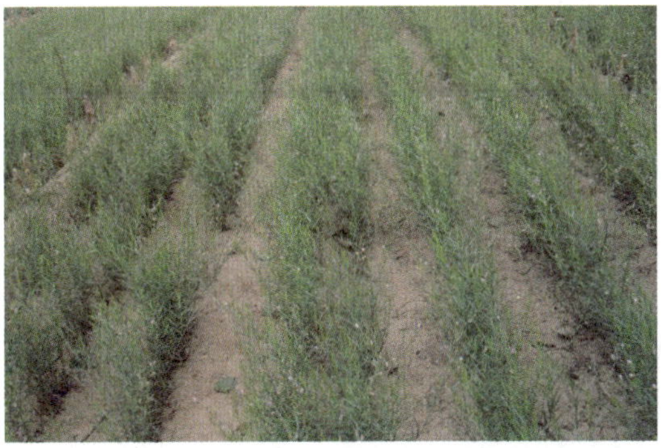

图29-1　远志

4. 生态

生于草原、山坡草地、灌丛中以及杂木林下，喜冰凉气候，忌高温，耐干旱。宜选向阳、排水良好的砂质壤土栽种。（图29-2）

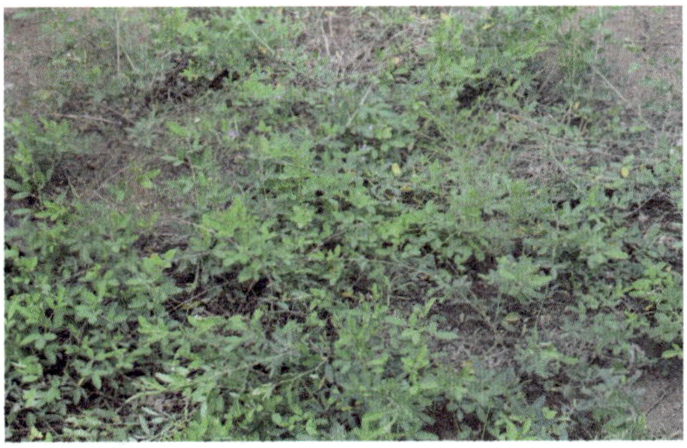

图29-2　远志生境

5. 形态特征

远志*Polygala tenuifolia* Willd. 为多年生草本，高15~50cm，主根粗壮，韧皮部肉质，浅黄色，长达10cm。茎多数丛生，直立或倾斜，具纵棱槽，被短柔毛。单叶互生，叶片纸质，线形至线状披针形，长1~3cm，宽0.5~1（~3）mm，先端渐尖，基部楔形，全缘，反卷，无毛或极疏被微柔毛，主脉上面凹陷，背面隆起，侧脉不明显，近无柄。总状花序呈扁侧状生于小枝顶端，细弱，长5~7cm，通常略俯垂，少花，稀疏；苞片3，披针形，长约1mm，先端渐尖，早落；萼片5，宿存，无毛，外面3枚线状披针形，长约2.5mm，急尖，里面2枚花瓣状，倒卵形或长圆形，长约5mm，宽约2.5mm，先端圆形，具短尖头，沿中脉绿色，周围膜质，带紫堇色，基部具爪；花瓣3，紫色，侧瓣斜长圆形，长约4mm，基部与龙骨瓣合生，基部内侧具柔毛，龙骨瓣较侧瓣长，具流苏状附属物；雄蕊8，花丝3/4以下合生成鞘，具缘毛，3/4以上两侧各3枚合生，花药无柄，中间2枚分离，花丝丝状，具狭翅，花药长卵形；子房扁圆形，顶端微缺，花柱弯曲，顶端呈喇叭形，柱头内藏。蒴果圆形，径约4mm，顶端微凹，具狭翅，无缘毛；种子卵形，径约2mm，黑色，密被白色柔毛，具发达、2裂下延的种阜。花果期5~9月。

卵叶远志*Polygala sibirica* L.(《中国植物志》中为西伯利亚远志）唯本种近无毛，叶片线形至线状披针形，近无柄；总状花序通常呈扁侧状生于小枝顶端，稍俯垂；花较小，龙骨瓣背面无毛，花丝3/4以下合生成鞘，3/4以上两侧各3枚合生，花药无柄。中间2枚分离；蒴果近圆形，具狭翅，但无缘毛，易于区别（图29-3，图29-4，图29-5，图29-6)。

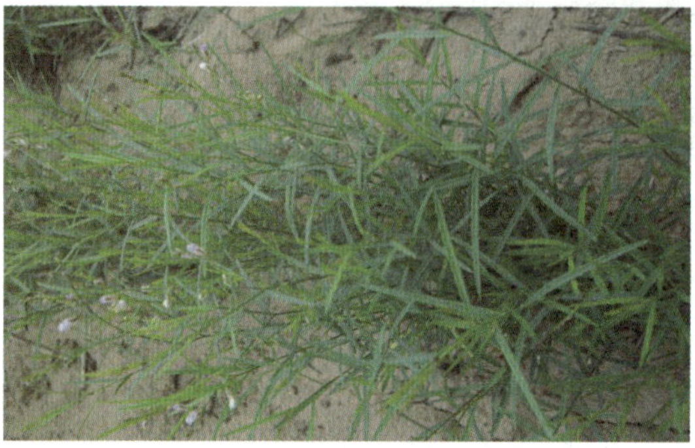

图29-3　远志原植物

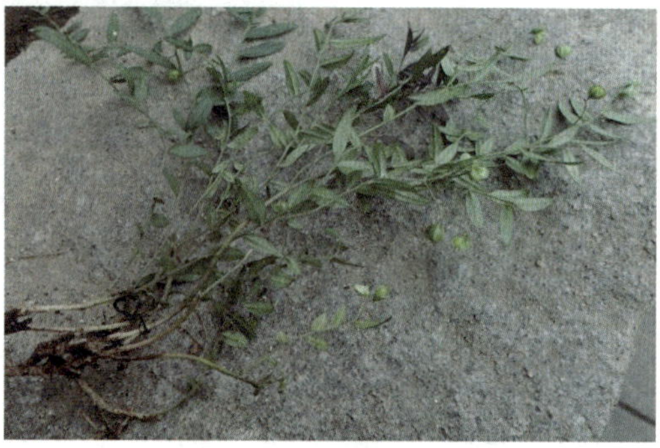

图29-4　卵叶远志原植物

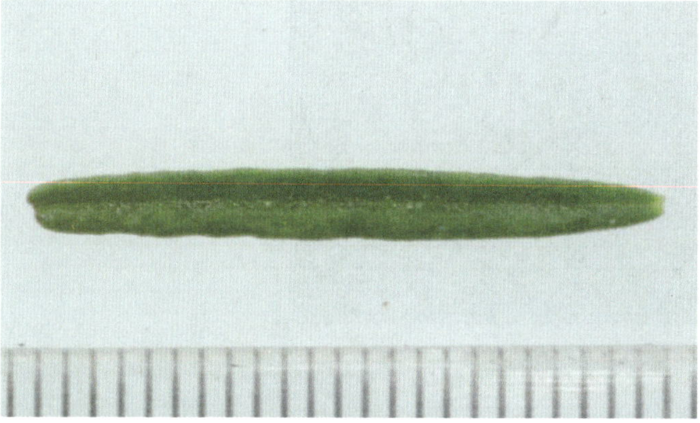

图29-5　远志（叶）

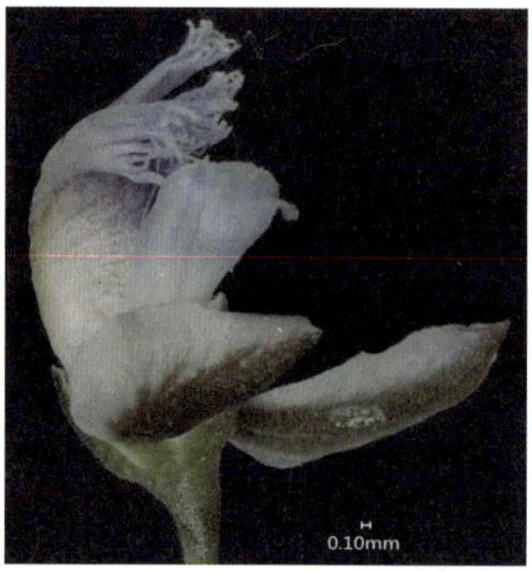

图29-6　远志（花）

6.**产地加工**

于栽种3~4年后，于秋季回苗后或春季萌芽前挖出根部，除去泥土，趁水分未干时，抽去木心晒干的称远志肉，直接晒干的称远志棍，抽去木质心留下的根皮晒干，即为远志筒。

【药材】

1.**性状特征**

远志（未去心）　呈圆柱形，略弯曲，中空，长3~15cm，直径0.3~0.8cm。表面灰黄色至灰棕色，有较密并深陷的横皱纹、纵皱纹及裂纹，老根的横皱纹较密更深陷，略呈结节状。质硬而脆，易折断，断面皮部棕黄色，木部黄白色，皮部易与木部剥离。气微，味苦、微辛，嚼之有刺喉感。(图29-7)

远志筒　呈筒状，中空。表面浅棕色或灰黄色，全体有较深的横皱纹，皮细肉厚。

质脆易断。断面黄白色。气特殊，味苦、微辛。

远志肉　多为破裂断碎的肉质根皮。表面棕黄色或灰黄色，全体有横皱纹，皮粗厚薄不等。质脆易断。断面黄白色。气特殊，味苦、微辛。无芦茎、无木心、须根。

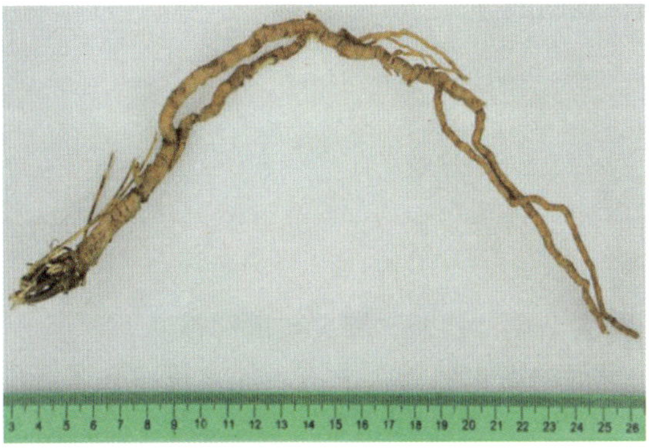

图29-7　远志药材

2. **商品规格**

商品分为远志筒、远志肉两种规格。

（1）远志筒

一等品：呈筒状，中空。表面浅棕色或灰黄色，全体有较深的横皱纹，皮细肉厚。质脆易断。断面黄白色。气特殊，味苦、微辛。长7cm，中部直径0.5cm以上；无木心，杂质、虫蛀、霉变。

二等品：长5cm，中部直径0.3cm以上。余同一等。

（2）远志肉

统货。干货。多为破裂断碎的肉质根皮。表面棕黄色或灰黄色，全体有横皱纹，皮粗厚薄不等。质脆易断。断面黄白色。气特殊，味苦、微辛。无芦茎、无木心、须根、杂质、虫蛀、霉变。

3. **道地药材**

河北省新乐为道地药材。素有“伏远志”之称，系河北野生或栽培的一种优秀品种。

4. **质量标志**

以筒粗、肉厚、去净木心者为佳。

5. **显微特征**

本品横切面：木栓细胞10余列。栓内层为20余列薄壁细胞，有切向裂隙。韧皮部较宽广，常现径向裂隙。形成层成环。木质部发达，均木化，射线宽1~3细胞。薄壁细胞大多含脂肪油滴；有的含草酸钙簇晶和方晶。

6. **化学组分**

（1）三萜皂苷类　远志皂苷，细叶远志皂苷等。

（2）糖类　葡萄糖，鼠李糖，木糖，半乳糖等。

（3）生物碱　远志碱，咔啉，细叶远志定碱等。

（4）口山酮类　远志口山酮Ⅲ。

（5）寡糖酯类

（6）苯丙素类　肉桂酸，香豆素，木脂素等。

（7）脂肪油　油酸，软脂酸等。

7. 贮藏

置通风干燥处。

【炮制与饮片】

1. 饮片炮制

远志　取原药材，拣去杂质，切断，筛去灰屑即得。

制远志　取甘草，置锅内加水煎汤，去渣，加入拣净去木心的远志，用文火煮至汤吸尽，取出，即得。

每100kg远志，用甘草6kg。

蜜远志　取熟蜜，加少许开水稀释后，淋于制远志段中，稍闷，用文火炒至蜜被吸尽，药色深黄，略带焦斑，疏散不粘手为度，取出，放凉。

每100kg远志段，用熟蜜20kg。

2. 饮片名称

远志，制远志，蜜远志。

3. 药品类别

安神药：养心安神药。

4. 性状特征

远志　本品呈圆柱形的段。外表皮灰黄色至灰棕色，有横皱纹。切面棕黄色，中空。气微，味苦、微辛，嚼之有刺喉感。（图29-8）

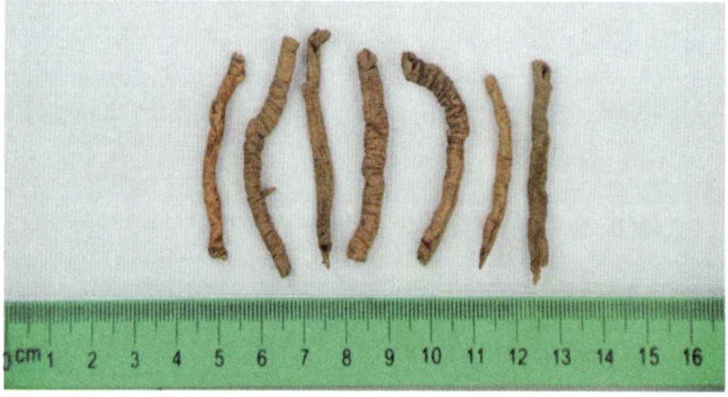

图29-8　远志

制远志　本品如远志段，表面黄棕色，味微甜，嚼之无刺喉感，缓和燥性，防止生品“戟人咽喉”。（图29-9）

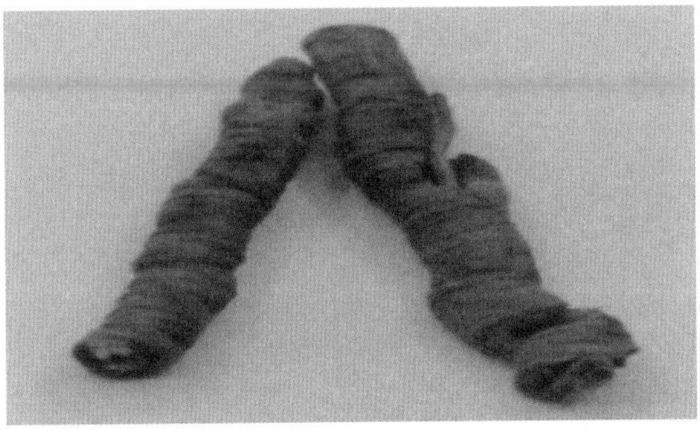

图29-9 制远志

蜜远志 本品显棕红色，稍带焦斑，略有黏性，味甜。（图29-10）

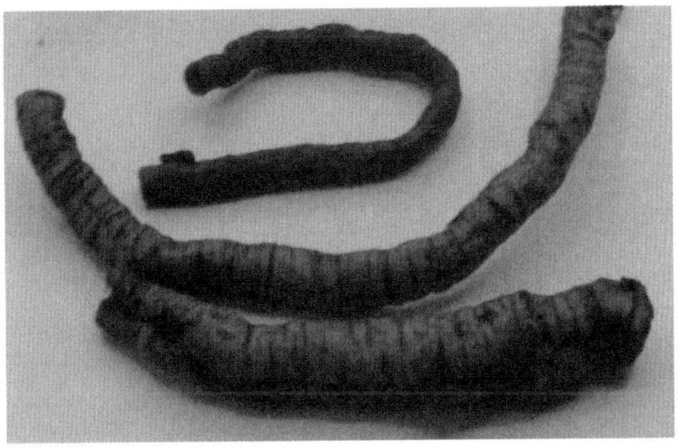

图29-10 蜜远志

5. 质量要求

远志

（1）水分 不得过12.0%。

（2）总灰分 不得过6.0%。

（3）酸不溶性灰分 不得过3.0%。

（4）黄曲霉毒素 照黄曲霉毒素测定法测定，含黄曲霉毒素B_1不得过5μg/kg，黄曲霉毒素G_2、黄曲霉毒素G_1、黄曲霉毒素B_2和黄曲霉毒素B_1总量不得过10μg/kg。

（5）浸出物 照醇溶性浸出物测定法项下的热浸法测定，用70%乙醇作溶剂，不得少于30.0%。

（6）含量测定 细叶远志皂苷照气相色谱法测定，含细叶远志皂苷（$C_{36}H_{56}O_{12}$），不得少于2.0%。远志口山酮Ⅲ和3，6’-二芥子酰基蔗糖照高效液相色谱法（通则0512）测定，含远志口山酮Ⅲ（$C_{25}H_{28}O_{15}$）不得少于0.15%，含3，6’-二芥子酰基蔗糖（$C_{36}H_{46}O_{17}$）不得少于0.50%。

6. 性味功能

苦、辛，温。归心、肾、肺经。安神益智，交通心肾，祛痰，消肿。用于心肾不交引起的失眠多梦、健忘惊悸、神志恍惚，咳痰不爽，疮疡肿毒，乳房肿痛。

7. 用法用量

内服：煎汤，3~10g。

8. 使用注意

心肾有火，阴虚阳亢者忌服；胃炎、胃溃疡者慎用。

9. 贮藏

置通风干燥处。

【经典方剂与临床应用】

1. 远志散（《太平圣惠方》）

处方：远志去心，30g　白术30g　肉桂去皱皮，45g　人参去芦头，30g　鳖甲涂酥炙令黄，去裙襕，45g　天门冬锉去心，焙，30g　杜仲去粗皮，微炙令黄，锉30g　川椒去目及闭口者，微炒去汗，30g　牛膝去苗，30g　白茯苓30g　薯蓣30g　山茱萸30g　柏子仁30g　生干地黄30g　石斛去根，锉，30g　黄耆锉，30g　甘草炙微赤，锉，15g。

制法：上药捣细罗为散。

功能主治：治虚劳。心虚劳损，羸瘦，四肢无力，心神昏闷。

2. 天王补心丹（《校注妇人良方》）

处方：人参去芦　茯苓、玄参、丹参、桔梗、远志各5钱（各15g）　当归酒浸、五味子、麦冬去心、柏子仁、酸枣仁炒，各一两（各30g）　生地黄四两（120g）。

制法：上为末，炼蜜为丸，如梧桐子大，用朱砂为衣，每服二三十丸（6~9g），临卧，竹叶煎汤送下（亦可改为汤剂，用量按原方比例酌减）。

功能主治：滋阴清热，养血安神。阴虚血少，神志不安证。心悸怔忡，虚烦失眠，神疲健忘，或梦遗，手足心热，口舌生疮，大便干结，舌红少苔，脉细数。

【食疗与药膳】

1. 远志莲粉粥

原料：远志30g　莲子15g　粳米50g。

制作方法：将远志泡去心皮与莲子均研为粉，再煮粳米粥，侯熟入远志与莲子粉，再煮一二沸。

功能主治：补中，益心志，聪耳明目。

用法用量：随意食用。

2. 远志枣仁粥

原料：远志10g　炒酸枣仁10g　粳米50g。

制作方法：粳米淘洗干净，放入适量清水锅中，加入洗净的远志、酸枣仁，用大火烧开用小火煮成粥食用。

功能主治：宁心安神，健脑益智。

用法用量：晚间睡前作为夜宵食用。

西陵知母

XiLingZhiMu

【别名】连母(《神农本草经》)、东根(《名医别录》)、昌支(《新修本草》)。

【基原】

1.集解

《神农本草经》记载:“味苦寒,主消渴,热中,降邪气,肢体浮肿,下水,补不足,益气,一名蚳母,一名连母,一名野蓼,一名地参,一名水参,一名水浚,一名货母,一名蝭母,生川谷。”“川”指很长的山脉,“谷”指峡谷,是对知母生境做出的最早最朴实的描述。《本草经集注》记载:“二、八月采,形似菖蒲而柔润,叶至难死,掘出随生,须枯燥及止”“生河内川谷”“今出彭城”,《本草图经》曰:“四月开青花、如韭花,八月结实”“生河内川谷,今濒河诸郡及解州、滁州亦有之。”濒河诸郡为古之黄河两岸地区,包括今之河北、河南、山东、山西等地,均为野生知母的主产区。《药物出产辨》曰“产直隶东陵、西陵等。”其中河北易县所产“西陵知母”最为道地。安国生产的毛知母在1983年“全国出口商品生产基地、专场建设成果展联会”展出时,获中华人民共和国对外经济贸易部优质产品荣誉证书。

2.品种

知母为百合科知母属植物知母*Anemarrhena asphodeloides* Bge.的干燥根茎。

3.分布

河北境内绝大部分地区均有野生分布,现河北保定易县、安国等地均有栽培,以易县产量最大(图30-1)。

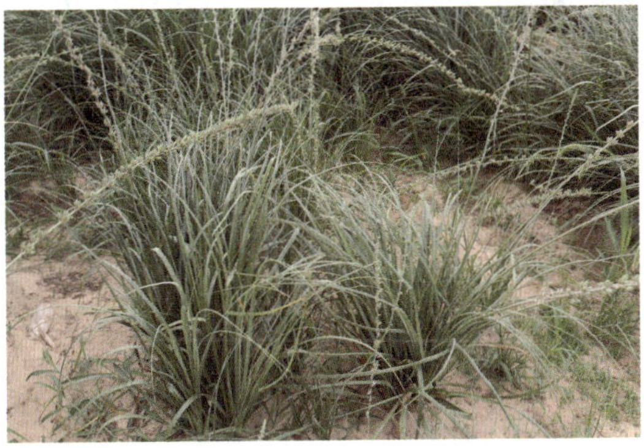

图30-1 栽培西陵知母

4. 生态

生于海拔1450m以下的山坡、草地或路旁较干燥或向阳的地方（图30-2）。

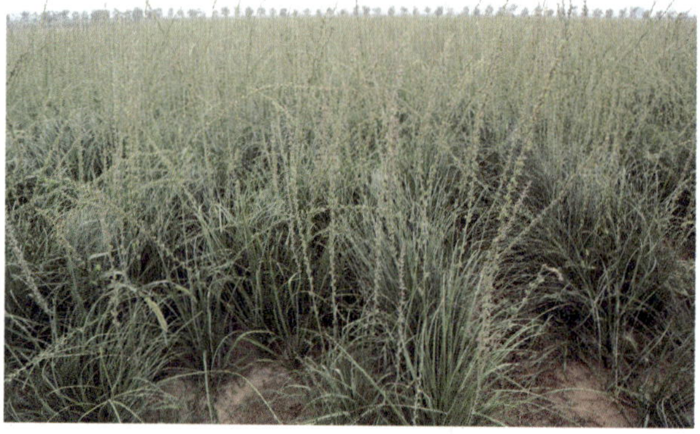

图30-2　西陵知母生境

5. 形态特征

根状茎粗0.5~1.5cm，为残存的叶鞘所覆盖。叶长15~60cm，宽1.5~11mm，向先端渐尖而成近丝状，基部渐宽而成鞘状，具多条平行脉，没有明显的中脉。花葶比叶长得多；总状花序通常较长，可达20~50cm；苞片小，卵形或卵圆形，先端长渐尖；花粉红色、淡紫色至白色；花被片条形，长5~10mm，中央具3脉，宿存。蒴果狭椭圆形，长8~13mm，宽5~6mm，顶端有短喙。种子长7~10mm。花果期6~9月。（图30-3，图30-4）。

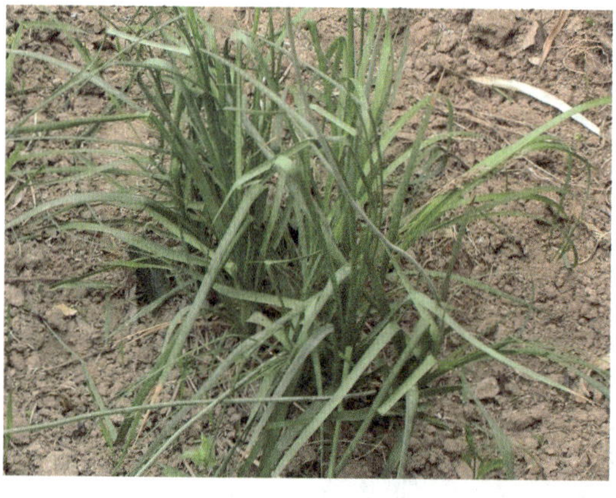

图30-3　西陵知母原植物

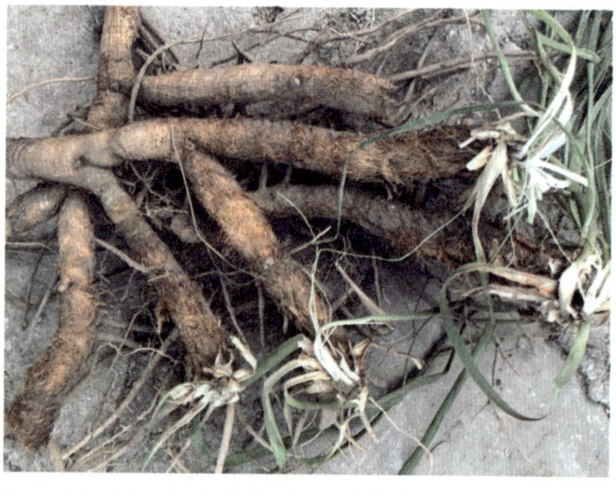

图30-4　西陵知母药用部位

6. 产地加工

主产于河北，春秋二季采挖，除去茎苗及根须保留黄绒毛和浅黄色的叶痕及茎痕（习称“金包头”），晒干，即为毛知母；剥去外皮晒干者即为知母肉。一般将知母药材除去杂质，洗净、润透、切片，干燥后供药用。以生长三年以上者质量为佳。可用机器加工去皮。

【药材】

1. 性状特征

本品呈长条状，微弯曲，略扁，偶有分枝，长3~15cm，直径0.8~1.5cm，一端有浅黄色的茎叶残痕。表面黄棕色至棕色，上面有一凹沟，具紧密排列的环状节，节上密生黄棕色的残存叶基，由两侧向根茎上方生长；下面隆起而略皱缩，并有凹陷或突起的点状根痕。质硬，易折断，断面黄白色。气微，味微甜、略苦，嚼之带黏性。（图30-5）。

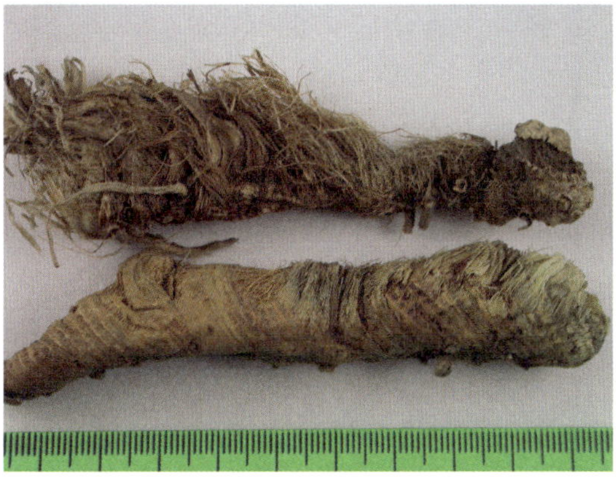

图30-5　毛知母

2. 商品规格

毛知母规格标准：

统货。干货。呈扁圆形，略弯曲，偶有分枝；体表上面有一凹沟具环状节。节上密生黄棕色或棕色毛；下面有须根痕；一端有浅黄色叶痕（俗称金包头）。质坚实而柔润。断面黄白色。略显颗粒状。气特异，味微甘略苦。长6cm以上。无杂质、虫蛀、霉变。

知母肉规格标准：

统货。干货。呈扁圆条形，去净外皮。表面黄白色或棕黄色。质坚。断面淡黄色，颗粒状。气特异。味微甘略苦。长短不分，扁宽0.5cm以上。无烂头、杂质、虫蛀、霉变（图30-6）。

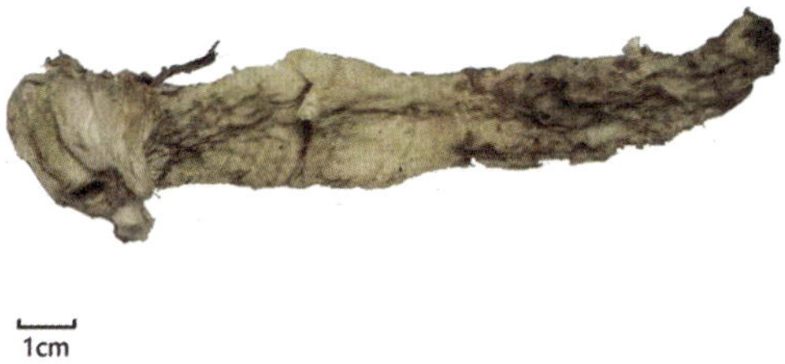

图30-6　光知母

3. 道地药材

河北易县产者为道地药材。素有“西陵知母”之称，系河北野生或栽培的一种优质品种。

4. 质量标志

以肥大、质硬、表面被金黄色绒毛、断面黄白色者为佳。瘦长形偏、外毛灰黑、内毛色暗者质次。

5. 显微特征

本品粉末黄白色。黏液细胞类圆形、椭圆形或梭形，直径53~247μm，胞腔内含草酸钙针晶束。草酸钙针晶成束或散在，长26~110μm。（图30-7）

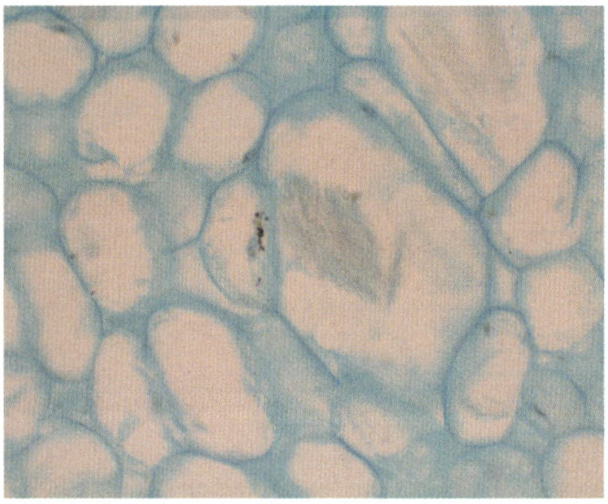

图30-7　草酸钙针晶（400x）

6. 化学组分

（1）皂苷类　知母皂苷、菝葜皂苷元、薯蓣皂苷元等。

（2）黄酮类　芒果苷、新芒果苷、异芒果苷等。

（3）木质素　顺式-扁柏树脂酚、单甲基-顺式-扁柏树脂酚、氧化-顺式-扁柏树脂酚等。

（4）多糖　知母多糖等。

7. 贮藏

置通风干燥处，防潮。

【炮制与饮片】

1. 饮片炮制

知母　除去杂质，洗净，润透，切厚片，干燥，去毛屑。

盐知母　取净知母片，置炒至容器内，用文火加热，炒至变色，喷淋盐水，炒干，取出晾凉。

2. 饮片名称

知母，盐知母。

3. 药品类别

清热药：清热泻火药。

4. 性状特征

知母

本品为呈不规则类圆形的厚片。外表皮黄棕色或棕色，可见少量残存的黄棕色叶基纤维和凹陷或突起的点状根痕。切面黄白色至黄色。气微，味微甜、略苦，嚼之带黏性。（图 30–8）

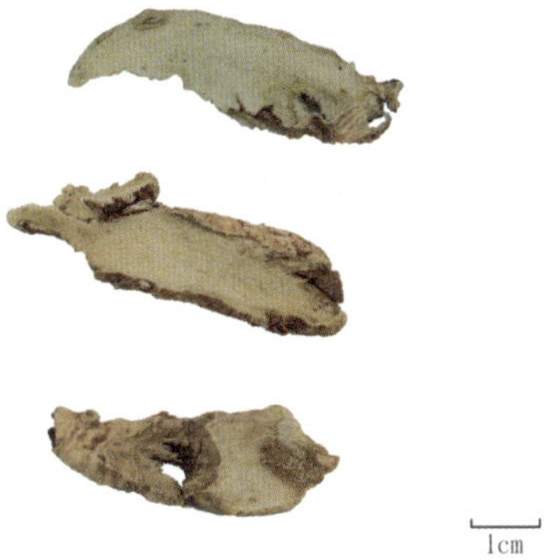

图 30–8　知母

盐知母

本品形如知母片，色黄或微带焦斑。味微咸（图 30–9）。

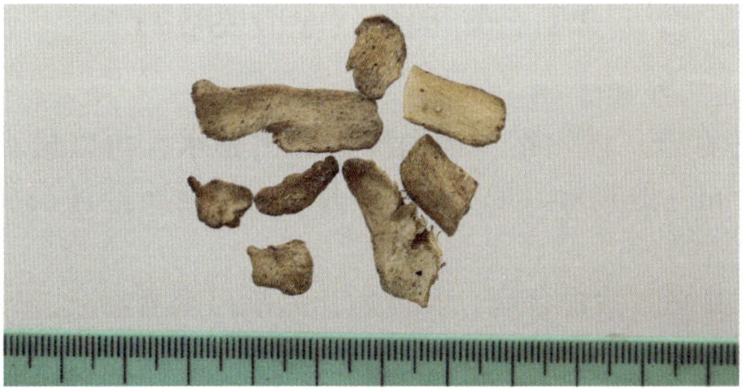

图 30–9　盐知母

5. 质量要求

知母

水分　不得过 12.0%。

总灰分　不得过 9.0%。

酸不溶性灰分　不得过 2.0%。

含量测定　照高效液相色谱法（通则 0512）测定，本品按干燥品计算，含芒果苷（$C_{19}H_{18}O_{11}$）不得少于 0.50%，含知母皂苷 B Ⅱ（$C_{45}H_{76}O_{19}$）不得少于 3.0%。

盐知母

水分　不得过 12.0%。

总灰分　不得过 9.0%。

酸不溶性灰分　不得过 2.0%

含量测定　照高效液相色谱法（通则0512）测定，本品按干燥品计算，含芒果苷（$C_{19}H_{18}O_{11}$）不得少于0.40%，含知母皂苷BⅡ（$C_{45}H_{76}O_{19}$）不得少丁2.0%。

6.性味功能

苦、甘，寒。归肺、胃、肾经。清热泻火，滋阴润燥。用于外感热病，高热烦渴，肺热燥咳，骨蒸潮热，内热消渴，肠燥便秘。

7.用法用量

内服：煎汤，6~12g。

8.贮藏

置阴凉干燥处。

【经典方剂与临床应用】

1.白虎汤（《伤寒论》）

处方：石膏碎一斤（50g）　知母六两（18g）　甘草二两（6g）　粳米六合（9g）。

制法：上药四味，以水一斗，煮米熟汤成，去滓，温服一升，日三服。

功能主治：清热，生津。阳明热盛证或温病气分大热证。高热面赤，烦渴引饮，汗出恶热，舌红，苔薄黄，脉洪大有力，或浮滑。抑或热盛神昏，烦躁谵语，口不仁，面垢，遗尿，肢阙。

2.百合知母汤（《金匮要略》）

处方：百合擘，30g　知母切，9g。

制法：先以水洗百合，渍一宿，当白沫出，去其水，再以泉水400ml，煎取200ml，去滓；另以泉水400 ml，煎知母，取200ml，去滓。将两次药汁混和煎，取300ml，分温二服。

功能主治：清热养阴。治百合病，发汗后，心烦口渴者。

【食疗与药膳】

1.知母旗鱼汤

原料：天花粉10g　知母8g　旗鱼肉片120g　香菇120g　绿花椰菜（西兰花）60g　棉布袋1个。

制作方法：天花粉和知母洗净，装入棉布袋；香菇和绿花椰菜洗净，剁成小朵备用，砂锅内加水，放入棉布袋和旗鱼肉，加入香菇和绿花椰菜，煮沸，取出棉布袋，加入嫩姜丝和盐调味即可。

功能主治：舒筋止痛、养胃抗癌。

用法用量：佐食服用。

2.知母龙骨炖鸡

原料：鸡一只（约1200g）　知母20g　龙骨40g。

制作方法：将母鸡去内脏洗净，取知母、龙骨放入鸡腹腔内，入沙锅炖至熟烂，加盐调味即可。

功能主治： 滋阴泻火

用法用量： 佐食服用。

祁紫菀

QiZiWan

【别名】 辫紫菀、青菀、紫茜（《名医别录》），返魂草（《药性粗评》），夜牵牛（《本草品汇精要》）。

【基原】

1. 集解

紫菀始载于《神农本草经》，列为中品。《神农本草经》曰：“主咳逆上气，胸中寒热结气，去蛊毒痿蹶，安五藏。生山谷。”

魏晋时期《名医别录》记载：“味辛，无毒。主治咳唾脓血，止咳悸，五劳体虚，补不足，小儿惊厥。一名紫茜，一名青菀。生房陵（今湖北房县）及真定（今河北正定县）、邯郸（今河北邯郸市）。二月、三月采根，阴干。”

南朝时期《本草经集注》记录为：“味苦、辛，温，无毒。主治咳逆上气，胸中寒热结气，去蛊毒、痿蹶，安五脏。治咳唾脓血，止喘悸，五劳体虚，补不足，小儿惊厥。一名紫茜，一名青菀。生房陵（今湖北房县）及真定（今河北正定县）、邯郸（今河北邯郸市）。二月、三月采根，阴干……近道处处有，生布地，花亦紫，本有白毛，根甚柔细。”

明代《本草蒙筌》描述为：“近道多生，真定（今河北正定县），独胜。”《本草纲目》描述为：“牢山所出根如北细辛者为良。”

河北安国产的“祁紫菀”根粗且长，质柔韧，质地纯正，药效良好，是著名的八大祁药之一。

2. 品种

为菊科植物紫菀 *Aster tataricus* L. f. 的干燥根和根茎。

3. 分布

主产于河北安国，药材称“辫紫菀”，均系栽培。

4. 生态

疏松透气性良好的土壤和湿润环境，紫菀较耐涝，怕旱，喜肥。（图31–1）

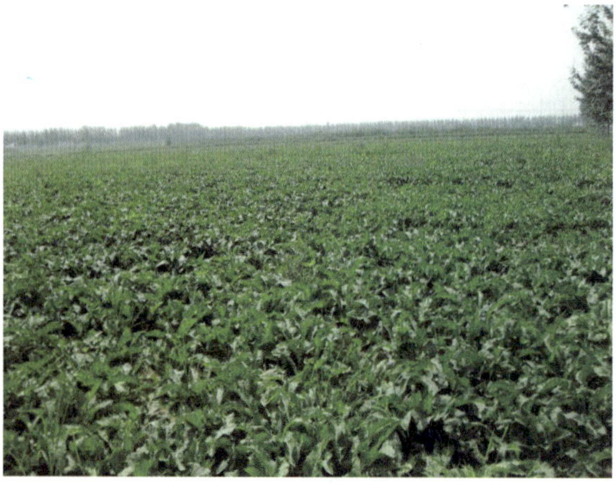

图31-1　紫菀生境

5.形态特征

多年生草本，根状茎斜升。茎直立，高40~50cm，粗壮，基部有纤维状枯叶残片且常有不定根，有棱及沟，被疏粗毛，有疏生的叶。基部叶在花期枯落，长圆状或椭圆状匙形，下半部渐狭成长柄，连柄长20~50cm，宽3~13cm，顶端尖或渐尖，边缘有具小尖头的圆齿或浅齿。下部叶匙状长圆形，常较小，下部渐狭或急狭成具宽翅的柄，渐尖，边缘除顶部外有密锯齿；中部叶长圆形或长圆披针形，无柄，全缘或有浅齿，上部叶狭小；全部叶厚纸质，上面被短糙毛，下面被稍疏的但沿脉被较密的短粗毛；中脉粗壮，与5~10对侧脉在下面突起，网脉明显。头状花序多数，径2.5~4.5cm，在茎和枝端排列成复伞房状；花序梗长，有线形苞叶。总苞半球形，长7~9mm，径10~25mm；总苞片3层，线形或线状披针形，顶端尖或圆形，外层长3~4mm，宽1mm，全部或上部草质，被密短毛，内层长达8mm，宽达1.5mm，边缘宽膜质且带紫红色，有草质中脉。舌状花约20余个；管部长3mm，舌片蓝紫色，长15~17mm，宽2.5~3.5mm，有4至多脉；管状花长6~7mm且稍有毛，裂片长1.5mm；花柱附片披针形，长0.5mm。瘦果倒卵状长圆形，紫褐色，长2.5~3mm，两面各有1或少有3脉，上部被疏粗毛。冠毛污白色或带红色，长6mm，有多数不等长的糙毛。花期7~9月；果期8~10月。（图31-2）

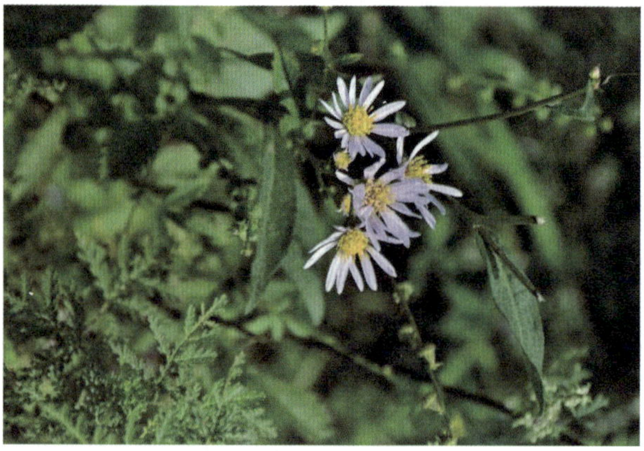

图31-2　紫菀原植物

6. **产地加工**

春、秋二季采挖，除去有节的根茎（习称“母根”）和泥沙，编成辫状晒干，或直接晒干。

【药材】

1. **性状特征**

本品根茎呈不规则块状，大小不一，顶端有茎、叶的残基；质稍硬。根茎簇生多数细根，长3~15cm，直径0.1~0.3cm，多编成辫状；表面紫红色或灰红色，有纵皱纹；质较柔韧。（图31-3）

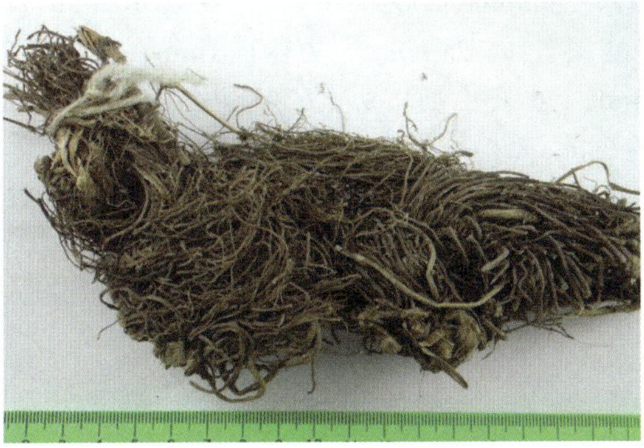

图31-3 紫菀药材

2. **商品规格**

按照加工方式不同，将紫菀药材分成“辫紫菀”和“紫菀”两个规格，各规格项下均为统货。

3. **道地药材**

主产于河北。河北安国产的“祁紫菀”根粗且长，质柔韧，质地纯正，药效良好，是著名的“八大祁药”之一。

4. **质量标志**

以根长、色紫红、质柔韧者为佳。

5. **显微特征**

横切面：

表皮细胞多萎缩或有时脱落，内含紫红色色素，下皮细胞1列，略切向延长，侧壁及内壁稍厚，有的含紫红色色素。皮层宽广，有细胞间隙；分泌道4~6个，位于皮层内测，内皮层明显。中柱小，木质部略呈多角形；韧皮部束位于木质部弧角间；中央通常有髓。

根茎表皮有腺毛，皮层散有石细胞及厚壁细胞。根及根茎薄壁细胞含菊糖，有的含草酸钙簇晶。

6. **化学组分**

（1）三贴类　紫菀酮、表紫菀酮等。

（2）植物甾醇类　豆甾醇、α-菠甾醇、β-谷甾醇和胡萝卜苷等。

（3）有机酸类　苯甲酸、咖啡酸、对羟基苯甲酸、阿魏酸二十六烷酯等。

（4）肽类　Asternin A、B、C等。

（5）黄酮类　槲皮素、山柰酚、芦丁、木犀草素、橙皮苷、芹菜素等。

（6）酚类　4-O-山柰酚、吡喃葡萄糖苷-3-羟基苯甲酸甲酯、异槲皮苷、异鼠李素-3-O-葡萄糖苷、5-（1-羧基乙烯基氧基）-2-羟基苯甲酸等。

（7）蒽醌类　大黄酚、大黄素、芦荟大黄素和大黄素甲醚等。

（8）香豆素类　东莨菪素等。

7.理化特征

（1）取本品粗粉2g，置50ml锥形瓶中，加蒸馏水20ml，置于60℃水浴上，加热10min，滤过，取2ml滤液置于试管中，用力振摇1min，产生持久性泡沫。（检查皂苷）

（2）取乙醚浸液4ml，蒸去乙醚，残渣溶于甲醇1ml中，加2，4-二硝基苯肼试液1ml，加热后析出黄色沉淀。（检查酮类）

8.贮藏

置阴凉干燥处，防潮。

【炮制与饮片】

1.饮片炮制

除去杂质，洗净，稍润，切厚片或段，干燥。

2.饮片名称

紫菀。

3.药品类别

止咳平喘药。

4.性状特征

本品呈不规则的厚片或段。根外表皮紫红色或灰红色，有纵皱纹。切面淡棕色，中心具棕黄色的木心。气微香，味甜，微苦。（图31-4）

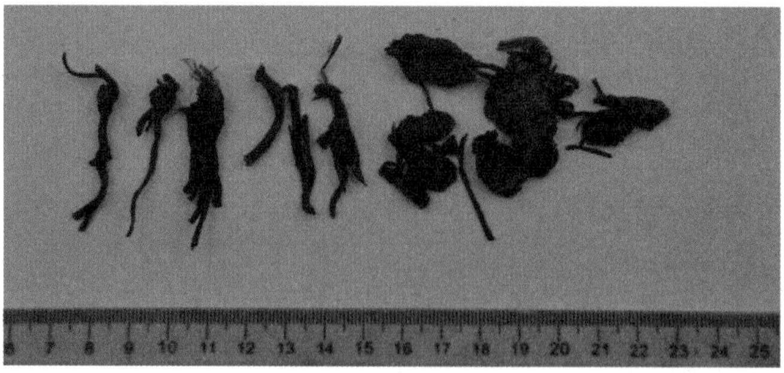

图31-4　紫菀饮片

5. 质量要求

紫菀

（1）水分　不得过15.0%。

（2）总灰分　不得过15.0%。

（3）酸不溶性灰分　不得过8.0%。

（4）醇溶性浸出物　不得少于45.0%。

（5）含量测定　照高效液相色谱法（通则0512）测定，本品按干燥品计算，含紫菀酮（$C_{30}H_{50}O$）不得少于0.15%。

蜜紫菀

（1）水分　不得过16.0%。

（2）总灰分　不得过15.0%。

（3）酸不溶性灰分　不得过8.0%。

（4）醇溶性浸出物　不得少于45.0%。

（5）含量测定　照高效液相色谱法（通则0512）测定，本品按干燥品计算，含紫菀酮（$C_{30}H_{50}O$）不得少于0.10%。

6. 性味功能

甘、苦，温。归肝、肾、肺经。祛风除湿，舒筋通络，活血止痛，止咳平喘。用于风湿痹病，关节肿胀，疼痛麻木，跌扑损伤，闪腰岔气，咳嗽气喘。

7. 用法用量

内服，煎服5~10g。

8. 配伍禁忌

恶天雄、瞿麦、藁本、雷丸、远志，畏茵陈。(《本草经集注》)

9. 使用注意

粉碎加工时，注意防护，以免发生过敏反应。

10. 贮藏

置阴凉干燥处，防潮。

【经典方剂与临床应用】

九味藏紫菀花散

处方： 藏紫菀花800g　马蔺子4000g　粗糙紫堇400g　亚大黄400g　大黄400g　肉豆蔻300g　诃子400g　丁香300g　安息香300g。

制法： 以上九味，粉碎成细粉，过筛，混匀，即得。

功能主治： 清热解毒。用于瘟疫症寒性“龙”病，“黄水”病。

用法用量： 一次0.9~1.5g，一日3~4次。

使用注意： 无。

【食疗与药膳】

1.天冬紫菀酒

原料：紫菀、饴糖各10g　天冬200g　白酒1000ml。

制作方法：将药材洗净捣碎，装入纱布袋内，与饴糖一起放入净器中，倒入白酒浸泡，密封7~10日后开启，去掉药袋，过滤装瓶备用。

功能主治：润肺止咳。

用法用量：每次取饮10~30ml，每日2次。

2.紫菀款冬茶

原料：紫菀、款冬花各3g　茶叶6g。

制作方法：用开水冲泡上3味，加盖闷片刻即可。

功能主治：祛痰止咳。

用法用量：代茶饮，不拘时，每日1剂。

忍冬藤

RenDongTeng

【别名】忍冬（《本草纲目》）。

【基原】

1.集解

“忍冬”一名始载于《名医别录》，陶弘景集曰：“味甘，温，无毒……十二月采，阴干”，据此，众多文献均认为当时药用的是藤和叶。“金银花”一名见于北宋《苏沈良方》。明确以花入药则见于明代的本草著作。兰茂的《滇南本草》和朱橚的《救荒本草》已用“金银花”为正名；刘文泰的《本草品汇精要》在“忍冬”项下明确“茎、叶、花”药用；李时珍的《本草纲目》载：“茎叶及花，功用皆同”。自此，藤叶与花以“忍冬”或“金银花”为名，同作一药使用。清代吴仪洛的《本草从新》在“金银花”项下载：“其藤叶名忍冬”，以后逐渐将花与藤叶分开入药。河北省邢台市巨鹿大面积种植忍冬植物，产量较高。

2.品种

本品为忍冬科植物忍冬 *Lonicera japonica* Thunb.的干燥茎枝。

3.分布

主要分布于河北巨鹿（图32-1）。

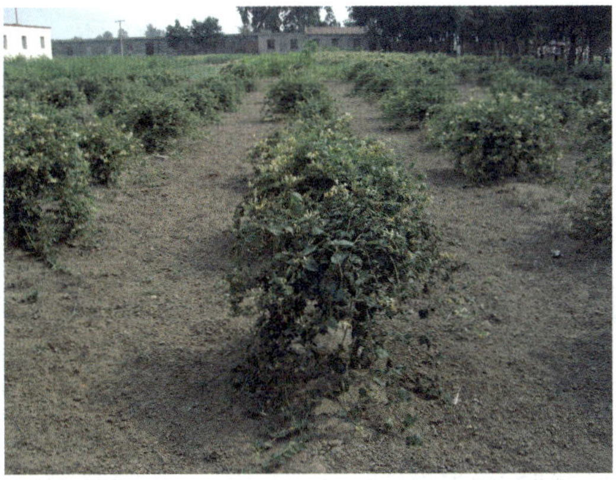

图32-1　栽培忍冬

4. 生态

生于山坡灌丛或疏林中、乱石堆、山足路旁及村庄篱笆边，亦有栽培（图32-2）。

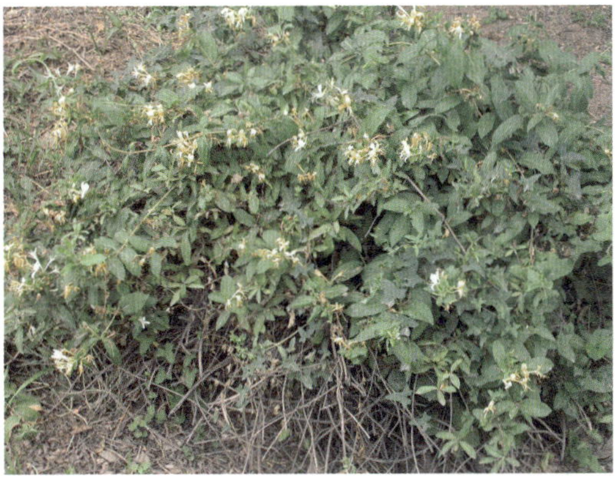

图32-2　忍冬生境

5. 形态特征

半常绿藤本；幼枝洁红褐色，密被黄褐色、开展的硬直糙毛、腺毛和短柔毛，下部常无毛。叶纸质，卵形至矩圆状卵形，有时卵状披针形，稀圆卵形或倒卵形，极少有1至数个钝缺刻，长3~5（~9.5）cm，顶端尖或渐尖，少有钝、圆或微凹缺，基部圆或近心形，有糙缘毛，上面深绿色，下面淡绿色，小枝上部叶通常两面均密被短糙毛，下部叶常平滑无毛而下面多少带青灰色；叶柄长4~8mm，密被短柔毛。总花梗通常单生于小枝上部叶腋，与叶柄等长或稍短，下方者则长达2~4cm，密被短柔毛，并夹杂腺毛；苞片大，叶状，卵形至椭圆形，长达2~3cm，两面均有短柔毛或有时近无毛；小苞片顶端圆形或截形，长约1mm，为萼筒的1/2~4/5，有短糙毛和腺毛；萼筒长约2mm，无毛，萼齿卵状三角形或长三角形，顶端尖而有长毛，外面和边缘都有密毛；花冠白色，有时基部向阳面呈微红，后变黄色，长（2~）3~4.5（~6）cm，唇形，筒稍长于唇瓣，很少近等长，外被多少倒生的开展或半开展糙毛和长腺毛，上唇裂片顶端钝形，下唇带状而反曲；雄蕊和花柱均高出花冠。果实圆形，直径6~7mm，熟时蓝黑色，有光泽；种子卵圆形或椭圆形，褐色，长约3mm，中部有1凸起的脊，两侧有浅的横沟纹。花期4~6月（秋季亦常开花），果熟期10~11月。

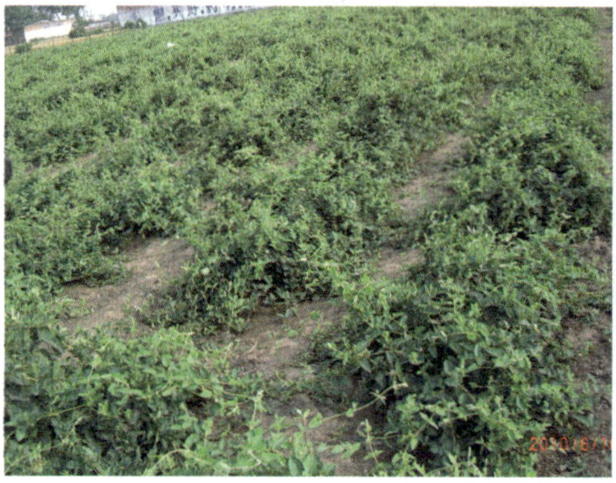

图32-3　忍冬原植物

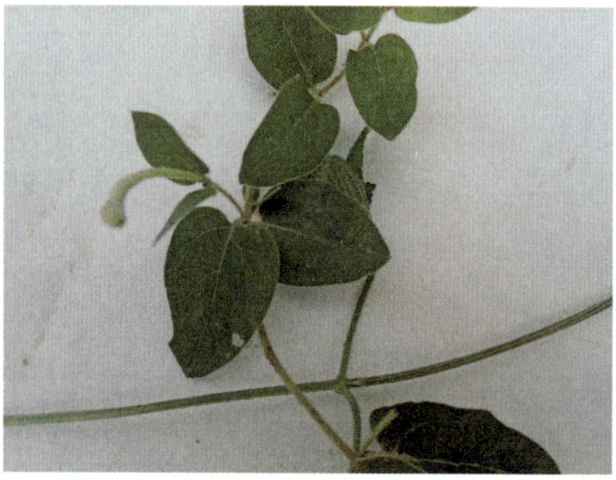

图32-4　忍冬藤

6.产地加工

秋、冬二季采割，晒干。

【药材】

1.性状特征

本品呈长圆柱形，多分枝，常缠绕成束，直径1.5~6mm。表面棕红色至暗棕色，有的灰绿色，光滑或被茸毛；外皮易剥落。枝上多节，节间长6~9cm，有残叶和叶痕。质脆，易折断，断面黄白色，中空。气微，老枝味微苦，嫩枝味淡。

2.质量标志

以条匀、带叶、表面棕红色、质嫩、不破裂者为佳。

3.显微特征

本品粉末浅棕黄色至黄棕色。非腺毛较多，单细胞，多断碎，壁厚，表面有疣状突起。表皮细胞棕黄色至棕红色，表面观类多角形，常有非腺毛脱落后的痕迹，石细胞状。薄壁细胞内含草酸钙簇晶，常排列成行，也有的单个散在，棱角较钝，直径5~15μm。（图32-5、图32-6）

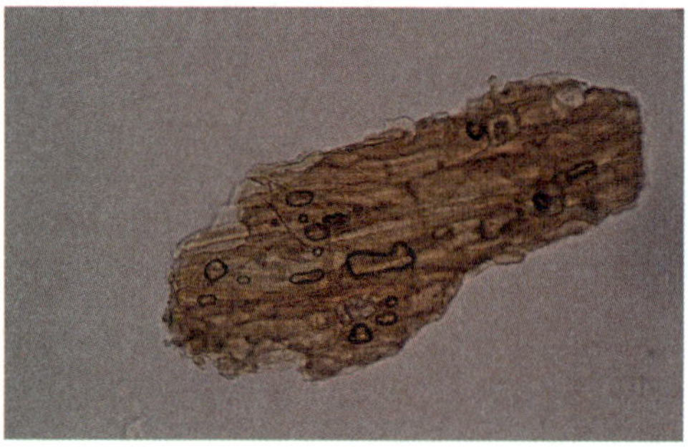

图32-5　表皮细胞

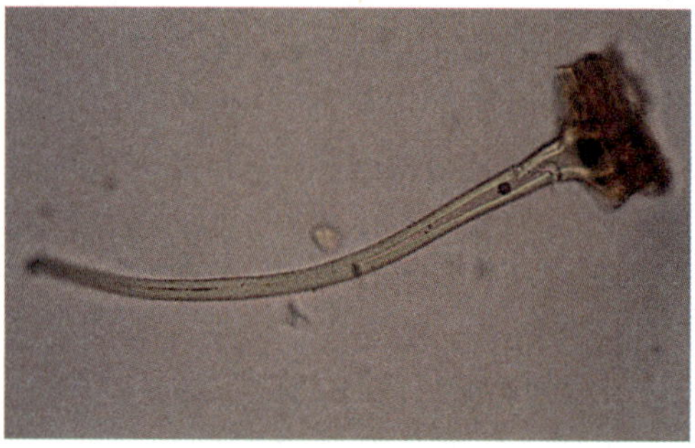

图32-6　非腺毛

4. 化学组分

（1）环烯醚萜类　马钱子酸、Grandifloroside、Secoloanoside-7-methylester。

（2）苯丙素类　咖啡酸、咖啡酸甲酯、咖啡酸乙酯、阿魏酸、肉桂酸等。

（3）黄酮类　草木樨素、槲皮素、芹菜素、忍冬苷等。

（4）三萜类　忍冬苦苷A、忍冬苦苷B等。

（5）其他类　甘露醇、β-谷甾醇、葡萄糖等。

5. 贮藏

置干燥处。

【炮制与饮片】

1. 饮片炮制

忍冬藤　取原药材，除去杂质，洗净，闷润，切段，干燥。

2. 饮片名称

忍冬藤。

3. 药品类别

清热药：清虚热药。

4. 性状特征

本品呈不规则的段。表面棕红色（嫩枝），有的灰绿色，光滑或被茸毛；外皮易脱落。切面黄白色，中空；偶有残叶，暗绿色，略有茸毛。气微，老枝味微苦，嫩枝味淡（图32-7）。

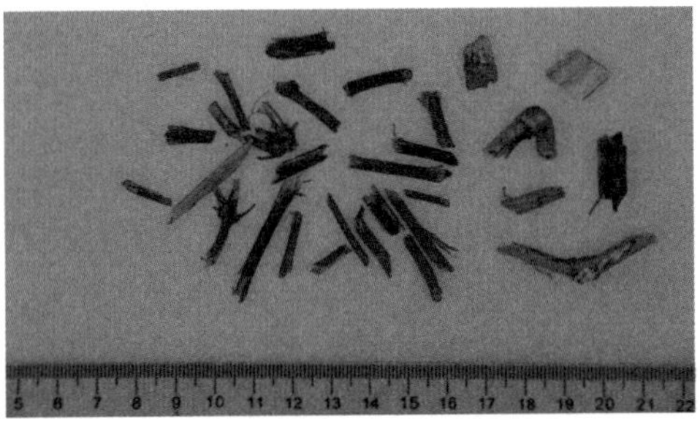

图32-7　忍冬藤

5. 质量要求

（1）水分　不得过12.0%。

（2）总灰分　不得过4.0%。

（3）浸出物　不得少于14.0%

（4）含量测定　照高效液相色谱法（通则0512）测定，本品按干燥品计算，含绿原酸（$C_{16}H_{18}O_9$）不得少于0.10%。

6. 性味功能

甘，寒。归肺、胃经。清热解毒，疏风通络。用于温病发热，热毒血痢，痈肿疮疡，风湿热痹，关节红肿热痛。

7.用法用量

内服：煎汤，9~30g。

8.贮藏

置干燥处。

【经典方药及临床应用】

1.神效托里散（《太平惠民和剂局方》）

处方：忍冬、黄芪各五两　当归一两二钱　炙甘草八两。

制法：上药为细末，每服二钱，酒一盏半，煎至一盏，内服后留药渣外敷患处。

功效主治：主治痈疽发背、肠痈、乳痈、无名肿痛，憎寒壮热，类若伤寒。

2.忍冬酒（《外科精要》）

处方：忍冬藤五两　甘草一两。

制法：上用水二碗，煎一碗，入无灰好酒一碗，再煎数沸，去滓，分三服，一昼夜用尽，病重昼夜二剂，至大小便通利为度。

功效主治：主治各类痈疽。

3.忍冬膏（《乾坤生意秘掘》）

处方：金银藤四两　吸铁石三钱　香油一斤　黄丹八两。

制法：熬枯去滓，入黄丹八两，待熬至滴水不散，如常摊用。

功效主治：主治各类肿痛，金刃伤疮，恶疮。

【食疗与药膳】

败酱草汤

原料：败酱草，忍冬藤，桃仁，薏苡仁。

制作方法：将以上药材水煎服。

功能主治：治疗湿热型阑尾炎。

用法用量：每日分2~3次服用。

白鲜皮

BaiXianPi

【别名】八股牛、山牡丹、羊鲜草。

【基原】

1. 集解

《现代中药材商品通鉴》中记录白鲜是始载于《神农百草经》，列为中品。均为野生。“主治头风，黄疸，咳逆，淋沥，女子阴中肿痛，湿痹死肌，不可屈身起止行步。”李时珍谓：“鲜者，羊之气也，此草根白色，有羊膻气，故名。”主产于辽宁开原、铁岭、昌图、宽甸、凤城、建昌、朝阳，河北蔚县、龙关、兴隆、滦平、承德，山东烟台、栖霞，宁夏泾源、固原、隆德、西吉、海原等地。此外江苏、山西、内蒙古、吉林、黑龙江等地亦产。销全国各地并有出口。

魏晋时期，《名医别录》、南朝时期《本草经集注》、唐代《新修本草》均记载为：“生上谷及宛朐。四月、五月采根，阴干。”上谷即今河北易县，宛朐即冤句县，今山东菏泽县西南，说明白鲜皮在唐代以前产地并未有明显变化，均为河北、山东一带。

宋代苏颂《本草图经》记载为“生上谷（即今河北易县）川谷或冤句（今山东菏泽县西南），河中（即今山西永济县）、江宁府（即今江苏南京市）、滁州（即今安徽滁州）、润州（即今江苏镇江县）亦有之。苗高余尺，茎青，叶稍白，如槐，亦似茱萸；四月开花淡紫色，似小蜀葵；跟似蔓菁，皮黄白而心实。四月、五月采根，阴干用。”《证类本草》亦记载为“生上谷川谷或冤句，四月、五月采根，阴干。”陶隐居云：“近道处处有，以蜀中者为良。说明白鲜自宋代以来产地开始扩大，且以蜀中地区即今四川成都平原一带产白鲜质量为佳。”

1963年版《中国药典》记载：“本品为芸香科植物白鲜的干燥根皮，均系野生，主产于辽宁、河北、四川、江苏、浙江、安徽等地。”

《中华药海》记载：“生于山坡及丛林中，分布于河北、东北、河南、安徽、江苏、江西、四川、贵州、陕西、内蒙古、甘肃等地。”

《中华本草》中对白鲜皮描述为：“白鲜根皮呈卷筒状，长5~15cm，直径1~2cm，厚2~5cm。外表面灰白色或淡灰黄色，具细纵皱纹及细根痕，常有突起的颗粒状小点；内表面类白色，有细纵纹。质脆，折断时有粉尘飞扬，断面不平坦，略呈层片状，剥去外层，对光可见闪烁的小亮点。有羊膻气，味微苦。以条大、肉厚、色灰白、断面分层者为佳。”

《现代中药材商品通鉴》记载：“以条大、肉厚、无木心、色灰白者为佳。以辽宁的产品质优。”

《中华药海》记载：“以卷筒状，无木心，皮厚，块大者为佳。”

2. 品种

为芸香科植物白鲜 *Dictamnus dasycarpus* Turcz. 的干燥根皮。

3. 分布

河北省蔚县、承德等地。（如图33-1）

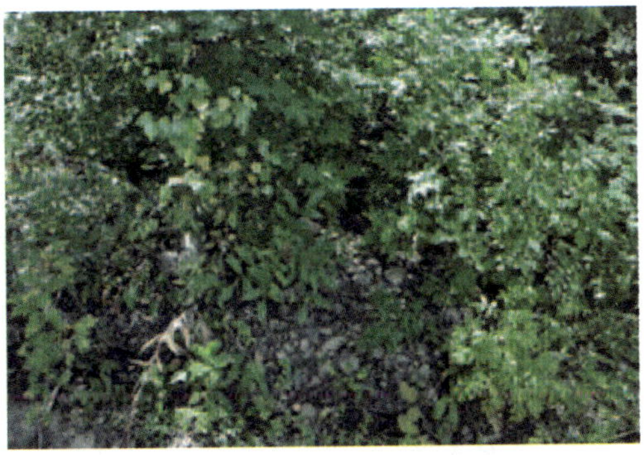

图33-1 野生白鲜皮

4. 生态

生于山地灌木丛中及森林下，山坡阳坡。白鲜生于土坡灌木丛中，山地灌木丛中及森林下，山坡阳坡。白鲜喜欢温暖湿润，耐寒，怕旱，怕涝，怕强光照。（如图33–2）

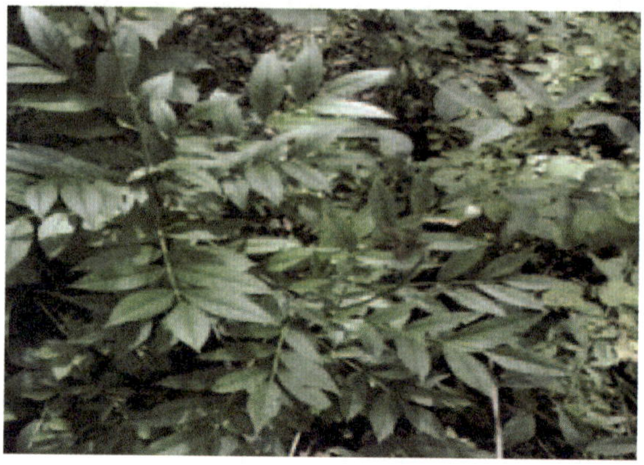

图33–2　白鲜皮生境

5. 形态特征

根肉质，多侧根，外皮黄白至黄褐色。奇数羽状复叶互生；先端锐尖，基部楔形，边缘具细锯齿，上面深绿色，密布腺点，下面白绿色，腺点较稀。总状花序顶生，长达30cm，花轴及花柄混生白色柔毛及黑色腺毛；花柄长1~2.5cm，基部有线形苞片1枚；萼片5，卵状披针形，长约5mm，宽约2mm，基部愈合；花瓣5，色淡红而有紫红色线条，倒披针形或长圆形，长约25mm，宽5~7mm，某部渐细呈柄状；雄蕊10；子房上位，5室。蒴果，密被腺毛，成熟时5裂，每瓣片先端有一针尖。每分果瓣有种子2~3粒，近球形，直径约3mm，先端短尖，黑色，有光泽。花期4~5月，果期6月。（如图33–3）

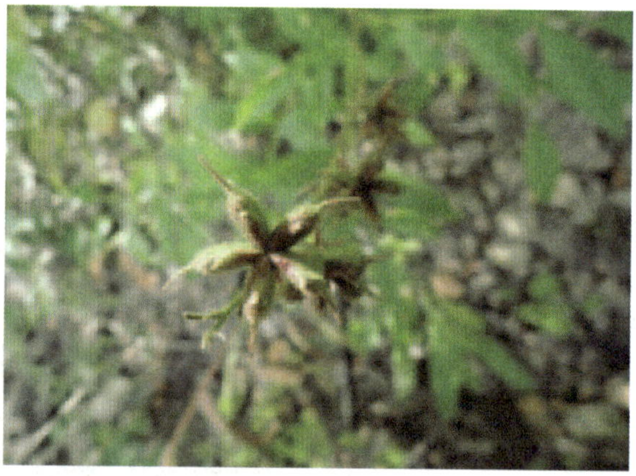

图33–3　白鲜皮原植物

6. 产地加工

秋季采挖，除去泥沙，晒至须根干时，燎去或除去须根，晒干。

【药材】

1. 性状特征

本品呈卷筒状，长5~15cm，直径1~2cm，厚0.2~0.5cm。外表面灰白色或淡灰黄色，具细纵皱纹和细根痕，常有突起的颗粒状小点；内表面类白色，有细纵纹。质脆，折断时有粉尘飞扬，断面不平坦，略呈层片状，剥去外层，迎光可见闪烁的小亮点。有羊膻气，味微苦。（如图33-4）

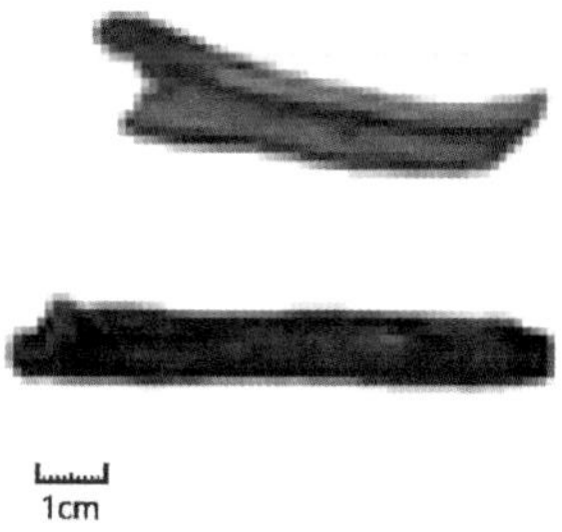

图33-4　白鲜皮药材

2. 商品规格

商品一般为选货和统货两个等级。

3. 道地药材

以河北省所产质量为佳。

4. 质量标志

以条大、皮厚、色灰白者为佳。

5. 显微特征

根皮横切面：白鲜木栓层为10余列木栓细胞。皮层狭窄，有横长大型裂隙。韧皮部宽广，细胞排列疏松，有裂隙；韧皮射线宽1~3列细胞。皮层、韧皮部散有单个纤维，类方形或长多角形，壁极厚，木化。本品薄壁细胞含淀粉粒及草酸钙簇晶。

6. 化学组分

（1）甾萜类　β-谷甾醇、升麻醇、升麻醇木糖苷、北升麻醇、异北升麻醇、去羟北升麻醇及25-O-甲基异北升麻醇。

（2）呋喃香豆素　分齿阿米素和齿阿米素。

（3）多糖　24-氧-乙酰升麻醇3-O-β-D-木糖苷、2-β-乙酰基-25-脱氧升麻醇-3-O-β-D-木糖苷、25-O-2酰基升麻醇-3-O-β-D-木糖苷。

7. 理化特征

薄层色谱：取本品1g，粉碎，加氯仿20ml，超声处理10min，滤过，滤液蒸干，残渣加甲醇1ml使溶解，作为供试品溶液。另取白鲜皮对照药材1g，同法制成对照药材溶液。照薄层色谱法（附录Ⅵ B）试验，吸取上述两种溶液各5μl，分别点于同一硅胶G薄层板上，以正已烷-醋酸乙酯（3∶2）为展开剂，展开，取出，晾干，置碘蒸气中熏至斑点显色清晰。供试品色谱中，在与对照药材色谱相应的位置上，显相同颜色的斑点。

8. 贮藏

置通风干燥处。

【饮片与炮制】

1. 饮片炮制

除去杂质，洗净，稍润，切厚片，干燥。

2. 饮片名称

白鲜皮。

3. 药品类别

清热药：清热燥湿药。

4. 性状特征

本品呈不规则的厚片。外表皮灰白色或淡灰黄色，具细纵皱纹及细根痕，常有突起的颗粒状小点；内表皮类白色，有细纵纹。切面类白色，略呈层片状。有羊膻气，味微苦。（图33–5）

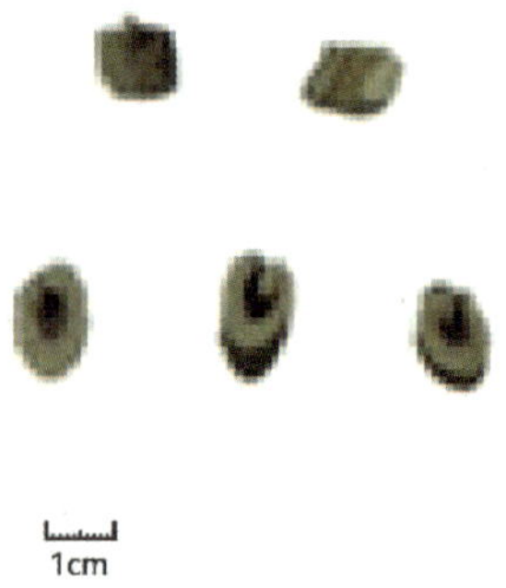

图33–5　白鲜皮饮片

5. 质量要求

（1）水分　不得超过14.0%。

（2）浸出物　不得少于20%。

（3）含量测定　照高效液相色谱法（通则0512）测定，本品按干燥品计算，含梣酮（$C_{14}H_{16}O_3$）不得少于0.050%，黄柏酮（$C_{26}H_{34}O_7$）不得少于0.15%。

6. 性味功能

苦，寒。归脾、胃、膀胱经。清热燥湿，祛风解毒。用于湿热疮毒，黄水淋漓，湿疹，风疹，疥癣疮癞，风湿热痹，黄疸尿赤。

7. 用法用量

内服：5~10g；或入丸、散。外用：适量，煎汤洗或研粉敷。

8. 使用注意

虚寒证忌服。

9. 贮藏

置通风干燥处。

【经典方剂与临床应用】

白鲜皮散（《太平圣惠方》）

处方：白鲜皮、防风、犀角、黄芩、知母、沙参、人参各15g　炙甘草30g。

制法：小儿心肺风热壅滞，胸膈不利：水煎服，每服3g。

功效主治：方中白鲜皮清热解毒，祛风，为君药。

【食疗与药膳】

1. 白鲜皮茶

原料：白鲜皮15~30g　丹参15g　赤芍15g　防风9g　黄芩9g　蝉蜕9g　荆芥9g　当归9g　甘草6g　茶叶3g。

制作方法：将白鲜皮、丹参、赤芍、防风、黄芩、蝉蜕、荆芥、当归、甘草、茶叶洗净，用水煎煮取药汁200ml。

功效主治：清热祛风，凉血活血。

用法用量：每日一剂，分2次服。

2.白鲜竹林霄炖鸡

原料：白鲜皮30g　竹林霄（百尾笋）30g　鹿衔草30g　鸡1只。

制作方法：将鸡去毛、内脏，洗净，与前3味药加水共炖，小火炖至鸡肉熟烂为度，去渣。

功效主治：清肺止咳，润肺补虚。

用法用量：食鸡喝汤，每次适量，可加少许调味品。

3.双百祛风茶

原料：白鲜皮9g　白蒺藜12g　生地黄12g　乌梢蛇9g　防风9g　当归9g　甘草6g。

制作方法：将白鲜皮、白蒺藜、生地黄、乌梢蛇、防风、当归、甘草加水700ml煎至200ml，取汁即可。

功能主治：祛风。

用法用量：代茶频饮。

地骨皮

DiGuPi

【别名】地骨（《神农本草经》），枸杞根（《本草经集注》），枸杞根皮（《药性论》）。

【基原】

1.集解

地骨皮最早在《五十二病方》以枸杞根入药被收载。南北朝时期《抱朴子·仙药篇》云："象紫，一名托卢是也，或名仙人杖或云西王母杖，或名天门精，或名却老，或名地骨，或名枸杞也。"《名医别录》记载："生常山及诸丘陵阪岸。"明确指出枸杞产地在常山，即今河北正定一带，这是最早记录枸杞产地的古籍。宋代寇宗奭《本草衍义》记载："枸杞当用梗皮，地骨当用根皮，枸杞子当用其红实。"宋代苏颂《本草图经》云："春生苗，叶如石榴叶而软薄堪食，俗呼为甜菜；其茎干高三、五尺，作丛；六月、七月生小红紫花；随便结红实，形微长如枣核。其根名地骨。"明代李时珍的《本草纲目》枸杞项下记载："……本经所列气味主治，盖通根、苗、花、实而言，初无分别也。后世以枸杞子为滋补药，以地骨皮为退热药，始歧而二之。"据明崇祯本和清乾隆本《祁州志》土产条载，种植品种包括枸杞。《祁州中药志》记载："枸杞子在安国种植历史悠久，根皮（地骨皮）亦可供药用。"河北巨鹿现有枸杞栽培，主要出产地骨皮，且栽培历史悠久，此外云南枸杞*Lycium yunnanense* Kuang et A. M. Lu、新疆枸杞*Lycium dasystemum* Pojark.等品种的根皮作为民族药或地方习用品入药。

2.品种

为茄科植物枸杞*Lycium chinense* Mill.的干燥根皮。

3.分布

河北境内绝大部分地区均有野生分布，邢台等地有栽培，现以邢台巨鹿产量最大（图34–1）。

4.生态

枸杞常生于山坡、荒地、丘陵地、盐碱地、路旁及村边宅旁。除普遍野生外，各地也有作药用、蔬菜或绿化栽培。（图34–2）。

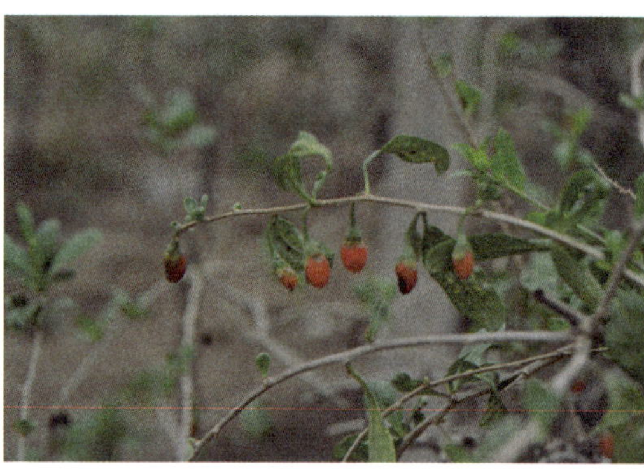

图34–1　栽培枸杞

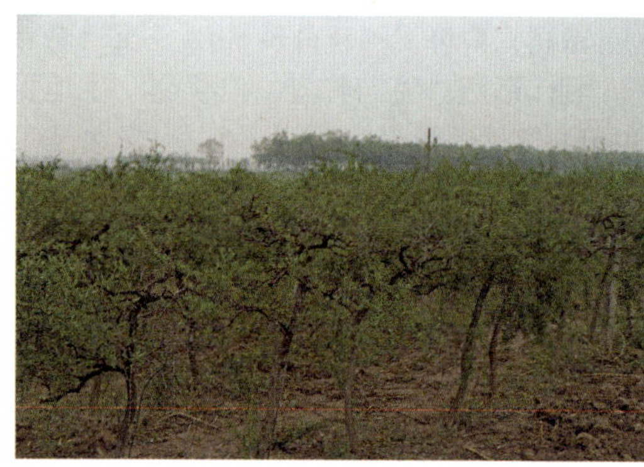

图34–2　枸杞生境

5.形态特征

多分枝灌木，高0.5~1m，栽培时可达2m多；枝条细弱，弓状弯曲或俯垂，淡灰色，有纵条纹，棘刺长0.5~2cm，生叶和花的棘刺较长，小枝顶端锐尖成棘刺状。叶纸质或栽培者质稍厚，单叶互生或2~4枚簇生，卵形、卵状菱形、长椭圆形、卵状披针形，顶端急尖，基部楔形，长1.5~5cm，宽0.5~2.5cm，栽培者较大，可长达10cm以上，宽达4cm；叶柄长0.4~1cm。花在长枝上单生或双生于叶腋，在短枝上则同叶簇生；花梗长1~2cm，向顶端渐增粗。花萼长3~4mm，通常3中裂或4~5齿裂，裂片多少有缘毛；花冠漏斗状，长9~12mm，淡紫色，筒部向上骤然扩大，稍短于或近等于檐部裂片，5深裂，裂片卵形，顶端圆钝，平展或稍向外反曲，边缘有缘毛，基部耳显著；雄蕊较花冠稍短，或因花冠裂片外展而伸出花冠，花丝在近基部处密生一圈绒毛并交织成椭圆状的毛丛，与毛丛等高处的花冠筒内壁亦密生一环绒毛；花柱稍伸出雄蕊，上端弓弯，柱头绿色。浆果红色，卵状，栽培者可成长矩圆状或长椭圆状，顶端尖或钝，长7~15mm，栽培者长可达2.2cm，直径5~8mm。种子扁肾脏形，长2.5~3mm，黄色。花果期6~11月。（图34–3，图34–4）

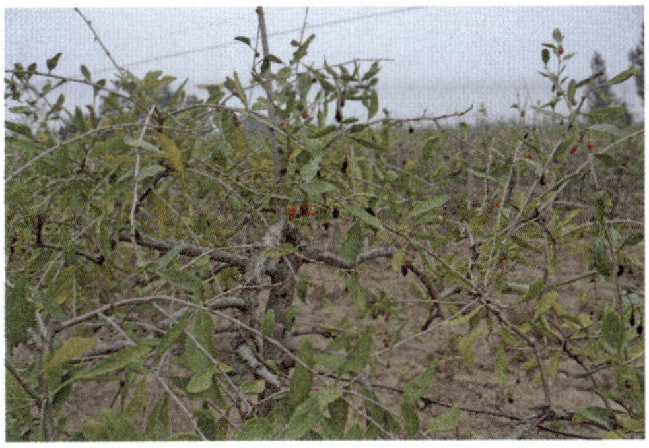

图 34-3　枸杞原植物

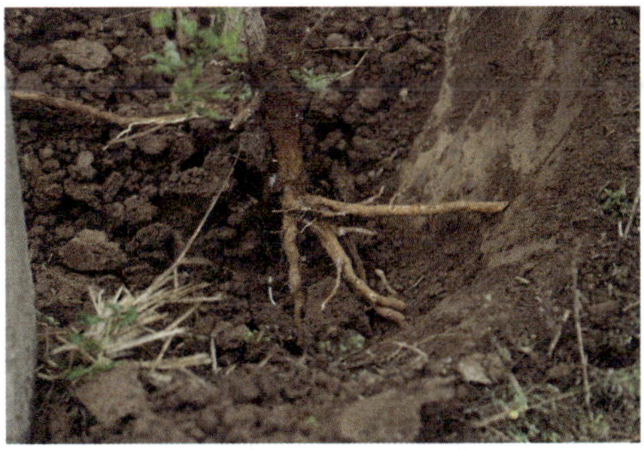

图 34-4　枸杞根部

6. 产地加工

春初或秋后采挖根部，洗净，剥取根皮，晒干。（图 34-5，图 34-6）

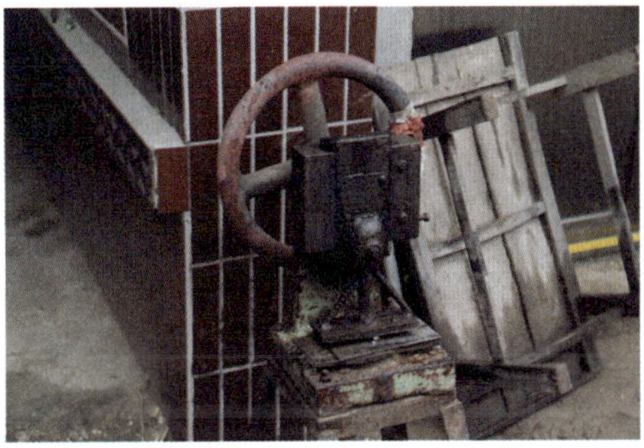

图 34-5　地骨皮去芯机

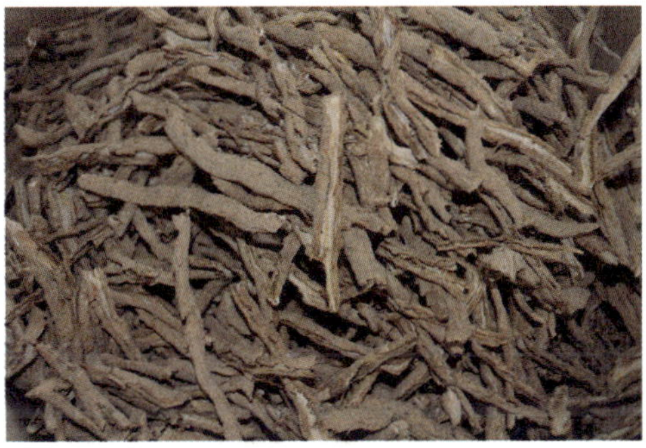

图 34-6　地骨皮

【药材】

1. 性状特征

本品呈筒状或槽状，长 3~10cm，宽 0.5~1.5cm，厚 0.1~0.3cm。外表面灰黄色至棕黄色，粗糙，有不规则纵裂纹，易成鳞片状剥落。内表面黄白色至灰黄色，较平坦，有细纵纹。体轻，质脆，易折断，断面不平坦，外层黄棕色，内层灰白色。气微，味微甘而后苦。（图 34-7）

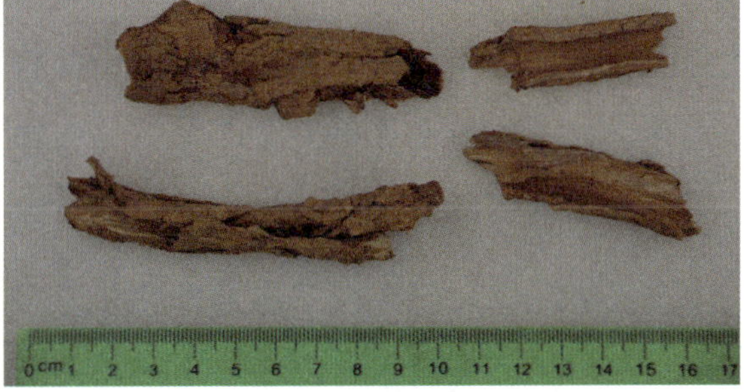

图 34-7　地骨皮药材

2. 商品规格

市场上分选货和统货。

3. 道地药材

河北巨鹿及周边等地产者具有悠久的栽培历史，系河北野生或栽培的一种优质品种。

4. 质量标志

以块大肉厚、无木心与杂质者为佳。

5. 显微特征

本品横切面：木栓层为4~10余列细胞，其外有较厚的落皮层。韧皮射线大多宽1列细胞；纤维单个散在或2至数个成束。薄壁细胞含草酸钙砂晶，并含多数淀粉粒。

6. 化学组分

（1）生物碱类　甜菜碱、地骨皮甲素、地骨皮乙素、东莨菪碱等。

（2）有机酸类　肉桂酸、亚油酸等。

（3）苯丙素类　香草醛、滨蒿内酯等。

（4）蒽醌类　大黄素、大黄素甲醚等。

7. 贮藏

置干燥处。

【炮制与饮片】

1. 饮片炮制

地骨皮　除去杂质及残余木心，洗净，晒干或低温干燥。

2. 饮片名称

地骨皮

3. 药品类别

清热药：清虚热药

4. 性状特征

本品呈筒状或槽状，长短不一。外表面灰黄色至棕黄色，粗糙，有不规则纵裂纹，易成鳞片状剥落。内表面黄白色至灰黄色，较平坦，有细纵纹。体轻，质脆，易折断，断面不平坦，外层黄棕色，内层灰白色。气微，味微甘而后苦。

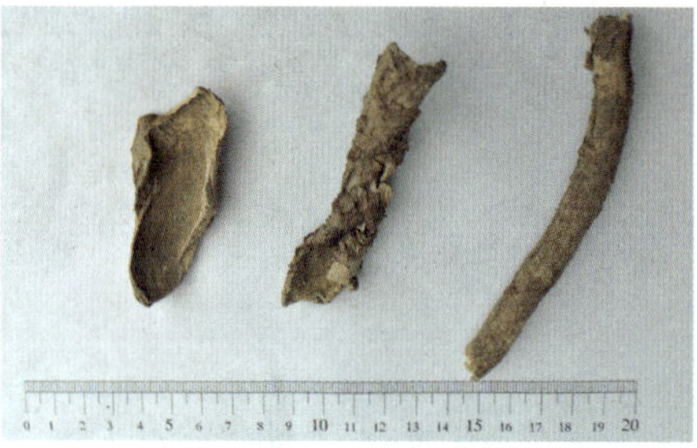

图34-8　地骨皮饮片

5. 质量要求

地骨皮

（1）水分 不得过11.0%。

（2）总灰分 不得过11.0%。

（3）酸不溶性灰分 不得过3.0%

6. 性味功能

甘，寒。归肺、肝、肾经。凉血除蒸，清肺降火。用于阴虚潮热，骨蒸盗汗，肺热咳嗽，咯血，衄血，内热消渴。

7. 用法用量

内服：煎汤，9~15g。

8. 贮藏

同药材。

【经典方剂与临床应用】

1. 泻白散（《小儿药证直诀》）

处方：地骨皮30g 桑白皮炒，30g 甘草炙，3g。

制法：上药锉散，入粳米一撮，水二小盏，煎七分，食前服。现代用法：水煎服。

功能主治：肺热喘咳。气喘咳嗽，皮肤蒸热，日晡尤甚，舌红苔黄，脉细数。

2. 地骨皮饮（《医垒元戎》）

处方：当归去芦，酒浸炒 熟地酒蒸，各三钱（9g） 白芍酒炒，二钱（6g） 川芎一钱五分（4.5g） 地骨皮，牡丹皮各三钱（9g）。

制法：上为粗末，每服三钱，水半盏，煎至七分，空心热服。

功能主治：养血滋阴，清热凉血。主治阴虚火旺，骨蒸发热，日静夜剧者；妇人热入血室，胎前发热者。

【食疗与药膳】

1. 地骨皮小麦茶

原料：地骨皮50g 生石膏50g 小麦150g。

制作方法：用1500ml水煎煮上述中药，等小麦煮熟，去滓。

功能主治：适合糖尿病患者服用，可以有效缓解糖尿病患者口干唇燥的症状。

用法用量：分次温服，代茶饮用。

2. 地骨皮粥

原料：地骨皮20g 桑白皮12g 麦门冬10g 面粉适量。

制作方法：将中药放入沙锅浸泡20min，煎20min，去渣取汁，面粉调成糊共煮为稀粥。

功能主治：清肺凉血、生津止渴，对于糖尿病患者出现身体消瘦的情况有极好的改善效果。

3.地骨皮茶

原料：地骨皮50g。
制作方法：将其放入1000ml水中，用慢火煎至剩500ml水时即可。
功能主治：清热补虚，能够缓解糖尿病阴虚内热症状。
用法用量：代茶饮用。

香加皮

XiangJiaPi

【别名】北五加皮、杠柳皮（《科学的民间药草》），臭五加（《山东中药》），山五加皮（《山西中药志》）。

【基原】

1.集解

旧本草中五加皮没有南、北之分，统称为五加皮。《中药鉴别大全》《中药大辞典》《中药鉴定学》等现代中药本草普遍认为：《神农本草经》中所载五加皮多为今之南五加皮，多数医家以此为正品，北五加皮（香加皮）是近代出现的新品种，首载于《中药志》。河北等北方地区传统习用的五加皮为香加皮。

2.品种

为萝摩科植物杠柳*Periploca sepium* Bge.的干燥根皮。

3.分布

河北境内部分地区均有野生分布，现邯郸武安等地均有栽培。（图35-1）

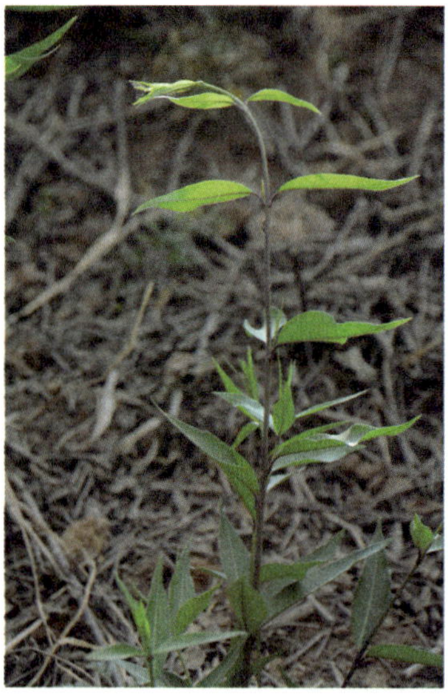

图35-1 野生杠柳

4.生态

生于平原及低山丘的林缘、沟坡、河边沙质地或地埂等处。对气候选择不严，宜在山坡或河边向阳处栽种。土壤以深厚、肥沃、排水良好的黄色夹沙土较好。（图35-2）。

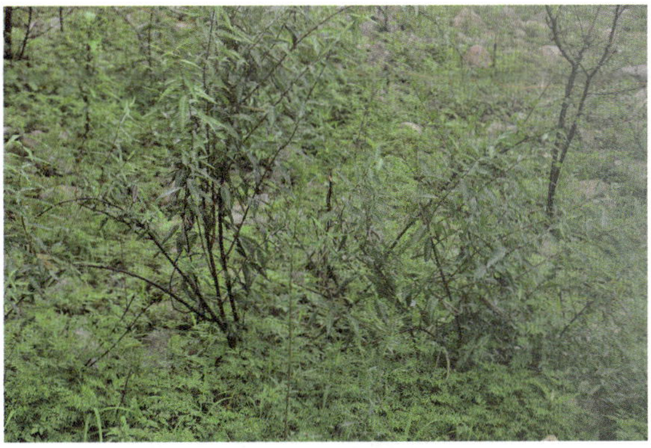

图35-2 杠柳生境

5.形态特征

落叶蔓性灌木，长可达1.5m。主根圆柱状，外皮灰棕色，内皮浅黄色。具乳汁，除花外，全株无毛；茎皮灰褐色；小枝通常对生，有细条纹，具皮孔。叶卵状长圆形，长5~9cm，宽1.5~2.5cm，顶端渐尖，基部楔形，叶面深绿色，叶背淡绿色；中脉在叶面扁平，在叶背微凸起，侧脉纤细，两面扁平，每边20~25条；叶柄长约3mm。聚伞花序腋生，着花数朵；花序梗和花梗柔弱；花萼裂片卵圆形，长3mm，宽2mm，顶端钝，花萼内面基部有10个小腺体；花冠紫红色，辐状，张开直径1.5cm，花冠筒短，约长3mm，裂片长圆状披针形，长8mm，宽4mm，中间加厚呈纺锤形，反折，内面被长柔毛，外面无毛；副花冠环状，10裂，其中5裂延伸丝状被短柔毛，顶端向内弯；雄蕊着生在副花冠内面，并与其合生，花药彼此粘连并包围着柱头，背面被长柔毛；心皮离生，无毛，每心皮有胚珠多个，柱头盘状凸起；花粉器匙形，四合花粉藏在载粉器内，粘盘粘连在柱头上。蓇葖2，圆柱状，长7~12cm，直径约5mm，无毛，具有纵条纹；种子长圆形，长约7mm，宽约1mm，黑褐色，顶端具白色绢质种毛；种毛长3cm。花期5~6月，果期7~9月。（图35-3，图35-4）

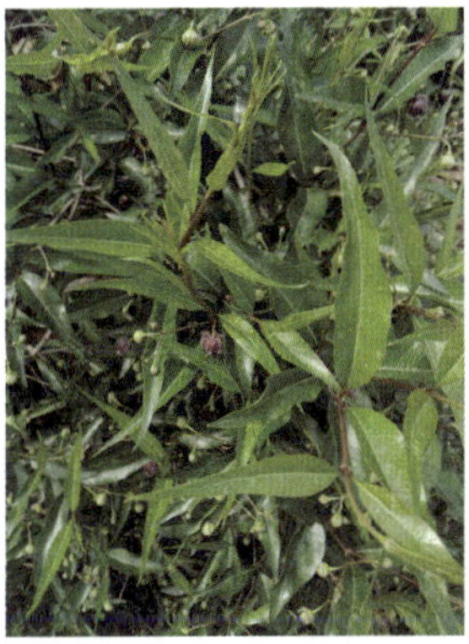

图35-3 杠柳原植物

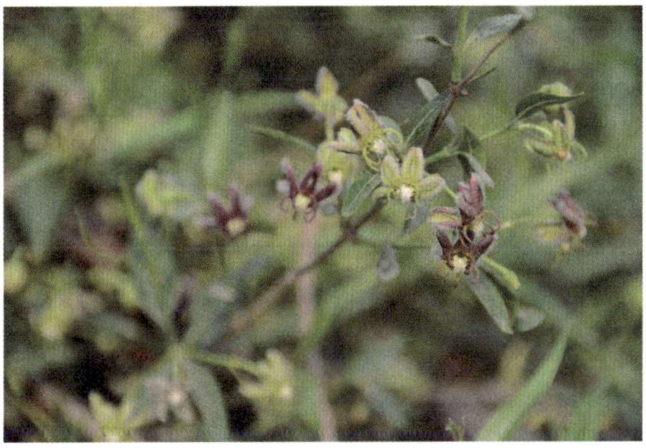

图35-4 杠柳花

6.产地加工

春、秋二季采挖，趁新鲜时以木棒敲打，使根皮和木质部分离，抽去木心，晒干。

【药材】

1. 性状特征

本品呈卷筒状或槽状，少数呈不规则的块片状，长3~10cm，直径1~2cm，厚0.2~0.4cm。外表面灰棕色或黄棕色，栓皮松软常呈鳞片状，易剥落。内表面淡黄色或淡黄棕色，较平滑，有细纵纹。体轻，质脆，易折断，断面不整齐，黄白色。有特异香气，味苦。（图35-5）

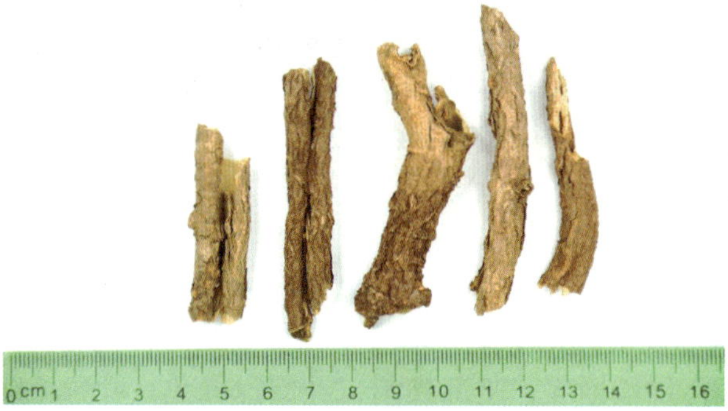

图35-5　香加皮药材

2. 道地药材

以河北省邯郸市武安市产者质量为佳。

3. 质量标志

以块大、肉厚、香气浓厚、无木心者为佳。

4. 显微特征

本品粉末淡棕色。草酸钙方晶直径9~20μm。石细胞长方形或类多角形，直径24~70μm。乳管含无色油滴状颗粒。木栓细胞棕黄色，多角形。淀粉粒甚多，单粒类圆形或长圆形，直径3~11μm；复粒由2~6分粒组成。

5. 化学组分

（1）C21甾体类　△5-孕甾烯-3β，20-（S）-二醇、2β-羟基孕烯-4，6，16-三烯-3，20-二酮等。

（2）强心苷类　杠柳苷元，滇红柳苷Ⅰ等。

（3）三萜类　熊果酸，α-香树脂醇等。

（4）醛类　4-甲氧基水杨醛，香草醛等。

6. 贮藏

置阴凉干燥处。

【炮制与饮片】

1. 饮片炮制

香加皮　除去杂质，洗净，润透，切厚片，干燥。

2. 饮片名称

香加皮。

3. 药品类别

祛风湿药：祛风湿止痛药。

4. 性状特征

香加皮　本品呈不规则的厚片。外表面灰棕色或黄棕色，栓皮常呈鳞片状。内表面淡黄色或淡黄棕色，有细纵纹。切面黄白色。有特异香气，味苦。（图35–6）

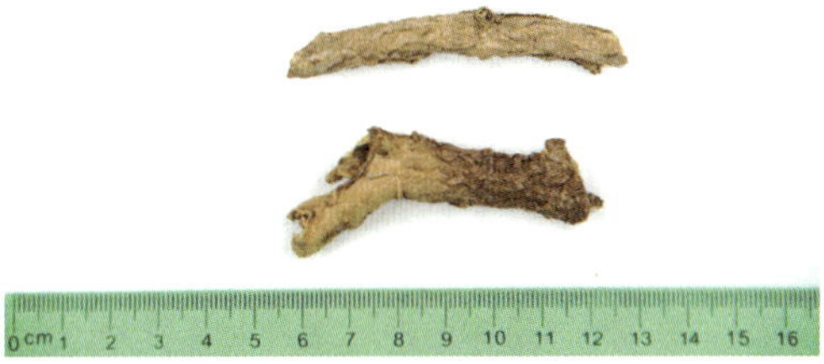

图35–6　香加皮饮片

5. 质量要求

香加皮

（1）水分　不得过13.0%。

（2）总灰分　不得过10.0%。

（3）酸不溶性灰分　不得过4.0%

（4）含量测定　照高效液相色谱法（通则0512）测定，含4–甲氧基水杨醛（$C_8H_8O_3$）不得少于0.20%。

6. 性味功能

辛、苦，温；有毒。归肝、肾、心经。利水消肿，祛风湿，强筋骨。用于下肢浮肿，心悸气短，风寒湿痹，腰膝酸软。

7. 用法用量

煎服，3~6g。浸酒或入丸散。

9. 使用注意

本品辛温有毒，内服不宜过量，血热、肝阳上亢者忌用。

10. 贮藏

同药材。

【经典方剂与临床应用】

骨痛药酒（《疡医大全》）

处方： 草乌50g　桑寄生50g　七叶莲50g　威灵仙25g　虎杖37.5g　络石藤25g　菝葜25g　苍术麸炒，12.5g　油松节37.5g　制何首乌25g　红藤37.5g　丹参25g　接骨木50g　伸筋草12.5g　木瓜25g　川芎12.5g　牛膝50g　麻黄12.5g　香加皮50g　红花12.5g　续断50g　干姜6.25g。

制法：以上二十二味，粉碎成粗粉，照流浸膏剂与浸膏剂项下的渗漉法，用酒精液作溶剂（取砂糖430g，溶解于白酒4300g中），浸渍48 h后，以每分钟每公斤生药1~3ml的速度缓缓渗漉，收集渗漉液，静置，滤过，即得。

功能主治：祛风定痛，舒筋活络。用于筋骨酸痛，关节不利，四肢酸麻。

【食疗与药膳】

原料：北五加皮、穿山龙、白鲜皮各五钱（15g）。

制法：用白酒泡24小时，每天服10ml。

功能主治：治风湿性关节炎，关节拘挛疼痛。

祁艾叶

QiAiYe

【别名】冰台（《尔雅》），医草（《名医别录》），灸草（《埤雅》）。

【基原】

1.集解

艾叶用于治病最早记载于战国或战国之前成书的《五十二病方》；《黄帝内经》亦有记载，以“艾叶”之名入药始载于《名医别录》；宋代苏颂《本草图经》“茎类蒿，而叶背白，以苗短者为佳。三月三日，五月五日采叶暴干，经陈久方可用。”明代崇祯《祁州志》记载有栽培艾叶药材。清代出现在河北安国（古称祁州）的艾叶优良品种“祁艾”声誉渐传，清代《祁州志》及清宫医案均有记载，赵燏黄在《祁州药志》及《本草药品实地之观察》均有论述，并言“北方药肆以河北祁州产者为上品称曰祁艾，与时珍所述之蕲艾，音同而地不同也。”之后的《祁州中药志》及《中国道地药材》亦收载，《中国道地药材》提出“河北安国的祁艾与湖北蕲春的蕲艾道地特性有待比较。据悉中医研究院中药所进行的研究已表明某些特性方面祁艾已优于蕲艾。”梅全喜在《艾叶》中表示从明代《本草品汇精要》到1989年出版的《中国道地药材》近500年间，艾叶的道地产地从“明州”“蕲州”变迁为今天的“祁州”“蕲州”，可见祁艾叶的出现在艾叶的道地演变

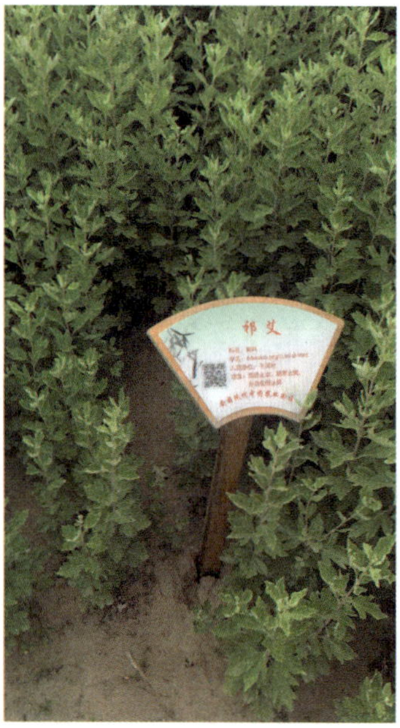

图36-1 栽培祁艾

过程中具有重要的意义。

2.品种

为菊科植物艾*Artemisia argyi* lévl. et Vant.的干燥叶。

3.分布

河北境内绝大部分地区均有野生分布，现安国、馆陶等地均有栽培，以馆陶县产量最大。（图36–1）

4.生态

生于中低海拔地区的荒地、河边、山坡及路旁等地，喜温暖潮湿环境，耐寒，对气候土壤要求不严，但以肥沃、疏松、潮湿的土壤为佳。（图36–2）

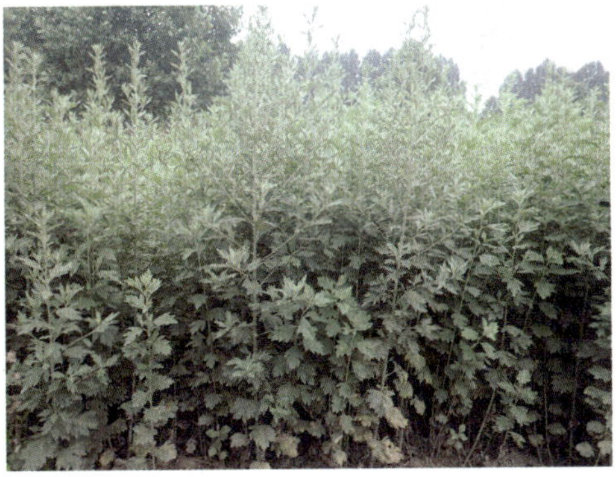

图36–2　祁艾生境

5.形态特征

多年生草本，植株有浓烈香气。主根明显，侧根多；有横走的地下根状茎及营养枝。茎常单生，高90~220cm，直径0.5~1.5cm，有明显纵棱，基部稍木质化，上部草质，并有短的分枝，枝长果期可达30~50cm；茎、枝均被灰白色蛛丝状柔毛。叶厚纸质，上面被灰白色短柔毛，并有白色腺点与小凹点，背面密被灰白色蛛丝状密绒毛；基生叶具长柄，花期萎谢；茎下部叶近圆形或宽卵形，1~2回羽状深裂或第一回全裂，每侧具小裂片2~3枚，小裂片椭圆形，每侧有2~3枚小裂齿，叶柄长3~7cm；中部叶卵形、三角状卵形或近菱形，长5~8cm，宽4~7cm，一（至二）回羽状深裂至半裂，每侧裂片2~3枚，第一对裂片深裂明显，裂片卵形或卵状披针形，长2.5~7cm，宽1.5~3.5cm，不再分裂或每侧有1~2枚缺齿，叶基部宽楔形渐狭，叶脉明显，在背面凸起，叶柄长2~5cm，基部通常可见明显假托叶；上部叶与苞片叶羽状半裂、浅裂或3深裂或3浅裂，或不规则裂，或不分裂，而为椭圆形、长椭圆状披针形、披针形或线状披针形，通常无假托叶或假托叶极小。分枝上叶披针形，全缘。头状花序椭圆形，直径2.5~3（~3.5）mm，无梗或近无梗，每数枚至10余枚在分枝上排成小型的穗状花序或复穗状花序，并在茎上通常再组成狭窄、尖塔形的圆锥花序，花后头状花序下倾；总苞片3~4层，覆瓦状排列，外层总苞片小，草质，卵形或狭卵形，背面密被灰白色蛛丝状绵毛，边缘膜质，中层总苞片较外层长，长卵形，背面被蛛丝状绵毛，内层总苞片质薄，背面近无毛；花序托小；雌花6~10朵，花冠狭管状，檐部具2裂齿，紫色，花柱细长，伸出花冠外甚长，先端2叉；两性花8~12朵，花冠管状或高脚杯状，外面有腺点，檐部紫色，花药狭线形，先端附属物尖，长三角形，基部有不明显的小尖头，花柱与花冠近等长或略长于花冠，先端2叉，花后向外弯曲，叉端截形，并有睫毛。瘦果长卵形或长圆形。花果期7~10月。（图36-3，图36-4）

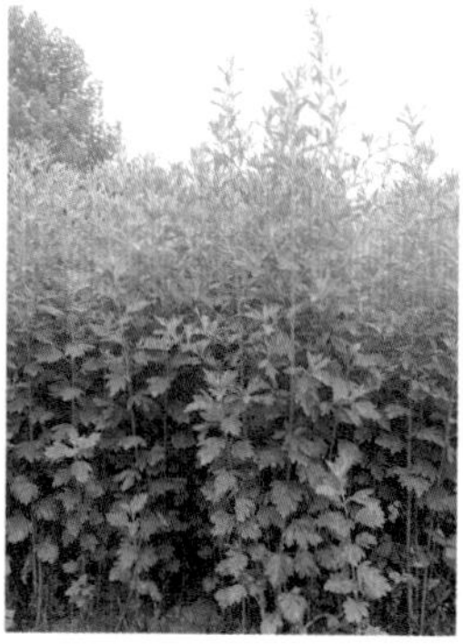

图36-3　祁艾原植物

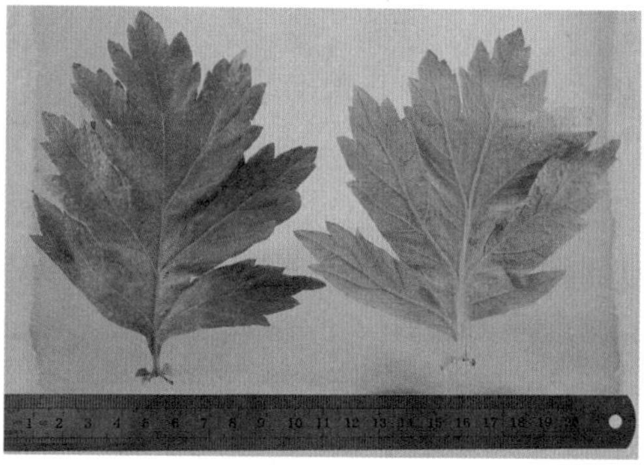

图36-4　祁艾叶

6. 产地加工

夏季现蕾前后，花未开、叶片茂盛时采摘，一般于端午节或芒种前后收割，除去杂质，晒干。有时会在霜降前收割第二茬，方法同上。

【药材】

1. 性状特征

本品多皱缩、破碎，有短柄（生于下部的叶有较长的叶柄，一般端午节前后开始枯黄并脱落）。完整叶片展平后呈卵状椭圆形，羽状深裂，裂片椭圆状披针形，边缘有不规则的粗锯齿；上表面灰绿色或深黄绿色，有稀疏的柔毛和腺点；下表面密生灰白色绒毛。质柔软。气清香，味苦。（图36-5）

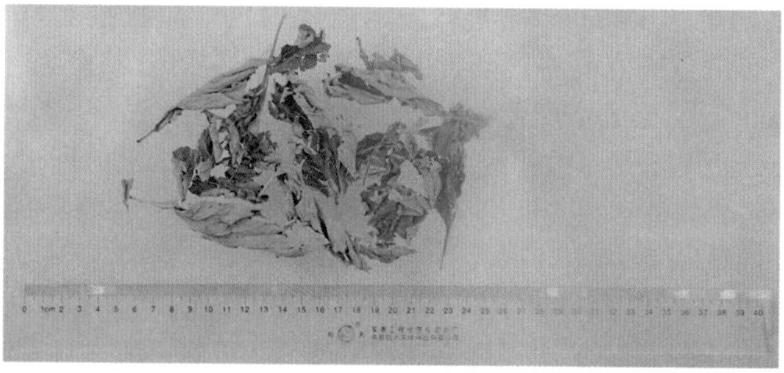

图36-5　祁艾药材

2. 商品规格

统货为主。有的市场上会有选货，主要依据茎梗等含杂量、叶片厚度、质地、绒毛多少、香气等指标而定。有时会以储藏年限分三年陈艾、五年陈艾等（存在因储藏不当而“做旧”的现象），一般陈艾会发黄或棕黄，气味较淡。市场上“小叶艾”并不是正品艾叶的规格，而是非药典来源的野艾蒿 *Artemisia lavandulaefolia* DC. 等同属植物的叶，特点是裂片披针形较窄，全缘，绒毛少，质地不柔软。

3.道地药材

河北安国及周边等地产者为道地药材。素有“祁艾”之称，系河北野生或栽培的一种优质品种。

4.质量标志

以含杂量少、叶片厚、质地柔软而韧、绒毛多、香气浓郁者为佳。

5.显微特征

本品粉末绿褐色。非腺毛有两种：一种为T形毛，顶端细胞长而弯曲，两臂不等长，柄2~4细胞；另一种为单列性非腺毛，3~5细胞，顶端细胞特长而扭曲，常断落。腺毛表面观鞋底形，由4、6细胞相对叠合而成，无柄。草酸钙簇晶，直径3~7μm，存在于叶肉细胞中。

6.化学组分

（1）挥发油类　桉油精，樟脑，石竹烯，反式石竹烯等。

（2）黄酮类　异泽兰黄素，棕矢车菊素等。

（3）鞣质类　儿茶酚胺，单宁酸等。

（4）有机酸类　新绿原酸，绿原酸，隐绿原酸，异绿原酸A，异绿原酸B，异绿原酸C等。

（5）多糖类　酸性多糖等。

7.贮藏

置阴凉干燥处。

【炮制与饮片】

1.饮片炮制

艾叶　取原药材，除去杂质及梗，筛去灰屑。

醋艾叶　取净艾叶，加入定量的米醋拌匀，闷润至醋被吸尽，置炒制容器内，用文火加热，炒干，取出晾凉。每100kg艾叶，用米醋15kg。

艾叶炭　取净艾叶，置炒制容器内，用中火加热，炒至表面焦黑色，喷淋清水少许，灭尽活性，炒至微干，取出，及时摊晾，凉透。

醋艾炭　取净艾叶，置炒制容器内，用中火加热，炒至表面焦黑色，喷入定量米醋，灭尽火星，炒干，取出，及时摊晾，凉透。每100kg艾叶，用醋15kg。

2.饮片名称

艾叶，醋艾叶，艾叶炭，醋艾炭。

3.药品类别

止血药：温经止血药。

4.性状特征

艾叶　性状特征同药材。

醋艾叶　本品呈不规则的碎片，表面微黑色。气清香，略有醋香气。

艾叶炭　本品呈不规则的碎片，表面焦黑色，多卷曲，破碎。清香气淡。

醋艾炭　本品呈不规则的碎片，表面黑褐色，有细条状叶柄。具醋香气。（图36-6）

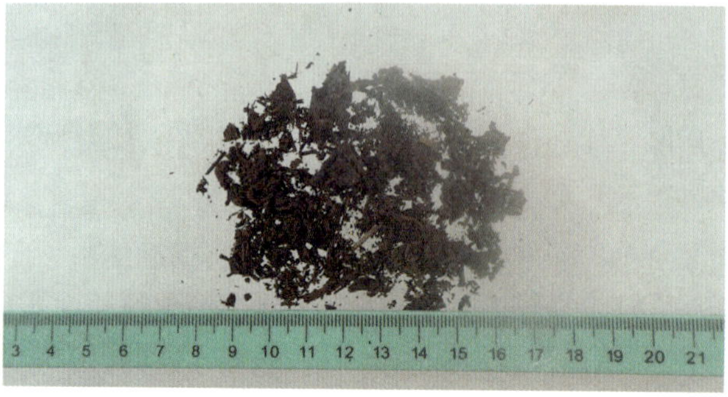

图36-6　醋艾炭

5. 质量要求

艾叶

（1）水分　不得过15.0%。

（2）总灰分　不得过12.0%。

（3）酸不溶性灰分　不得过3.0%。

（4）含量测定　照气相色谱法（通则0521）测定，本品按干燥品计算，含桉油精（$C_{10}H_8O$）不得少于0.050%。

6. 性味功能

辛、苦，温；有小毒。归肝、脾、肾经。温经止血，散寒止痛；外用祛湿止痒。用于吐血，衄血，崩漏，月经过多，胎漏下血，少腹冷痛，经寒不调，宫冷不孕；外治皮肤瘙痒。醋艾炭温经止血，用于虚寒性出血。

7. 用法用量

内服：煎汤，3~9g。外用适量，供灸治或熏洗用。

8. 使用注意

本品辛香温燥，故不可过量或持续服用，阴虚血热者禁用。

9. 贮藏

置阴凉干燥处。

【经典方剂与临床应用】

1. 柏叶汤（《金匮要略》）

处方： 柏叶，干姜各三两（9g）　艾三把（3g）。

制法： 上三味，以水五升（500ml），取马通汁一升（100ml）合煮，取一升（100ml），分温再服。（括号中剂量为现今常用剂量，不代表古今剂量对应关系）

功能主治： 吐血不止者，柏叶汤主之。

2. 芎归胶艾汤（《金匮要略》）

处方： 芎藭，阿胶，甘草各二两（6g） 艾叶，当归各三两（9g） 芍药四两（12g） 干地黄18g。

制法： 上七味，以水五升、清酒三升，合煮取三升，去滓，内阿胶令消尽，温服一升，日三服，不差更作。（除阿胶外，以水1 L、清酒600ml合煮，取600ml，去滓，入阿胶溶化，每服200ml，日三服；不愈更作。）

功能主治： 养血止血，调经安胎。妇人冲任虚损，崩漏下血，月经过多，淋漓不止；产后或流产损伤冲任，下血不绝；或妊娠胞阻，胎漏下血，腹中疼痛。现用于功能性子宫出血、先兆流产、产后子宫复旧不全等出血属于血虚者。（原文：妇人有漏下者；有半产后因续下血都不绝者；有妊娠下血者，假令妊娠腹中痛，为胞阻，胶艾汤主之。括号中剂量为现今常用剂量，不代表古今剂量对应关系）

【食疗与药膳】

1. 艾叶鸡蛋汤

原料： 艾叶50g 鸡蛋2枚 白糖适量。
制作方法： 将艾叶加水适量煮汤，打入鸡蛋煮熟，放白糖溶化即成。
功能主治： 温肾安胎，适用于习惯性流产。
用法用量： 每晚睡前服。

2. 艾叶红糖水

原料： 生姜5片 大枣5枚 艾叶15g 红糖适量。
制作方法： 水煎服。
功能主治： 温经止血；适用于痛经。

3. 艾叶茶

原料： 艾叶3g。
制作方法： 冲沸水代茶。
功能主治： 胃寒疼痛；亦可适用于治疗便秘、排便不畅。
用法用量： 每日3~4次，怕苦者可放糖适量。

大青叶

DaQingYe

【别名】 大青（《名医别录》）、板蓝根叶、蓝靛叶、靛叶（《中药材手册》）。

【基原】

1.集解

大青一名始见于《名医别录》。大青的产地，南北朝时期陶弘景《本草经集注》载："今出东境及近道。"宋代苏颂《本草图经》载："今江东州郡（今长江下流各省）及荆南（今湖北）、眉、蜀（今四川）、濠（今安徽）、淄（今山东）诸州皆有之。"大青用叶入药见唐代苏敬《新修本草》载："大青用叶兼茎，不独用茎也。"大青的植物形态，苏颂曰："春生青紫茎，似石竹苗叶，花红紫色，似马蓼，亦似芫花，根黄。"明代李时珍《本草纲目》载："高二三尺，茎圆，叶长三四寸，面青背淡，对节而生，八月开小花，红色成簇，结青实大如椒颗，九月色赤"，并附有大青植物图。此外，结合《植物名实图考》中的描述和附图，本草中最早记载的大青植物即为现今应用的马鞭草科植物大青 *Clerodendrum cylophlium* Turcz，至今在江西、湖南以及湖北、广东部分地区，仍有用这种"大青"的叶作大青叶使用。

清代以后的本草著作开始出现将大青和蓝相互混淆的说法，张璐《本草逢源》记载"蓝实"中云："大青、小青，味苦寒无毒……有两种，大者曰大青，苗高如蓼，小者为小青，叶光如景天。"又云："《神农本草经》取用蓝实乃大青之子，即所谓蓼蓝也。"《本草求真》中载："蓝叶与茎，即名大青，大泻肝胆实火。"《本草述钩元》中载："凡证宜用大青者，如无，即以大叶蓝代之。"

1937年赵燏黄著《本草药品实地之观察》中记载当时北平药肆大青叶来源为蓼蓝 *Polygonum tinctorium* Lour.，华北一带药肆多来源于祁州土人培植的十字花科菘蓝 *Isatis tinctoria* L.（*I. indigotica* Fortune）。1959年版《中药材手册》中记载大青叶来源有三种，其中菘蓝（别名板蓝根叶），主产于江苏南通、如皋、泰州，安徽阜阳、刘安专区等地；马蓝（别名蓝靛叶），主产于四川、云南、贵州、广东、广西等地；蓼蓝（靛叶），主产于河北安国、唐县。1986年《祁州中药志》中记载的河北安国大青叶来源也为蓼蓝 *Polygonum tinctorium* Lour.，且在安国有较长的种植历史，清乾隆二十年修订的祁州志中有种植蓝靛的记载；光绪二十七年修订的《祁州乡土志》记载"临河种蓼蓝"，《河北药材》一书记载"主要产地：安国。"

据《常用中药材品种整理与质量研究（北方编第三册）》记载，菘蓝在全国大部分地区推广栽培成功之后，由于亩产提高，产量增加（采收三次），成本降低等优势，使用范围逐年扩大，近十多年来在市场上占商品的主流。以往习用蓼蓝和马蓝的地区，也逐渐由菘蓝取而代之。如河北安国以往栽培蓼蓝做大青叶，后均改为栽种菘蓝为主。《新编中药志》则记载大青叶来源为菘蓝的干燥叶，而将马蓝、路边青、欧洲菘蓝、球花马蓝和蓼蓝等放在附注里。

《中国药典》自1977版开始，分别收载"大青叶"和"蓼大青叶"。大青叶来源为十字花科植物菘蓝 *Isatis indigotica* Fortune 的干燥叶，而蓼大青叶来源则为蓼科植物蓼蓝 *Polygonum tinctorium* Lour. 的干燥叶。现我省主要栽培种植的大青叶来源为菘蓝。

2.品种

本品为十字花科植物菘蓝 *Isatis indigotica* Fortune 的干燥叶。

3.分布

河北省内多地均有栽培。以安国产量最大。

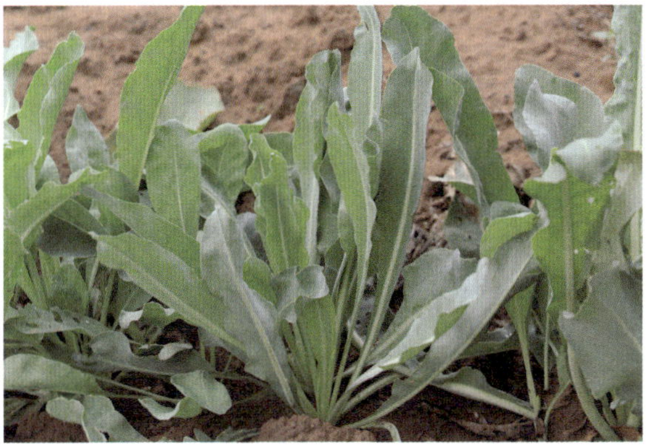

图37-1　栽培菘蓝

4. 生态

菘蓝对气候的适应性很强，喜温暖，较耐寒，怕水涝。从我国的黄土高原、华北平原到东北的南部暖温带为最适宜的生长地区。菘蓝对土壤要求不严，一般夹沙土或微碱性的土壤均可种植，耐肥、喜肥性较强。

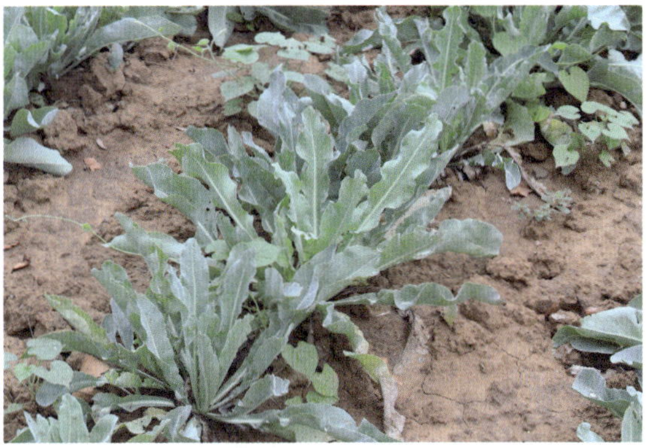

图37-2　菘蓝生境

5.形态特征

二年生草本，高40~100cm；茎直立，绿色，顶部多分枝，植株光滑无毛，带白粉霜。基生叶莲座状，长圆形至宽倒披针形，长5~15cm，宽1.5~4cm，顶端钝或尖，基部渐狭，全缘或稍具波状齿，具柄；基生叶蓝绿色，长椭圆形或长圆状披针形，长7~15cm，宽1~4cm，基部叶耳不明显或为圆形。萼片宽卵形或宽披针形，长2~2.5mm；花瓣黄白，宽楔形，长3~4mm，顶端近平截，具短爪。短角果近长圆形，扁平，无毛，边缘有翅；果梗细长，微下垂。种子长圆形，长3~3.5mm，淡褐色。花期4~5月，果期5~6月。（图37-3）

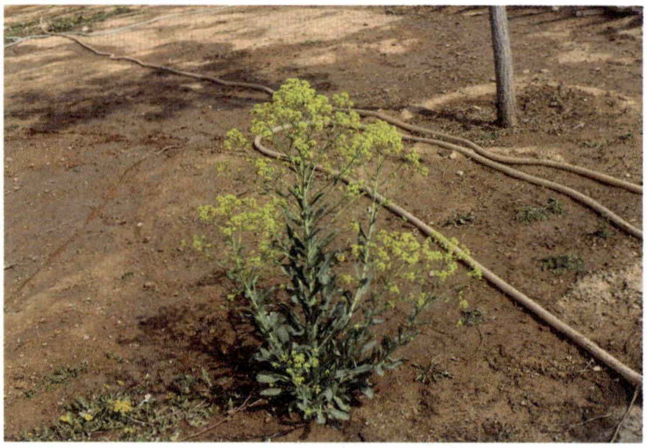

图37-3　大青叶原植物

6. 产地加工

春播菘蓝每年收割大青叶2~3次，第1次在6月中旬，第2次在8~9月之间。选择晴天收获，用镰刀离地面2~3cm处割下大青叶。阴干或晒干。如阴干，需在通风处搭设荫蓬，将大青叶扎成小把，挂于棚内阴干；如晒干，需放在芦席上，并经常翻动，使其均匀干燥。并且，要严防雨露，避免发生霉变。

【药材】

1. 性状特征

本品多皱缩卷曲，有的破碎。完整叶片展平后呈长椭圆形至长圆状倒披针形，长5~20cm，宽2~6cm；上表面暗灰绿色，有的可见色较深稍突起的小点；先端钝，全缘或微波状，基部狭窄下延至叶柄呈翼状；叶柄长4~10cm，淡棕黄色。质脆。气微，味微酸、苦、涩。（图37-5）

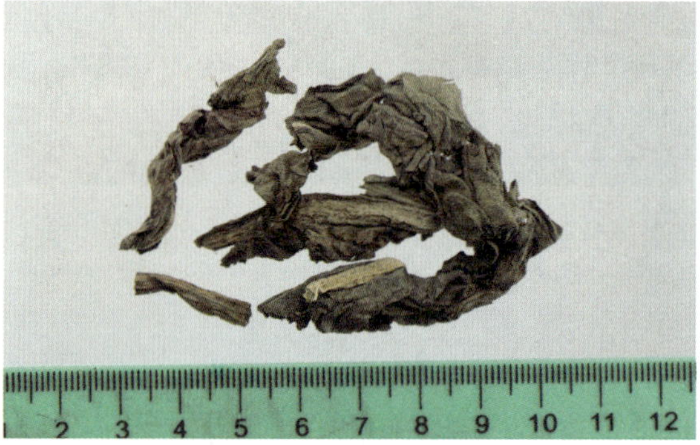

图37-5　大青叶药材

2. 商品规格

统货为主。不分等级。

3. 道地药材

河北安国及周边等地产者为道地药材。

4. 质量标志

以身干、叶完整、色青黑者为佳。

5. 显微特征

本品粉末绿褐色。下表皮细胞垂周壁稍弯曲，略成连珠状增厚；气孔不等式，副卫细胞3~4个。叶肉组织分化不明显；叶肉细胞中含蓝色细小颗粒状物，亦含橙皮苷样结晶。

6. 化学组分

（1）生物碱类　吲哚类生物碱靛蓝和靛玉红等。

（2）有机酸类　水杨酸、丁香酸、苯甲酸、棕榈酸等。

（3）苷类　主要含靛红烷B（菘蓝苷）。

（4）无机元素　含有铁、钛、锰、锌、铜、钴、铬、镍、硒、砷等元素。

（5）其他　还包含甾醇类化合物、蔗糖、氨基酸类以及少量挥发性成分。

7. 贮藏

放置在干燥处保存。

【炮制与饮片】

1. 饮片炮制

大青叶　取原药材，除去杂质，抢水洗，切碎，干燥。

2. 饮片名称

大青叶。

3. 药品类别

清热药：清热解毒药。

4. 性状特征

大青叶　本品为不规则的碎段。叶片暗灰绿色，叶上表面有的可见色较深稍突起的小点；叶柄碎片淡棕黄色。质脆。气微，味微酸、苦、涩。（图37-6）

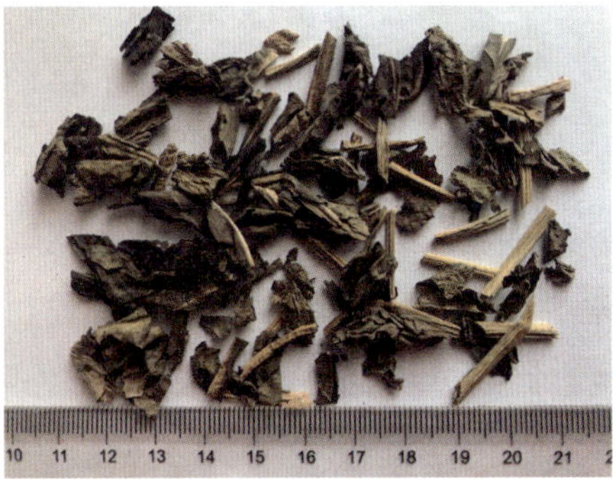

图37-6　大青叶饮片

5. 质量要求

大青叶

（1）水分　不得过10.0%。

（2）浸出物　照醇溶性浸出物测定法（通则2201）项下的热浸法测定，用乙醇作溶剂，不得少于16.0%。

（3）含量测定　照高效液相色谱法（通则0512）测定。本品按干燥品计算，含靛玉红（$C_{16}H_{10}N_2O_2$）不得少于0.020%。

6. 性味功能

味苦，性寒。有清热解毒、凉血消斑的功能。用于温邪入营、高热神昏、发斑发疹、黄疸、热痢、痄腮、喉痹、丹毒、痈肿。

7.用法用量

煎服，9~15g。外用适量。

9.使用注意

脾胃虚寒者忌用。

10.贮藏

置通风干燥处，防霉。

【经典方剂与临床应用】

1.犀角大青汤（《医学心悟》）

处方：犀角屑，大青叶，玄参，甘草，升麻，黄连，黄芩，黄柏，黑山栀各一钱五分（4.5g）。

制法：水煎服。

功能主治：温毒发斑者，冬应寒而反温，或冬令感寒，春夏之交发为温热之病，热毒蕴蓄，发为斑也。

2.大青汤（《圣济总录》）

处方：大青半两（15g） 鳖甲（醋炙，去裙襕）半两（15g） 赤芍药半两（15g） 当归（切，焙）1分（0.3g） 茵陈蒿1分（0.3g） 麻黄（去节，煎去沫，焙）1分（0.3g） 猪苓（去黑皮）1分（0.3g）。

制法：上为粗末。

功能主治：小儿诸疟。

用法用量：每服半钱匕，水半盏，煎至3分，去滓温服，每日3次。

3.清瘟解毒丸（《中华人民共和国药典·一部》2015版）

处方：大青叶100g 玄参100g 桔梗75g 羌活75g 葛根100g 黄芩100g 川芎50g 甘草25g 连翘75g 天花粉100g 炒牛蒡子100g 防风50g 柴胡50g 白芷50g 赤芍50g 淡竹叶100g。

制法：以上十六味，粉碎成细粉，过筛，混匀。每100g粉末加炼蜜60~80g及适量的水，制丸，干燥，制成水蜜丸；或加炼蜜150~170g制成小蜜丸或大蜜丸，即得。

功能主治：清瘟解毒。用于外感时疫，憎寒壮热，头痛无汗，口渴咽干，痄腮，大头瘟。

用法用量：口服。水蜜丸一次12g；小蜜丸一次18g（90丸），大蜜丸一次2丸，一日2次；小儿酌减。

【食疗与药膳】

1.石膏牛角饼（《中华临床药膳食疗学》）

原料：石膏60g 水牛角粉60g 知母10g 丹皮15g 大青叶15g 面粉200g 冰糖适量。

制作方法：将石膏、水牛角粉、知母、丹皮、大青叶水煎30min，去渣留汁，加冰糖适量，稍煎待溶即可。凉后以汁合面，常法烙饼。

功能主治：清热解毒，凉血化斑，适宜热入营血、发斑患者食用。

用法用量：常法烙饼，分2~3次服。

2.大青银花茶

原料：大青叶鲜者30~60g（干品20g） 金银花15~30g 茶叶5g。

制作方法：上3味加水煎汤或以沸水冲泡20min即可。

功能主治：清热解毒，祛暑，适用于流行性乙型脑炎，中暑高热，并有预防作用。

用法用量：每日1剂，不拘时饮服。

3.大青叶茶（传统药茶方）

原料：大青叶5g 茉莉花茶3g。

制作方法：用开水冲泡5~10min即可。

功能主治：清热解毒，凉血止血；抗菌。用于热病烦渴；流感；急性传染性肝炎；菌痢；黄疸；口疮；痈疽肿毒；肺炎；急性肠炎。

用法用量：冲饮至味淡。

4.大青甘茶（《补缺肘后方》）

原料：大青叶5g 甘草3g 淡豆豉3g 茉莉花茶3g。

制作方法：用200ml开水冲泡5~10min即可。

功能主治：清热解毒，透邪除烦。用于热病发斑疹；心烦口渴。

用法用量：冲饮至味淡。

罗布麻叶

LuoBuMaYe

【别名】茶叶花、漆叶、泽漆麻（《后汉书》），泽漆（《新修本草》），披针叶茶叶花（《中国植物志》），漆茎（《救荒本草》）。

【基原】

1.集解

罗布麻，以漆茎之名始载于《救荒本草》，谓："苗高二三尺，科叉生。茎紫赤色，叶似柳叶，微细短。开黄紫花，状似杏花而瓣颇长。生时摘叶有白汁出……采嫩叶蒸过，晒干，做茶吃亦可。"《后汉书》亦有记载，南北朝梁代陶弘景在《神农本草经》的基础上，结合自己的经验编著了《名医别录》，其中提及"泽漆"，载有："一名漆茎，大戟苗也。生太山川泽。"《本草经集注》曰："此是大戟苗，生时摘叶有白汁，故名泽漆。"唐代苏恭的《新修本草》亦有记载。《崔綦要方》载“漆叶”有“疗水月中盛满，气急喘咳，小便涩如血者”等语。《图经本草》也说“泽漆”以叶入药，可疗水肿盛满，气急喘咳，小便如血者。《日华子本草》曰：“此即大戟花，川泽中有，茎梗小，有叶，花黄，叶似嫩菜，四、五月采之。”《本草图经》载：“今冀州、鼎州、明州及近道亦有之。”

2.品种

本品为夹竹桃科植物罗布麻*Apocynum venetum* L.的干燥叶。

3.分布

河北境内绝大部分地区均有野生分布，以沧州市盐山县产量最大。

4.生态

生于河岸沙质地，山沟沙地，多石山地或是盐碱地。（图38-1）

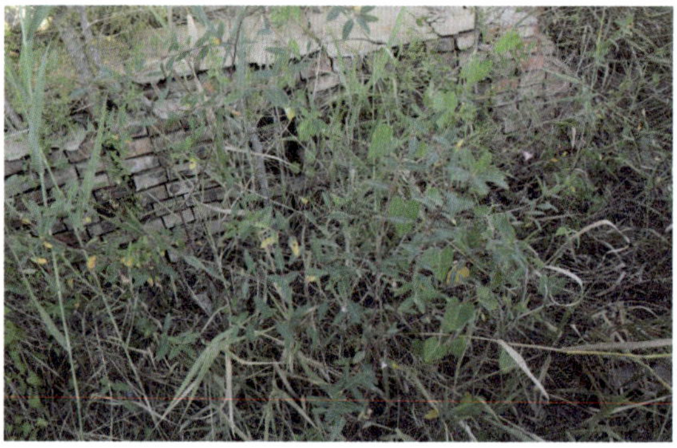

图38-1　罗布麻生境

5.形态特征

直立半灌木，高1.5~3m，一般高约2m，最高可达4m，具乳汁；枝条对生或互生，圆筒形，光滑无毛，紫红色或淡红色。叶对生，仅在分枝处为近对生，叶片椭圆状披针形至卵圆状长圆形，长1~5cm，宽0.5~1.5cm（最大的达8cm×2.2cm），顶端急尖至钝，具短尖头，基部急尖至钝，叶缘具细牙齿，两面无毛；叶脉纤细，在叶背微凸或扁平，在叶面不明显，侧脉每边10~15条，在叶缘前网结；叶柄长3~6mm；叶柄间具腺体，老时脱落。圆锥状聚伞花序一至多歧，通常顶生，有时腋生，花梗长约4mm，被短柔毛；苞片膜质，披针形，长约4mm，宽约1mm；小苞片长1~5mm，宽0.5mm；花萼5深裂，裂片披针形或卵圆状披针形，两面被短柔毛，边缘膜质，长约1.5mm，宽约0.6mm；花冠圆筒状钟形，紫红色或粉红色，两面密被颗粒状突起，花冠筒长6~8mm，直径2~3mm，花冠裂片基部向右覆盖，裂片卵圆状长圆形，稀宽三角形，顶端钝或浑圆，与花冠筒几乎等长，长3~4mm，宽1.5~2.5mm，每裂片内外均具3条明显紫红色的脉纹；雄蕊着生在花冠筒基部，与副花冠裂片互生，长2~3mm；花药箭头状，顶端渐尖，隐藏在花喉内，背部隆起，腹部粘生在柱头基部，基部具耳，耳通常平行，有时紧接或辏合，花丝短，密被白茸毛；雌蕊长2~2.5mm，花柱短，上部膨大，下部缩小，柱头基部盘状，顶端钝，2裂；子房由2枚离生心皮所组成，被白色茸毛，每心皮有胚珠多数，着生在子房的腹缝线侧膜胎座上；花盘环状，肉质，顶端不规则5裂，基部合生，环绕子房，着生在花托上。蓇葖2，平行或叉生，下垂，箸状圆筒形，长8~20cm，直径2~3mm，顶端渐尖，基部钝，外果皮棕色，无毛，有纸纵纹；种子多数，卵圆状长圆形，黄褐色，长2~3mm，直径0.5~0.7mm，顶端有一簇白色绢质的种毛；种毛长1.5~2.5cm；子叶长卵圆形，与胚根近等长，长约1.3mm，胚根在上。花期4~9月（盛开期6~7月），果期7~12月（成熟期9~10月）。（图38-2，图38-3）

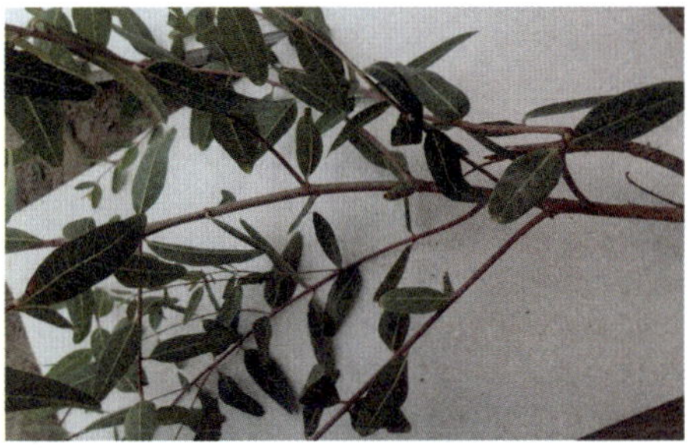

图38-2　罗布麻原植物

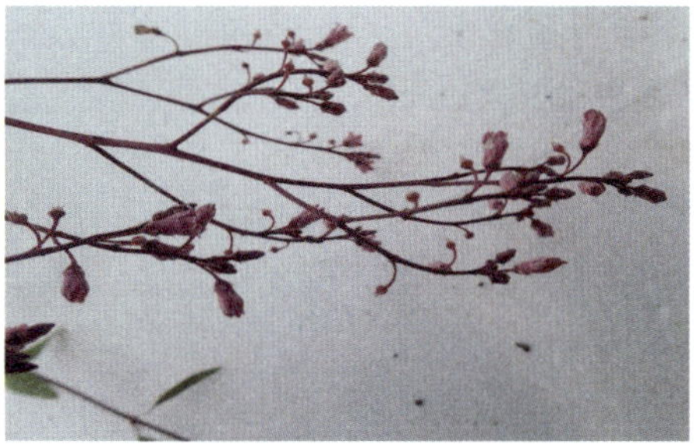

图38-3　罗布麻（花）

5. 产地加工

夏季采收，除去杂质，干燥。

【药材】

1. 性状特征

本品多皱缩卷曲，有的破碎，完整叶片展平后呈椭圆状披针形或卵圆状披针形，长2~5cm，宽0.5~2cm。淡绿色或灰绿色，先端钝，有小芒尖，基部钝圆或楔形，边缘具细齿，常反卷，两面无毛，叶脉于下表面突起；叶柄细，长约4mm。质脆。气微，味淡。（图38-4）

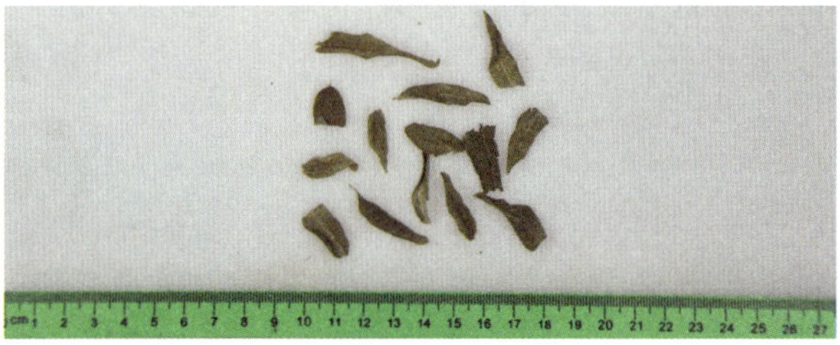

图38-4　罗布麻药材

2. 商品规格

统货。

3. 道地药材

河北省沧州市沧县质量为佳。

4. 质量标志

以完整、色绿者为佳。

5. **显微特征**

本品表面观：上、下表皮细胞多角形，垂周壁平直，表面有颗粒状角质纹理；气孔平轴式。本品横切面：表皮细胞扁平，外壁突起。叶两面均具栅栏组织，上表皮内栅栏细胞多为2列，下表皮内多为1列，细胞极短，海绵组织细胞2~4列，含棕色物。主脉维管束双韧型，维管束周围和韧皮部散有乳汁管。

6. **化学组分**

（1）总黄酮类　槲皮素、芸香苷类、黄酮苷类、强心苷类。

（2）有机酸类　延胡素酸、琥珀酸、绿原酸等。

（3）氨基酸类　赖氨酸、组氨酸、精氨酸等。

（4）微量元素　钙、镁、钾、锌、锰。

7. **贮藏**

置阴凉干燥处。

【炮制与饮片】

1. **饮片炮制**

罗布麻叶　取原药材，除去杂质，筛去灰屑。

2. **饮片名称**

罗布麻叶

3. **药品类别**

平肝息风药：平肝潜阳药。

4. **性状特征**

罗布麻叶　本品多皱缩卷曲，有的破碎，完整叶片展平后呈椭圆状披针形或卵圆状披针形，淡绿色或灰绿色，边缘具细齿，常反卷，质脆。气微，味淡。（图38-5）

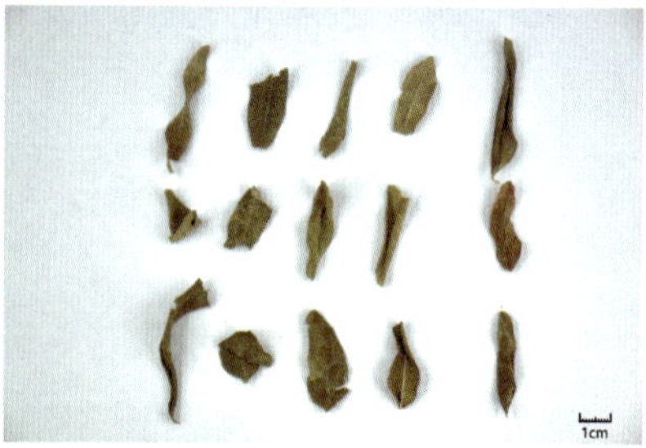

图38-5　罗布麻叶

5. **质量要求**

（1）水分　不得过11.0%。

（2）总灰分　不得过12.0%。

（3）酸不溶性灰分　不得过5.0%。

（4）浸出物　照醇溶性浸出物测定法项下的热浸法测定，用75%乙醇作溶剂，不得少于20.0%。

（5）含量测定　照高效液相色谱法（通则0512）测定，含金丝桃苷（$C_{21}H_{20}O_{12}$）不得少于0.30%。

6. **性味功能**

甘、苦，凉。归肝经。平肝安神，清热利水。用于肝阳眩晕，心悸失眠，浮肿尿少；高血压，神经衰弱，肾炎浮肿。

7. 用法用量

内服：煎汤或开水冲泡，一次3~9g，一日2次。

8. 配伍禁忌

罗布麻不宜与地高辛药物同用。

9. 使用注意

脾虚慢惊者慎用，孕妇慎用。

10. 贮藏

置阴凉干燥处。

【经典方剂与临床应用】

轻身消胖丸（《千金翼方》）

处方： 罗布麻叶100g　泽泻20g　白术麸炒，10g　薏苡仁60g　芒硝10g　防己15g　海藻30g　当归20g　川芎15g　茶叶20g　大黄15g　麻黄15g　玫瑰花10g　茯苓20g　滑石50g　山楂30g　黄芪50g　荷梗20g　木香20g。

制法： 以上十九味，泽泻、白术、薏苡仁、芒硝、防己、海藻、大黄、茯苓、滑石、山楂粉碎成细粉，过筛，混匀。其余罗布麻叶等九味，加水煎煮二次，第一次2 h，第二次1 h，合并煎液，滤过，滤液浓缩至相对密度为1.30（50℃）的稠膏，与上述粉末混匀，干燥，粉碎成细粉，过筛，混匀。每100g粉末炼蜜50g与适量的水，泛丸，干燥，即得。

功能主治： 益气、利湿，降脂、消胖，用于单纯性肥胖症。

用法用量： 口服，一次30粒，一日3次。

使用注意： 孕妇忌服。

【食疗与药膳】

1. 罗布麻菊花粥

原料： 干罗布麻叶10g　菊花3g　粳米100g　白糖30g。

制作方法： 前2味洗净，水煎取汁，放入粳米煮成稀稠粥，加入白糖调味即成。每天1剂，分早晚2次服食。

功能主治： 平肝清火，利尿降压。

用法用量： 每天1剂，分早晚2次服食。

2. 罗布麻绿茶

原料： 干罗布麻叶15g　绿茶3g。

做法： 2味一起入杯，用沸水冲泡，加盖闷15min即可。每天1剂，代茶饮用，冲淡为止。

功效主治： 平肝清火，强心利尿。

用法用量： 每天1剂，每日数次。

3.决明罗布麻茶

原料：决明子12g　罗布麻10g。
做法：决明子炒至微香，与罗布麻同放杯中，沸水浸泡。
功能主治：清热平肝。
用法用量：每日数次。

紫苏叶

ZiSuYe

【别名】苏叶（《本草经集注》），赤苏（《补缺肘后方》），皱紫苏（《全国中草药汇编》）。

【基原】

1.集解

紫苏原名“苏”，始载于《名医别录》，列为中品，但没有记述紫苏的植物形态。陶弘景《本草经集注》曰：“叶下紫色，而气甚香，其无紫色不香似荏者，名野苏，不堪用。其子主下气，与桔皮相宜同疗。今注今俗呼为紫苏。”到了宋代，对紫苏有了更为详尽的记载。宋代《本草图经》指出：“苏，紫苏也，旧不著所出州土，今处处有之，叶下紫色，而气甚香，夏采茎叶，秋采实。其茎并叶通心经，益脾胃，煮饮尤胜，与橘皮相宜同疗，气方中多用之。实主上气咳逆……若欲宣通风毒，则单用茎，去节大良。谨按《尔雅》谓苏为桂荏。盖以其味辛而形类荏，乃名之。然而苏有数种，有水苏、白苏、鱼苏、山鱼苏，皆是荏类，白苏方茎，圆叶不紫，亦甚香，实亦入药。鱼苏似茵陈，大叶而香，吴人以煮鱼者，一名鱼蘚。生山石间者名山鱼苏，主休息痢，大小溲频数，干末米饮调服之，效。”记述了紫苏的植物形态及产地，说明当时苏有很多种，区分了苏的其他种。元代《日用本草》谓：“苏，纯紫者尤佳。”明代《救荒本草》曰：“紫苏，一名桂荏。又有数种：有勺苏、鱼苏、山苏。出简州及无为军，今处处有之。苗高二尺许，茎方，叶似苏子叶微小，茎叶背面皆紫色，而气甚香，开粉红花，结小蒴，其子状如黍颗。”据清乾隆年间所修订的《祁州志》载：“祁州岁进薏苡，有差种者，紫苏大黄亦然。”《河北药材》一书载：“紫苏的主要产地为安国”，年产量1200多吨。《中华本草》收载紫苏叶主产于河北等地，以河北等地所产者品质佳。销全国并有出口。野紫苏叶全国多数地区有产，多自产自销。《500味常用中药材的经验鉴别》收载紫苏叶在全国大部分地区均有分布和生产，主产于河北安国、定州等地。张贵君《现代中药材商品通鉴》收载紫苏叶主产于河北安国等地，全国大部分地区均有生产，多为栽培。《中药大辞典》收载紫苏叶主产于河北等地，以河北等地所产者品质佳。金世元《金世元中药材传统经验鉴别》收载紫苏叶主产于河北等地，多自产自销，以河北安国栽培品种质量最优。

2. 品种

为唇形科植物紫苏*Perilla frutescens*（L.）Britt.的干燥叶（或带嫩枝）。

3. 分布

现河北省安国、定州等地均有栽培，以安国产量最大品质最优。（图39-1）

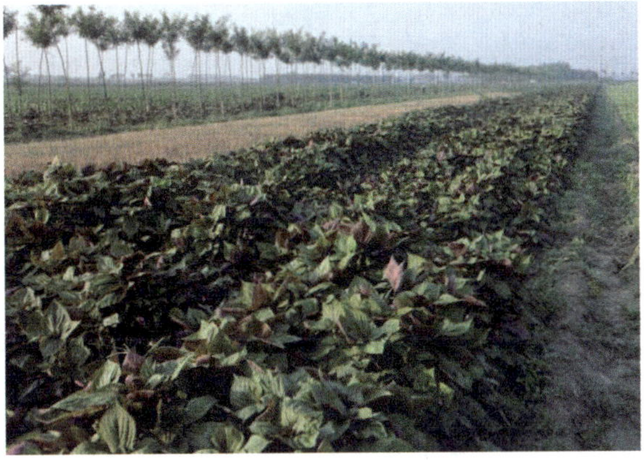

图39-1　栽培紫苏

4. 生态

喜温暖湿润环境，对土壤要求不严，但以排水良好、疏松肥沃的中性或微碱性土壤最佳。（图39-2）

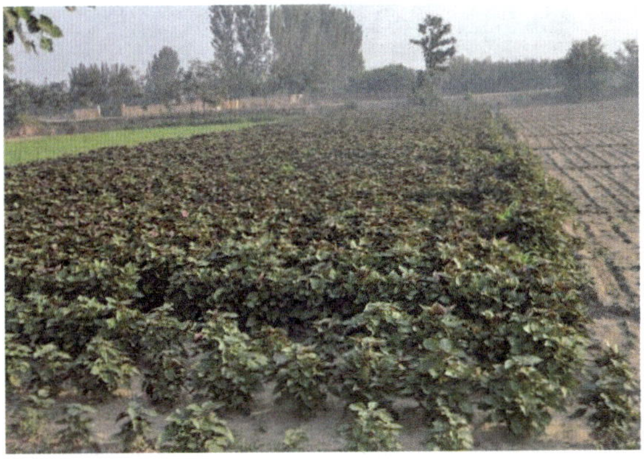

图39-2 紫苏生境

5. 形态特征

一年生、直立草本。茎高0.3~2m，绿色或紫色，钝四棱形，具四槽，密被长柔毛。叶阔卵形或圆形，长7~13cm，宽4.5~10cm，先端短尖或突尖，基部圆形或阔楔形，边缘在基部以上有粗锯齿，膜质或草质，两面紫色，或仅下面紫色，上面被疏柔毛，下面被贴生柔毛，侧脉7~8对，位于下部者稍靠近，斜上升，与中脉在上面微突起下面明显突起，色稍淡；叶柄长3~5cm，背腹扁平，密被长柔毛。轮伞花序2花，组成长1.5~15cm、密被长柔毛、偏向一侧的顶生及腋生总状花序；苞片宽卵圆形或近圆形，长宽约4mm，先端具短尖，外被红褐色腺点，无毛，边缘膜质；花梗长1.5mm，密被柔毛。花萼钟形，10脉，长约3mm，直伸，下部被长柔毛，夹有黄色腺点，内面喉部有疏柔毛环，结果时增大，长至1.1cm，平伸或下垂，基部一边肿胀，萼檐二唇形，上唇宽大，3齿，中齿较小，下唇比上唇稍长，2齿，齿披针形。花冠白色至紫红色，长3~4mm，外面略被微柔毛，内面在下唇片基部略被微柔毛，冠筒短，长2~2.5mm，喉部斜钟形，冠檐近二唇形，上唇微缺，下唇3裂，中裂片较大，侧裂片与上唇相近似。雄蕊4，几不伸出，前对稍长，离生，插生喉部，花丝扁平，花药2室，室平行，其后略叉开或极叉开。花柱先端相等2浅裂。花盘前方呈指状膨大。小坚果近球形，灰褐色，直径约1.5mm，具网纹。花期8~11月，果期8~12月。（图39-3，图39-4，图39-5）

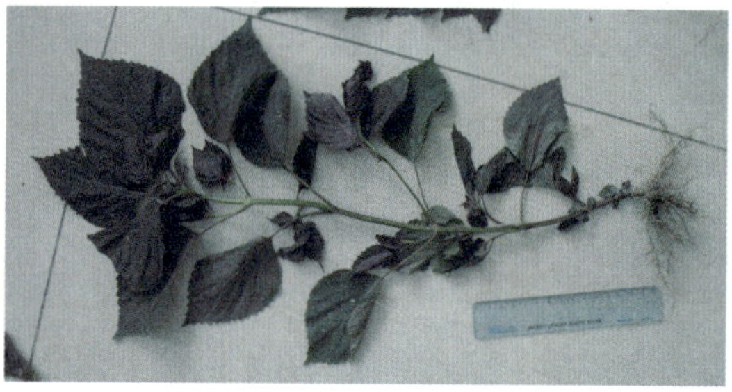

图39-3　紫苏个体

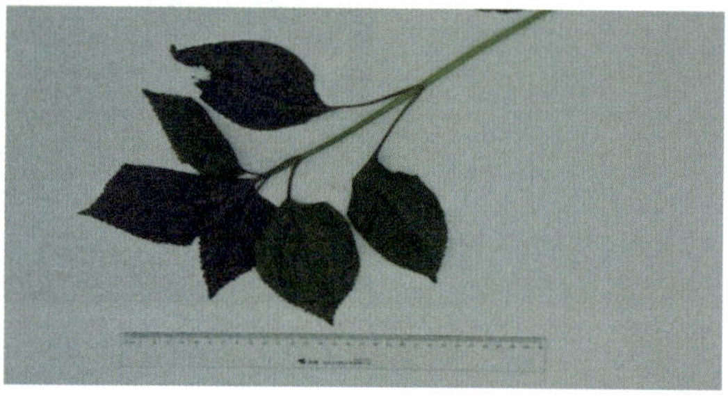

图39-4　紫苏叶1

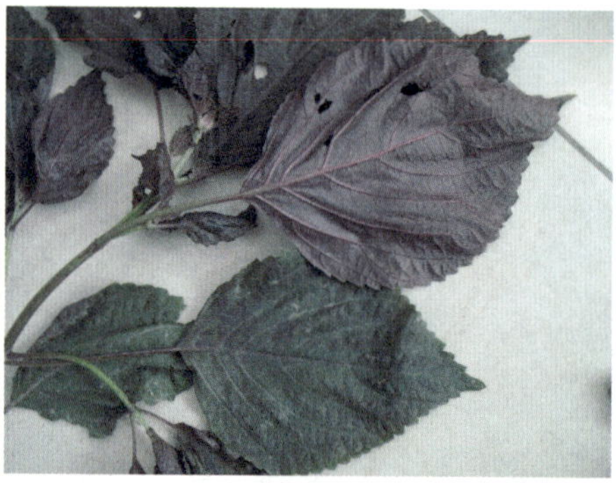

图39-5　紫苏叶2

6.产地加工

紫苏叶于夏季枝叶茂盛时采收，除去杂质，晒干。采摘后的叶子直接在阳光下晾干，不做任何处理，然后向外出售。最后一次采收时，直接将全株采收，在田地中，遮盖塑料布，约2~3天，紫苏叶可自然脱落，此时进行采收，晒干，然后销售，质量较次。（图39-6）

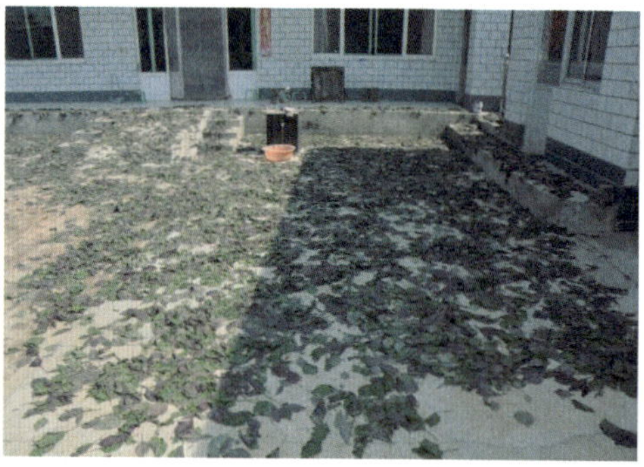

图39-6　产地加工

【药材】

1. 性状特征

本品叶片多皱缩卷曲、破碎，完整者展平后呈卵圆形，长4~11cm，宽2.5~9cm。先端长尖或急尖，基部圆形或宽楔形，边缘具圆锯齿。两面紫色或上表面绿色，下表面紫色，疏生灰白色毛，下表面有多数凹点状的腺鳞。叶柄长2~7cm，紫色或紫绿色。质脆。带嫩枝者，枝的直径2~5mm，紫绿色，断面中部有髓。气清香，味微辛。（图39-7）

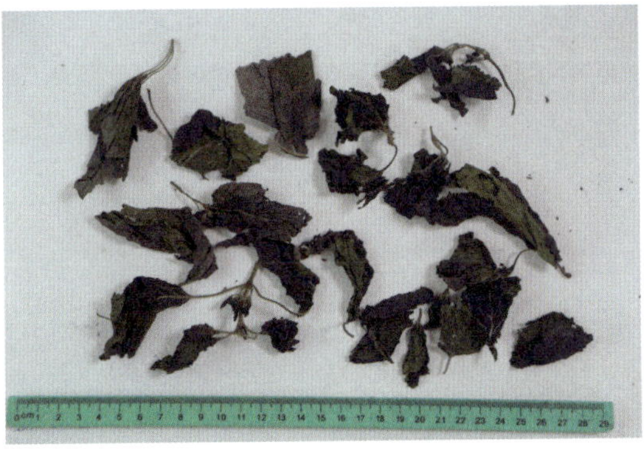

图39-7　紫苏叶药材

2. 商品规格

根据市场流通情况，按照不同加工方式，将紫苏叶药材分成“散紫苏叶”与“齐紫苏叶”两个规格。两个规格共同点为叶片长4~11cm，宽2.5~9cm。两面紫色或上表面绿色，下表面紫色，质脆。气清香，味微辛。其中散紫苏叶根据颜色、大小、完整度不同可以分为统货和选货两个等级。叶片稍卷曲、比较完整，破碎度<3%。无嫩枝。色紫，颜色鲜明的为散紫苏叶选货；叶片多皱缩卷曲、破碎度<10%。少许嫩枝。色淡紫，颜色暗的为散紫苏叶统货；齐紫苏叶以统货为主，叶片叠齐，平直，捆扎成小扎，完整。目前市场紫苏叶规格主要以上表面紫色、下表面绿色为主，部分两面紫色；同时还存在一种上表面和下表面都为绿色的紫苏叶，颜色与药典紫苏叶颜色不符，应注意鉴别。（图39-8，图39-9，图39-10）

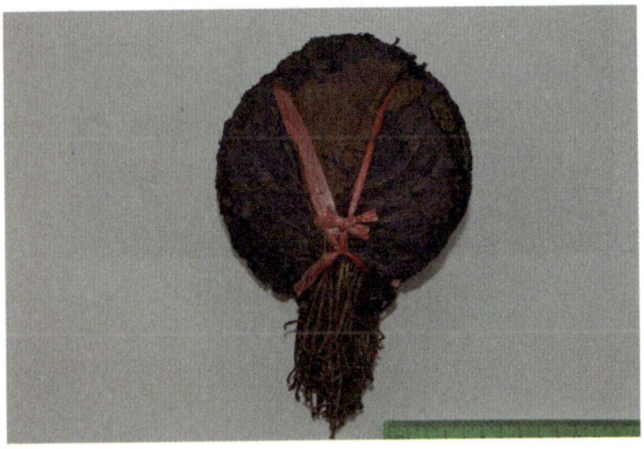

图39-8　齐紫苏

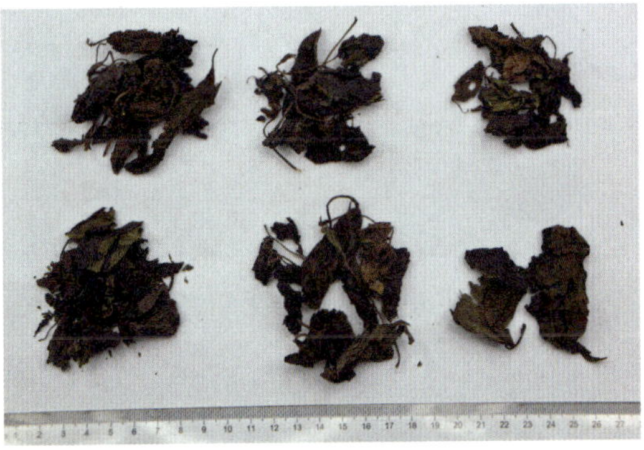

图39-9　散紫苏

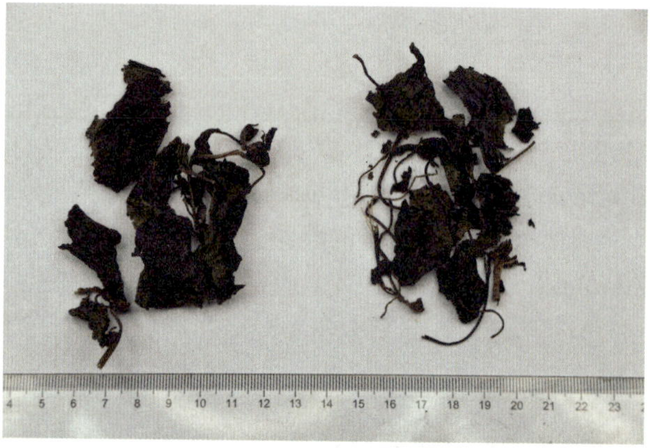

图39-10　紫苏叶等级

3. 道地药材

以河北安国产者质量为佳。

4. 质量标志

以叶完整、色紫、香气浓者为佳。

5. 显微特征

本品粉末棕绿色。非腺毛1~7细胞，直径16~346μm，表面具线状纹理，有的细胞充满紫红色或粉红色物（图39-11）。腺毛头部多为2细胞，直径17~36μm，柄单细胞（图39-12），腺鳞常破碎，头部4~8细胞。上、下表皮细胞不规则形，垂周壁波状弯曲，气孔直轴式，下表皮气孔较多。草酸钙簇晶细小，存在于叶肉细胞中。（图39-13）

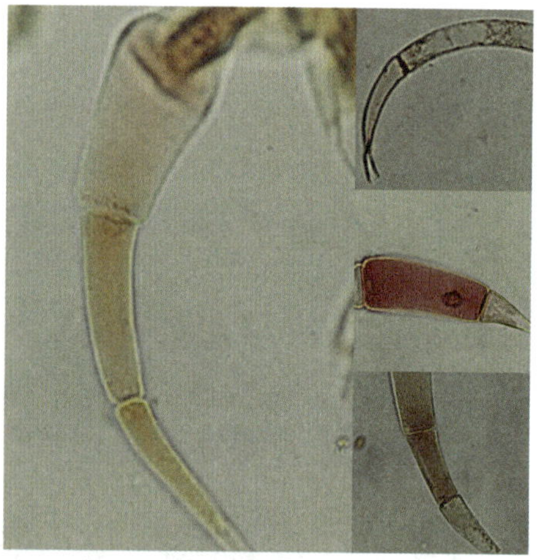

图39-11　非腺毛细胞

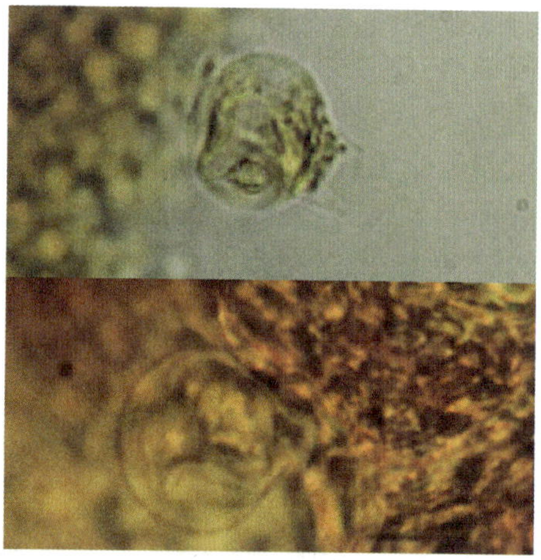

图39-12　腺毛

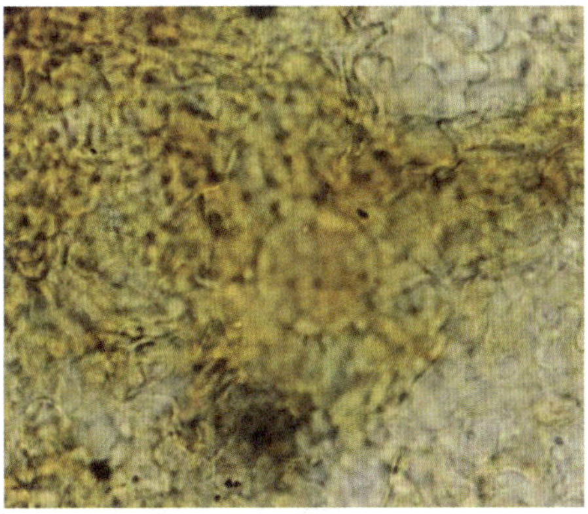

图39-13　腺鳞

6.化学组分

（1）挥发油类　无环单萜（芳樟醇、白苏酮、异白苏酮、紫苏酮和香薷酮等），单环单萜（左旋柠檬烯、紫苏醛、紫苏醇、薄荷醇、薄荷酮等），双环单帖（蒎烯、香桧烯等），无环倍半萜（金合欢烯、法呢醇和橙花叔醇等），单环倍半萜（α-蛇麻烯、榄香烯等）。双环倍半萜（石竹烯和石竹酮等），三环倍半萜（α-胡椒烯等），二萜化合物（植醇和穿心莲内酯），芳香类成分（甲基丁香酚、肉豆蔻醚、邻苯二甲酸二甲酯等），脂肪族类成分（新植二烯、茉莉酮等）。

（2）黄酮和花色苷类　黄酮类成分（芹菜素、木犀草素等），黄酮醇类（槲皮素），黄烷酮类，花色苷类（天竺葵素、天竺葵苷、紫苏宁、顺式-紫苏宁、丙二酸单酰紫苏宁等）。

（3）酚酸类　迷迭香酸、咖啡酸、原儿茶醛、原儿茶酸、苯丙酸等。

（4）苷类　单萜苷、苯丙素苷、氰苷、醇苷和8个其他苷类。

（5）三萜类和甾体　齐墩果酸、熊果酸、委陵菜酸、果树酸、豆甾醇和菜油甾醇等。

（6）其他类　香豆素类化合物、新木脂素类化合物、有机酸类、胡萝卜素、脂肪酸、多种维生素和金属元素等化学成分。

7.理化特征

本品叶表面制片：表皮细胞中某些细胞内含有紫色素，滴加10%盐酸溶液，立刻显红色；或滴加5%氢氧化钾溶液，即显鲜绿色，后变为黄绿色。

8.贮藏

置阴凉干燥处。

【炮制与饮片】

1.饮片炮制

除去杂质和老梗；或喷淋清水，切碎，干燥。

2.饮片名称

紫苏叶。

3. 药品类别

解表药：发散风寒药。

4. 性状特征

本品呈不规则的段或未切叶。叶多皱缩卷曲、破碎，完整者展平后呈卵圆形。边缘具圆锯齿。两面紫色或上表面绿色，下表面紫色，疏生灰白色毛。叶柄紫色或紫绿色。带嫩枝者，枝的直径2~5mm，紫绿色，切面中部有髓。气清香，味微辛。（图39-14）

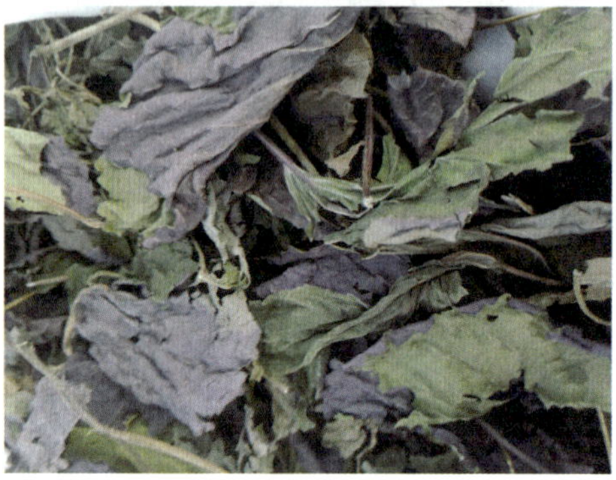

图39-14 紫苏叶

4. 质量要求

紫苏叶

（1）水分含量 不得过12.0%。

（2）干燥品挥发油含量 不得过0.20%（ml/g）。

6. 性味功能

辛，温。归肺、脾经。解表散寒，行气和胃。用于风寒感冒，咳嗽呕恶，妊娠呕吐，鱼蟹中毒。

7. 用法用量

内服煎汤5~10g。

8. 贮藏

置阴凉干燥处保存。

【经典方剂与临床应用】

1. 杏苏散（《温病条辨》）

处方： 紫苏叶9g 半夏9g 茯苓9g 前胡9g 苦桔梗6g 枳壳6g 甘草3g 生姜3片 大枣3枚 杏仁9g 橘皮6g。

制法： 水煎。

功能主治： 轻宣凉燥，宣肺凉燥。外感凉燥证。恶寒无汗，头微痛，咳嗽痰稀，鼻塞，咽干，苔白，脉弦。

用法用量： 温服。

使用注意：若凉燥化热则不宜使用。

2. 参苏饮（《太平惠民和剂局方》）

处方：人参6g　紫苏叶6g　干葛洗，6g　半夏汤洗七次，姜汁制炒，6g　前胡去苗，6g　茯苓去皮，6g　枳壳去瓤，麸炒，4g　桔梗去芦4g　木香4g　陈皮去皮，4g　甘草炙，4g。

制法：上药㕮咀。

功能主治：益气解表，理气化痰。虚人外感风寒，内有痰湿证。症见恶寒发热，发汗，头痛，鼻塞，咳嗽痰白，胸脘满闷，倦怠乏力，舌淡，苔薄白，脉弱等。

用法用量：每服四钱（12g），水一盏半，姜七片，枣一个，煎六分，去滓，微热服，不拘时候（现代用法：水煎服）。

使用注意：风热表证者慎用本方。

【食疗与药膳】

1. 紫苏叶砂仁鲫鱼汤

原料：紫苏叶10g　砂仁10g　枸杞子叶500g　鲫鱼1条　姜片、盐、香油各适量。

制作方法：（1）枸杞子叶洗净切段；鲫鱼收拾干净；砂仁洗净，装入棉布袋中。（2）将所有材料和药袋一同入锅，加水煮熟，去药袋，淋香油即可。

功能主治：具有温胃化湿、止呕安胎之效。

用法用量：日常食用。

2. 紫苏生姜红枣汤

原料：鲜紫苏叶10g　生姜3块　红枣15g。

制作方法：先将鲜苏叶切成丝，放入盛有温水的砂锅里，接着把姜片和红枣放入锅里用大火煮，待锅开后改用文火炖30min。之后，将紫苏叶、红枣和姜片捞出，再把枣挑出来放回锅里继续用文火煮15min，这样就可以服用了。

功能主治：紫苏生姜红枣汤的主要功用是暖胃散寒、助消化行气，因此适合平日脾胃比较虚弱、易胀气、易胃寒，饭后不易消化的人群服用；但相应地，平素胃火较盛、胃热的人群不适合服用这道药膳。

用法用量：日常食用。

槐花

HuaiHua

【别名】槐米（《医方易简》），槐蕊（《本草正》），家槐花（《中药名大典》）。

【基原】

1. 集解

槐花入药始载于《日华子本草》，据该书记载，槐花味苦、平、无毒；治五痔、心痛、眼赤，杀腹藏虫及热、治皮肤风、并肠风泻血、赤白痢，并炒研服。这里明确了槐花的部分药性即“平”“味苦”“无毒”，以及主治、功效和服用方法，但该内容未涉及槐花的归经和升降沉浮等基本药性。宋代《证类本草》卷十二有槐花入药的记载。明代《本草纲目》对槐花入药的记载尤为详实：“染家以一水煮一沸出之，其稠滓为饼，染色更鲜也。”本段在前代已有信息的基础上又有创新，即明确了采收时机和提高药物质量的方法。明代《炮炙大法》提出的“入药拣净”到清代《本经逢原》提出的“温水涤去灰”“淘净炒香为末”，也表明医家对槐花入药越来越注意细节。《祁州中药志》中有关于槐花的栽培技术的介绍。《药材资料汇编》中记载，槐花在河北定县，石家庄等地均产。

2. 品种

本品为豆科植物槐*Sophora japonica* L. 的干燥花及花蕾。

3. 分布

河北境内绝大部分地区均有野生分布，现安国产量最大。

4. 生态

槐树中等喜光，多生于平地、村落附近、山腹、山麓，在湿润肥沃的土壤条件下，生长快、寿命长，树龄可达百年以上。

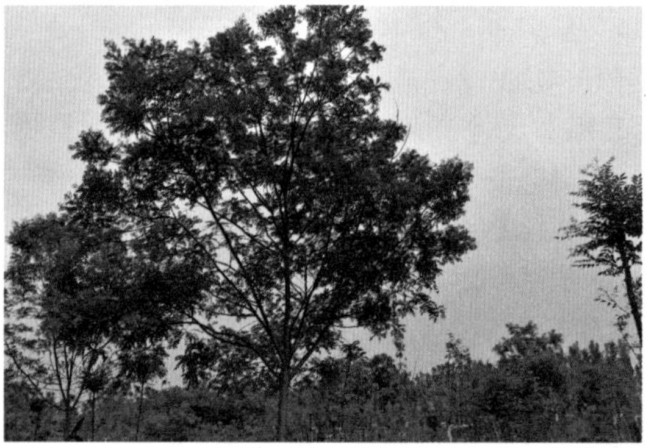

图40-1　槐生境

5. 形态特征

乔木，高达25m；树皮灰褐色，具纵裂纹。当年生枝绿色，无毛。羽状复叶长达25cm；叶轴初被疏柔毛，旋即脱净；叶柄基部膨大，包裹着芽；托叶形状多变，有时呈卵形，叶状，有时线形或钻状，早落；小叶4~7对，对生或近互生，纸质，卵状披针形或卵状长圆形，长2.5~6cm，宽1.5~3cm，先端渐尖，具小尖头，基部宽楔形或近圆形，稍偏斜，下面灰白色，初被疏短柔毛，旋变无毛；小托叶2枚，钻状。圆锥花序顶生，常呈金字塔形，长达30cm；花梗比花萼短；小苞片2枚，形似小托叶；花萼浅钟状，长约

4mm，萼齿5，近等大，圆形或钝三角形，被灰白色短柔毛，萼管近无毛；花冠白色或淡黄色，旗瓣近圆形，长和宽约11mm，具短柄，有紫色脉纹，先端微缺，基部浅心形，翼瓣卵状长圆形，长10mm，宽4mm，先端浑圆，基部斜戟形，无皱褶，龙骨瓣阔卵状长圆形，与翼瓣等长，宽达6mm；雄蕊近分离，宿存；子房近无毛。荚果串珠状，长2.5~5cm或稍长，径约10mm，种子间缢缩不明显，种子排列较紧密，具肉质果皮，成熟后不开裂，具种子1~6粒；种子卵球形，淡黄绿色，干后黑褐色。花期7~8月，果期8~10月。

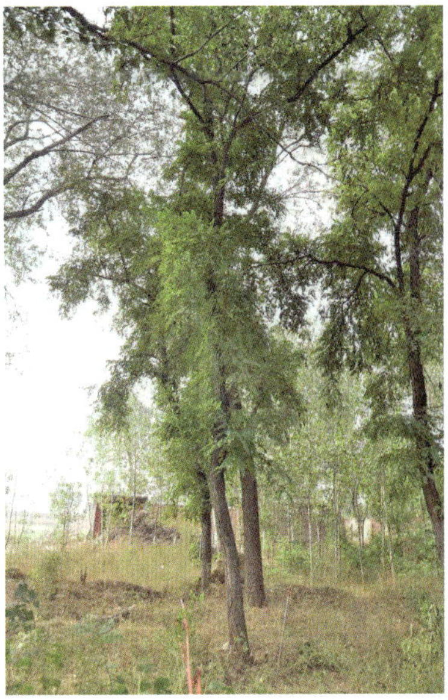

图40-2　槐

6. 产地加工

夏季花开放或花蕾形成时采收，及时干燥，除去枝、梗及杂质。前者习称“槐花”，后者习称“槐米”。

【药材】

1. 性状特征

槐花　皱缩而卷曲，花瓣多散落。完整者花萼钟状，黄绿色，先端5浅裂；花瓣5，黄色或黄白色，1片较大，近圆形，先端微凹，其余4片长圆形。雄蕊10，其中9个基部连合，花丝细长。雌蕊圆柱形，弯曲。体轻。气微，味微苦。（图44-3）

槐米　呈卵形或椭圆形，长2~6mm，直径约2mm。花萼下部有数条纵纹。萼的上方为黄白色未开放的花瓣。花梗细小。体轻，手捻即碎。气微，味微苦涩。（图44-4）

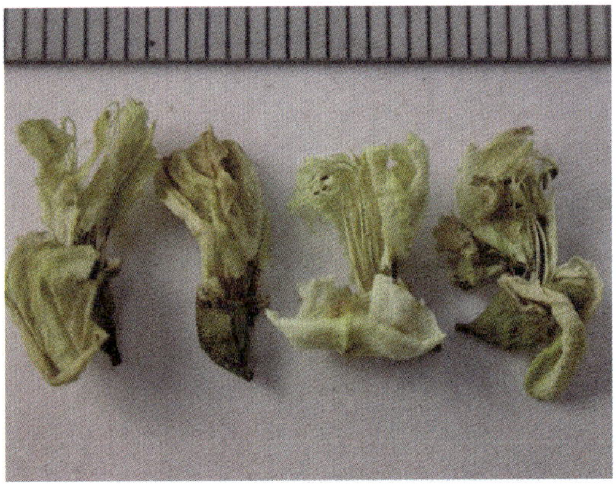

图40-3　槐花

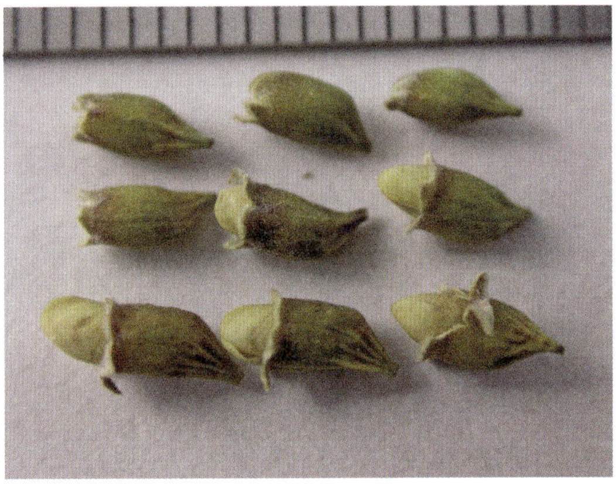

图40-4　槐米

2. 商品规格

槐花：统货。

槐米：分为选货和通货两个等级，主要区别在于选货要求杂质量1%以下，不得有色泽发黑的花蕾；统货要求杂质量3%以下，发黑的花蕾不得占总量的2%。

3. 道地药材

以河北安国产的槐花质量为佳。

4. 质量标志

以完整、色泽鲜嫩、无杂质者为佳。

5. 显微特征

本品粉末黄绿色。花粉粒类球形或钝三角形，直径14~19μm。具3个萌发孔。萼片表皮表面观呈多角形；非腺毛1~3细胞，长86~660μm。气孔不定式，副卫细胞4~8个。草酸钙方晶较多。

6. 化学组分

（1）黄酮类　芦丁（芸香苷）、槲皮素、山柰酚-3-O-芸香糖苷、山柰酚、染料木素、槐花米甲素等。

（2）皂苷类　赤豆皂苷，大豆皂苷，槐花皂苷等。

（3）脂肪酸类　棕榈酸、二丁基邻苯二甲酸、硬脂酸、亚油酸和亚麻酸等。

7. 贮藏

置干燥处，防潮，防蛀。

【炮制与饮片】

1. 饮片炮制

槐花　除去杂质及灰屑。

炒槐花　取净槐花，照清炒法炒至表面深黄色。

槐花炭　取净槐花，照炒炭法炒至表面焦褐色。

2. 饮片名称

槐花、炒槐花、槐花炭。

3. 药品类别

止血药：凉血止血药。

4. 性状特征

槐花　同药材。

槐米　同药材。

5. 质量要求

水分　不得过11.0%。

总灰分　槐花不得过14.0%；槐米不得过9.0%。

酸不溶性灰分　槐花不得过8.0%；槐米不得过3.0%。

浸出物　照醇溶性浸出物测定法（通则2201）项下的热浸法测定，用30%甲醇作溶剂，槐花不得少于37.0%；槐米不得少于43.0%。

含量测定　照紫外-可见分光光度法（通则0401）。本品按干燥品计算，含总黄酮以芦丁（$C_{27}H_{30}O_{16}$）计，槐花不得少于8.0%；槐米不得少于20.0%。照高效液相色谱法（通则0512）测定。本品按干燥品计算，含芦丁（$C_{27}H_{30}O_{16}$）槐花不得少于6.0%；槐米不得少于15.0%。

6.性味功能

苦，微寒。归肝、大肠经。凉血止血，清肝泻火。用于便血，痔血，血痢，崩漏，吐血，衄血，肝热目赤，头痛眩晕。

7.用法用量

内服：煎汤，5~10g。外用适量。止血多炒炭用，清热泻火宜生用。

8.使用注意

脾胃虚寒及阴虚发热而无实火者慎服。

9.贮藏

置干燥处，防潮，防蛀。

【经典方剂与临床应用】

1.槐花饮（《普济方》）

处方：槐花炒焦，1合（100ml） 白矾生5合（500ml）。

制法：上研细，只作1服。

功能主治：酒毒吐血。

2.槐花当归散（《袖珍》）

处方：槐花炒，4两（120g） 何首乌2两（60g） 川芎2两（60g） 当归2两（60g） 甘草少许。每服2钱，食后临卧米泔调下。

制法：上为末。

功能主治：眼目血灌瞳人，如火眼睑胀痛。

【食疗与药膳】

1.槐花荆芥饮

原料：槐花、炒荆芥等份。

制作方法：煎水饮。

功能主治：本方用槐花凉血止血，以炒荆芥增强止血功能。用于便血、痔疮出血。

2.马齿苋槐花粥

原料：鲜马齿苋100g 槐花30g 粳米100g 红糖20g。

制作方法：先将鲜马齿苋拣杂，洗净，入沸水锅中焯软，捞出，码齐，切成碎末，备用。将槐花拣杂，洗净，晾干或晒干，研成极细末，待用。粳米淘洗干净，放入砂锅，加水适量，大火煮沸，改用小火煨煮成稀粥，粥将成时，兑入槐花细末，并加入马齿苋碎末及红糖，再用小火煨煮至沸，即成。

功能主治：清热解毒，凉血止血。本食疗方适用于大肠癌患者引起的便血，血色鲜红症。

用法用量：早晚2次分服。

3.大黄槐花蜜饮

原料：生大黄4g　槐花30g　蜂蜜15g　绿茶2g。

制作方法：先将生大黄拣杂，洗净，晾干或晒干，切成片，放入砂锅，加水适量，煎煮5min，去渣，留汁，待用。锅中加槐花、茶叶，加清水适量，煮沸，倒入生大黄煎汁，离火，稍凉，趁温热时，调拌入蜂蜜即成。

功能主治：清热凉血。本食疗方适用于大肠癌患者引起的便血，血色鲜红，以及癌术后便血等症。

用法用量：早晚2次分服。

金莲花

JianLianHua

【别名】

旱金莲（《五台山志》），金梅草（《山西通志》），旱地莲、金芙蓉（《本草纲目拾遗》），金疙瘩（《山西中药志》）。

【基原】

1.集解

金莲花入本草始载于清代赵学敏所著《本草纲目拾遗》，而其植物记载则由来已久。在唐代日僧圆仁的《入唐求法巡礼行记》中，记述他于唐开成五年（840年）五至七月，入五台山巡礼之所见有云："五台山外有高峰重重……而起墙壁之势……四台中心也……奇花异色满山而开，从谷至顶，四台中心也……奇花异色满山而开，从谷至顶，四面皆花，犹如铺锦……人云：今此五月犹寒，花开未盛，六七月间，花开更繁云云。"以上所说与《山西通志》中的"山有旱金莲，如真金，挺生陆地，相传是文殊圣迹"相符，花期亦相同。印证圆仁之所见，所指的就是金莲花的植被。《山西中药志》则依据现代植物学方式对金莲花作了更详细的描述："草本，多丛生，茎高2尺，掌状分裂，下部有柄，上部无柄，花大形，金黄色，花萼9~11片，雄蕊多数。"并称其为"毛茛科"植物。清代查慎行《人海记》上记载："旱金莲花，五台山出，后随从古北口外，塞山多有之。"又《广群芳谱》载：金莲花"出山西五台山，塞外尤多（注：塞外指河北、山西北部，长城以外，承德为重点）。"据《北京植物志》记载：世界上的金莲花约有20余种，其中14种出自中国，分布在河北等省，北京仅1种，雾灵山、百花山均有，山地野生（生于海拔1600~2000m的山顶草地）。

2. 品种

本品为毛茛科植物金莲花*Trollius chinensis* Bge. 的干燥花。

3. 分布

河北境内张家口、承德等地有野生分布，以承德围场产量最大。

4. 生态

金莲花野生于海拔1000~2200m的山地、草坡或疏林下，耐寒，忌湿热。土壤湿热是主要致死因子；宜选荫蔽处排水良好的砂质壤上栽培，根系浅，需较厚的土层。

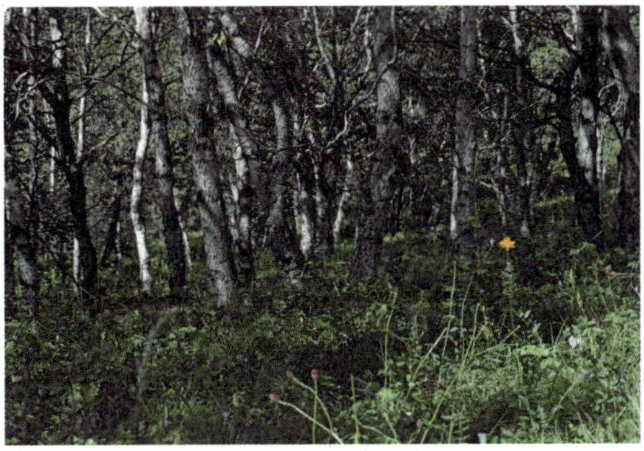

图41-1 金莲花生境

5. 形态特征

植株全体无毛。须根长达7cm。茎高30~70cm，不分枝，疏生（2~）3~4叶。基生叶1~4个，长16~36cm，有长柄；叶片五角形，长3.8~6.8cm，宽6.8~12.5cm，基部心形，三全裂，全裂片分开，中央全裂片菱形，顶端急尖，三裂达中部或稍超过中部，边缘密生稍不相等的三角形锐锯齿，侧全裂片斜扇形，二深裂近基部，上面深裂片与中全裂片相似，下面深裂片较小，斜菱形；叶柄长12~30cm，基部具狭鞘。茎生叶似基生叶，下部的具长柄，上部的较小，具短柄或无柄。花单独顶生或2~3朵组成稀疏的聚伞花序，直径3.8~5.5cm，通常在4.5cm左右；花梗长5~9cm；苞片三裂；萼片（6~）10~15（~19）片，金黄色，干时不变绿色，最外层的椭圆状卵形或倒卵形，顶端疏生三角形牙齿，间或生3个小裂片，其他的椭圆状倒卵形或倒卵形，顶端圆形，生不明显的小牙齿，长1.5~2.8cm，宽0.7~1.6cm；花瓣18~21个，稍长于萼片或与萼片近等长，稀比萼片稍短，狭线形，顶端渐狭，长1.8~2.2cm，宽1.2~1.5mm；雄蕊长0.5~1.1cm，花药长3~4mm；心皮20~30。蓇葖长1~1.2cm，宽约3mm，具稍明显的脉网，喙长约1mm；种子近倒卵球形，长约1.5mm，黑色，光滑，具光滑，具4~5棱角。6~7月开花，8~9月结果。

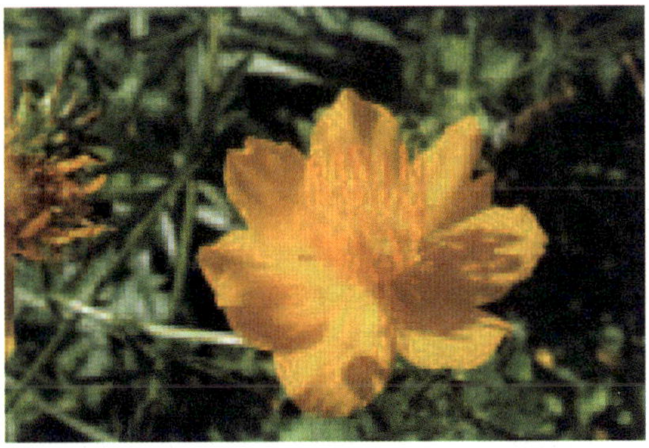

图41-2 金莲花个体

6. 产地加工

夏季花盛开时采收，晾干。

【药材】

1. 性状特征

本品呈不规则团块，皱缩，直径1~2.5cm。金黄色至棕褐色。萼片花瓣状，通常10~18片，卵圆形或倒卵形，长1.8~2.5cm，宽0.9~2cm。花瓣多数，条形，长1.4~2.5cm，宽0.1~0.3cm；先端渐尖，近基部有蜜槽，雄蕊多数，长0.7~1.5cm，淡黄色。雌蕊多数，具短喙，棕黑色。花梗灰绿色至棕褐色。体轻，疏松。气芳香，味微苦。

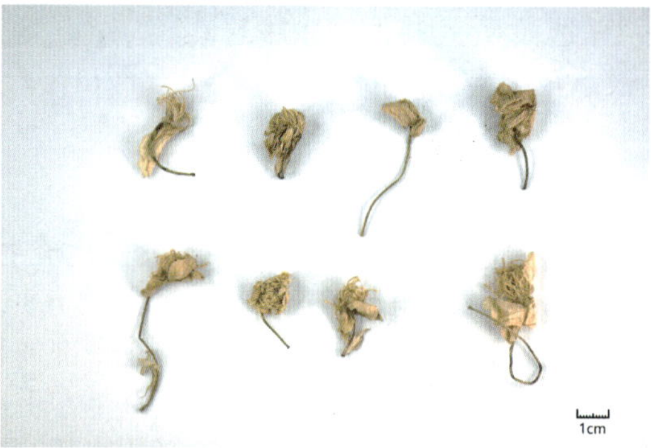

图41-3　金莲花药材

2. 商品规格

统货。

3. 道地药材

以河北省承德地区所产药材质量为最佳。

4. 质量标志

以花大、完整、色金黄、香气浓郁者为佳。

5. 显微特征

本品花粉粒较多，淡黄色或无色，呈类球形或阔卵形，直径18~20μm，外壁无明显分层，有的可见三孔沟。花瓣表皮细胞淡黄色，呈乳突状或非腺毛状隆起，直径28~40μm，表面呈纵向细角质条纹，部分胞腔中含有红棕色或黄棕色颗粒状物。花粉囊内壁组织呈大小不定块片状，淡黄色，完整细胞表面呈类长方形或短条形，直径8~24μm，胞壁呈不规则网状增厚，侧面增厚部分壁呈链珠状。导管成束，少单个散离，全为螺纹导管，直径5~12μm。气孔为不定细胞型，呈阔椭圆形或类卵形，直径36~40μm，副卫细胞4~5个，垂周壁微弯曲。

6. 化学组分

（1）黄酮类　荭草苷，牡荆苷，槲皮素-新橙皮糖苷，木犀草素，玄参黄酮等。

（2）生物碱类　千里光宁，全缘碱，金莲花碱。

（3）有机酸类　软脂酸、原金莲酸、藜芦酸、对羟基苯甲酸、棕榈酸、乌苏酸等。

7.贮藏

置阴凉干燥处。

【炮制与饮片】

1.饮片炮制

取原药材，除去杂质。

2.饮片名称

金莲花

3.药品类别

清热药：清热解毒药。

4.性状特征

同药材。

5.质量要求

（1）水分　不得过10.0%。

（2）总灰分　不得过13.0%。

（3）酸不溶性灰分　不得过3.0%。

6.性味功能

味苦，性寒。归肺、肝经。清热解毒，治上感，扁桃体炎，咽炎，急性中耳炎，急性鼓膜炎，急性结膜炎，急性淋巴管炎，口疮，疔疮。

7.用法用量

内服：煎汤，1~2钱。外用：煎水含漱。

8.使用注意

脾胃虚寒者慎服。

9.贮藏

置干燥处，防潮，防蛀。

【经典方剂与临床应用】

1.金蒲汤（《朱日升方》）

处方：金银花30~60g　蒲公英30~60g　冬瓜子30~60g　大活血15~30g　木香6~10g　生大黄10~20g（后下）。

功能主治：清热利湿，行气活血，通里泻下。主湿热壅遏肠腑，气滞血瘀，热腐成脓。

用法用量：水煎服，每日1剂，日服2次。病重者每日2剂，日服4次。

2.滋阴降火方（《赵炳南方》）

处方：南沙参15g　北沙参15g　元参15g　丹皮9g　石斛12g　山萸肉9g　枸杞子9g　锦灯笼9g　天花粉15g　黄芪9g　金莲花12g　马蔺子9g。

功能主治：滋阴降火。主脾肾阴虚，虚火上炎。

用法用量：水煎服，每日1剂，日服2次。

【食疗与药膳】

复方赶黄草凉茶

原料：赶黄草1.0g　金莲花0.1g　红糖5.0g　白茅根2.5g　冬凌草1.0g　怀菊花0.5g　甘草2.5g。

制作方法：煎水饮。

功能主治：清热解酒、消暑解渴。

用法用量：早晚2次分服。

金银花

JinYinHua

【别名】忍寒草（《洪氏集验方》），蜜啜花（《世医得效方》），老翁须、金钗股（《苏沈良房》），双花（《中药材手册》）。

【基原】

1.集解

“忍冬”一名始载于《名医别录》，陶弘景集曰：“味甘，温，无毒……十二月采，阴干。”据此，众多文献均认为当时药用的是藤和叶。“金银花”一名见于北宋《苏沈良方》。明确以花入药则见于明代的本草著作。兰茂的《滇南本草》和朱橚的《救荒本草》已用“金银花”为正名；刘文泰的《本草品汇精要》在“忍冬”项下明确“茎、叶、花”药用；李时珍的《本草纲目》载：“茎叶及花，功用皆同。”自此，藤叶与花以“忍冬”或“金银花”为名，同作一药使用。清代吴仪洛的《本草从新》在“金银花”项下载“其藤叶名忍冬”，以后逐渐将花与藤叶分开入药。

2.品种

本品为忍冬科植物忍冬 *Lonicera japonica* Thunb. 的干燥花蕾或带初开的花。

3.分布

金银花主产于河北、河南、山东等。巨鹿县种植历史悠久、产量巨大。

4.生态

生于山坡灌丛或疏林中、乱石堆、田埂、路边、及村庄篱笆旁。野生或栽培。(图42–1)

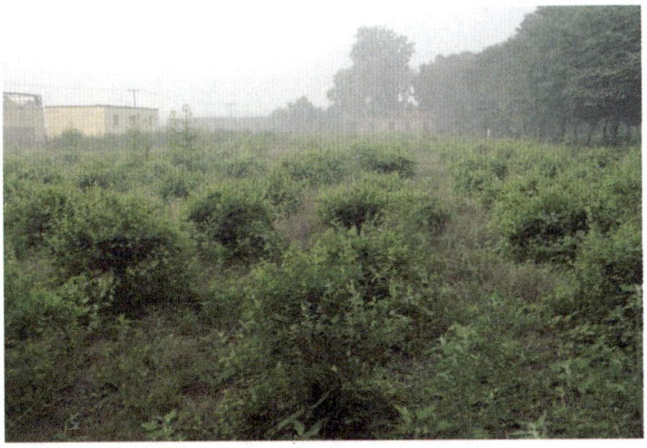

图42–1　忍冬生态环境

5.形态特征

半常绿藤本；幼枝洁红褐色，密被黄褐色、开展的硬直糙毛、腺毛和短柔毛，下部常无毛。叶纸质，卵形至矩圆状卵形，有时卵状披针形，稀圆卵形或倒卵形，极少有1至数个钝缺刻，长3~5（~9.5）cm，顶端尖或渐尖，少有钝、圆或微凹缺，基部圆或近心形，有糙缘毛，上面深绿色，下面淡绿色，小枝上部叶通常两面均密被短糙毛，下部叶常平滑无毛而下面多少带青灰色；叶柄长4~8mm，密被短柔毛。总花梗通常单生于小枝上部叶腋，与叶柄等长或稍较短，下方者则长达2~4cm，密被短柔毛，并夹杂腺毛；苞片大，叶状，卵形至椭圆形，长达2~3cm，两面均有短柔毛或有时近无毛；小苞片顶端圆形或截形，长约1mm，为萼筒的1/2~4/5，有短糙毛和腺毛；萼筒长约2mm，无毛，萼齿卵状三角形或长三角形，顶端尖而有长毛，外面和边缘都有密毛；花冠白色，有时基部向阳面呈微红，后变黄色，长（2~）3~4.5（~6）cm，唇形，筒稍长于唇瓣，很少近等长，外被多少倒生的开展或半开展糙毛和长腺毛，上唇裂片顶端钝形，下唇带状而反曲；雄蕊和花柱均高出花冠。果实圆形，直径6~7mm，熟时蓝黑色，有光泽；种子卵圆形或椭圆形，褐色，长约3mm，中部有1凸起的脊，两侧有浅的横沟纹。花期4~6月（秋季亦常开花），果熟期10~11月。(图42–2)

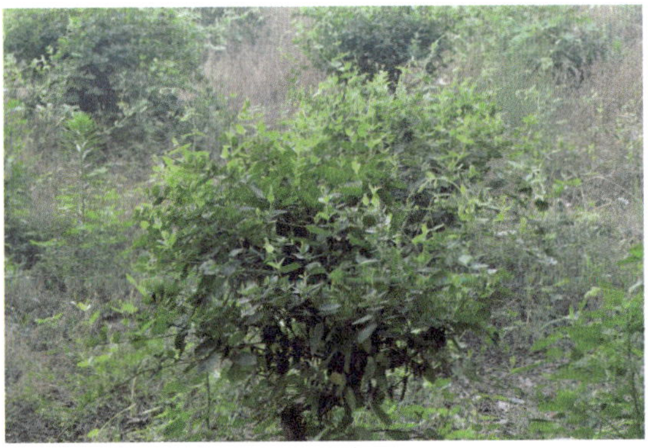

图42–2　忍冬

6. 产地加工

夏初花开前采收，置通风处摊成薄层晒干或烘干。

【药材】

1. 性状特征

本品呈棒状，上粗下细，略弯曲，长2~3cm，上部直径约3mm，下部直径约1.5mm。表面黄白色或绿白色（贮久色渐深），密被短柔毛。偶见叶状苞片。花萼绿色，先端5裂片有毛，长约2mm。开放者花冠筒状，先端二唇形；雄蕊5，附于筒壁，黄色；雌蕊1，子房无毛。气清香，味淡，微苦。（图42-3）

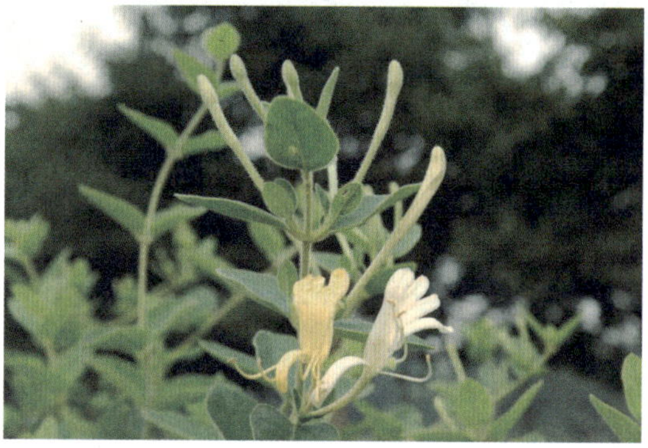

图42-3　金银花

2. 商品规格

晒货

一等：花蕾肥壮饱满、匀整。黄白色。开放花率0%，枝叶率0%，黑头黑条率0%，无破碎。

二等：花类饱满、较匀整。浅黄色。开放花率不高于1%，枝叶率不高于1%，黑头黑条率不高于1%。

三等：欠匀整。色泽不分。开放花率不高于2%，枝叶率不高于1.5%，黑头黑条率不高于1.5%。

烘货

一等：花蕾肥壮饱满、匀整。青绿色。开放花率0%，枝叶率0%，黑头黑条率0%，无破碎。

二等：花类饱满、较匀整。绿白色。开放花率不高于1%，枝叶率不高于1%，黑头黑条率不高于1%。

三等：欠匀整。色泽不分。开放花率不高于2%，枝叶率不高于1.5%，黑头黑条率不高于1.5%。

3. 质量标志

以花小无开口、颜色黄白、形丰满、质重、无杂质者为佳。

4. 显微特征

本品粉末浅黄棕色或黄绿色。腺毛较多，头部倒圆锥形、类圆形或略扁圆形，4~33细胞，排成2~4层，直径30~64~108μm，柄部1~5细胞，长可达700μm。非腺毛有两种：一种为厚壁非腺毛，单细胞，长可达900μm，表面有微细疣状或泡状突起，有的具螺纹；另一种为薄壁非腺毛，单细胞，甚长，弯曲或皱缩，表面有微细疣状突起。草酸钙簇晶直径6~45μm。花粉粒类圆形或三角形，表面具细密短刺及细颗粒状雕纹，具3孔沟。

5. 化学组分

（1）黄酮类　木犀草素、木犀草苷、忍冬苷、金丝桃苷等。

（2）有机酸类　绿原酸、异绿原酸等。

（3）挥发油类　双花醇、芳樟醇等。

6. 贮藏

置阴凉干燥处，防潮，防蛀。

【炮制与饮片】

1. 饮片炮制

金银花　取原药材，除去杂质及梗，筛去灰屑。

2. 饮片名称

金银花。

3. 药品类别

清热药：清热解毒药。

4. 性状特征

金银花　性状特征同药材。（图42-4）

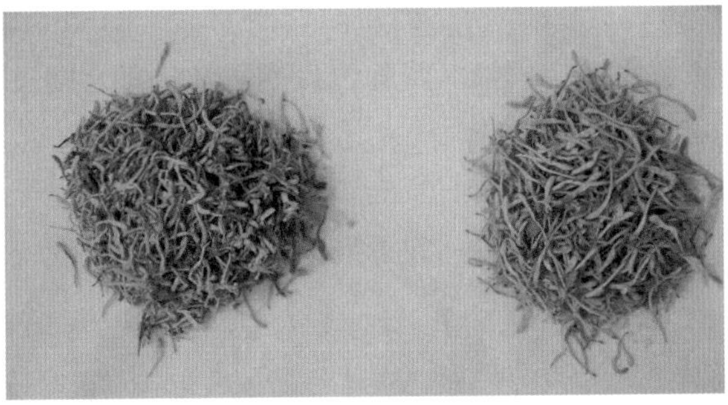

图42-4　金银花药材

5. 质量要求

（1）水分　不得过12.0%。

（2）总灰分　不得过10.0%。

（3）酸不溶性灰分　不得过3.0%。

（4）特征图谱　照高效液相色谱法（通则0512）测定。供试品特征图谱中应呈现7

个特征峰，与参照物峰相应的峰为S峰，计算各特征峰与S峰的相对保留时间，应在规定值的±10%之内，保留时间规定值为：0.91（峰1）、1.00［峰2（S）］、1.17（峰3）、1.38（峰4）、2.43（峰5）、2.81（峰6）、2.93（峰7）。

（5）重金属及有害元素　照铅、镉、砷、汞、铜测定法（通则2321原子吸收分光光度法或电感耦合等离子体质谱法）测定，铅不得过5mg/kg；镉不得过0.3mg/kg；砷不得过2mg/kg；汞不得过0.2mg/kg；铜不得过20mg/kg。

（6）含量测定　照高效液相色谱法（通则0512）测定。本品按干燥品计算，含绿原酸（$C_{16}H_{18}O_9$）不得少于1.5%，含酚酸类以绿原酸（$C_{16}H_{18}O_9$）、3，5-二-O-咖啡酰奎宁酸（$C_{25}H_{24}O_{12}$）和4，5-二-O-咖啡酰奎宁酸（$C_{25}H_{24}O_{12}$）的总量计，不得少于3.8%；含木犀草苷（$C_{21}H_{20}O_{11}$）不得少于0.050%。

6.性味功能

甘、寒。清热解毒，疏散风热。用于痈肿疔疮、喉痹、丹毒、热毒血痢、风热感冒、温病发热。

7.用法用量

煎服，6~15g。

8.贮藏

置阴凉干燥处，防潮，防蛀。

【经典方剂与临床应用】

1.银翘散

处方：连翘一两（30g）　金银花一两（30g）　苦桔梗六钱（18g）　薄荷六钱（18g）　竹叶四钱（12g）　生甘草五钱（15g）　芥穗四钱（12g）　淡豆豉五钱（15g）　牛蒡子六钱（18g）。

制法：上杵为散，每服六钱，鲜苇根汤煎，香气大出，即取服，勿过煎。肺药取轻清，过煎则味厚而入中焦矣。病重者，约二时一服，日三服，夜一服；轻者三时一服，日二服，夜一服；病不解者，作再服。盖肺位最高，药过重，则过病所，少用又有病重药轻之患，故从普济消毒饮时时清扬法。

功能主治：治太阴温病初起，邪在肺卫，但发热而不恶寒，且口渴者。

2.清络饮

处方：鲜荷叶边二钱（6g）　鲜金银花二钱（6g）　西瓜翠衣二钱（6g）　鲜扁豆花一枝（1枝）　丝瓜皮二钱（6g）　鲜竹叶心二钱（6g）。

制法：水二杯，煮取一杯，日二服。

功能主治：治太阴暑温，汗后余邪未尽，头感微胀，视物不清。

3.回疮金银花散

处方：金银花连枝叶（挫）四两　黄芪四两　甘草一两。

制法：上㕮咀，用酒一升，同入壶瓶内，闭口重汤内煮三、两时辰，取出去滓，顿服之。

功能主治：疮疡痛，甚则色变紫黑者。

【食疗与药膳】

金银花粥

原料：金银花15g　大米100g　白糖适量。

制作方法：将金银花洗净，加清水适量，浸泡5~10min后，水煎取汁，加大米煮粥，待熟时调入白糖。

功能主治：金银花具有清热解毒，疏散风热的作用，主治一切风湿气及诸肿毒、痈疽、疥癣。

款冬花

KuanDongHua

【别名】兔奚（《尔雅》），款冻（《广雅》），橐吾、橐石（《神农本草经》），冬花（《万氏济世良方》），九九花（《中药志》）。

【基原】

1. 集解

款冬最早的记载出现在《楚辞》,《楚辞・九怀・株昭》曰："款冬而生兮，凋彼叶柯"。以"款冬花"之名入药始载于秦汉时期的《神农本草经》，列为中品，书中记载原名为款冬花。魏晋时期《名医别录》对款冬花的记述进行了扩展，其曰："一名橐吾，一名颗冻，一名虎须，一名菟奚，一名氐冬。生常山（注：今河北省正定县）山谷。"明代《本草品汇精要》记载款冬花的道地产区有晋州（河北省石家庄市）。由本草记载可推断，款冬花原产地为河北。目前款冬花主产区和道地产区出现较大变迁，现代文献中款冬花产地分布极广，主产于河北等地，尤以河北省张家口蔚县为主产区。《中国药材学》历史记载为："本品《神农本草经》列为中品，又名橐吾。《尔雅》称颗冻。陶弘景谓'第一出河北，其形如宿莼未舒者佳，其腹里有丝。'"综合古今文献，确定款冬花道地产区为河北省晋州地区且质量好。

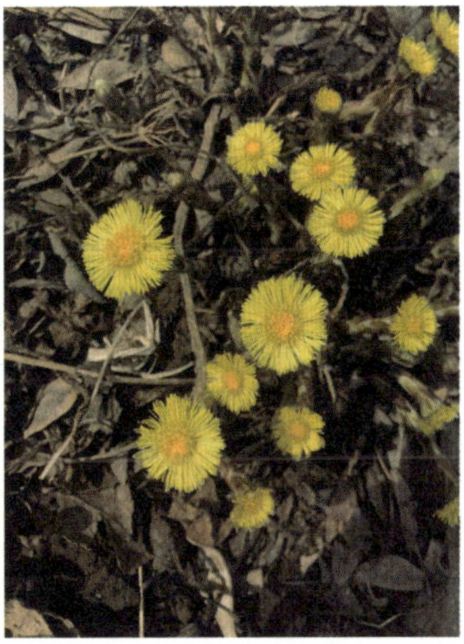

图43-1　款冬原植物

2. 品种

款冬花为菊科植物款冬 *Tussilago farfara* L.的干燥花蕾。

3. 分布

现河北张家口蔚县是我国三大款冬花的主产区之一，蔚县的下元皂村是最早野生变家种成功之地，也是大面积款冬花的栽培地，下元皂村逐渐形成了款冬花的集散地。

4. 生态

常生长于海拔800~1600m的河边、沙地、山涧、水沟旁、山谷河溪、渠沟畔沙地及林缘。喜温暖湿润的气候环境，夏季喜欢凉爽气候，要求在疏松肥沃、排水良好的沙质土壤中生长。（图43-2）。

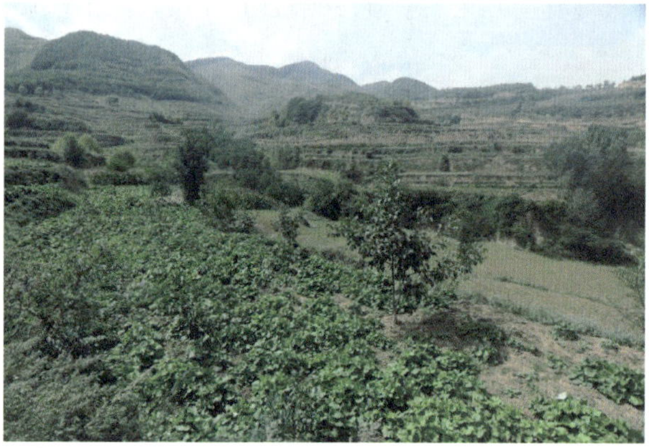

图43-2　款冬生境

5. 形态特征

多年生草本。根状茎横生地下，褐色。早春花叶抽出数个花葶，高5~10cm，密被白色茸毛，有鳞片状互生的苞叶，苞叶淡紫色。头状花序单生顶端，直径2.5~3cm，初时直立，花后下垂；总苞片1~2层，总苞钟状，结果时长15~18mm，总苞片线形，顶端钝，常带紫色，被白色柔毛及脱毛，有时具黑色腺毛；边缘有多层雌花，花冠舌状，黄色，子房下位；柱头2裂；中央的两性花少数，花冠管状，顶端5裂；花药基部尾状；柱头头状，通常不结实。瘦果圆柱形，长3~4mm；冠毛白色，长10~15mm。后生出基生叶阔心形，具长叶柄，叶片长3~12cm，宽4~14cm，边缘有波状、顶端增厚的疏齿，掌状网脉，下面被密白色茸毛；叶柄长5~15cm，被白色棉毛。（图43-3）

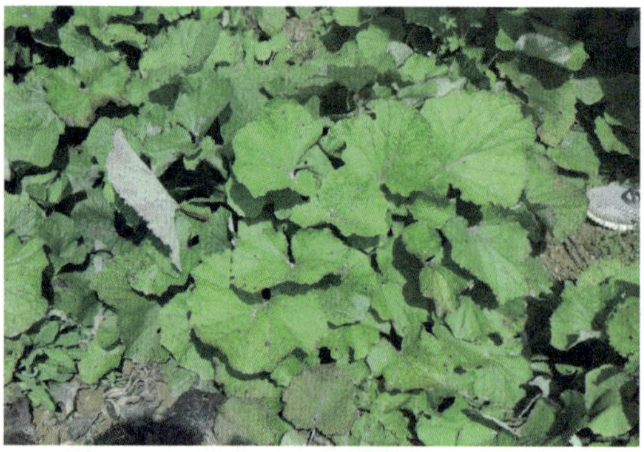

图43-3　款冬叶

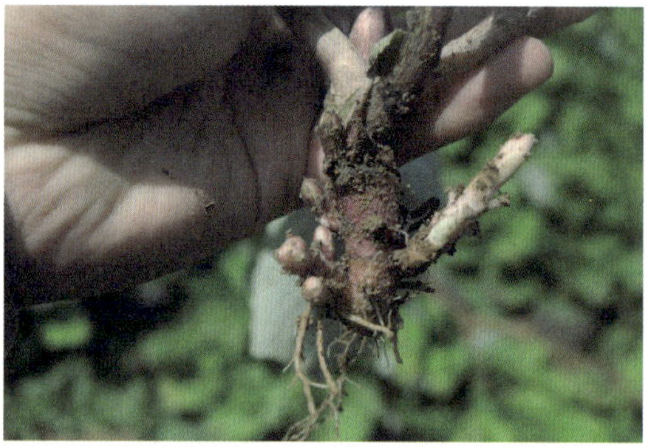

图43-4　款冬根

6. 产地加工

12月或土壤尚未完全开冻之前开始采挖，放通风处阴干，待半干时筛去泥土，去花梗，阴干。

【药材】

1. 性状特征

本品呈长圆棒状。单生或2~3个基部连生，长1~2.5cm，直径0.5~1cm。上端较粗，下端渐细或带有短梗，外面被有多数鱼鳞状苞片。苞片外表面紫红色或淡红色，内表面密被白色絮状茸毛。体轻，撕开后可见白色茸毛。气香，味微苦而辛。（图43-5）

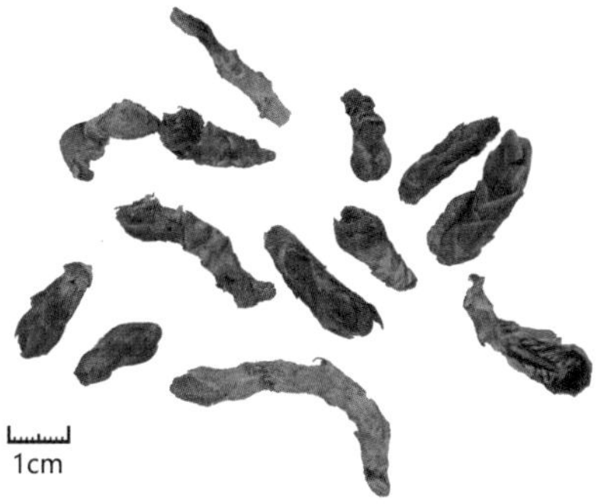

图43-5　款冬花药材

2. 商品规格

一等：干货。呈长圆形，单生或2~3个基部连生，苞片呈鱼鳞状，花蕾肥大，个头均匀，色泽鲜艳。表面紫红或粉红色，体轻，撕开可见絮状毛茸。气微香，味微苦。黑头不超过3%。花柄长不超过0.5cm。无开头、枝杆、杂质、虫蛀、霉变。

二等：干货。呈长圆形，苞片呈鱼鳞状，个头瘦小，不均匀，表面紫褐色或暗紫色，间有绿白色，体轻，撕开可见絮状毛茸。气微香，味微苦。开头、黑头均不超过10%，花柄长不超过1cm。无枝杆、杂质、虫蛀、霉变。

3. 道地药材

河北蔚县产款冬花药材在质量上有比较明显的优势，以张家口蔚县为道地。

4. 质量标志

以个大、肥壮、色紫红、花梗短者为佳。

5. 显微特征

本品粉末棕色。非腺毛较多，单细胞，扭曲盘绕成团，直径5~24μm。腺毛略呈棒槌形，头部4~8细胞，柄部细胞2列。花粉粒细小，类球形，直径25~48μm，表面具尖刺，3萌发孔。冠毛分枝状，各分枝单细胞，先端渐尖。分泌细胞类圆形或长圆形，含黄色分泌物。

6. 化学组分

（1）黄酮类　芦丁，金丝桃苷，山奈素，槲皮素及其苷类等。

（2）倍半萜类　款冬酮及其款冬酮类新化合物等。

（3）生物碱类　千里碱，克氏千里光碱，新克氏千里光碱，全缘千里光碱等。

（4）挥发油类　1-链烯类，β-倍半菇烯油，香芹酚，十六烷酸甲酯，亚油酸甲酯，苯甲醇，苯乙醇等。

（5）三萜类　款冬二醇，山金东二醇，（两者为异构体），款冬巴耳新二醇，巴耳三菇醇，异巴耳三砧醇等。

7.贮藏

置干燥处贮藏，防潮，防蛀。

【炮制与饮片】

1.饮片炮制

款冬花　取原药材，除去杂质及梗。

蜜款冬花　取熟蜜，加适量开水稀释，加入净款冬花内拌匀，闷润至透，置炒制容器内，用文火加热，炒至微黄色、不粘手时，取出晾凉。

每100kg款冬花，用熟蜜25kg。

2.饮片名称

款冬花，蜜款冬花。

3.药品类别

化痰止咳平喘药：温化寒痰，止咳化痰药。

4.性状特征

款冬花　性状特征同药材。

蜜款冬花　本品形如款冬花，表面棕黄色或棕褐色，稍带黏性。具蜜香气，味微甜。（图43-6）

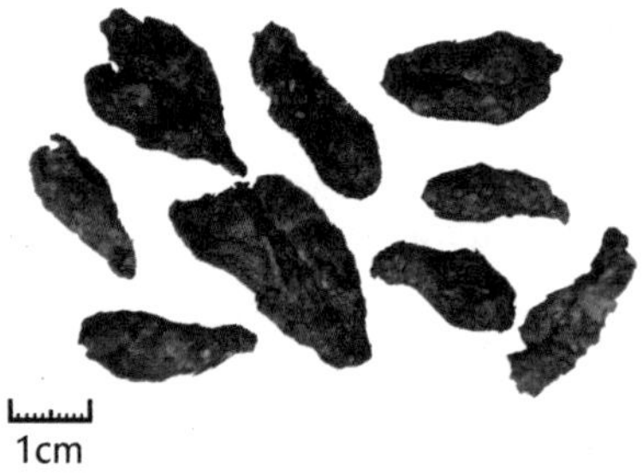

图43-6　蜜款冬花

5.质量要求

款冬花

（1）浸出物　照醇溶性浸出物测定法项下的热浸法测定，用乙醇作溶剂，不得少于20.0%。

（2）含量测定　照高效液相色谱法（通则0512）测定，含款冬酮（$C_{23}H_{34}O_5$）不得少于0.070%。

蜜款冬花

（1）浸出物　照醇溶性浸出物测定法项下的热浸法测定，用乙醇作溶剂，不得少于20.0%。

（2）含量测定　照高效液相色谱法（通则0512）测定，含款冬酮（$C_{23}H_{34}O_5$）不得少于0.070%。

6.性味功能

辛、微苦，温。归肺经。温经止血，润肺下气，止咳化痰。用于新久咳嗽，喘咳痰多，劳嗽咳血。

7.用法用量

内服：5~9g。水煎服。

9.使用注意

本品药性辛温，容易耗伤营阴，因此阴虚体质慎用。

10.贮藏

置阴凉干燥处。

【经典方剂与临床应用】

1.射干麻黄汤（《金匮要略》）

处方： 射干9g　麻黄9g　生姜6g　细辛6g　紫菀6g　款冬花6g　大枣3g　半夏9g　五味子3g。

制法： 上九味，以水12 L，先煎麻黄二沸，去上沫。

功能主治： 宣肺散寒，化饮止咳。治外感风寒，痰饮上逆，咳而上气，喉中有水鸡声。

用法用量： 纳诸药煮取300ml，分三次温服。

2.补肺汤（《三因极一病证方论》卷八）

处方： 款冬花、桂心各30g　桑白皮炙，120g　人参、紫菀茸、白石英各30g　五味子、钟乳粉各45g　麦门冬去心，60g。

制法： 上药锉散。

功能主治： 肺脏虚寒，咳嗽上气，咽中闷塞，寒从背起，口中如含冰雪，语无音声，舌本干燥，吐沫唾血，不能饮食。

用法用量： 每服12g，用水225ml，加生姜5片，大枣3枚，粳米1撮，同煎至160ml，去滓，空腹时服。

【食疗与药膳】

1.冬花百合汤

原料： 鲜款冬花9g（蜜炙品3g）　百合500g　绿豆250g　白糖、蜂蜜适量。

制作方法：将款冬花去梗和泥土，洗净，浸泡于清水中。绿豆淘洗净，放锅中加清水适量，煮烂待用。百合取瓣，撕去表皮膜，放入清水中浸泡1~2小时以去苦味，捞出放锅中，加水煮烂，倒入绿豆锅中，又加入浸泡款冬花的水适量，烧沸后，再加入款冬花、蜂蜜和白糖，略煮即成。

功能主治：主治咳嗽不已，或痰中带血。

用法用量：此款可作点心适量食用。

2.沙杏花肺汤

原料：款冬花、旋覆花各250g　蜂蜜500g。

制作方法：先将前2味用纱布包好，加水浸泡1小时，然后加水煎煮30min，滤取汁液，再加水煮后取汁，共煎取3次，合并煎液，入锅煮沸，改用文火浓缩至稠厚时，加入蜂蜜熬炼成膏，待火候冷，装瓶备用。

功能主治：润肺下气，止咳化痰，定喘。

用法用量：用时每服2汤匙，每日2次，连服15日。

3.冬花川麦雪梨膏

原料：款冬花、川贝母、细百合各15g　麦门冬25g　雪梨1000g　蔗糖适量。

制作方法：先将雪梨榨汁备用，再把梨渣同诸药水煎两次，每次2小时，两液合并，加入梨汁，文火浓缩后纳入蔗糖，煮沸即成。

功能主治：清肺润喉、生津利咽。

用法用量：用时每次15g，每日2次，温开水冲饮或调入稀粥中服食。

祁菊花

QiJvHua

【别名】白菊花、祁菊、菊花。

【基原】

1.集解

菊花始载于《神农本草经》列为上品，名鞠（蘜即菊）华，“一名节华，味苦平。主风，头眩肿痛，目欲脱，泪出，皮肤死肌，恶风湿痹。”

《名医别录》曰：“一名曰精，一名女节，一名女华，一名女茎，一名更生，一名周盈，一名傅延年，一名阴成，生雍州。正月采根，三月采叶，五月采茎，九月采花，十一月采实，皆阴干。”

据考证，安徽菊花分滁菊、亳菊和贡菊（又称徽菊，浙江德清亦产，另称德菊）。浙江杭菊主要有黄白之分，白菊花产量大，黄菊花产量较小。河南怀菊及河北的祁菊曾经作为商品主流，销于国内。四川的川菊、山东的济菊，现已萎缩。近年来，作为茶药并举的杭白菊、贡菊发展较快，已成为大宗品种，而以药用为主的滁菊、亳菊以及怀菊、济菊、祁菊、川菊和黄菊花的种植面积逐渐萎缩。

菊花在安国种植历史悠久，因质地良好，药效突出而被称为"八大祁药"之一的祁菊，曾颇受国内外用户的欢迎，港澳称为"久盼不到之货"。《中药大辞典》记载："祁菊属白菊一类。"赵燏黄亦在《祁州药志》中与亳菊、怀菊同列为白菊花，认为祁州为移植栽培之品。

2.品种

为菊科植物菊*Chrysanthemum morifolium* Ramat.的干燥头状花序。

现安国种植的祁菊有传统的祁菊花和改良的祁菊花。前者色白有黄心味甘，品质优良，但由于多年的栽培导致管状花有些退化。后者近些年培育的脱毒祁菊恢复了管状花的性状，鲜花淡黄色（干花也是白色），头状花序更大，产量更高（干货120kg/亩，传统祁菊100kg/亩），花期较传统菊花早10d左右，但气味不及传统祁菊，价格略低。

3.分布

主产于河北安国及博野、定州等周边县市，安国南阳村种植较多。近几年河北邢台巨鹿祁菊生产发展较快，并有GAP试验研究。（图44–1）

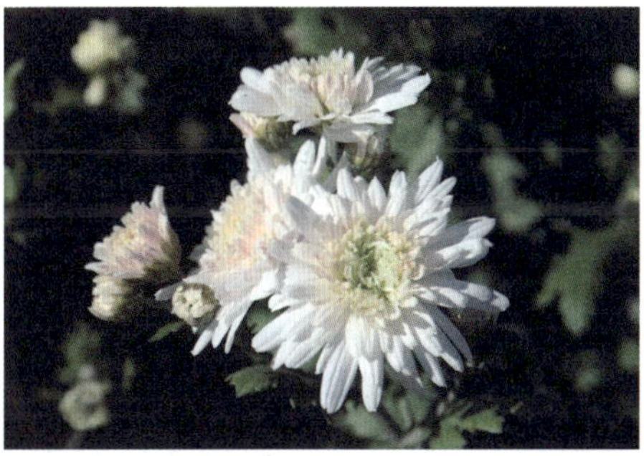

图44–1 栽培祁菊

4.生态

喜温暖气候，耐寒。宜在干燥向阳、排灌方便、肥沃疏松的砂质壤土栽培。（图44–2）

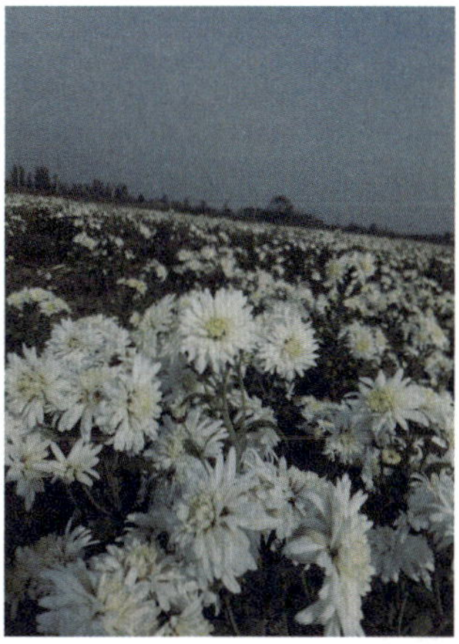

图44–2 祁菊生境

5.形态特征

多年生草本，高60~150cm。茎直立，具纵沟棱，基部有时木质化，上部多分枝。全株密被白色茸毛；单叶互生，有短柄，叶卵形至披针形，长5~15cm，边缘有粗大锯齿或深裂，基部楔形，羽状浅裂或半裂，叶下面被白色短柔毛；头状花序直径2.5~5cm，顶生或腋生；总苞半球形，绿色，总苞片多层，外层外面被柔毛；舌状花着生花序边缘，白色，雌性；雌蕊1；管状花少，两性位于花序中央，黄色，每花外具一卵状膜质鳞片，先端5裂，聚药雄蕊5；雌蕊1，

子房下位。瘦果柱状，具四棱，无冠毛，一般不发育。花期9~11月。（图44-3、图44-4）

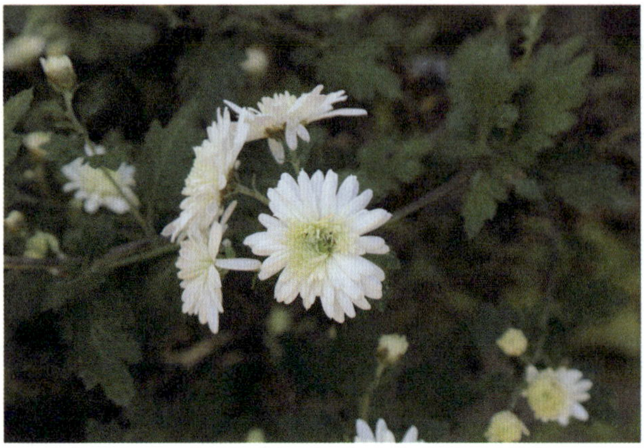

图44-3　传统祁菊原植物

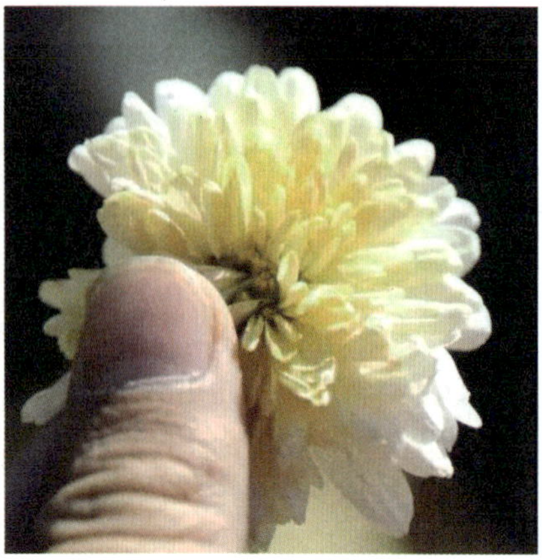

图44-4　脱毒祁菊原植物

6.产地加工

祁菊的传统加工方法是割取全株或花枝，阴干后再摘花（亦有熏硫者）。现在10下旬至11月80%的花心散开，花色洁白时进行，开花时天气越暖花越白厚，若下霜较早，部分菊花霜冻后会颜色泛紫，影响其品质。人工采摘时两个手指轻向上托，不带叶且花梗短。现多采后在烘房烘干，烘房热风干燥法采用40~50℃低温烘24h，若60℃以上烘则颜色发黑，7斤出1斤，烘干后回潮即可储存或销售。

【药材】

1.性状特征

呈不规则球形或扁球形，直径1.5~2.5cm。多数为舌状花，舌状花白色，瓣长较狭而浓密，不规则扭曲，边缘皱缩；管状花少，隐藏。质松柔软，气清香，味甘淡微苦。（图44-5）

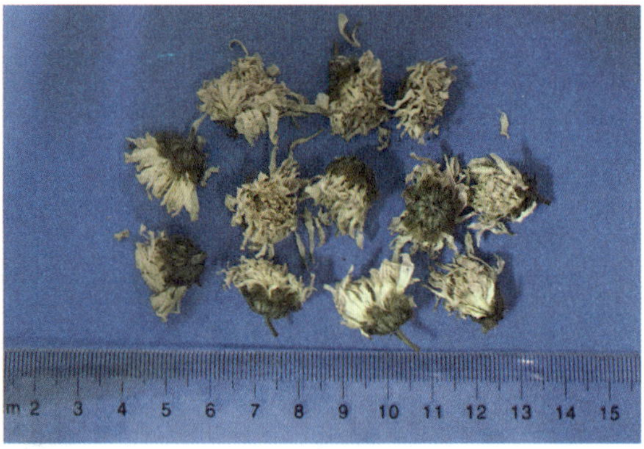

图44-5　祁菊花药材

2. 商品规格

一等：干货。呈圆形盘或扁扇形。朵大、瓣长，肥厚。花白色，间有淡紫红色。质松而柔。气芳香，味甘淡微苦。无散朵、枝叶、杂质、虫蛀、霉变。

二等：干货。呈圆形或扁扇形。朵较瘦小，色泽较暗。味甘淡微苦。间有散朵。无杂质、虫蛀、霉变。

3. 道地药材

河北安国及周边地区产者为道地药材。

4. 质量标志

以气清香、干燥、花朵完整、色白无紫、无杂质者为佳。

5. 显微特征

粉末显微：

本品粉末黄白色。花粉粒类球形，直径32~37μm，表面有网孔纹及短刺，具3孔沟。T形毛较多，顶端细胞长大，两臂近等长，柄2~4细胞。腺毛头部鞋底状，6~8细胞两两相对排列。草酸钙簇晶较多，细小。

6. 化学组分

（1）黄酮类　槲皮素、木樨草苷、木樨草素、大波斯菊苷、刺槐素苷、芹菜素和金合欢素-7-*O*-β-D葡萄糖苷等。

（2）挥发油类　菊酮、龙脑、龙脑乙酸酯等。

（3）有机酸类　绿原酸、4，5-二咖啡酰基奎宁酸、3，5-二咖啡酰基奎宁酸、3，4，5-三咖啡酰基奎宁酸、咖啡酸等。

（4）蒽醌类　大黄素、大黄酚和大黄素甲醚等。

（5）氨基酸类　谷氨酸、天门冬氨酸、羟脯氨酸等。

7. 理化特征

薄层鉴别：取本品1g，剪碎，加石油醚（30~60℃）20ml，超声处理10min，弃去石油醚，药渣挥干，加稀盐酸1ml与乙酸乙酯50ml，超声处理30min，滤过，滤液蒸干，残渣加甲醇2ml使溶解，作为供试品溶液。另取菊花对照药材1g，同法制成对照药材溶液。再取绿原酸对照品，加乙醇制成每1ml含0.5mg的溶液，作为对照品溶液。照薄层色谱法试验，吸取上述三种溶液各0.5~1μl，分别点于同一聚酰胺薄膜上，以甲苯-乙酸乙酯-甲酸-冰醋酸-水（1∶15∶1∶1∶2）的上层溶液为展开剂，展开，取出，晾干，置紫外光灯（365nm）下检视。供试品色谱中，在与对照药材色谱和对照品色谱相应的位置上，显相同颜色的荧光斑点。

8. 贮藏

置阴凉干燥处，密闭保存，防霉，防蛀。

【炮制与饮片】

1. 饮片炮制

取原药材，除去杂质。

2. 饮片名称

菊花。

3. 药品类别

解表药：辛凉解表药（发散风热药）。

4. 性状特征

同药材。

5. 质量要求

（1）水分　不得过15.0%。

（2）含量测定　照高效液相色谱法测定，本品按干燥品计算，含绿原酸（$C_{16}H_{18}O_9$）不得少于0.20%，含木犀草苷（$C_{21}H_{20}O_{11}$）不得少于0.080%，含3，5-O-二咖啡酰基奎宁酸（$C_{25}H_{24}O_{12}$）不得少于0.70%。

6. 性味功能

性微寒，味甘、苦。平肝明目，清热解毒。用于风热感冒，头痛眩晕，目赤肿痛，眼目昏花，疮痈肿毒。

7. 用法用量

内服：煎汤，5~10g。

8.. 贮藏

同药材。

【经典方剂与临床应用】

侯氏黑散（《伤寒杂病论》）

处方： 菊花四十分　白术、防风各十分　桔梗八分　黄芩五分　细辛、干姜、人参、茯苓、当归、川芎、牡蛎、矾石、桂枝各三分。

制法： 上十四味，杵为散。

功能主治： 养肝，和气，祛风；治大风，四肢烦重，心中恶寒不足。

用法用量： 酒服方寸匕，日一服，初服二十日，温酒调服。

使用注意： 服药期间，禁一切鱼肉大蒜，常宜冷食，六十日止，即药积在腹中不下也，热食即下矣，冷食自能助药力；《外台秘要》：忌桃、李、雀肉、胡荽、青鱼、鲊酢物；《全国中药成药处方集》：孕妇忌服。

【食疗与药膳】

1. 菊花山楂茶

原料： 菊花10g　山楂10g　金银花10g。

制作方法： 代茶饮。

功能主治： 平肝明目，消积化滞。适宜于高血压，高血脂肥胖者保健。

用法用量： 代茶适量。

2. 菊花酒

原料： 菊花适量，低度数酒适量。
制作方法： 将菊花去蒂洗净晾干，泡在低度粮食酒中，一两天后就可以饮用。
功能主治： 活血行气、抗衰老、延年益寿。
用法用量： 适量饮用。

旋覆花

XuanFuHua

【别名】 盗庚（《尔雅》），圣椹（《神农本草经》），金钱花（《本草图经》）

【基原】

1. 集解

旋覆花始载于《神农本草经》，列为下品，原名为旋复花，书中描述“味咸温。主结气，胁下满，惊悸，除水，去五脏间寒热，补中下气。一名金沸草，一名盛椹。生川谷。”《名医别录》载“其根主风湿，生平泽川谷，五月采花，日干，二十日成。”药用历史悠久，别名繁多。

《祁州药志》中载“本品为祁州小药市自当地本帮所得之品。”旋覆花在安国的种植历史已久，今安国、保定等地仍有种植，销售。

2. 品种

为菊科植物旋覆花*Inula japonica* Thunb.或欧亚旋覆花I*nula Britannica* L.的干燥头状花序。

3. 分布

河北省多地均有分布，包括张家口、承德、秦皇岛等地。

4. 生态

生于山坡路旁、湿润草地、河岸和田埂上，喜温暖、湿润气候，以土层深厚、疏松肥沃、富含腐殖质的沙质壤土栽培为佳。（图45-1）

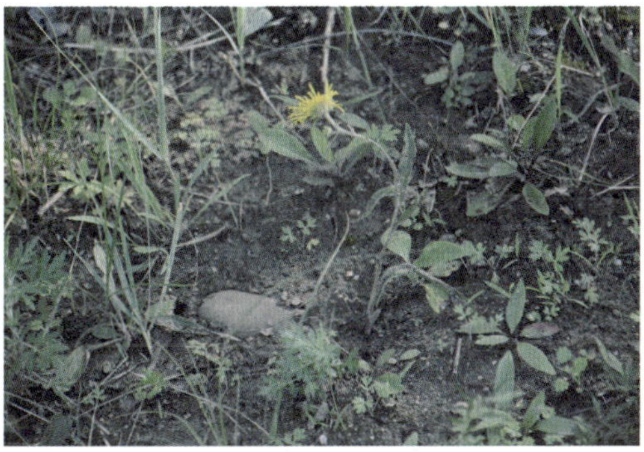

图45-1　旋覆花生境

5. 形态特征

旋覆花*Inula japonica* Thunb.多年生草本。根状茎短，横走或斜升，有多少粗壮的须根。茎单生，有时2~3个簇生，直立，高30~70cm，有时基部具不定根，基部径3~10mm，有细沟，被长伏毛，或下部有时脱毛，上部有上升或开展的分枝，全部有叶；节间长2~4cm。基部叶常较小，在花期枯萎；中部叶长圆形，长圆状披针形或披针形，长4~13cm，宽1.5~3.5稀4cm，基部多少狭窄，常有圆形半抱茎的小耳，无柄，顶端稍尖或渐尖，边缘有小尖头状疏齿或全缘，上面有疏毛或近无毛，下面有疏伏毛和腺点；中脉和侧脉有较密的长毛；上部叶渐狭小，线状披针形。头状花序径3~4cm，多数或少数排列成疏散的伞房花序；花序梗细长。总苞半球形，径13~17mm，长7~8mm；总苞片约6层，线状披针形，近等长，但最外层常叶质而较长；外层基部革质，上部叶质，背面有伏毛或近无毛，有缘毛；内层除绿色中脉外干膜质，渐尖，有腺点和缘毛。舌状花黄色，较总苞长2~2.5倍；舌片线形，长10~13mm；管状花花冠长约5mm，有三角披针形裂片；冠毛1层，白色有20余个微糙毛，与管状花近等长。瘦果长1~1.2mm，圆柱形，有10条沟，顶端截形，被疏短毛。花期6~10月，果期9~11月。（图45-2）

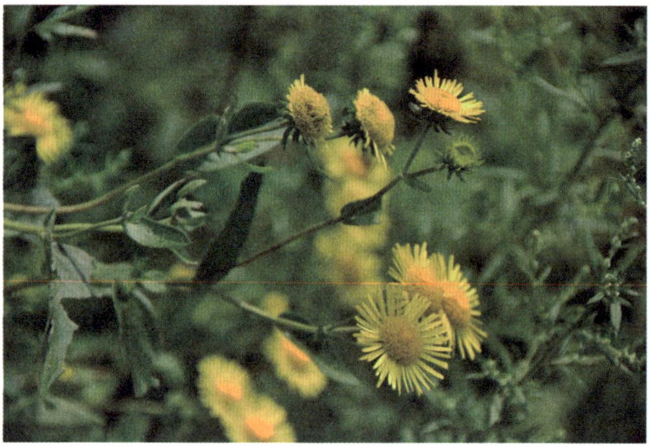

图45-2　旋覆花

欧亚旋覆花*Inula Britannica* L.多年生草本。根状茎短，横走或斜升。茎直立，单生或2~3个簇生，高20~70cm，径2~4稀6mm，基部常有不定根，上部有伞房状分枝，稀不分枝，被长柔毛，全部有叶；节间长1.5~5cm。基部叶在花期常枯萎，长椭圆形或披针形，长3~12cm，宽1~2.5cm，下部渐狭成长柄；中部叶长椭圆形，长5~13cm，宽0.6~2.5cm，基部宽大，无柄，心形或有耳，半抱茎，顶端尖或稍尖，有浅或疏齿，稀近全缘，上面无毛或被疏伏毛，下面被密伏柔毛，有腺点；中脉和侧脉被较密的长柔毛；上部叶渐小。头状花序1~5个，生于茎端或枝端，径2.5~5cm；花序梗长1~4cm。总苞半球形，径1.5~2.2cm，长达1cm；总苞片4~5层，外层线状披针形，基部稍宽，上部草质，被长柔毛，有腺点和缘毛，但最外层全部草质，且常较长，常反折；内层披针状线形，除中脉外干膜质。舌状花舌片线形，黄色，长10~20mm。管状花花冠上部稍宽大，有三角披针形裂片；冠毛1层，白色，与管状花花冠约等长，有20~25个微糙毛。瘦果圆柱形，长1~1.2mm，有浅沟，被短毛。花期7~9月，果期8~10月。（图45-3）

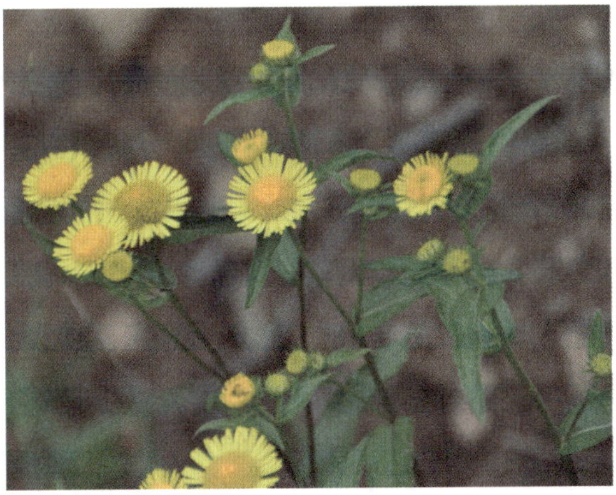

图45-3　欧亚旋覆花

5. 产地加工

夏、秋二季花开放时采收，除去杂质，阴干或晒干。

【药材】

1. 性状特征

本品呈扁球形或类球形，直径1~2cm。总苞由多数苞片组成，呈覆瓦状排列，苞片披针形或条形，灰黄色，长4~11mm；总苞基部有时残留花梗，苞片及花梗表面被白色茸毛，舌状花1列，黄色，长约1cm，多卷曲，常脱落，先端3齿裂；管状花多数，棕黄色，长约5mm，先端5齿裂；子房顶端有多数白色冠毛，长5~6mm。有的可见椭圆形小瘦果。体轻，易散碎。气微，味微苦。（图45-4）

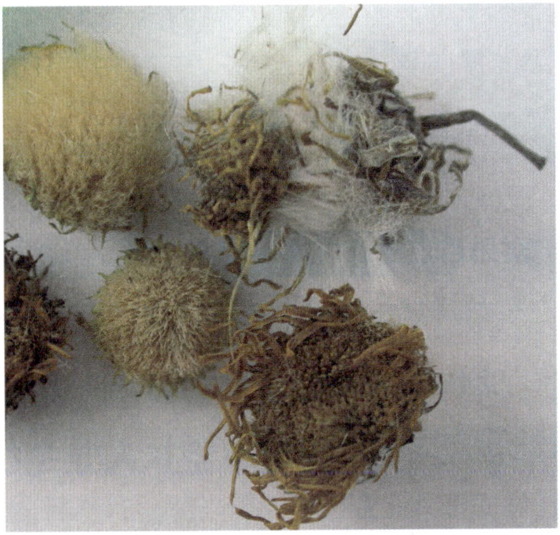

图45-4　旋覆花药材

2. 商品规格

多为统货。

3. 道地药材

河北安国及周边等地产量较大质量为佳。

4. 质量标志

以身干朵大，色金黄、有白绒毛，无枝梗者为佳。

5. 显微特征

本品表面观：苞片非腺毛1~8细胞，多细胞者基部膨大，顶端细胞特长；内层苞片另有2~3细胞并生的非腺毛。冠毛为多列性非腺毛，边缘细胞稍向外突出。子房表皮细胞含草酸钙柱晶，长约至48μm，直径2~5μm；子房非腺毛2列性，1列为单细胞，另列通常2细胞，长90~220μm。苞片、花冠腺毛棒槌状，头部多细胞，多排成2列，围有角质囊，柄部多细胞，2列。花粉粒类球形，直径22~33μm，外壁有刺，长约3μm，具3个萌发孔。

6. 化学组分

（1）甾体类　旋覆花甾醇C、蒲公英甾醇等。

（2）黄酮类　旋覆花黄酮、槲皮素等。

（3）倍半萜类 天人菊内酯、旋覆花内酯等。

（4）鞣质类。

（5）糖类。

7. 贮藏

置阴凉干燥处。

【炮制与饮片】

1. 饮片炮制

旋覆花　除去梗、叶及杂质。

2. 饮片名称

旋覆花。

3. 药品类别

化痰药：温化寒痰药。

4. 性状特征

旋覆花同药材。（图45-5）

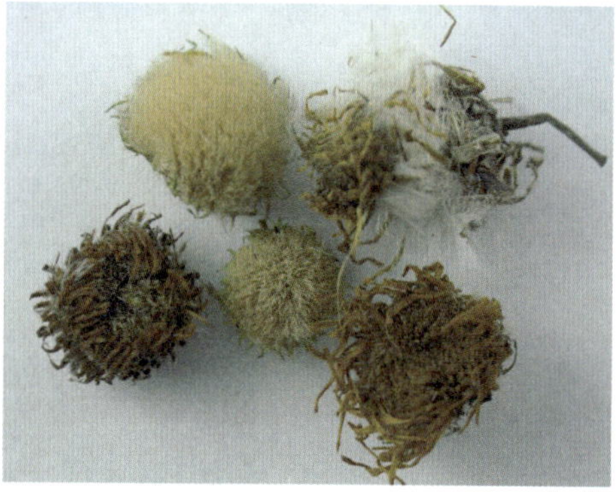

图45-5　旋覆花

5. 质量要求

浸出物　照醇溶性浸出物测定法（通则2201）项下的热浸法测定，用乙醇作溶剂，不得少于16.0%。

6. 性味功能

苦、辛、咸，微温。归肺、脾、胃、大肠经。降气，消痰，行水，止呕。用于风寒咳嗽，痰饮蓄结，胸膈痞闷，喘咳痰多，呕吐噫气，心下痞硬。

7.用法用量

内服：煎汤，3~9g，包煎。

8.使用注意

本品辛香温燥，故不可过量或持续服用，阴虚血热者禁用。

9.贮藏

置干燥处，防潮。

【经典方剂与临床应用】

1.旋覆代赭汤（《伤寒论》）

处方： 旋覆花布包9g　生代赭石先煎24g　半夏9g　人参6g（或党参9~12g）　甘草炙5g　生姜9g　大枣12枚。

制法： 以水一斗，煮取六升，去滓再煎，取三升，温服一升，日三服。

功能主治： 降逆化痰，益气和胃。

使用注意： 服药时以少量频服为佳，可预防服后吐出。若顽固性呕吐，服药入口即吐者，可用灶心黄土或芦根先煎取汁，以药汁煎其他药。

2.旋覆花散（《太平圣惠方》）

处方： 旋覆花、木香各半两（15g）　赤茯苓一两（30g）　白术一分（3g）　人参一两（30g）（去芦头）　前胡一两（30g）（去芦头）　半夏一两（30g）（汤洗七遍去滑）　桂心一两（30g）　青橘皮三分（9g）（汤浸，去白瓤，焙）　芎藭一两（30g）　附子半两（15g）（炮裂，去皮脐）　大腹皮半两（15g）（锉）。

制法： 上为散。

功能主治： 膈气，胸中痰结，否塞不通，不能饮食。

使用注意： 忌热面、炙煿、猪肉。

【食疗与药膳】

旋覆花粥

原料： 丹参15g　旋覆花、郁金各10g　葱白5根　粳米100g。

制作方法： 先将旋覆花用布包扎，与丹参、郁金同入沙锅中，加2000ml水煎煮成1000ml。用药液与粳米同煮成粥，待粥熟时加入葱白，搅匀即可。

功效主治：活血通络，下气散结。适用于慢性肝炎气滞血瘀、两胁胀痛、纳差食少等病症。

用法用量： 早晚空腹服用，每日2次。

茺蔚子

ChongWeiZi

【别名】茺玉子（《河北药材》）、小胡麻、益母草子、苦草子（《江苏药材志》）。

【基原】

1.集解

茺蔚子始载于《神农本草经》，列为上品，原名“茺蔚”。《神农本草经》记载：“茺蔚子味辛、微温。主明目益精……一名益母……生池泽。”

《日华子本草》中记载：“节节生花如鸡冠，子黑色。九月采。”《图经本草》云：“茺蔚子，生海滨池泽，今处处有之。”《尔雅》云：“萑，蓷。郭璞云：今茺蔚也。叶似荏，方茎白华……五月采。”《本草纲目》中记述到：“茺蔚，近水湿处甚繁。春初生苗如嫩蒿……四五月间，穗内开小花……每萼内有细子四粒，粒大如茼蒿子，有三棱，褐色……”，《本草原始》云：“茺蔚……俗称益母草……子形，子淡黑色，一头大一头小。”

茺蔚子以“茺蔚子”之名与益母草同一品名下收载于历代本草之中。

2.品种

为唇形科植物益母草*Leonurus japonicus* Houtt.的干燥成熟果实。

3.分布

河北各地均有野生，以张家口赤城地区产量最大，安国部分地区曾有栽培。（图46-1）

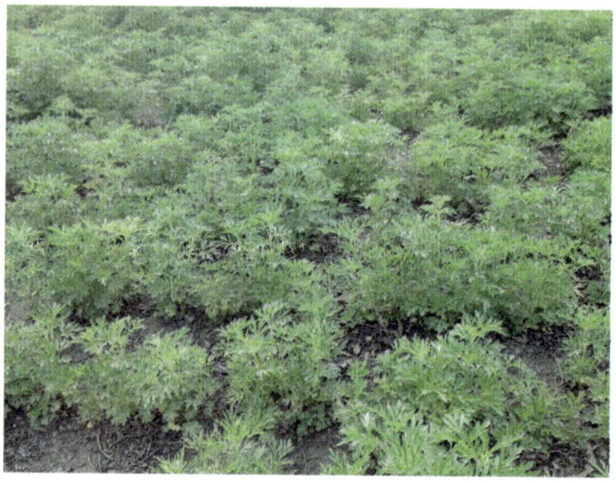

图46-1　益母草生境

4.生态

茺蔚子为益母草的种子。益母草产全国各地，生长于多种生境，尤以阳处为多。益

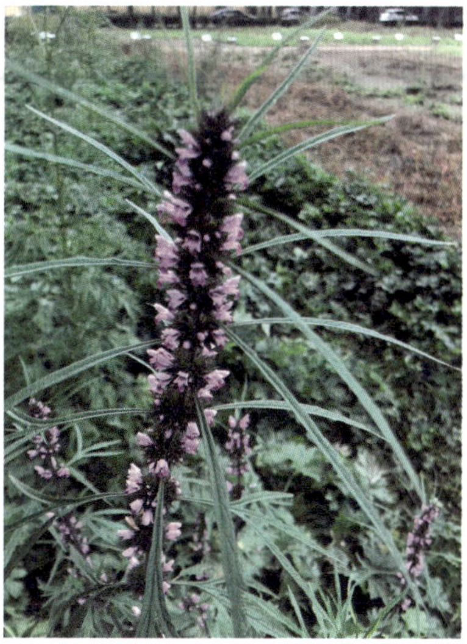

图46-2 益母草植株

母草喜温暖湿润气候，喜阳光，对土壤要求不严，一般土壤和荒山坡地均可种植，以较肥沃的排水良好的砂质壤土壤为佳。需要充足水分条件，但不宜积水，怕涝。生于野荒地、田埂、路旁、溪边或山坡草地、河边等，尤以向阳地带为多，生长地可达海拔3400m以上。生于石质山坡、砂质草地或松林中，海拔可高达1500m。（图46-2）

5.形态特征

益母草为一年生或二年生草本，有于其上密生须根的主根。茎直立，通常高30~120cm，钝四棱形，微具槽，有倒向糙伏毛，在节及棱上尤为密集，在基部有时近于无毛，多分枝，或仅于茎中部以上有能育的小枝条。叶轮廓变化很大，茎下部叶轮廓为卵形，基部宽楔形，掌状3裂，裂片呈长圆状菱形至卵圆形，通常长2.5~6cm，宽1.5~4cm，裂片上再分裂，上面绿色，有糙伏毛，叶脉稍下陷，下面淡绿色，被疏柔毛及腺点，叶脉突出，叶柄纤细，长2~3cm，由于叶基下延而在上部略具翅，腹面具槽，背面圆形，被糙伏毛；茎中部叶轮廓为菱形，较小，通常分裂成3个或偶有多个长圆状线形的裂片，基部狭楔形，叶柄长0.5~2cm；花序最上部的苞叶近于无柄，线形或线状披针形，长3~12cm，宽2~8mm，全缘或具稀少牙齿。轮伞花序腋生，具8~15个花，轮廓为圆球形，直径2~2.5cm，多数远离而组成长穗状花序；小苞片刺状，向上伸出，基部略弯曲，比萼筒短，长约5mm，有贴生的微柔毛；花梗无。花萼管状钟形，长6~8mm，外面有贴生微柔毛，内面于离基部1/3以上被微柔毛，5脉，显著，齿5，前2齿靠合，长约3mm，后3齿较短，等长，长约2mm，齿均宽三角形，先端刺尖。花冠粉红至淡紫红色，长1~1.2cm，外面于伸出萼筒部分被柔毛，冠筒长约6mm，等大，内面在离基部1/3处有近水平向的不明显鳞毛毛环，毛环在背面间断，其上部多少有鳞状毛，冠檐二唇形，上唇直伸，内凹，长圆形，长约7mm，宽4mm，全缘，内面无毛，边缘具纤毛，下唇略短于上唇，内面在基部疏被鳞状毛，3裂，中裂片倒心形，先端微缺，边缘薄膜质，基部收缩，侧裂片卵圆形，细小。小坚果长圆状三棱形，长2.5mm，顶端截平而略宽大，基部楔形，淡褐色，光滑。花期通常在6~9月，果期9~10月。

6.产地加工

秋季果实成熟时采割地上部分，晒干，打下果实，除去杂质。

【药材】

1.性状特征

本品呈三棱形，长2~3mm，宽约1.5mm。表面灰棕色至灰褐色，有深色斑点，一端稍宽，平截状，另一端渐窄而钝尖。果皮薄，子叶类白色，富油性。气微，味苦。（图46-3，图46-4）

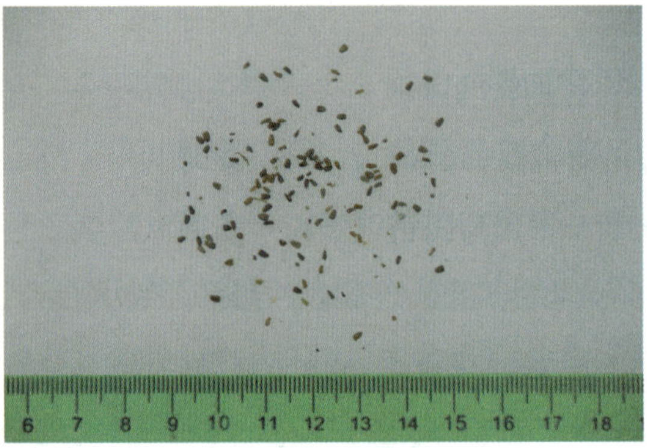

图46-3　茺蔚子

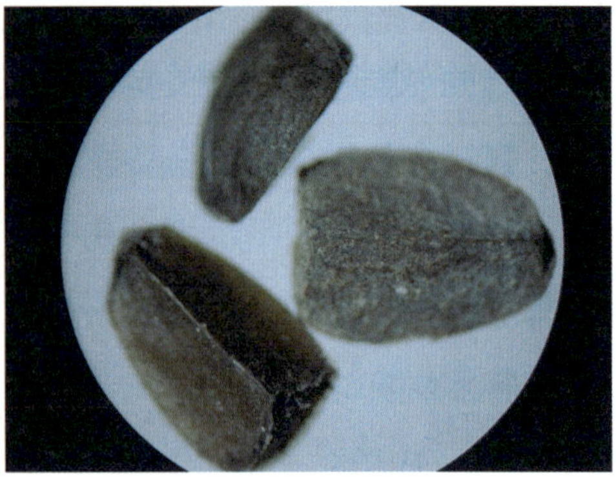

图46-4　茺蔚子体式图

2. 商品规格

统货。

3. 质量标志

以粒大、饱满者为佳。

4. 显微特征

本品粉末黄棕色至深棕色。外果皮细胞横断面观略径向延长，长度不一，形成多数隆起的脊，脊中央为黄色网纹细胞，壁非木化；表面观类多角形，有条状角质纹理，网纹细胞具条状增厚壁。内果皮厚壁细胞断面观略切向延长，内壁极厚，外壁薄，胞腔偏靠外侧，内含草酸钙方晶；表面观呈星状或细胞界限不明显，方晶明显。中果皮细胞表面观类多角形，壁薄，细波状弯曲。种皮表皮细胞类方形，壁稍厚，略波状弯曲，胞腔内含淡黄棕色物。内胚乳细胞含脂肪油滴和糊粉粒。（图46-4）

5. 化学组分

（1）生物碱类　益母草宁、水苏碱、环型多肽益母草宁等。

（2）脂肪酸类　不饱和脂肪酸、亚油酸、γ-亚麻酸、油酸、棕榈酸、硬脂酸、软脂酸等。

（3）挥发性成分　1-辛烯-三醇、反式石竹烯、草烯、环己酮、柏木脑、2，4，4，6-四甲基庚烯、2-丁基-1-辛醇、3，3-二甲基-环己醇、2-（4-甲基-3-环己烯）-丙醇、4-甲氨基酪酸及壬醛，此外，还含有二十烷、二十一碳烷、二十四碳烷等脂肪烷烃类。

6. 贮藏

置通风干燥处。

【炮制与饮片】

1. 饮片炮制

除去杂质，迅速洗净。

2. 饮片名称

茺蔚子。

3.药品类别

活血化瘀药：活血调经药。

4.性状特征

本品呈三棱形，长2~3mm，宽约1.5mm。表面灰棕色至灰褐色，有深色斑点，一端稍宽，平截状，另一端渐窄而钝尖。果皮薄，子叶类白色，富油性。气微，味苦。

5.质量要求

（1）水分　不得过7.0%。

（2）总灰分　不得过10.0%。

（3）浸出物　照醇溶性浸出物测定法（通则2201）项下的热浸法测定，用乙醇作溶剂，不得少于17.0%。

（4）含量测定　照高效液相色谱法（通则0512）测定，本品按干燥品计算，含盐酸水苏碱（$C_7H_{13}NO_2 \cdot HCl$）不得少于0.050%。

6.性味功能

辛、苦，微寒。归心包、肝经。活血调经，清肝明目。用于月经不调，经闭痛经，目赤翳障，头晕胀痛。

7.用法用量

内服：煎汤，5~10g。

8.使用注意

瞳孔散大者慎用。

9.贮藏

置通风干燥处。

【经典方剂与临床应用】

1.茺蔚子散（《圣济总录》）

处方：茺蔚子60g　防风（去叉）30g　芎䓖30g　桔梗（锉，炒）30g　知母（焙）30g　藁本（去苗土）30.3g　白芷0.9g　人参30g。

制法：上为散。

功能主治：目撞刺生翳。

用法用量：空心、食前米饮调下。

2.茺蔚子丸（《圣济总录》）

处方：茺蔚子45g　泽泻45g　枸杞30g　青葙子30g　生干地黄（焙）30g　枳壳（去瓤，麸炒）30g　石决明60g　细辛60g　麦门冬（去心，焙）60g　车前子60g　黄连（去须）90g。

制法：上为末，炼蜜为丸，如梧桐子大。

功能主治：时气后，眼暗及有翳膜。

用法用量：每服30丸，食后浆水送下。

【食疗与药膳】

茺蔚子粥

原料： 茺蔚子10g　枸杞子15g　大米100g。

制作方法： 先将茺蔚子、枸杞子水煎去渣取汁，之后与淘洗干净的大米一同煮粥即成。

功能主治： 肝火亢盛型、阴虚阳亢型及肝肾阴虚型高血压病。

用法用量： 每日2次，分早、晚温热服食。

地肤子

DiFuZi

【别名】 扫帚子（《祁州中药志》）、地葵（《本经》）、地麦（《别录》）。

【基原】

1. 集解

地肤子始载于《神农本草经》，列为上品，描述其有“治膀胱热、利小便、益精气”等功效，久服能“耳聪、目明、轻身、耐老”。南北朝梁代《名医别录》提到“地肤子生荆州平泽及田野，八月、十月采实，阴干。”陶弘景曰：“今田野间亦多，皆取茎苗为扫帚。其子微细，入补药丸散用。仙经不甚用。”《本草纲目》记载“地肤可治风热赤眼、目痛、目、血痢不止、妊娠患淋、小便不通等。”明代李时珍曰：“地肤嫩苗，可作蔬茹，一科数十枝，攒簇团团直上，性最柔弱，故将老时可为帚，耐用。”《本经》记载其可主膀胱热、利小便，补中，益精气。”清代《本草从新》：“地肤子。叶如蒿，茎赤。子类蚕沙。”之后的《祁州中药志》及《河北野生资源植物志》亦收载，在《祁州中药志》中提出“地肤为一年生草本，高50~100cm。茎直立，多分枝，生柔毛。”在《河北野生资源植物志》中提出“地肤在河北各市、县，分布极为普遍，生长于山野荒地，田园路边，村舍旁。”

2. 品种

本品为藜科植物地肤*Kochia scoparia*（L.）Schrad.的干燥成熟果实。

3. 分布

河北大部分地区均有野生分布。

4. 生态

生于田边、路旁、荒地等处，栽培于庭园。（图47-1）

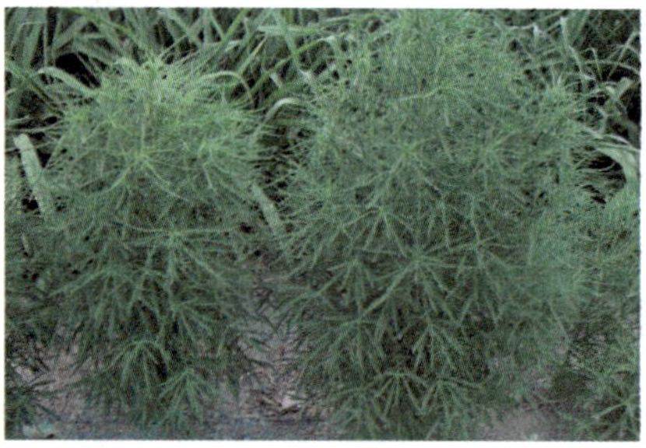

图47-1　地肤生境

5.形态特征

一年生草本，高50~100cm。根略呈纺锤形。茎直立，圆柱状，淡绿色或带紫红色，有多数条棱，稍有短柔毛或下部几无毛；分枝稀疏，斜上。叶为平面叶，披针形或条状披针形，长2~5cm，宽3~7mm，无毛或稍有毛，先端短渐尖，基部渐狭入短柄，通常有3条明显的主脉，边缘有疏生的锈色绢状缘毛；茎上部叶较小，无柄，1脉。花两性或雌性，通常1~3个生于上部叶腋，构成疏穗状圆锥状花序，花下有时有锈色长柔毛；花被近球形，淡绿色，花被裂片近三角形，无毛或先端稍有毛；翅端附属物三角形至倒卵形，有时近扇形，膜质，脉不很明显，边缘微波状或具缺刻；花丝丝状，花药淡黄色；柱头2，丝状，紫褐色，花柱极短。胞果扁球形，果皮膜质，与种子离生。种子卵形，黑褐色，长1.5~2mm，稍有光泽；胚环形，胚乳块状。花期6~9月，果期7~10月。（图47-2，47-3）

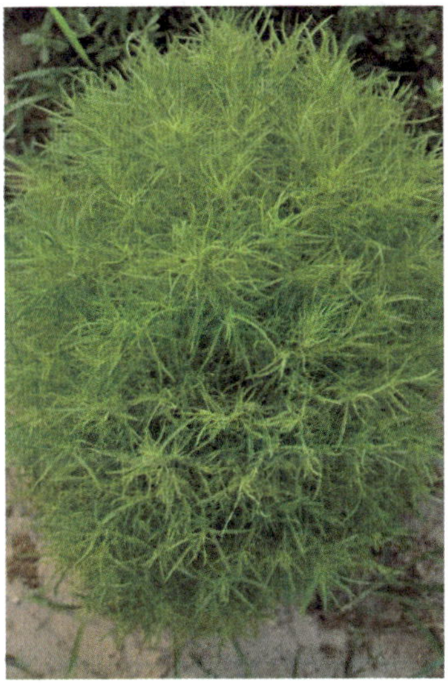

图47-2　地肤原植物1

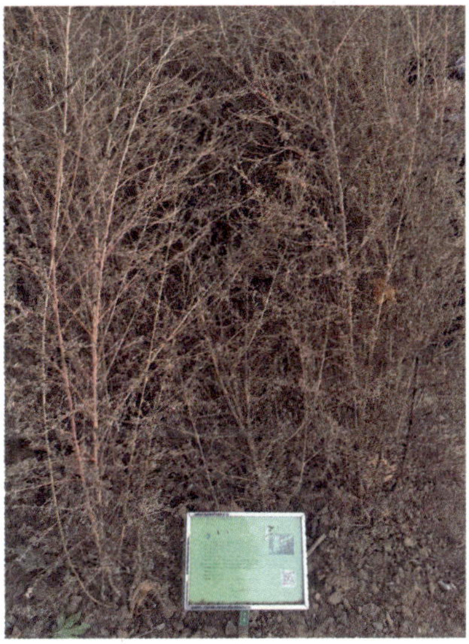

图47-3　地肤原植物2

6.产地加工

秋季果实成熟时采收植株，晒干，打下果实，除去杂质。

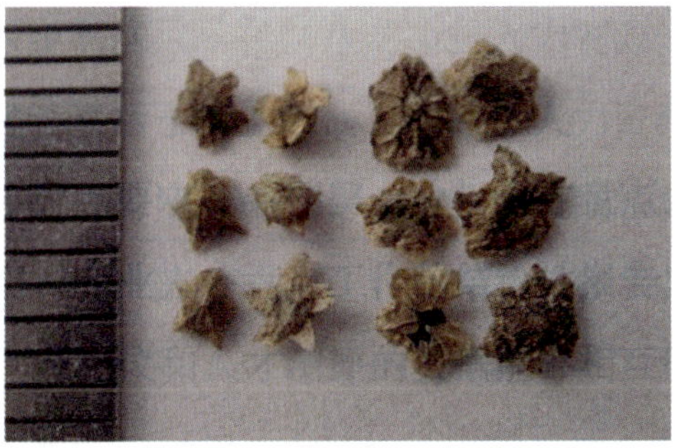

图47-4　地肤子药材

【药材】

1.性状特征

本品呈扁球状五角星形，直径1~3mm。外被宿存花被，表面灰绿色或浅棕色，周围具膜质小翅5枚，背面中心有微突起的点状果梗痕及放射状脉纹5~10条；剥离花被，可见膜质果皮，半透明。种子扁卵形，长约1mm，黑色。气微，味微苦。

2. 商品规格

根据市场流通情况可知，地肤子主要以统货为主，将直径大于0.2cm的作为选货。市场另有陈货，即存放时间较长的地肤子商品。由于长期暴露于空气中，容易吸潮发霉和虫蛀。这类商品容易不合格，质量较差。

3. 道地药材

河北大部分地区均有野生分布，质量较优。

4. 质量标志

以色灰绿，饱满，无杂质者为佳。

5. 显微特征

本品粉末棕褐色。花被表皮细胞多角形，气孔不定式，薄壁细胞中含草酸钙簇晶。果皮细胞呈类长方形或多边形，壁薄，波状弯曲，含众多草酸钙小方晶。种皮细胞棕褐色，呈多角形或类方形，多皱缩。

6. 化学组分

（1）皂苷类　齐墩果酸、3–*O*–［β-*D*–吡喃木糖基（1→3）β-*D*–吡喃葡萄糖醛酸基］齐墩果酸等。

（2）挥发油类　高级脂肪酸酯等。

（3）黄酮类　5，7，4′–三羟基–6，3′–二甲氧基黄酮、5，7，4′–三羟基–6–甲氧基黄酮、异鼠李素、槲皮素等。

（4）其他类　正三十烷醇以及1个饱和脂肪酸混合物。

7. 贮藏

置通风干燥处，防蛀。

【炮制与饮片】

1. 饮片炮制

地肤子　簸净杂质，筛去泥土即得。

2. 饮片名称

地肤子。

3. 药品类别

利水渗湿：利尿通淋药。

4. 性状特征

性状特征同药材。

5. 质量要求

（1）水分　不得过14.0%。

（2）总灰分　不得过10.0%。

（3）酸不溶性灰分　不得过3.0%。

6.性味功能

辛、苦，寒。归肾、膀胱经。清热利湿，祛风止痒。用于小便涩痛，阴痒带下，风疹，湿疹，皮肤瘙痒。

7.用法用量

内服：煎汤，9~15g。外用适量，煎汤熏洗。

8.使用注意

恶螵蛸（《本草备要》）。内无湿热，小便过多者忌服。

9.贮藏

同药材。

【经典方剂与临床应用】

1.地肤子汤（《外台秘要》卷三十六引《小品方》）

处方：地肤子0.5g　瞿麦、冬葵子各1.5g　知母、黄芩、猪苓、海藻、橘皮、升麻、通草各0.75g　大黄4g。

制法：上切，以水二升，煮取一升，量儿大小与服。

功能主治：清热利湿，通小便。治疗小儿小便不通。

2.补肝地肤子散（《太平圣惠方》卷三十三）

处方：地肤子500g　生地黄2500g。

制法：水煎服，9~15g。外用适量。

功能主治：养肝明目，治疗肝虚目昏。

3.四物五子丸（《普济方》卷七十二引《澹寮》）

处方：菟丝子、地肤子、枸杞子、覆盆子、车前子、酸枣仁、薏苡仁、柏子仁、鹿茸、肉苁蓉、当归、熟地黄、沉香、茯苓、川芎、白芍药各等份。

制法：上为末，炼蜜为丸。空心温酒送下。

功能主治：肝肾不足，体弱眼昏，内障生花，不计远近。

【食疗与药膳】

1.止痒冬瓜汤

原料：地肤子50g　冬瓜500g　花椒、盐、葱、姜各适量。

制作方法：将冬瓜洗净，切成方块，地肤子布包，加水适量，共煮至瓜熟，加少许盐、姜、葱、花椒（以轻淡为佳），取出药包，即可饮用。

功能主治：清热利湿，杀虫止痒，适用于湿热为患之女阴瘙痒。

用法用量：吃瓜喝汤，每日1次。

2.养血祛风酒

原料：地肤子、石楠叶、独活各35g　川芎40g　当归60g　白酒适量。

制作方法：将前5味药研成极细末，装瓶备用即可。

功能主治：养血，祛风止痒，适用于风毒瘾疹等。

用法用量：成人取药末9g（小儿酌减），以酒15ml，混匀，煎沸，待温，连药末空腹服，每日3次。

3.灰苋交藤地肤汤

原料：地肤子、灰苋菜、首乌藤各30g。

制作方法：水煎取汁。

功能主治：清热除湿，祛风止痒，适用于疮疹瘙痒，或湿热小便不利。

用法用量：每日服2~3次。

楮实子

ChuShiZi

【别名】构桑（《祁州中药志》）、楮桃（《濒湖集简方》）、楮实，谷实（《名医别录》）、谷木蕻（《生草药手册》）。

【基原】

1.集解

构树原名楮，亦名榖，现代文献一般认为始载于《名医别录》，列入上品。楮实子为其果实，始载于《素问气机病宜保命集》。实际上有关楮树的内容，在《神农本草经》以前的一些书中就有零星的记载。至宋代的《图经本草》对其形态及功效已有较完整的记载。明代李时珍在《本草纲目》中指出构树是雌雄异株，其花序各不相同，雄花序葇荑状，也即穗状；雌花序头状，似杨梅。而李时珍认为的雌树，皮白，叶有叉，雄树皮有斑，叶无叉。此种现象并不普遍存在。无论是皮有无斑，叶有无叉均不是雌、雄树的区别。明代《本草蒙筌》也对构树进行了记载。除上述本草外，唐代《新修本草》、明代《本草品汇精要》都对楮实有过类似的记载。清代吴其濬《植物名实图考》所附楮树图，形态特征几与现代描述完全一致。在《祁州中药志》中描述道："本品为常用中药，在安国县种植历史悠久，收购量大。"据《河北药材》一书记载，此品"生产于安国县"。

2.品种

桑科植物构树*Broussonetia papyrifera*（L.）Vent.的干燥成熟果实。（图48-1）

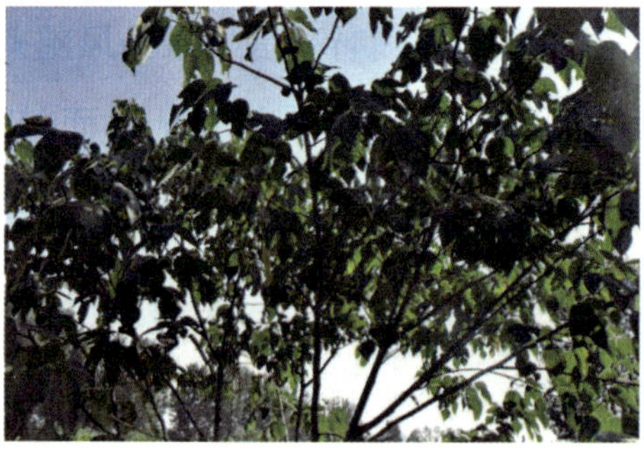

图48-1　构树原植物

3. 分布

河北大部分地区均有野生，以安国产量较大。

4. 生态

构树的适应性很强，无论是沟边、路旁、山坡、庭园，构树都极易繁殖生长，并且普遍要比其伴生木本植物长得好。（图48–2）

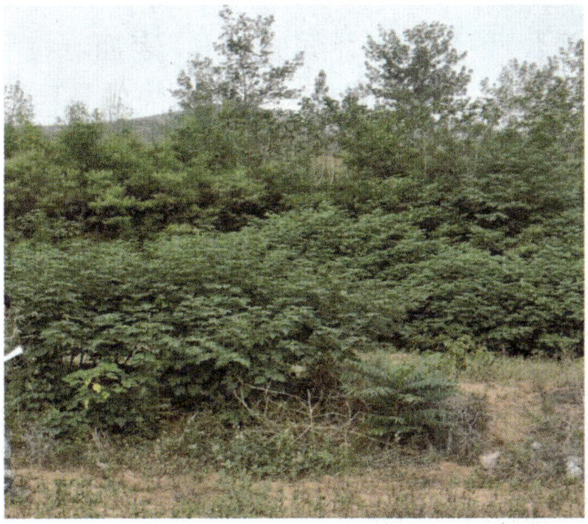

图48–2　构树生境

5. 形态特征

乔木，高10~20m；树皮暗灰色；小枝密生柔毛。叶螺旋状排列，广卵形至长椭圆状卵形，长6~18cm，宽5~9cm，先端渐尖，基部心形，两侧常不相等，边缘具粗锯齿，不分裂或3~5裂，小树之叶常有明显分裂，表面粗糙，疏生糙毛，背面密被绒毛，基生叶脉三出，侧脉6~7对；叶柄长2.5~8cm，密被糙毛；托叶大，卵形，狭渐尖，长1.5~2cm，宽0.8~1cm。花雌雄异株；雄花序为葇荑花序，粗壮，长3~8cm，苞片披针形，被毛，花被4裂，裂片三角状卵形，被毛，雄蕊4，花药近球形，退化雌蕊小；雌花序球形头状，苞片棍棒状，顶端被毛，花被管状，顶端与花柱紧贴，子房卵圆形，柱头线形，被毛。聚花果直径1.5~3cm，成熟时橙红色，肉质；瘦果具与等长的柄，表面有小瘤，龙骨双层，外果皮壳质。花期4~5月，果期6~7月。（图48–3）

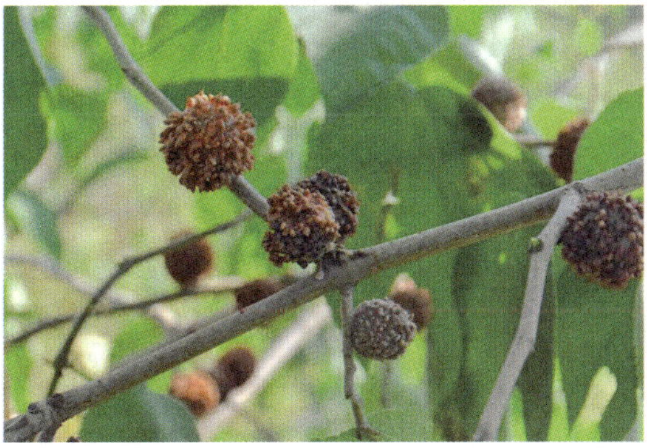

图48–3　楮实子

6. 产地加工

秋冬果实成熟时采收，洗净，晒干，除去灰白色膜状宿萼及杂质。关于采收时间，因各地成熟期不一致，大致在农历八九月间，即白露前后。

【药材】

1. 性状特征

本品略呈球形或卵圆形，稍扁，直径约1.5mm。表面红棕色，有网状皱纹或颗粒状突起，一侧有棱，一侧有凹沟，有的具果梗。质硬而脆，易压碎。胚乳类白色，富油性。气微，味淡。（图48-4，图48-5）

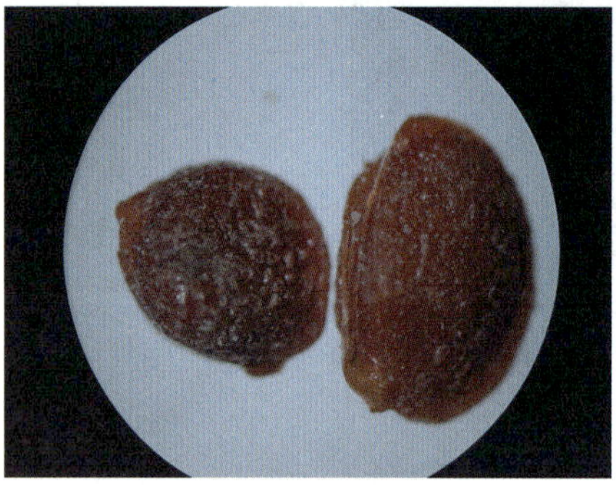

图48-4　楮实子药材

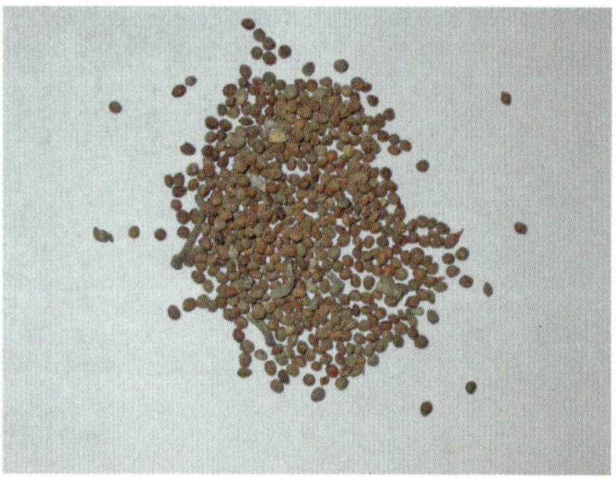

图48-5　楮实子药材

2. 商品规格

统货为主。

3. 道地药材

河北大部分地区均有野生分布，质量较优。

4 质量标志

以色红饱满无杂质者为佳。

5. 显微特征

本品粉末红棕色。果皮栅状细胞壁黏液化，残存具细齿状的条纹增厚部分，形似细芒。含晶厚壁细胞成片，棕黄色，表面观类多角形，内含草酸钙簇晶；断面观类长方形，内壁极厚，胞腔偏靠外侧，簇晶矩圆形。内果皮厚壁细胞甚扁平，常多层重叠，界限不清。种皮表皮细胞表面观多角形，壁略呈连珠状增厚，非木化，胞腔内含黄棕色物。

6. 化学组分

（1）脂肪油　亚油酸等不饱和脂肪酸。

（2）氨基酸　天冬氨酸、谷氨酸、甘氨酸、精氨酸、缬氨酸、脯氨酸等。

（3）其他小分子化学成分　大黄素甲醚、大黄素甲醚-8-*O*-β-D-吡喃葡萄糖苷、槲皮素、大黄素、芹菜素等。

7.贮藏

置干燥处，防蛀。

【炮制与饮片】

1.饮片炮制

楮实子　取原药材，除去杂质，筛去灰屑，用时捣碎。

2.饮片名称

楮实子。

3.药品类别

补益药：补阴药。

4.性状特征

楮实子　性状特征同药材。（图48-6）

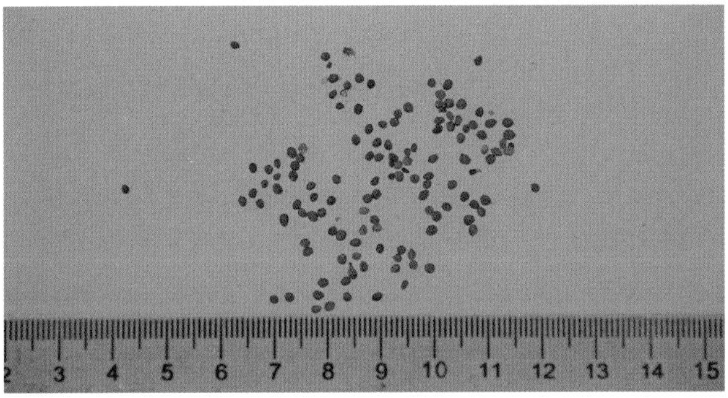

图48-6　楮实子饮片

5.质量要求

（1）水分　不得过9.0%。

（2）总灰分　不得过8.0%。

6.性味功能

甘，寒。归肝、肾经。补肾清肝，明目，利尿。用于肝肾不足，腰膝酸软，虚劳骨蒸，头晕目昏，目生翳膜，水肿胀满。

7.用法用量

内服：煎汤，6~12g。外用适量，捣敷。

8.使用注意

脾胃虚寒，大便溏泻者慎服。

9.贮藏

同药材。

【经典方剂与临床应用】

1.楮实子丸（《普济方》卷三二一）

处方：川牛膝60g　川萆薢30g　楮实子90g　山药，白姜，川芎各30g。

制法：上为末，另用大北枣蒸去皮取肉，研为膏，同上末为丸，如梧桐子大。每服40丸，空腹时用米饮送下。蜜丸亦可。

功能主治：妇人忧思伤脾，水湿不化，带下赤白，淋沥不干。

2.寸金圆（《宋·太平惠民和剂局方》）

处方：楮实子，川楝子各一两半（4.5g）　巴豆七个　全蝎四十个　当归一两半（4.5g）。

制法：上为细末，用浸当归酒打面糊和圆，如鸡头实大。

功能主治：治元阳虚弱，寒气攻冲，膀胱、小肠发肿作痛，或在心胁，牵连小腹，连属阴间，致身体憎寒撮痛。

【食疗与药膳】

构树果汁

原料：构树果实

制作方法：构树果实用纯净水洗涤干净，待其自然晾干后，将果榨汁，过滤。

功能主治：有补肾、壮筋骨、健胃消肿之功效。

瓜蒌子

GuaLouZi

【别名】栝楼仁（《备急千金要方》）、栝蒌仁（《丹溪心法》）、栝蒌子仁（《太平圣惠方》）。

【基原】

1.集解

始载于《备急千金要方》（原名栝楼仁），《备极千金要方》在治虚劳口干方、澡豆方、玉屑面脂方等中均有应用。《太平圣惠方》用其治疗妇人客热，肺虚（此时名为栝蒌子仁）。《本草纲目》："并去壳皮革膜及油。栝蒌，古方全用，后世乃分子、瓤各用。"《本草汇言》释曰："栝蒌仁，润肺消痰清火止渴之药也。其体油润多汁。"《本草纲目拾遗》："栝蒌根及仁、硼砂为曲，治积热痰结。"《本草纲目》："取栝蒌子剥壳，用仁渗油。（重纸包裹砖压渗之。）只一度免人恶心，毋多次失药润性。"在民国二十年（1931年）

安国就已开始进行瓜蒌种植。《中国药典》中规定其为葫芦科植物栝楼或双边栝楼的干燥成熟种子，安国为栝楼（*Trichosanthes kirilowii* Maxim.）子的主产区。

2. 品种

为葫芦科植物栝楼 *Trichosanthes kirilowii* Maxim. 的干燥成熟种子。

3. 分布

河北境内绝大部分地区均有野生分布，现安国、内丘等地均有栽培，以安国产量最大。（图 49–1）

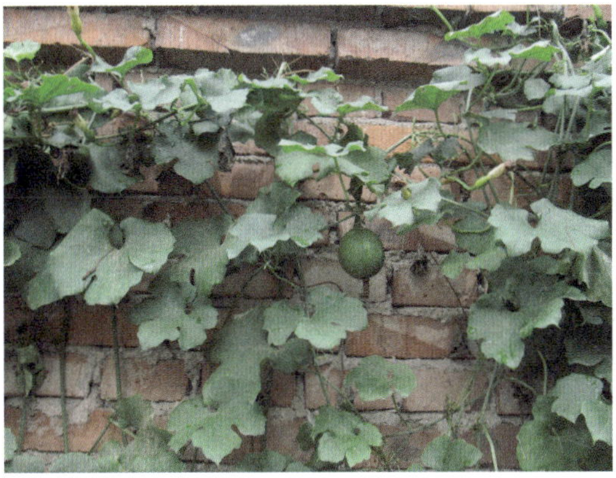

图 49–1　栽培栝楼

4. 生态

生于海拔 200~1800m 的山坡林下、灌丛中、草地和村旁田边。（图 49–2）

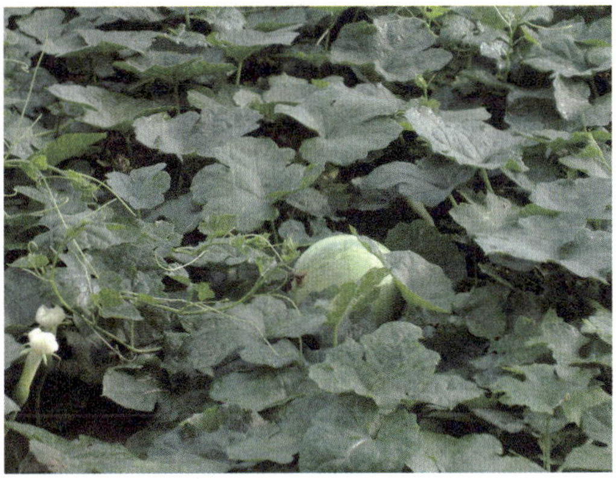

图 49–2　栝楼生境

5. 形态特征

攀援藤本，长达 10m；块根圆柱状，粗大肥厚，富含淀粉，淡黄褐色。茎较粗，多分枝，具纵棱及槽，被白色伸展柔毛。叶片纸质，轮廓近圆形，长宽均约 5~20cm，常 3~5（~7）浅裂至中裂，稀深裂或不分裂而仅有不等大的粗齿，裂片菱状倒卵形、长圆形，先端钝，急尖，边缘常再浅裂，叶基心形，弯缺深 2~4cm，上表面深绿色，粗糙，背面淡绿色，两面沿脉被长柔毛状硬毛，基出掌状脉5条，细脉网状；叶柄长3~10cm，具纵条纹，被长柔毛。卷须3~7歧，被柔毛。花雌雄异株。雌花单生，花梗长7.5cm，被短柔毛；花萼筒圆筒形，长2.5cm，径1.2cm，裂片和花冠同雄花；子房椭圆形，绿色，长2cm，径1cm，花柱长2cm，柱头3。果梗粗壮，长4~11cm；果实椭圆形或圆形，长7~10.5cm，成熟时黄褐色或橙黄色；种子卵状椭圆形，压扁，长11~16mm，宽7~12mm，淡黄褐色，近边缘处具棱线。花期5~8月，果期8~10月。（图49-3）

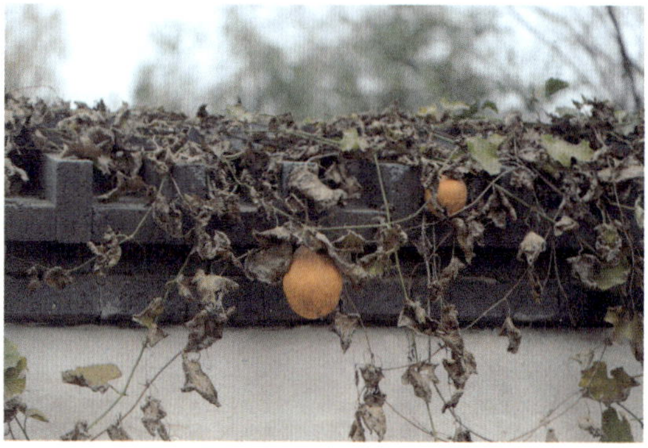

图49-3 栝楼原植物

6. 产地加工

秋季采摘成熟果实，剖开，取出种子，洗净，晒干。（图49-4）

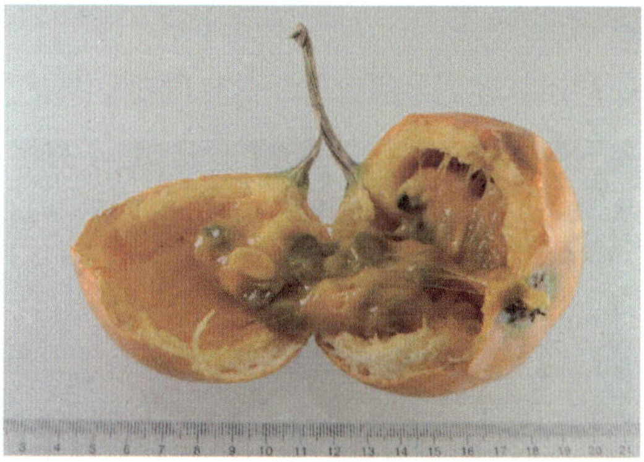

图49-4 瓜蒌子

【药材】

1. 性状特征

本品呈扁平椭圆形，长12~15mm，宽6~10mm，厚约3.5mm。表面浅棕色至棕褐色，平滑，边缘有1圈沟纹。顶端较尖，有种脐，基部钝圆或较狭。种皮坚硬；内种皮膜质，灰绿色，子叶2，黄白色，富油性。气微，味淡。（图49-5）

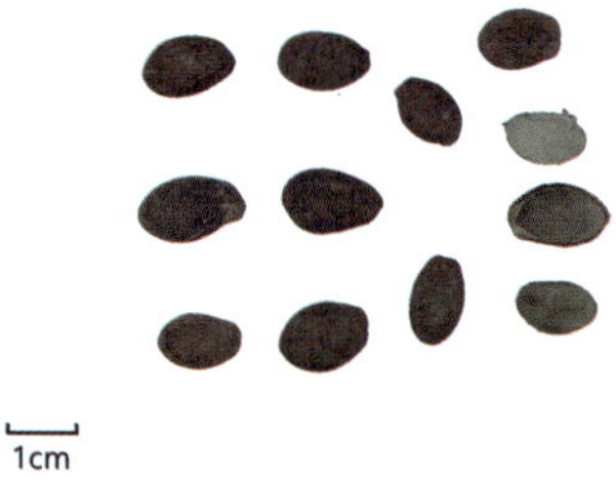

图49-5 瓜蒌子药材

2. 商品规格

市场上分选货和统货。

3. 道地药材

以河北安国所产者为佳。

4. 质量标志

以饱满，油性足者为佳。

5. 显微特征

本品粉末暗红棕色。种皮表皮细胞表面观呈类多角形或不规则形，平周壁具稍弯曲或平直的角质条纹。石细胞单个散在或数个成群，棕色，呈长条形、长圆形、类三角形或不规则形，壁波状弯曲或呈短分枝状。星状细胞淡棕色、淡绿色或几无色，呈不规则长方形或长圆形，壁弯曲，具数个短分枝或突起，枝端钝圆。螺纹导管直径20~40μm。

6. 化学组分

（1）油脂类　亚麻酸、亚油酸等。

（2）甾醇类　栝楼仁二醇、异栝楼仁二醇、5-脱氢栝楼仁二醇等。

（3）黄酮类　4′, 6-二氢-4-甲氧基异橙酮、小麦黄等。

（4）糠醛类　栝楼素、Trichokirin-S1等 。

7. 贮藏

置阴凉干燥处，防霉，防蛀。

【炮制与饮片】

1. 饮片炮制

瓜蒌子　除去杂质和干瘪的种子，洗净，晒干。用时捣碎。

炒瓜蒌子　取瓜蒌子，照炒法，用文火炒至微鼓起，取出，放凉。

2. 饮片名称

瓜蒌子。

炒瓜蒌子。

3. 药品类别

化痰止咳平喘药：清热化痰药。

4. 性状特征

瓜蒌子　同药材。

炒瓜蒌子　本品呈扁平椭圆形，长12~15mm，宽6~10mm，厚度约3.5mm。表面浅褐色至棕褐色，平滑，偶有焦斑，沿边缘有1圈沟纹，顶端较尖，有种脐，基部钝圆或较狭。种皮坚硬；内种皮膜质，灰绿色，子叶2，黄白色，富油性。气略焦香，味淡。（图49-6）

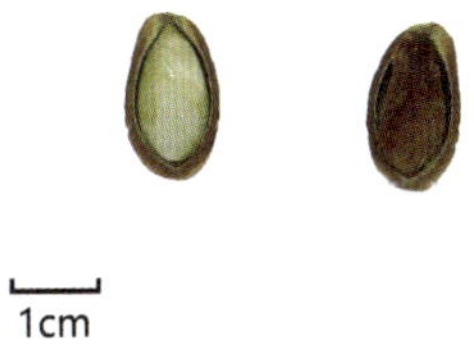

图49-6　瓜蒌子饮片

5.质量要求

瓜蒌子

（1）水分　不得过10.0%。

（2）总灰分　不得过3.0%。

（3）含量测定　照醇溶性浸出物测定法（通则2201）项下的冷浸法测定，用石油醚（60~90℃）作溶剂，不得少于4.0%。

炒瓜蒌子

（1）水分　不得过10.0%。

（2）总灰分　不得过5.0%。

（3）含量测定　照醇溶性浸出物测定法（通则2201）项下的冷浸法测定，用石油醚（60~90℃）作溶剂，不得少于4.0%。

6.性味功能

瓜蒌子　甘，寒。归肺、胃、大肠经。润肺化痰，滑肠通便。用于燥咳黏痰，肠燥便秘。

炒瓜蒌子　甘，寒。归肺、胃、大肠经。润肺化痰，滑肠通便。用于燥咳痰黏，肠燥便秘。

7.用法用量

瓜蒌子　内服：煎汤，9~15g。

炒瓜蒌子　内服：煎汤，9~15g。

9.使用注意

瓜蒌子　不宜与乌头类药材同用。

炒瓜蒌子　不宜与乌头类药材同用。

10.贮藏

瓜蒌子　同药材。

炒瓜蒌子　密闭，置阴凉干燥处，防霉，防蛀。

【经典方剂与临床应用】

1.咳血方（《丹溪心法》）

处方：青黛水飞6g　诃子6g　瓜蒌仁去油9g　海粉9g　山栀子炒黑9g。

制法：上为末，以蜜同姜汁为丸，噙化。现代用法：共研末为丸，每服9g；亦可作汤剂，水煎服，用量按原方比例酌定。

功能主治：清肝宁肺，凉血止血。肝火犯肺之咳血证。咳嗽痰稠带血，咯吐不爽，心烦易怒，胸胁作痛，咽干口苦，颊赤便秘，舌红苔黄，脉弦数。

2.千金牡丹皮散（《医学心悟》）

处方：陈皮去白　杏仁去皮、尖　枳实麸炒　黄芩酒炒　瓜蒌仁去油　茯苓各30g　胆南星　制半夏各45g。

制法：姜汁为丸，如椒目大。

功能主治：化痰清肺。治热痰内结，咳嗽痰黄，稠厚胶粘，甚则气急呕恶胸膈痞满，小便黄赤。

【食疗与药膳】

1.甘草瓜蒌子

原料：瓜蒌子适量、甘草适量、盐。

制作方法：把甘草和盐按5∶3的比例放在锅中，加入足量清水一起煎制成汤，把另外的炒锅放在火上加热烧干以后，把洗净的瓜蒌子放到锅中快速翻炒，等它表面水分炒干以后，再把煮好的甘草汤放到锅中一起炒，在炒制过程中要不断加入甘草汤，直到瓜蒌子中的瓜子变成淡黄色，炒好以后取出降温，

功能主治：润肺化痰。

用法用量：随意服用，但不宜过多。

2.瓜蒌子养生粥

原料：瓜蒌子50g　麦冬50g　粳米适量。

制作方法：将洗净的瓜蒌子、麦冬与粳米一起煮成粥。

功能主治：润肺止咳化痰。

用法用量：佐餐或随意服用。

槐角

HuaiJiao

【别名】槐实（《神农本草经》），槐豆（《本草原始》）。

【基原】

1.集解

槐角始载于《神农本草经》，列为上品。性寒、味苦，归肝、大肠经。槐角的应用有着悠久的历史，最早解释词义专著《尔雅》中记有："槐有数种，叶大而黑者名櫰槐，昼合夜开者名守宫槐，叶细而青绿者但谓之槐，其功用不言有别……今医家用槐者最多。"南北朝梁代陶弘景云："槐子以相连多者为好。"《食疗本草》载："槐实主邪气，产难绝伤。"《本草从新》亦载："清肝胆，凉大肠，疏风热，治烦闷风眩，痔血肠风，阴疮湿痒，明目去泪，固齿乌髭。"李时珍《本草纲目》中称："槐实气味苦，无毒，久服明目益气，头不白，延年，治五痔疮瘘。"有堕胎，治大热难产、催生等功效。《本草经疏》中记载："槐实，其主五内邪气热者，乃热邪实也；伤绝之病，其血必热；五痔由于大肠

火热，火疮，乃血为火伤；妇人乳瑕，肝家气结血热所成；子藏急痛，由于血热燥火。”《本经逢原》中记载：“槐者，益肾清火与黄柏同类异治。”《祁州中药志》中有关于槐角的栽培技术的介绍。《药材资料汇编》中记载，槐角在河北定县，石家庄等地均产。

2.品种

本品为豆科植物槐*Sophora japonica* L.的干燥成熟果实。

3.分布

河北境内绝大部分地区均有野生分布，现安国产量最大。

4.生态

槐树中等喜光，多生于平地、村落附近，山腹、山麓，分布在海拔500~2000m。在湿润肥沃的土壤条件下，则生长快、寿命长，树龄可达百年以上。

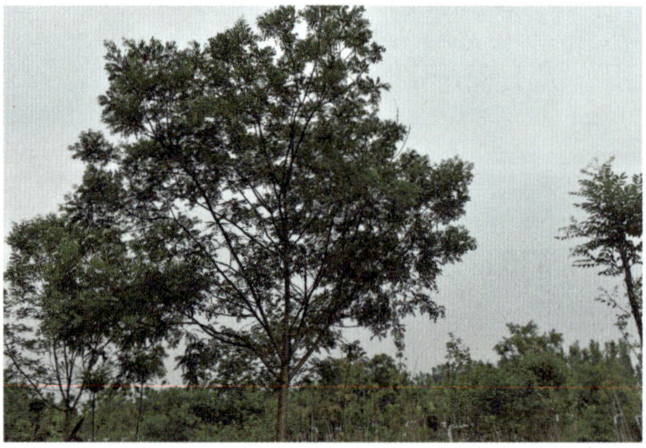

图50–1 槐生境

5.形态特征

乔木，高达25m；树皮灰褐色，具纵裂纹。当年生枝绿色，无毛。羽状复叶长达25cm；叶轴初被疏柔毛，旋即脱净；叶柄基部膨大，包裹着芽；托叶形状多变，有时呈卵形，叶状，有时线形或钻状，早落；小叶4～7对，对生或近互生，纸质，卵状披针形或卵状长圆形，长2.5~6cm，宽1.5~3cm，先端渐尖，具小尖头，基部宽楔形或近圆形，稍偏斜，下面灰白色，初被疏短柔毛，旋变无毛；小托叶2枚，钻状。圆锥花序顶生，常呈金字塔形，长达30cm；花梗比花萼短；小苞片2枚，形似小托叶；花萼浅钟状，长约4mm，萼齿5，近等大，圆形或钝三角形，被灰白色短柔毛，萼管近无毛；花冠白色或淡黄色，旗瓣近圆形，长和宽约11mm，具短柄，有紫色脉纹，先端微缺，基部浅心形，翼瓣卵状长圆形，长10mm，宽4mm，先端浑圆，基部斜戟形，无皱褶，龙骨瓣阔卵状长圆形，与翼瓣等长，宽达6mm；雄蕊近分离，宿存；子房近无毛。荚果串珠状，长2.5~5cm或稍长，径约10mm，

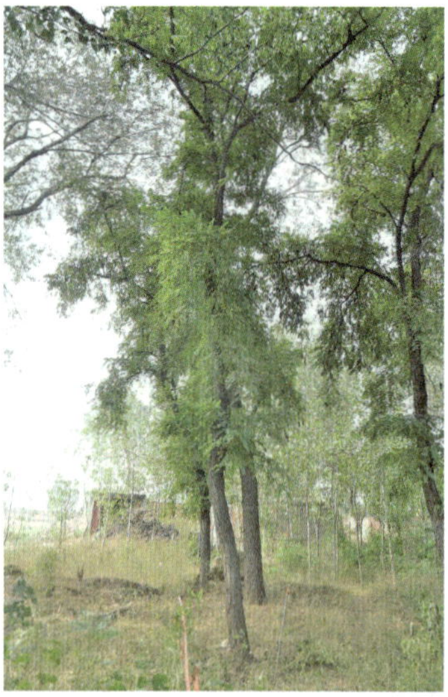

图50–2 槐

种子间缢缩不明显，种子排列较紧密，具肉质果皮，成熟后不开裂，具种子1~6粒；种子卵球形，淡黄绿色，干后黑褐色。花期7~8月，果期8~10月。

6. 产地加工

冬至后，果实成熟时采摘，除去梗、果柄等杂质，晒干。

【药材】

1. 性状特征

本品呈连珠状，长1~6cm，直径0.6~1cm。表面黄绿色或黄褐色，皱缩而粗糙，背缝线一侧呈黄色。质柔润，干燥皱缩，易在收缩处折断，断面黄绿色，有黏性。种子1~6粒，肾形，长约8μm，表面光滑，棕黑色，一侧有灰白色圆形种脐；质坚硬，子叶2，黄绿色。果肉气微，味苦，种子嚼之有豆腥气。

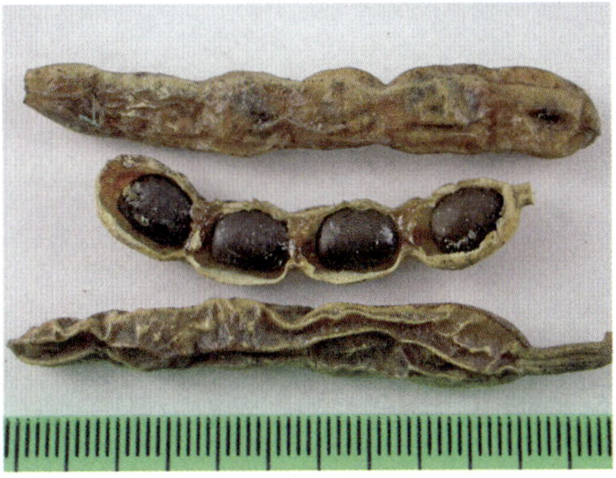

图50-3　槐角

2. 商品规格

统货。

3. 道地药材

在河北安国产的槐角居多。

4. 质量标志

以个大，饱满，黄绿色，质柔润，无杂质者为佳。

5. 显微特征

果实横切面：外果皮细胞1列，长方形，外壁角质化，表面观可见环式气孔。中果皮为多列薄壁细胞，内含草酸钙短柱晶和棱晶，近种脐的一端有多数小形石细胞群散在，并有维管束。内果皮细胞1列，细胞小，切向延长。种皮外侧为1列栅状细胞，壁木化，排列整齐，其下方有列鞋底状的支持细胞，内侧为数列薄壁细胞。种脐凹入处内侧有一椭圆形管胞岛，由多数梯纹或网纹管胞组织，细胞类圆形。子叶外围为胚乳细胞。

6. 化学组分

（1）黄酮类　山奈酚，山奈酚-3-O-鼠李糖基二葡萄糖苷，山奈酚-3，7-*O*-二葡萄糖苷，槲皮素，芸香苷和槐属黄酮苷等。

（2）生物碱类　金雀花碱，槐果宁碱，*N*–甲基金雀花碱，槐根碱，苦参碱，黎豆胺和白金雀儿碱等。

（3）氨基酸类　赖氨酸，天冬酰胺，精氨酸，丝氨酸，天冬氨酸，丙氨酸，脯氨酸等。

7.贮藏

置干燥处，防潮，防蛀。

【炮制与饮片】

1.饮片炮制

槐角：除去杂质。

2.饮片名称

槐角。

3.药品类别

止血药：凉血止血药。

4.性状特征

同药材。

5.性味功能

苦，寒。归肝、大肠经。清热泻火，凉血止血。用于肠热便血，痔肿出血，肝热头痛，眩晕目赤。

6.用法用量

内服：煎汤，5~15g；或入丸、散；嫩角捣汁。外用：适量，水煎洗；研末掺或油调敷。

7.使用注意

脾胃虚寒及孕妇忌服。

8.贮藏

置通风干燥处，防蛀。

【经典方剂与临床应用】

1.槐角丸（《中国药典》）

处方：槐角炒200g　地榆炭100g　黄芩100g　枳壳炒100g　当归100g　防风100g。

制法：上六味，粉碎成细粉，过筛，混匀。每100g粉末用炼蜜45~55g加适量的水泛丸，干燥，制成水蜜丸；或加炼蜜130~150g制成小蜜丸或大蜜丸，即得。

功能主治：清肠疏风，凉血止血。用于肠风便血，痔疮肿痛。

用法用量：口服，水蜜丸一次6g，小蜜丸一次9g，大蜜丸一次1丸，一日2次。

2.槐角圆（《宋·太平惠民和剂局方》）

处方：槐角去枝、梗，炒，一斤　地榆、当归酒浸一宿，焙　防风去芦　黄芩、枳壳去瓤，麸炒，各半斤。

制法：上为末，酒糊圆，如梧桐子大。

功能主治：治五种肠风泻血，粪前有血，名外痔，粪后有血，名内痔，大肠不收，名脱肛，谷道四面胬肉如奶，名举痔；头上有乳，名佶，并皆治之。

用法用量：每服三十圆，米饮下，不拘时候。

【食疗与药膳】

1.乌龙槐角茶

原料：乌龙茶3g　首乌30g　冬瓜皮20g　槐角20g　山楂15g。

制作方法：将山楂剖开，去核，与首乌、槐角、冬瓜皮加水，急火煎至滚开后15min。

功能主治：消脂减肥，健脾化湿，且能益精、凉血、醒神。

用法用量：每日1剂。

2.乌须延年豆

原料：何首乌90g　旱莲草汁90g　枸杞子60g　陈皮45g　生地45g　桑葚汁90g　槐角45g　破故纸30g　当归身60g　绒毛乌骨老母鸡1只　黑豆1kg。

制作方法：绒毛乌骨老母鸡1只，煮汤2大碗，取黑豆5升，将以上各药用鸡汤、老酒入砂罐内文武火缓煮干为度，去药寸豆。

功能主治：乌须黑发，延年益寿。

用法用量：每日早晨吃豆50~100g，饮酒1杯。

苦杏仁

Kuxingren

【别名】杏核仁（《神农本草经》），杏核、杏子（《名医别录》），木落子（《石药尔雅》），杏梅仁（《浙江中药手册》），杏仁（《中药大辞典》）

【基原】

1.集解

杏仁始载于《神农本草经》，名为杏核仁，列为下品。“杏核仁，味甘温，主咳逆上气，雷鸣，喉痹下气，产乳，金创，寒心，奔豚，生川谷。”唐代以前杏仁入药，苦杏仁未与甜杏仁明确区分。《名医别录》云："杏核味苦，冷利有毒。"清代杏仁入药以苦杏仁为主。叶天士云："杏果本苦，且属核仁而有小毒。"《本草从新》称："甜杏仁出山东河南，不入药。"现今入药不分家栽、野生，均以苦杏仁入药。《药材资料汇编》中记载："现主产于内蒙古东部，河北西部。"《河北野生植物资源》中对西伯利亚杏的产地有详细的记录：产于"崇礼、沽源、承德、遵化、青龙、三河、涞水、赞皇、邢台、武安等地。"

河北以西伯利亚杏栽培为主，另有金太阳系与串枝红为河北地区特色品种。

2. 品种

为蔷薇科植物山杏 *Prunus armeniaca* L.var. *ansu* Maxim.、西伯利亚杏 *Prunus sibirica* L. 或杏 *Prunus armeniaca* L. 的干燥成熟种子。（以西伯利亚杏为主）

3. 分布

河北境内绝大部分地区均有野生分布，主产于河北承德、保定、石家庄、唐山、张家口，以河北承德产者量大质优。（图51-1）

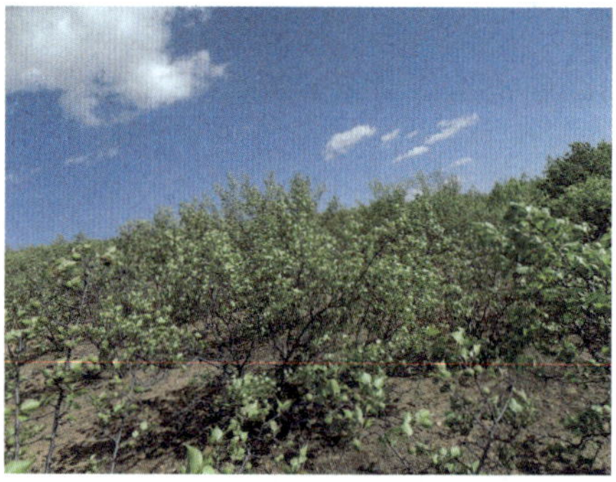

图51-1　河北承德地区的杏

4. 生态

多栽培于低山地或丘陵山地，少数地区逸为野生，喜温暖潮湿环境，抗寒、抗旱能力强。（图51-2）

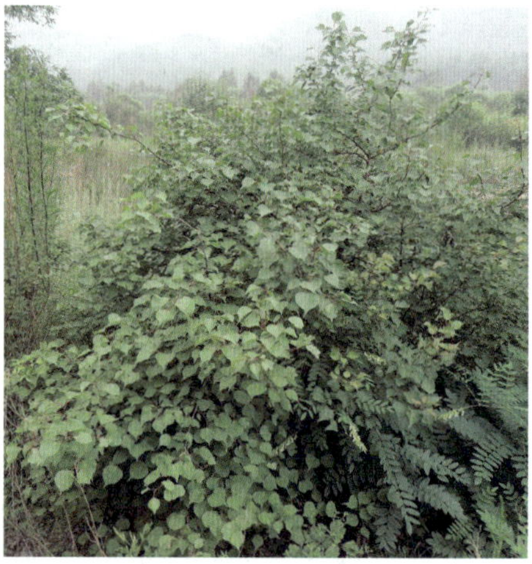

图51-2　杏的生境图

5.形态特征

（1）西伯利亚杏（*Prunus sibirica* L.）（《中国植物志》中中文名为：山杏）原植物形态：灌木或小乔木，高2~5m；树皮暗灰色；叶片卵形或近圆形，长4~7cm，宽3~5cm，先端长渐尖至尾尖，基部圆形至近心形，叶边有细钝锯齿；叶柄长2~3.5cm，无毛。花单生，直径1.5~2cm，先于叶开放；花瓣心形或倒卵形，白色或粉红色；雄蕊几与花瓣近等长；子房被短柔毛。果实近球形，两侧扁，直径2~3cm，黄色或桔红色，有时具红晕，被短柔毛；果肉较薄而干燥，成熟时开裂，味酸涩不可食，成熟时沿腹缝线开裂；核扁球形，易与果肉分离，两侧扁，顶端圆形，基部一侧偏斜，不对称，表面较平滑，腹面宽而锐利；种子圆锥形稍扁，种仁较小，长1~1.2cm，尖端左右不对称程度大，味苦。（图51-3）

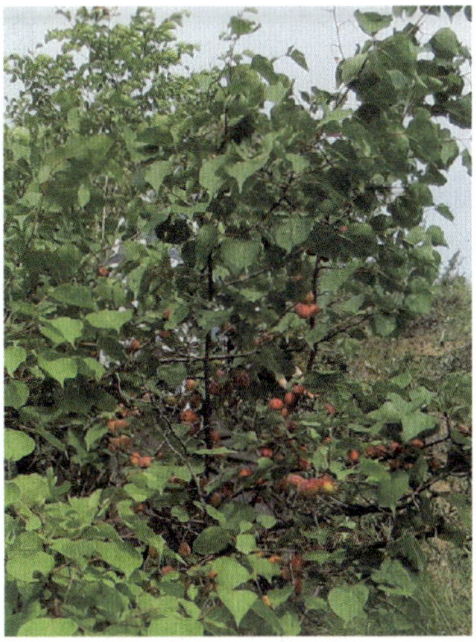

图51-3　西伯利亚杏

（2）山杏（*Prunus armeniaca* L.var. *ansu* Maxim.）（《中国植物志》中中文名为：野杏）原植物形态：落叶乔木，高10m。树冠圆形，树皮暗灰色，单叶互生，叶柄带红色，长约3cm，无毛，叶片较杏叶稍小，长5~8cm，宽6~7cm，无毛或下面被毛。核果近球形，直径约2cm，黄红色，有绒毛，肉薄而多纤维，核的边缘薄而锐利。种子1粒，扁心形，略不对称，红棕色，具有纵形不规则皱纹，味苦。（图51-4）

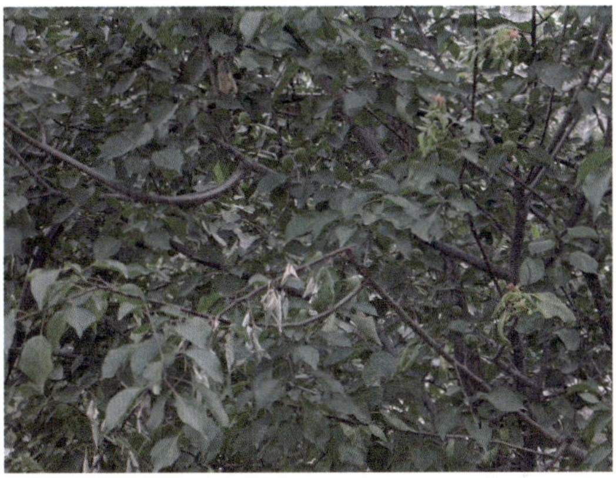

图51-4　山杏

（3）杏（*Prunus armeniaca* L.）原植物形态：落叶小乔木，高4~10m；树冠圆形，树皮暗红棕色，纵裂。单叶互生，叶柄长达4.5cm；叶片圆卵形或宽卵形，长5~9cm，宽4~8cm，先端渐尖，边缘有细锯齿；春季先叶开花，花单生枝端，着生较密，稍似总状；花几无梗，花萼基部成筒状，外面被短柔毛，上部5裂；花瓣5，白色或浅粉红色，圆形至宽倒卵形；雄蕊多数，着生萼筒边缘；雌蕊单心皮，着生萼筒基部。核果卵圆形，直径3~4cm，黄色而带红晕；核扁心形，沿腹缝两侧各有一棱，棱突起锋利的杏仁味甜，棱平钝的杏仁味苦；种子1粒，扁心状卵形，较大，浅红棕色，味苦或不苦。（图51-5）

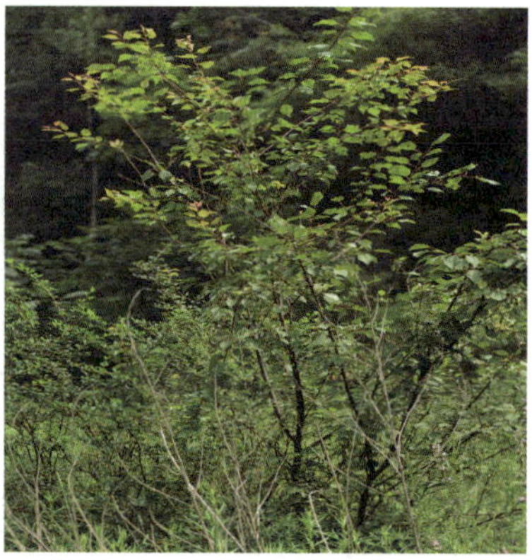

图51-5　杏

6. 产地加工

夏季果实成熟后采收，除去果肉，用石碾或机器轧除外壳，取出种子晒干。

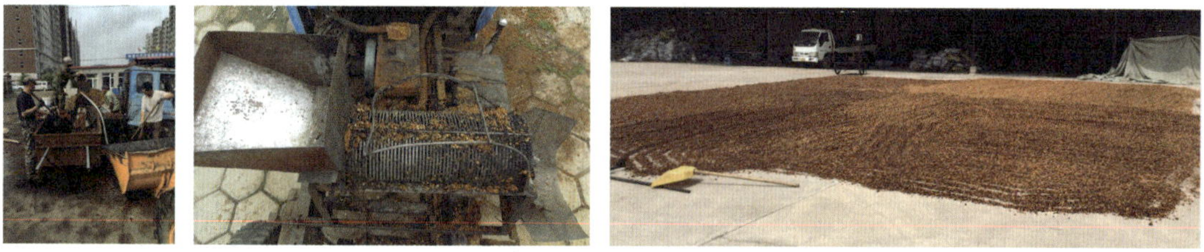

图51-6　加工采收过程

【药材】

1. 性状特征

杏仁：呈扁心形，长10~19mm，宽8~15mm，厚5~8mm。表面黄棕色至深棕色，一端尖，另端钝圆，肥厚，左右不对称。尖端一侧有短线形种脐，圆端合点处向上具多数深棕色的脉纹。种皮薄，子叶2，乳白色，富油性。气微，味苦。

西伯利亚杏仁：种子呈圆锥形而稍扁，长1~1.2cm，宽约1cm，厚约6mm。种皮黄棕色。

山杏仁：形状特征与杏仁相似。

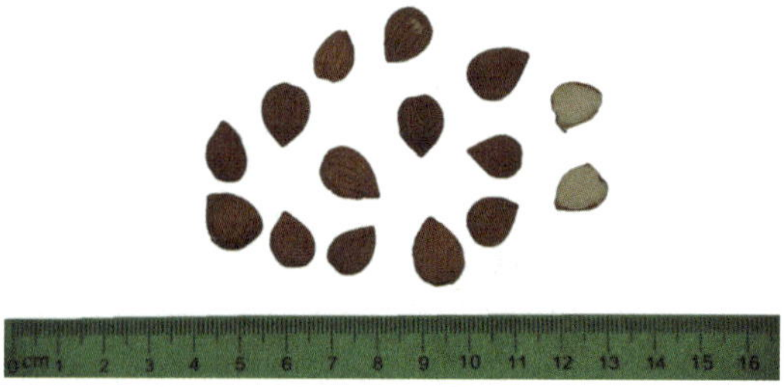

图51-7　苦杏仁

2. 商品规格

依据其外观性状的大小将其分为“统货”和“选货”。

3. 道地药材

以河北承德量大质优。

4. 质量标志

以颗粒饱满、完整、味苦者为佳。

5. 显微特征

种子中部横切面：外种皮：薄壁细胞1列，多破碎，嵌有石细胞。薄壁细胞：细胞数列，皱缩，散有维管束。内种皮：细胞1列，外切向壁为角质层，细胞多皱缩不清，仅可见角质层。内胚乳：细胞1列。子叶：细胞充满糊粉粒，有的糊粉粒内含草酸钙小簇晶。

（1）杏仁　外种皮细胞1列，散有长圆形、卵圆形，偶见贝壳形及顶端平截呈梯形的黄色石细胞，上半部凸出于表面，下半部埋在薄壁组织中，石细胞高38~95μm，宽30~57μm。埋在薄壁组织部分壁较薄，纹孔及孔沟较多；凸出部分壁较厚，纹孔较少或无。种皮下方为细胞皱缩的营养层，有细小维管束。内种皮细胞1列，含黄色物质。外胚乳为数列颓废的薄壁细胞。内胚乳为1列长方形细胞，内含糊粉粒及脂肪油。

（2）西伯利亚杏仁　石细胞较宽扁，高46~84μm，宽34~68μm。多为宽贝壳形或顶端平截的梯形、类圆形、偶为长圆形或卵圆形。石细胞上壁厚8~10μm，纹孔常明显。

（3）山杏仁　石细胞表面观较宽扁，呈类圆形、卵圆形、类多角形、类方形，纹孔大而密；侧面观多为宽贝壳形、类圆形或扁梭形，少见长圆形或卵圆形，高46~84μm，宽34~68μm。

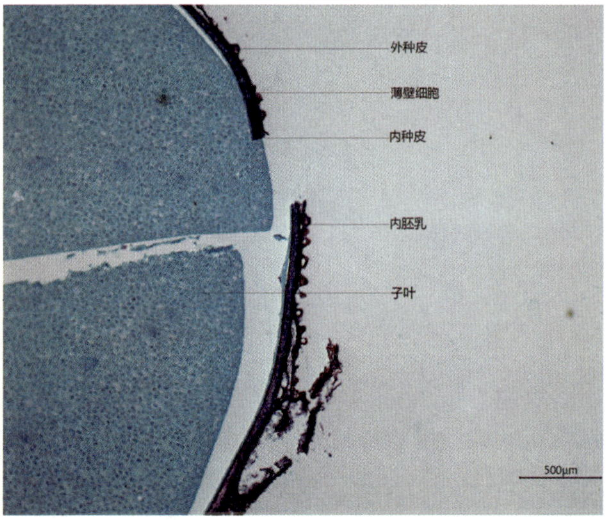

图51-8　苦杏仁横切面特征图

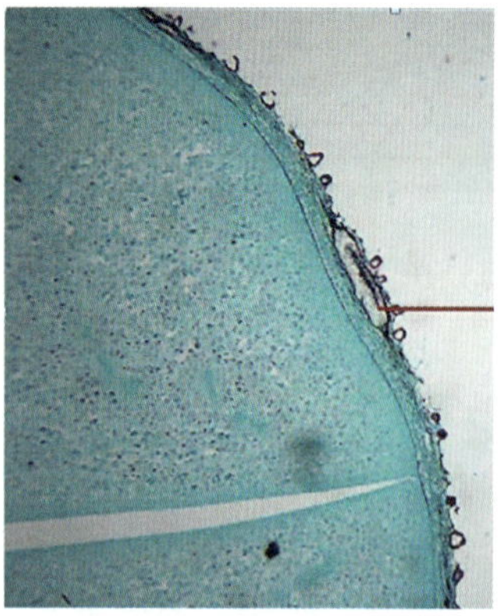

图51-9维管束4倍

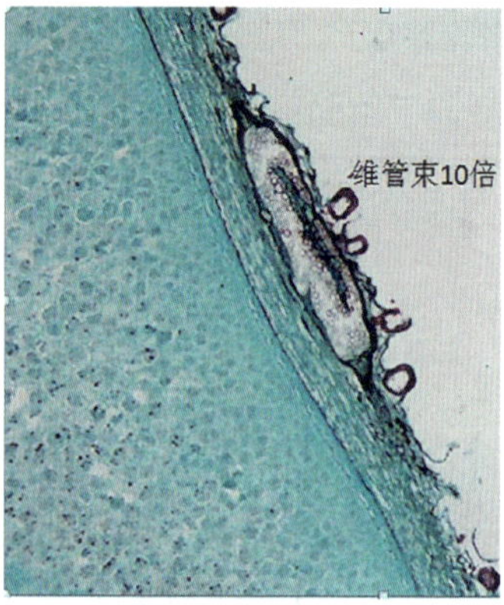

图51-11维管束10倍

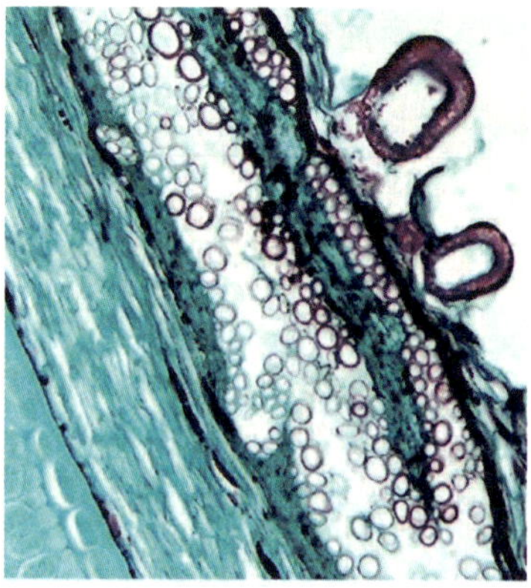

图51-12维管束40倍

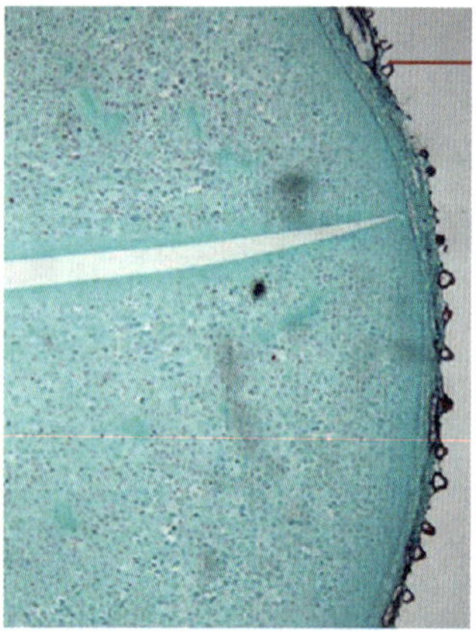

图51-13　石细胞4倍

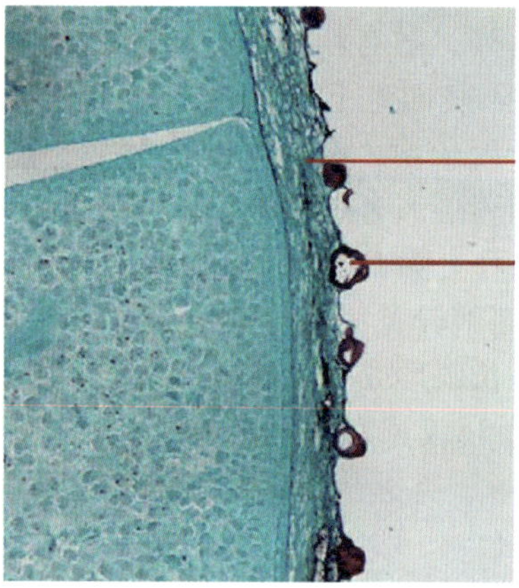

图51-14　石细胞10倍

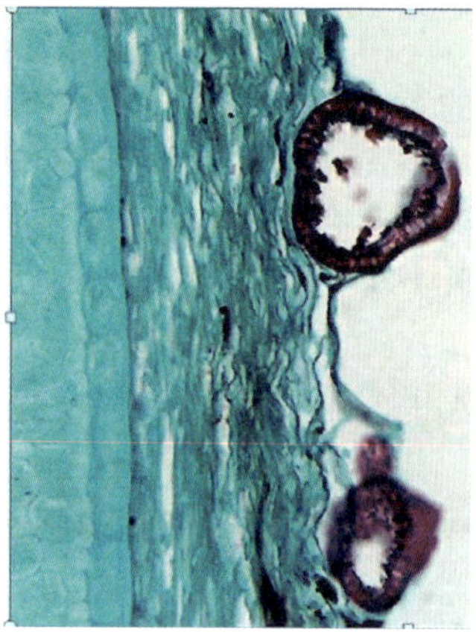

图51-15　石细胞40倍

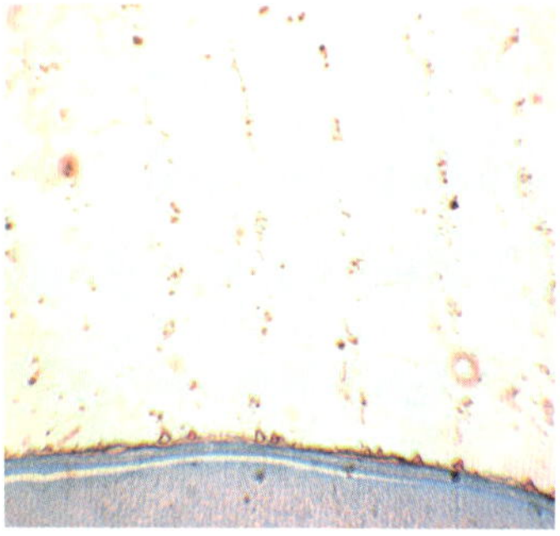

图51-16　内、外胚乳4倍

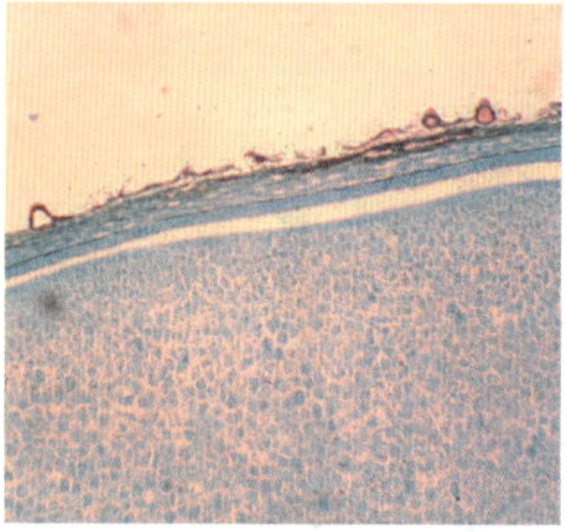

图51-17　内、外胚乳10倍

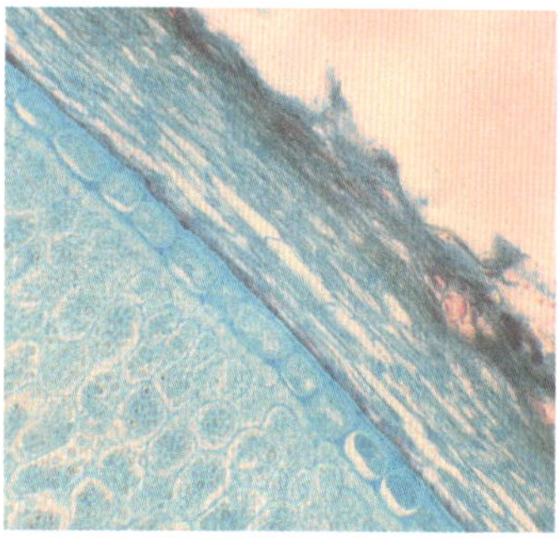

图51-18　内、外胚乳40倍

6.化学组分

（1）苦杏仁苷。

（2）苦杏仁酶类　苦杏仁苷酶、樱叶酶等。

（3）脂肪酸类　油酸、亚油酸等。

（4）氨基酸类　谷氨酸等。

7.贮藏

置阴凉干燥处，防蛀。

【炮制与饮片】

1.饮片炮制

（1）苦杏仁　取原药材，筛去皮屑杂质，拣净残留的核壳及褐色油粒。用时捣碎。

（2）燀苦杏仁　取净苦杏仁置10倍量沸水中，加热约5min，至种皮微膨起即捞出，用凉水浸泡，取出，搓开种皮与种仁，干燥，筛去种皮。用时捣碎。

（3）炒苦杏仁　取燀苦杏仁，置锅内用文火炒至微黄色，略带焦斑，有香气，取出放凉。用时捣碎。

2.饮片名称

苦杏仁、杏仁、燀杏仁、炒杏仁。

3.药品类别

化痰止咳平喘药：止咳平喘药。

4.性状特征

（1）苦杏仁　本品呈扁心形，长1~1.9cm，宽0.8~1.5cm，厚0.5~0.8cm。表面黄棕色至深棕色，一端尖，另端钝圆，肥厚，左右不对称，尖端一侧有短线形种脐，圆端合点处向上具多数深棕色的脉纹。种皮薄，子叶2，乳白色，富油性。气微，味苦。

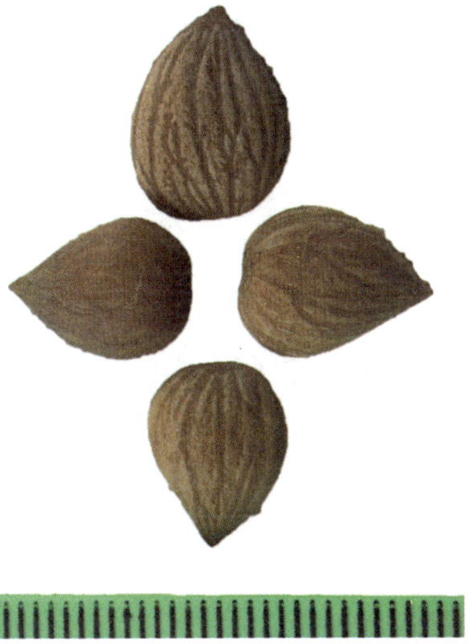

图51-19　苦杏仁

（2）燀苦杏仁　本品呈扁心形。表面乳白色或黄白色，一端尖，另端钝圆，肥厚，左右不对称，富油性。有特异的香气，味苦。

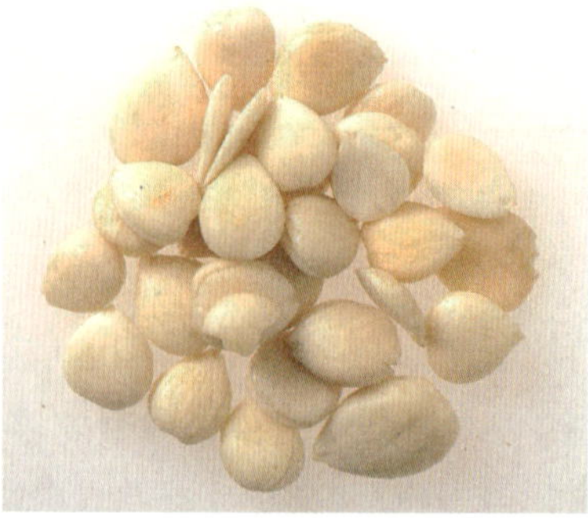

图51-20　燀苦杏仁

（3）炒苦杏仁　本品形如燀苦杏仁，表面黄色至棕黄色，微带焦斑。有香气，味苦。

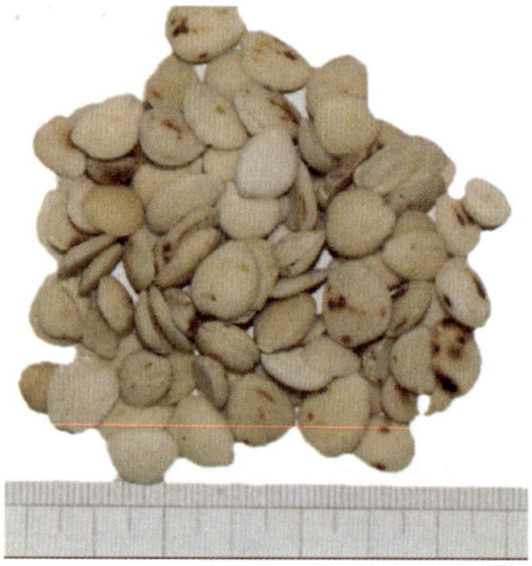

图51-21　炒苦杏仁

5.质量要求

苦杏仁

（1）水分　不得过7.0%。

（2）过氧化值　不得过0.11。

（3）含量测定　照高效液相色谱法（通则0512）测定，本品按干燥品计单，含苦杏仁苷（$C_{20}H_{27}NO_{11}$不得少于3.0%）。

燀苦杏仁

含量测定　同苦杏仁，含苦杏仁苷（$C_{20}H_{27}NO_{11}$）不得少于2.4%。

炒苦杏仁

（1）水分　不得过7.0%。

（2）过氧化值　不得过0.11。

（3）含量测定　同苦杏仁，含苦杏仁苷（$C_{20}H_{27}NO_{11}$）不得少于2.4%。

6.性味功能

苦，微温；有小毒。归肺、大肠经。有降气止咳平喘，润肠通便的功效。用于外感咳嗽、气喘、胸胁胀满、喉痹、便秘等症。

7. 用法用量

内服：煎汤，5~10g，生品入煎剂后下。

8. 使用注意

内服不宜过量，以免中毒。大便溏泻者慎用，婴儿慎用，虚劳咳嗽不宜。

9. 贮藏

贮干燥容器内，置阴凉干燥处。防蛀。

【经典方剂与临床应用】

1. 杏苏散（《温病条辨》）

处方： 苏叶9g 半夏9g 茯苓9g 甘草3g 前胡9g 苦桔梗6g 枳壳6g 生姜3片 橘皮6g 大枣去核3枚 杏仁9g （原著本方无用量）。

用法： 水煎温服。

功能主治： 主治外感凉燥证，见恶寒无汗，头微痛，咳嗽痰稀，鼻塞咽干，苔白，脉弦。

2. 桑杏汤（《温病条辨》）

处方： 桑叶一钱（3g） 杏仁一钱五分（4.5g） 沙参二钱（6g） 象贝一钱（3g） 香豉一钱（3g） 栀皮一钱（3g） 梨皮一钱（3g）。

用法： 古代用法：水二杯，煎取一杯，顿服之，重者再作服。现代用法：水煎服。

功能主治： 多用于外感温燥，燥邪犯肺证，见肺津灼伤，头痛，身不甚热，干咳无痰，咽干口渴鼻燥，舌红，苔薄白而干，脉浮数而右脉大者。

使用注意： 本方意在轻宣，故药量不宜过重，煎煮时间不宜过长。

3. 麻黄杏仁甘草石膏汤《伤寒论》

处方： 杏仁去皮、尖，五十个（9g） 麻黄去节，四两（9g） 甘草炙，二两（6g） 石膏碎，绵裹，半斤（18g）。

用法： 水煎服。

功能主治： 主治肺热喘咳，甚则气急，鼻翼扇动，有汗或无汗，身热不解，口渴，脉滑数，苔薄黄。

使用注意： 本方为治疗表邪未解，邪热壅肺而致喘咳之基础方。因石膏倍麻黄，其功用重在清宣肺热，不在发汗，所以临床应用以发热、喘咳、苔黄、脉数为辨证要点。

【食疗与药膳】

1. 杏仁粥（《食医心镜》）

原料： 杏仁10g 粳米50g 食盐或冰糖适量。

制作方法： 将杏仁去皮尖，放入锅中加水煮至杏仁软烂，去渣留汁；用药汁煮粳米成粥，调入盐或冰糖温热食。

功能主治： 痰浊壅肺证。用于痰浊壅塞，肺气失降所致之咳嗽气喘，痰多黏腻色白，胸满闷窒，大便偏干等。

用法用量：适量口服，每日2次。

使用注意：苦杏仁有小毒，用量不宜大。

2.杏仁汤（《养老奉亲书》）

原料：杏仁10g　火麻仁10g　板栗30g　芝麻15g。

制作方法：将杏仁去皮与麻仁一起砸碎；板栗炒熟去外壳；芝麻炒香。将上述物品放入砂锅中，加水适量，煎煮后去渣取汁。

功能主治：气郁便秘病证。用于气机郁滞所致的嗳气频作，胸胁痞满，甚则腹胀腹痛，食少纳呆，大便秘结，欲便不得，苔薄白而腻，脉弦者。或肺燥津亏之干咳劳嗽，无痰或少痰，或痰中带血等；亦可用于中老年日常保健。

用法用量：早晚各1次，饭前温服。

使用注意：火麻仁服用不可过量。

3.杏仁饼（《丹溪先生医书纂要》）

原料：杏仁10g　柿饼10个　青黛10g。

制作方法：将杏仁去皮尖、炒黄、研为泥状，调入青黛做饼；另将柿饼破开，包入杏仁泥饼，用湿纸包裹，煨熟。

功能主治：肝火犯肺证。用于肝火犯肺，肺气上逆所致之咳喘，症见咳喘阵作，咳引胁痛，痰滞咽喉，量少质黏，面红目赤，口苦咽干，便秘溲赤等。

用法用量：分2次于早晚食之。

使用注意：虚寒喘嗽者不宜食用。

海市瓜蒌

HaiShiGualou

【别名】栝楼（《尔雅》），王菩（《吕氏春秋》），栝楼实（《本草品汇精要》）。

【基原】

1.集解

栝楼始载于《诗经》名“果赢”，曰：果赢，栝楼也。《神农本草经》列为中品，药用根，名栝楼根，一名地楼（此时药用部位为根）。吴普云：“栝楼，一名泽巨，一名泽姑”。《吕氏春秋》名“王菩”。《广雅》又名“王白”。《尔雅》名果赢，曰：“果赢之实，栝楼”。《针灸甲乙经》始名瓜蒌。《伤寒论》中瓜蒌作为药用出现。《雷公炮炙论》释曰：“其栝圆黄皮厚蒂小，楼则形长赤皮蒂粗。”《本草经集注》曰：“实，名黄瓜。”又引《急救篇》颜师古注作：栝楼，一名果，一名王瓜，亦曰天瓜。《本草品汇精要》名栝楼实，又名果。《本草纲目》曰“蓏与蓏同，许慎云：‘木上曰果，地下曰蓏，此物蔓生附木，故得兼名。’”《本草原始》释名曰：“栝括隐也，搂萎敛也，言其包敛其子在内如括囊也。”《本草汇言》曰：“形如包括之囊。实列重楼之象。故曰括楼。”《本草述》记为栝蒌实。《祁州中药志》中描述：“安国在六十年代开始推广有性繁殖，种植面积达5000多亩。”

2. 品种

为葫芦科植物栝楼 *Trichosanthes kirilowii* Maxim. 的干燥成熟果实。

3. 分布

河北境内绝大部分地区均有野生分布，现安国、唐山等地均有栽培，以安国县产量最大。（图52-1）

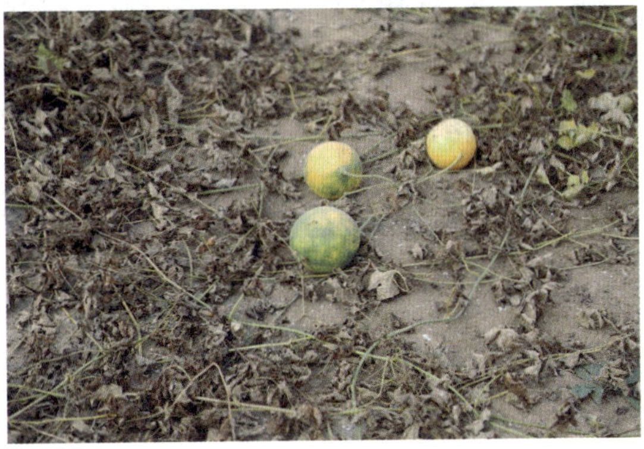

图52-1　栽培海市瓜蒌

4. 生态

生于海拔200~1800m的山坡林下、灌丛中、草地和村旁田边。（图52-2）

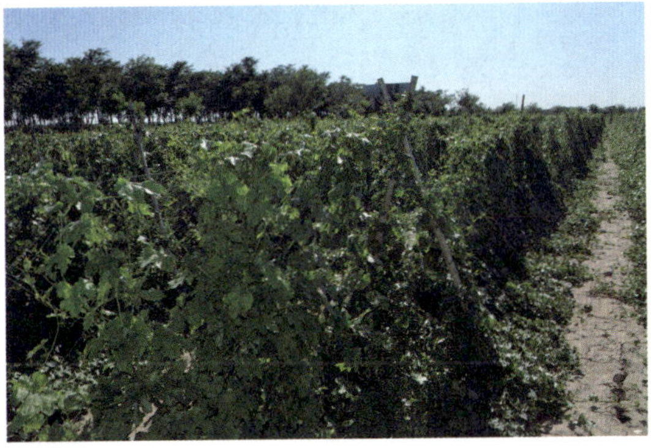

图52-2　海市瓜蒌生境

5. 形态特征

攀援藤本，长达10m；块根圆柱状，粗大肥厚，富含淀粉，淡黄褐色。茎较粗，多分枝，具纵棱及槽，被白色伸展柔毛。叶片纸质，轮廓近圆形，长宽均约5~20cm，常3~5（~7）浅裂至中裂，稀深裂或不分裂而仅有不等大的粗齿，裂片菱状倒卵形、长圆形，先端钝，急尖，边缘常再浅裂，叶基心形，弯缺深2~4cm，上表面深绿色，粗糙，背面淡绿色，两面沿脉被长柔毛状硬毛，基出掌状脉5条，细脉网状；叶柄长3~10cm，具纵条纹，被长柔毛。卷须3~7歧，被柔毛。花雌雄异株。雌花单生，花梗长7.5cm，被短柔毛；花萼筒圆筒形，长2.5cm，径1.2cm，裂片和花冠同雄花；子房椭圆形，绿色，长2cm，径1cm，花柱长2cm，柱头3。果梗粗壮，长4~11cm；果实椭圆形或圆形，长7~10.5cm，成熟时黄褐色或橙黄色；种子卵状椭圆形，压扁，长11~16mm，宽7~12mm，淡黄褐色，近边缘处具棱线。花期5~8月，果期8~10月。（图52-3，图52-4）

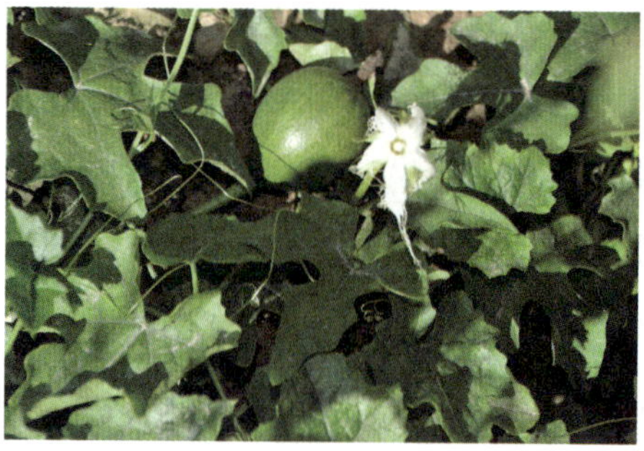

图52-3　海市瓜蒌原植物

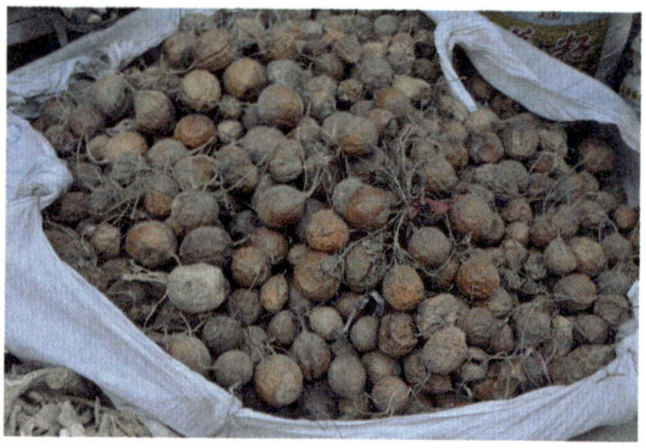

图52-4　海市瓜蒌

6. 产地加工

秋季果实成熟时，连果梗剪下，置通风处阴干或晾干。（图52-5）

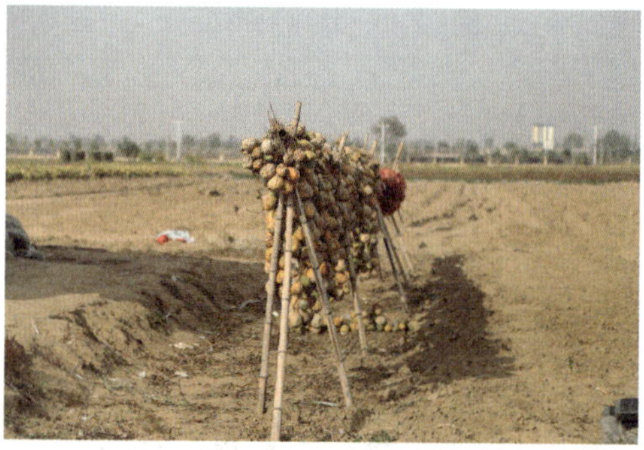

图52-5　瓜蒌晾晒

【药材】

1. 性状特征

本品呈类球形或宽椭圆形，长7~15cm，直径6~10cm。表面橙红色或橙黄色，皱缩或较光滑，顶端有圆形的花柱残基，基部略尖，具残存的果梗。轻重不一。质脆，易破开，内表面黄白色，有红黄色丝络，果瓤橙黄色，黏稠，与多数种子粘结成团。具焦糖气，味微酸、甜。（图52-6）

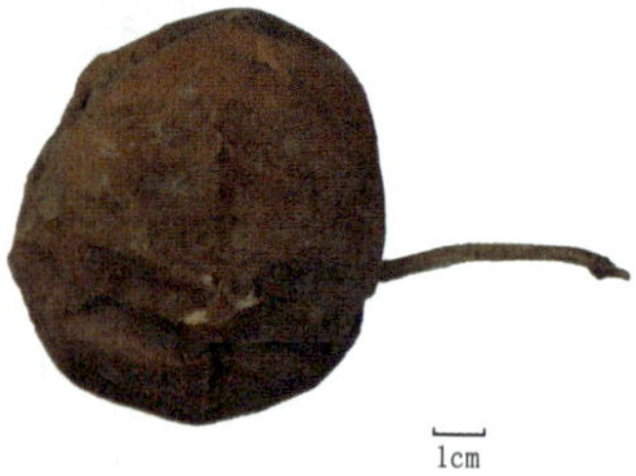

图52-6　海市瓜蒌药材

2. 商品规格

选货：外皮橙黄色或橙红色，颜色均一，直径>7cm，质重，无破碎或很少破碎，切开种子饱满。

统货：外皮橙黄色或发灰（陈货），大小不一，质轻，有破碎，种子多饱满，有的种子空瘪。

3. 道地药材

河北安国海市村产者为道地药材。素有“海市瓜蒌”之称，系河北栽培的一种优质品种。

4. 质量标志

以完整不破，皱缩，皮厚，糖性足者为佳。

5. 显微特征

本品粉末黄棕色至棕褐色。石细胞较多，数个成群或单个散在，黄绿色或淡黄色，呈类方形，圆多角形，纹孔细密，孔沟细而明显。果皮表皮细胞，表面观类方形或类多角形，垂周壁厚度不一。种皮表皮细胞表面观类多角形或不规则形，平周壁具稍弯曲或平直的角质条纹。厚壁细胞较大，多单个散在，棕色，形状多样。螺纹导管、网纹导管多见。

6. 化学组分

（1）有机酸酯类　月桂酸乙酯、邻苯二甲酸丁酯等。

（2）有机酸及酚酸类　羟基苯甲醛、水杨酸等。

（3）黄酮类　香叶木素、芹菜素等。

（4）糠醛类　5-羟甲基糠醛等。

7. 贮藏

置阴凉干燥处，防霉，防蛀。

【炮制与饮片】

1. 饮片炮制

水蒸，压扁，切丝或切块。

本品呈不规则的丝或块状。外表面橙红色或橙黄色，皱缩或较光滑；内表面黄白色，有红黄色丝络，果瓤橙黄色，与多数种子粘结成团。具焦糖气，味微酸、甜。

2. 饮片名称

瓜蒌。

3. 药品类别

化痰止咳平喘药：清热化痰药。

4. 性状特征

瓜蒌　瓜蒌为果皮、果肉及种子混合呈丝块状；果皮橙黄色，果肉黄白色，种子扁平椭圆形，灰棕色，边缘有一圈沟纹；味微酸甜。（图52-7）。

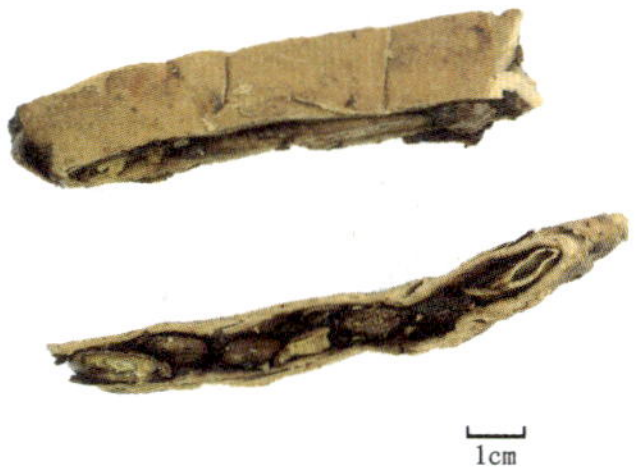

图52-7　海市瓜蒌饮片

5. 质量要求

瓜蒌

（1）水分　不得过16.0%。

（2）总灰分　不得过7.0%。

（3）浸出物　照水溶性浸出物测定法（通则2201）项下的热浸法测定，不得少于31.0%。

6. 性味功能

甘、微苦，寒。归肺、胃、大肠经。清热涤痰，宽胸散结，润燥滑肠。用于肺热咳嗽，痰浊黄稠，胸痹心痛，结胸痞满，乳痈，肺痈，肠痈，大便秘结。

7. 用法用量

内服：煎汤，9~15g。

9. 使用注意

不宜与川乌、制川乌、草乌、制草乌、附子同用。

10. 贮藏

同药材。

【经典方剂与临床应用】

1. 瓜蒌薤白半夏汤（《金匮要略》）

处方：瓜蒌实24g　薤白9g　半夏12g　白酒适量。

制法：四味同煮，取四升，温服一升，日三服。

功能主治：痰阻气滞之胸痹。胸中满痛彻背，背痛彻胸，不能安卧者。

2. 贝母瓜蒌散（《医学心语》）

处方：贝母一钱五分（4.5g）　瓜蒌一钱（3g）　艾三把（3g）。

制法：水煎服。

功能主治：燥痰咳嗽。

【食疗与药膳】

1. 瓜蒌薤白粥

原料：瓜蒌15g　薤白10g　莲子15g　粳米60g。

制作方法：瓜蒌、薤白洗净后加水煎煮30min后滤渣取汁，将洗干净的莲子和粳米用瓜蒌薤白水煮粥。

功能主治：缓解冠心病、心绞痛。

用法用量：早晚服用。

2. 瓜蒌饼

原料：瓜蒌200g　面粉750g　白糖75g　清水适量。

制作方法：瓜蒌去籽，放在锅内，加水少许，加糖100g，以小火煨熬，拌成馅。另取面粉750g，加水适量发酵加面碱，揉成面片，把瓜蒌夹在面片中制成面饼，烙熟或蒸熟。

功能主治：润肺化痰，散结宽胸。

用法用量：佐餐或随意服用。

莱菔子

LaiFuZi

【别名】萝卜子（《日华子本草》）、芦菔子（《宝庆本草折衷》）、葖子（《葵心杂食》）、萝白子（《和汉药考》）。

【基原】

1. 集解

莱菔子之名始载于《本草衍义补遗》，《本草纲目》记载了“莱菔”之名的由来。莱菔子原植物莱菔始载于《名医别录》：“名芦菔，与芜菁归于一条。”《本草图经》：“莱菔，此有大小二种。北土种之尤多。”《本草衍义》记载：“河北甚多，登、莱亦好。”《宝庆本草折衷》记载：“生江北及河北。”《本草品汇精要》曰：“苗叶渐长尺余，似白菘菜，茎半圆而为赤。”《本草纲目》：“春末抽高薹，开小花紫碧色。夏初结角。其子大如大麻子，圆长不等，黄赤色。五月亦可再种，其叶有大者如芜菁，细者如花芥，皆有细柔毛。其根有红、白二色，其状有长、圆二类。”《植物名实图考》记载：“独宜于燕蓟。”《祁州中药志》亦有记载。

2. 品种

为十字花科植物萝卜 *Raphanus sativus* L. 的干燥成熟种子。

3. 分布

河北境内均有栽培，其中以晋州市产量最大。（图53-1）

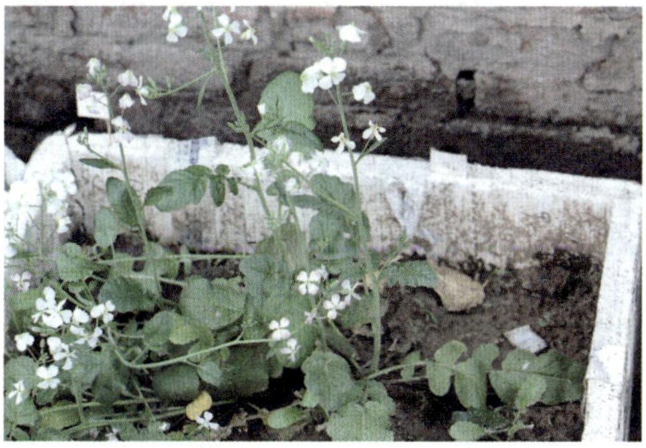

图53-1　栽培萝卜

4. 生态

其对生长环境要求不严格，一般平原地区均可生长。（图53-2）

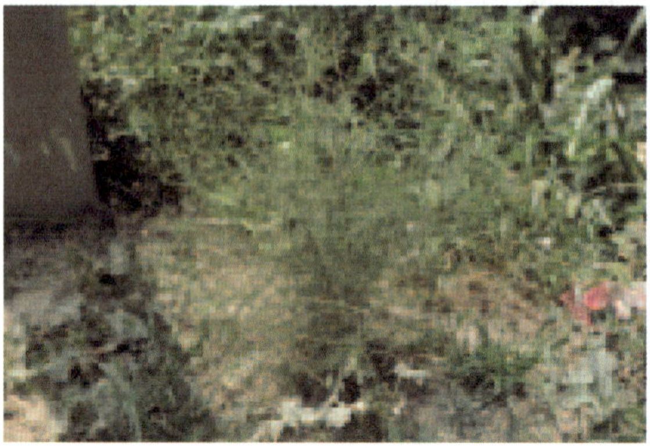

图53-2 萝卜生境

5. 形态特征

二年或一年生草本，高20~100cm；直根肉质，长圆形、球形或圆锥形，外皮绿色、白色或红色；茎有分枝，无毛，稍具粉霜。基生叶和下部茎生叶大头羽状半裂，长8~30cm，宽3~5cm，顶裂片卵形，侧裂片4~6对，长圆形，有钝齿，疏生粗毛，上部叶长圆形，有锯齿或近全缘。总状花序顶生及腋生；花白色或粉红色，直径1.5~2cm；花梗长5~15mm；萼片长圆形，长5~7mm；花瓣倒卵形，长1~1.5cm，具紫纹，下部有长5mm的爪。长角果圆柱形，长3~6cm，宽10~12mm，在相当种子间处缢缩，并形成海绵质横隔；顶端喙长1~1.5cm；果梗长1~1.5cm。种子1~6个，卵形，微扁，长约3mm，红棕色，有细网纹。花期4~5月，果期5~6月。（图53-3）

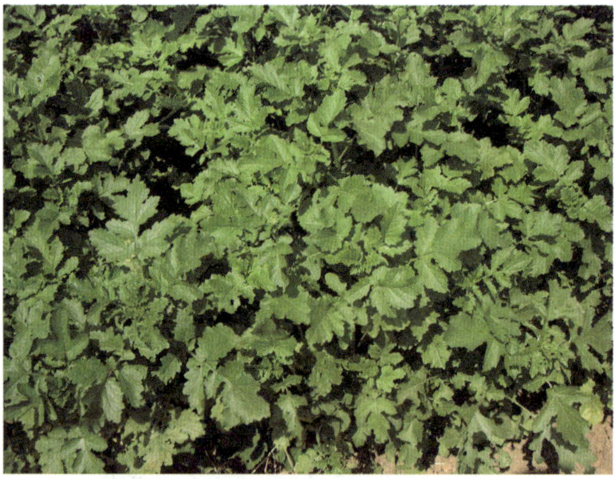

图53-3 栽培萝卜植物

6. 产地加工

夏季果实成熟时采割植株，晒干，搓出种子，除去杂质，再晒干。

【药材】

1. 性状特征

呈类卵圆形或椭圆形，稍扁，长2.5~4mm，宽2~3mm。表面黄棕色、红棕色或灰棕色。一端有深棕色圆形种脐，一侧有数条纵沟。种皮薄而脆，子叶2，黄白色，有油性。气微，味淡、微苦辛。（图53-4）

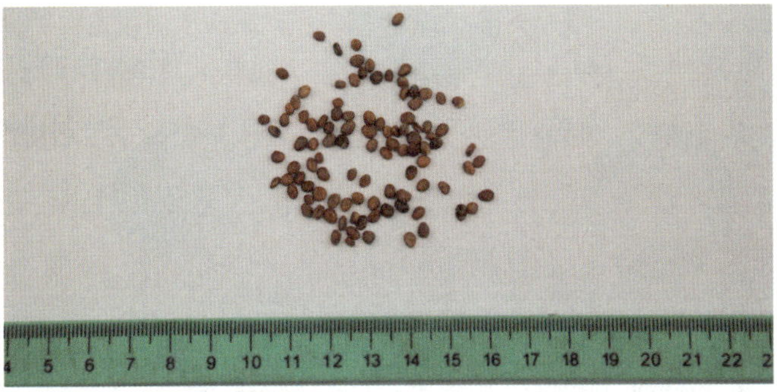

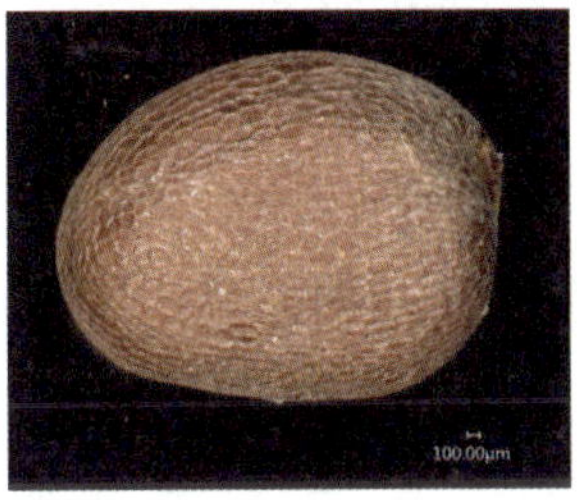

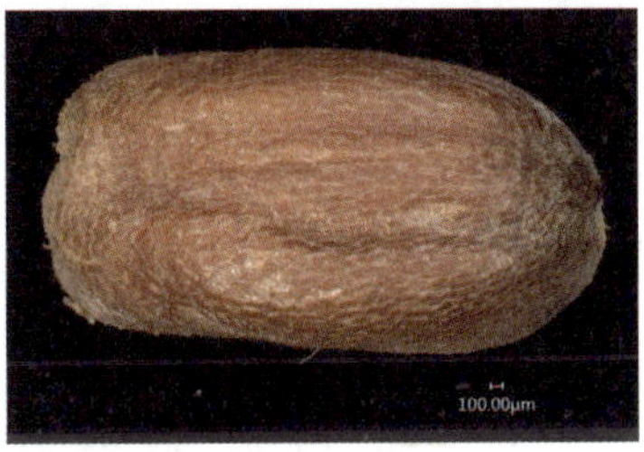

图53-4　莱菔子饮品及特征图

2. 商品规格

根据其含杂率将其分为统货和选货。选货中又根据饱满程度将其分为一等、二等。

3. 质量标志

以粒饱满者为佳。

5. 显微特征

粉末呈淡黄色至棕黄色。种皮栅状细胞成片，淡黄色、橙黄色、黄棕色或红棕色，表面观呈多角形或长多角形，直径约至15μm，常与种皮大形下皮细胞重叠，可见类多角形或长多角形暗影。内胚乳细胞表面观呈类多角形，含糊粉粒和脂肪油滴。子叶细胞无色或淡灰绿色，壁薄，含糊粉粒及脂肪油滴。

6. 化学组分

（1）硫苷类　莱菔硫苷、（4*E*）-5-［（6-O-芥子酰基）］-β-D-吡喃葡萄糖基硫基］戊-4-烯腈、（4*Z*）-5-［（6-O-芥子酰基）-β-D吡喃葡萄糖基硫基］戊-4-烯腈等。

（2）生物碱类　芥子碱硫氰酸盐等。

（3）脂肪酸类　芥子酸、棕榈酸、亚油酸等。

（4）挥发油类　烯类、酯类、硫类、酮类、醛类等。

（5）多糖类　多糖SRP。

（7）黄酮类　芥子酸葡萄糖苷类、芥子酸蔗糖酯、山奈酚-3等。

7. 贮藏

置通风干燥处，防蛀。

【炮制与饮片】

1. 饮片炮制

莱菔子　除去杂质，洗净，干燥。用时捣碎。

炒莱菔子　取净莱菔子，照清炒法（通则0213）炒至微鼓起。用时捣碎。

2. 饮片名称

莱菔子。

炒莱菔子。

3. 药品类别

消食药。

4. 性状特征

莱菔子　同药材。

炒莱菔子　品形如莱菔子，表面微鼓起，色泽加深，质酥脆，气微香。

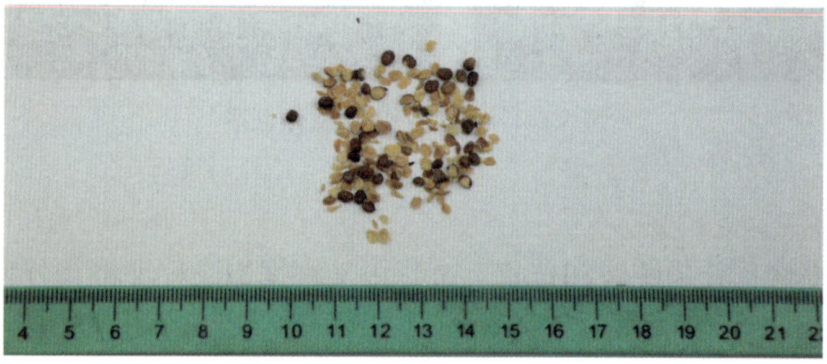

图53-5　炒莱菔子

5. 质量要求

（1）水分　不得过8.0%。

（2）总灰分　不得过6.0%。

（3）酸不溶性灰分　不得过2.0%。

（4）浸出物　照醇溶性浸出物测定法（通则2201）项下的热浸法测定，用乙醇作溶剂，不得少于10.0%。

（5）含量测定　照高效液相色谱法（通则0512）测定，含芥子碱硫氰酸盐（$C_{16}H_{24}NO_5 \cdot SCN$）计，不得少于0.40%。

6. 性味功能

辛、甘，平。消食除胀，降气化痰。用于饮食停滞，脘腹胀痛，大便秘结，积滞泻痫，痰壅喘咳。

7.用法用量

内服：煎汤，5~12g。

8.配伍禁忌

不宜与人参同用。

9.使用注意

本品辛散耗气，故气虚及无食积、痰滞者慎用。

10.贮藏

置于通风干燥处，防蛀。

【经典方剂与临床应用】

1.三子养亲汤（《医略六书》）

处方：紫苏子，芥子，莱菔子。

制法：取上三味洗净，微炒，击碎。

功能主治：降气快膈，化痰消食。痰壅气滞证，症见咳嗽喘逆，痰多胸痞，食少难消，舌苔白腻，脉滑。

用法用量：水煎服。每剂不过9g，布包，煮作汤饮。不宜煎熬太过。

2.加味枳术丸（《医略六书》）

处方：白术炒　枳实　半夏制　神曲　苍术炒　卜子炒　草蔻炒　黄连，葛花，泽泻。

制法：上为末，用白螺蛳壳3两，煅研，另煎浓汁泛丸。

功能主治：健脾消积。主痰积、食积、酒积、茶积腹痛，脉沉数滑者。

用法用量：每服3钱，空心焦楂汤调化温服。

3.保和丸（《丹溪心法》）

处方：山楂，六神曲，姜半夏，茯苓，陈皮，连翘，炒莱菔子。

制法：以上八味，粉碎成细粉，过筛，混匀。用水泛丸，干燥，即得。

功能主治：消食，导滞，和胃。用于食积停滞，脘腹胀满，嗳腐吞酸，不欲饮食。

用法用量：口服。每次1~2丸，一日2次；小儿酌减。

用药禁忌：无。

4.大安丸（《丹溪心法》）

处方：山楂，焦六神曲，法半夏，茯苓，陈皮，炒莱菔子，连翘，白术。

制法：上为末，粥糊为丸。

功能主治：具有健脾消食之功效。主治小儿饮食酒积停滞，胸膈痞满腹胀。

用法用量：每服6~9g，温开水送下。

【食疗与药膳】

1.三仁炖心肺

原料： 苦杏仁50g　酸枣仁50g　莱菔子50g　猪心1个　猪肺1具或500g　生姜10g。

制作方法：

（1）将苦杏仁去皮、尖，打烂；酸枣仁、莱菔子打碎，用纱布包裹。（2）将心肺洗净，煮至半熟，去血水，切成小块。（3）将心、肺、药包、生姜同入锅中，加水适量，文火炖至软为度，弃药包。

功能主治： 肺心病、肺气肿、慢性支气管炎之心悸、咳嗽、痰多、气喘等症。

连翘

LianQiao

【别名】 青翘、老翘、旱连子（《药性论》），大翘子（《新修本草》），空翘、空壳（《中药志》），落翘（《新华本草纲要》）。

【基原】

1.集解

连翘始载于《神农本草经》，列为下品。唐、宋以前的“连翘”为金丝桃科的湖南连翘（黄海棠）。自宋代开始至明清以后则以木犀科的连翘为正品。《新修本草》云：“此物有两种，大翘、小翘。大翘叶狭长如水苏，花黄可爱，生下湿地，著子似椿实之未开者，作房翘出众草。其小翘生岗原之上，叶花实皆似大翘而小细。”《本草衍义》载：“连翘亦不至翘出众草，下湿地亦无，太山山谷间甚多。今只用其子，折之，其间片片相比如翘，应以此得名尔。”《本草图经》记载：“连翘生泰山山谷，今近京（河北、河南）及河中（指现在山西、河北太行山一带）。《证类本草》记载连翘形态同《图经本草》，并附河中府连翘图。

2013年以来，涉县成功创建了涉县以岭连翘种植示范园、涉县富民西山连翘种植示范园和河北华满园连翘种植示范园3个以种植连翘为主导品种的省级示范园。2016年，涉县连翘在河北省首届中药材产业发展大会上，被评为河北省十大道地药材之一。2016年12月28日，原国家质检总局批准对“涉县连翘”实施地理标志产品保护。

2.品种

本品为木犀科植物连翘*Forsythia suspensa*（Thunb.）Vahl的干燥果实。

3.分布

河北境内涉县、平山、井陉、磁县、武安、邢台、赤城等县均有分布。其中河北太行山脉如邯郸涉县、井陉洞阳坡等地均有大量栽培，以涉县的产量最多。

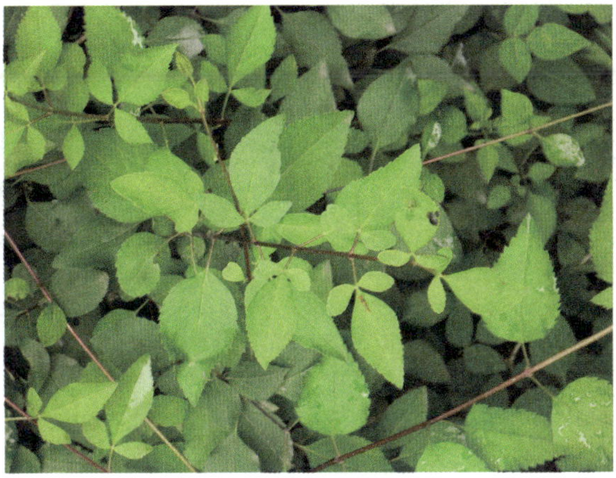

图54-1　栽培连翘

4.生态

生山坡灌丛、林下或草丛中，或山谷、山沟疏林中，海拔250~2200m。(图54-2)。

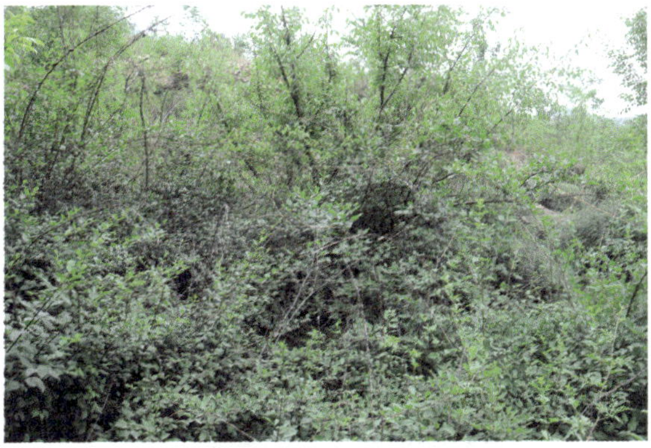

图54-2　连翘生境

5.形态特征

落叶灌木。枝开展或下垂，棕色、棕褐色或淡黄褐色，小枝土黄色或灰褐色，略呈四棱形，疏生皮孔，节间中空，节部具实心髓。叶通常为单叶，或3裂至三出复叶，叶片卵形、宽卵形或椭圆状卵形至椭圆形，长2~10cm，宽1.5~5cm，先端锐尖，基部圆形、宽楔形至楔形，叶缘除基部外具锐锯齿或粗锯齿，上面深绿色，下面淡黄绿色，两面无毛；叶柄长0.8~1.5cm，无毛。花通常单生或2至数朵着生于叶腋，先于叶开放；花梗长5~6mm；花萼绿色，裂片长圆形或长圆状椭圆形，长（5）6~7mm，先端钝或锐尖，边缘具睫毛，与花冠管近等长；花冠黄色，裂片倒卵状长圆形或长圆形，长1.2~2cm，宽6~10mm；在雌蕊长5~7mm花中，雄蕊长3~5mm，在雄蕊长6~7mm的花中，雌蕊长约3mm。果卵球形、卵状椭圆形或长椭圆形，长1.2~2.5cm，宽0.6~1.2cm，先端喙状渐尖，表面疏生皮孔；果梗长0.7~1.5cm。花期3~4月，果期7~9月。(图54-3，图54-4)。

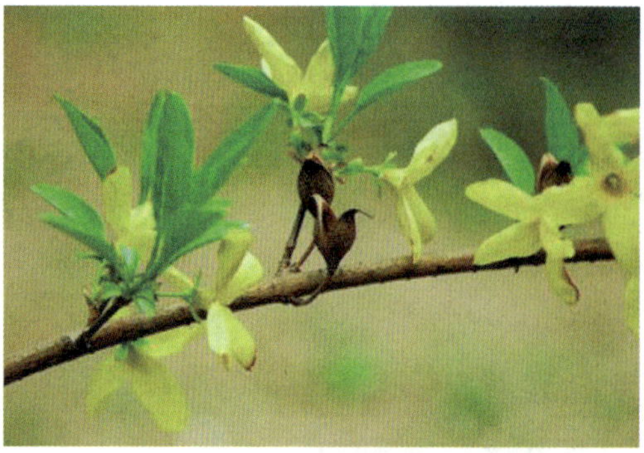

图54-3　连翘原植物

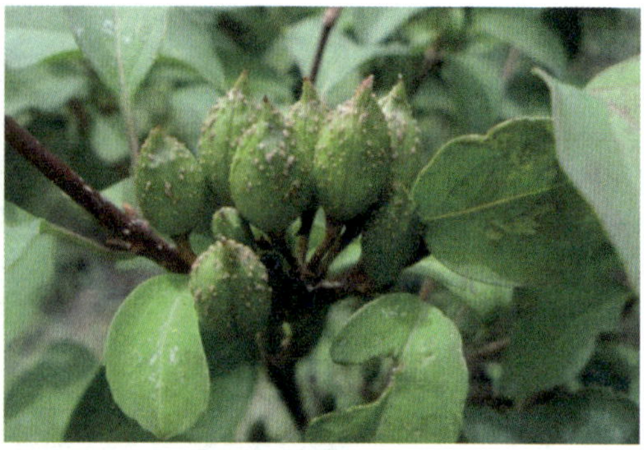

图54-4　连翘药用部位

6. **产地加工**

秋季果实初熟尚带绿色时采收，除去杂质，蒸熟，晒干，习称“青翘”；果实熟透时采收，晒干，除去杂质，习称“老翘”。

【药材】

1. **性状特征**

本品呈长卵形至卵形，稍扁，长1.5~2.5cm，直径0.5~1.3cm。表面有不规则的纵皱纹和多数突起的小斑点，两面各有1条明显的纵沟。顶端锐尖，基部有小果梗或已脱落。青翘多不开裂，表面绿褐色，突起的灰白色小斑点较少；质硬；种子多数，黄绿色，细长，一侧有翅。老翘自顶端开裂或裂成两瓣，表面黄棕色或红棕色，内表面多为浅黄棕色，平滑，具一纵隔；质脆；种子棕色，多已脱落。气微香，味苦。（图54-5）

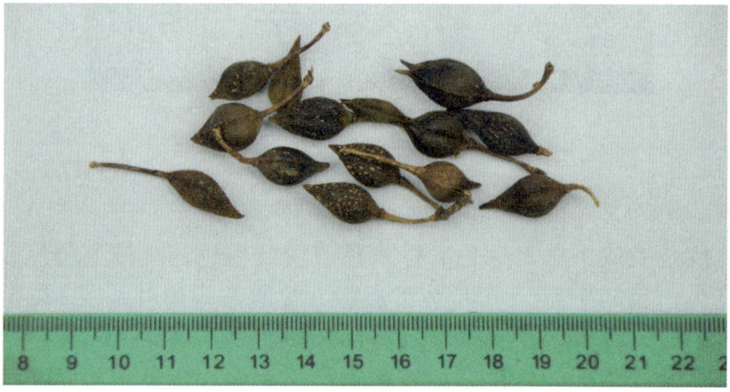

图54-5　连翘药材

2. **商品规格**

黄翘规格标准：

统货。干货。呈长卵形或卵形，两端狭尖，多分裂为两瓣。表面有一条明显的纵沟和不规则的纵皱纹及凸起小斑点，间有残留果柄，表面棕黄色，内面浅黄棕色，平滑，内有纵隔。质坚脆。种子多已脱落。气微香，味苦。无枝梗、种籽、杂质、霉变。

青翘规格标准：

统货。干货。呈狭卵形至卵形，两端狭长，多不开裂。表面青绿色，绿褐色，有两条纵沟。质坚硬。气芳香、味苦。间有残留果柄。无枝叶及枯翘，杂质、霉变。

3.道地药材

以河北涉县的连翘质量为佳。

4.质量标志

“青翘”以色较绿、不开裂者为佳；“老翘”以色较黄、瓣大、壳厚者为佳。

5.显微特征

本品果皮横切面：外果皮为1列扁平细胞，外壁及侧壁增厚，被角质层。中果皮外侧薄壁组织中散有维管束；中果皮内侧为多列石细胞，长条形、类圆形或长圆形，壁厚薄不一，多切向镶嵌状排列。内果皮为1列薄壁细胞。

6.化学组分

（1）苯乙醇苷类　连翘酯苷、毛柳苷等。

（2）木脂素类　连翘脂素、连翘苷等。

（3）天然醇及其苷类　连翘醇、异连翘醇等。

（4）三萜类　白桦脂酸、齐墩果酸、熊果酸等。

（5）黄酮类　槲皮素、异槲皮素、紫云英苷等。

（6）酚酸类及其衍生物　丹参素甲酯、原儿茶醛等。

（7）其他成分　胡萝卜苷、β-谷甾醇、奥科提罗酮等。

7.贮藏

置干燥处。

【炮制与饮片】

1.饮片炮制

去除杂质，洗净，晒干。

2.饮片名称

连翘。

3.药品类别

清热药：清热解毒药。

4.性状特征

本品呈长卵形至卵形，稍扁，长1.5~2.5cm，直径0.5~1.3cm。表面有不规则的纵皱纹和多数突起的小斑点，两面各有1条明显的纵沟。顶端锐尖，基部有小果梗或已脱落。

5.质量要求

青翘

（1）杂质　不得过3%

（2）水分　不得过10.0%。

（3）总灰分　不得过4.0%。

（4）浸出物　照醇溶性浸出物测定法（通则2201）项下的冷浸法测定，用65%乙醇作溶剂，青翘不得少于30.0%。

（5）含量测定　照挥发油测定法（通则2204甲法）测定。本品青翘含挥发油不得少于2.0%（ml/g）。

照高效液相色谱法（通则0512）测定。连翘苷（$C_{27}H_{34}O_{11}$）不得少于0.15%，连翘酯苷A（$C_{29}H_{36}O_{15}$）不得少于3.5%。

老翘

（1）杂质　不得过9%

（2）水分　不得过10.0%。

（3）总灰分　不得过4.0%。

（4）浸出物　照醇溶性浸出物测定法（通则2201）项下的冷浸法测定，用65%乙醇作溶剂，老翘不得少于16.0%。

（5）含量测定　照高效液相色谱法（通则0512）测定。连翘苷（$C_{27}H_{34}O_{11}$）不得少于0.15%，连翘酯苷A（$C_{29}H_{36}O_{15}$）不得少于0.25%。

6.性味功能

苦，微寒。归肺、心、小肠经。清热解毒，消肿散结，疏散风热。用于痈疽，瘰疬，乳痈，丹毒，风热感冒，温病初起，温热入营，高热烦渴，神昏发斑，热淋涩痛。

7.用法用量

内服：煎汤，6~15g。

8.贮藏

置干燥处。

【经典方剂与临床应用】

1.连翘汤（《外台秘要》）

处方：连翘二两（6g）　蜀升麻二两（6g）　黄芩三两（9g）　枳实二两（6g）　干蓝三两（9g）　芍药二两（6g）　玄参二两（6g）　白蔹二两（6g）　甘草二两（6g）　羚羊角二两（6g）　通草二两（6g）　黄芪二两（6g）　大黄三两（9g）。

制法：上切。以水8升，煮取2升，分3服。利1~2行后，更服去大黄、干蓝，即不利。

功能主治：患疮肿而渴。

2.银翘散（《温病条辨》）

处方：银花一两（30g）　连翘一两（30g）　苦桔梗六钱（18g）　薄荷六钱（18g）　牛蒡子六钱（18g）　竹叶四钱（12g）　荆芥穗四钱（12g）　淡豆豉五钱（15g）　生甘草五钱（15g）。

制法：共杵为散。每服六钱（18g），鲜芦根汤煎，香气大出，即取服，勿过煮。

功能主治：温病初起。发热，微恶风寒，无汗或有汗不畅，头疼口渴，咳嗽咽痛，舌尖红，苔薄白或薄黄，脉浮数。

【食疗与药膳】

1.连翘茶

原料：连翘20g　绿茶3g。

制作方法：用250ml水煎煮沸后5min泡茶即可，频频饮至味淡为止。也可直接用200ml开水冲泡饮用。

功能主治：解毒散结，保肝护肝。

牛蒡子

NiuBangZi

【别名】大牛子（《山西中药志》）、恶实（《名医别录》）、鼠粘子（《本草图经》）、大力子（《卫生易简方》）。

【基原】

1.集解

牛蒡子始载于《名医别录》，列为中品，称为“恶实……生鲁山平泽……久服轻身耐老。”并未见对其基源形态的描述。《新修本草》中记载：“鲁山在邓州东北。其草叶大如芋，子壳似栗状，实细长如茺蔚子。”《本草图经》中描述道：“恶实即牛蒡子也，生鲁山平泽，今处处有之。叶如芋而长。实似葡萄核而褐色，外壳如栗球，小而多刺。鼠过之则缀惹不可脱，故谓之鼠黏子……秋后采子入药用。”《本草衍义》中谈到：“在萼中、萼上有细钩，多至百十。”

李时珍在《本草纲目》中描述道：“恶实，其实状恶而多钩刺，故名……秋三月生苗起茎，高者三、四尺。四月开花成丛，淡紫色，结实如枫梂而小，萼上细刺百十攒簇之，一梂有子数十颗。其根大者如臂，长者近尺，其色灰。七月采子，十月采根。”这些记载与《中国植物志》中菊科植物牛蒡描述相同，牛蒡为广布种，我国广泛分布，果序外总苞顶端钩状弯曲。

《祁州中药志》中描述道：“牛蒡对土壤要求不严，一般土壤均可种植，但以土层深厚、肥沃、疏松的壤上种植为佳。耐寒，能在田间越冬。低洼积水地不宜种植。”且在有关其种子采收的的部分描述道：“牛蒡子秋季果球成熟后采收，晒干，搓落种子，去净杂质，取其果实（打收种子时应戴风镜，以免苞片上的钩毛飞入眼睛致病）。”《500味常用中药材的经验鉴别》中写道：“牛蒡子商品以粒大均匀，饱满，色质黑，无杂质，无瘪瘦粒者为佳。栽培品优于野生品。”

2. 品种

为菊科植物牛蒡*Arctium lappa* L.的干燥成熟果实。

3. 分布

河北大部分地区均有野生。（图55-1）

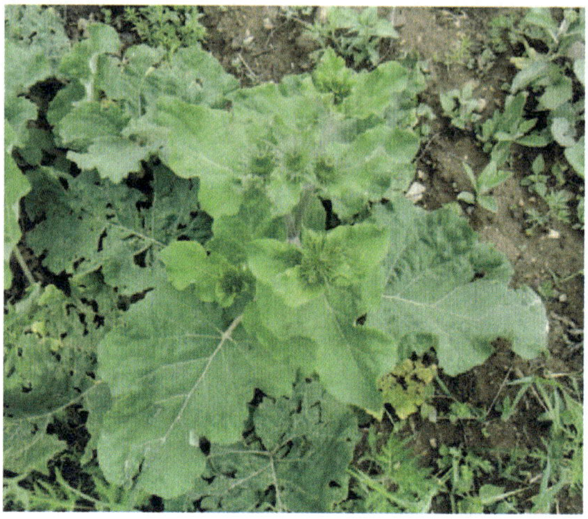

图55-1　牛蒡植株

4. 生态

生于山坡、山谷、林缘、林中、灌木丛中、河边潮湿地、村庄路旁或荒地，海拔750~3500m。

5. 形态特征

二年生草本，具粗大的肉质直根，长达15cm，径可达2cm，有分枝支根。茎直立，高达2m，粗壮，基部直径达2cm，通常带紫红或淡紫红色，有多数高起的条棱，分枝斜升，多数，全部茎枝被稀疏的乳突状短毛及长蛛丝毛，并混杂以棕黄色的小腺点。基生叶宽卵形，长达30cm，宽达21cm，边缘稀疏的浅波状凹齿或齿尖，基部心形，有长达32cm的叶柄，两面异色，上面绿色，有稀疏的短糙毛及黄色小腺点，下面灰白色或淡绿色，被薄绒毛或绒毛稀疏，有黄色小腺点，叶柄灰白色，被稠密的蛛丝状绒毛及黄色小腺点，但中下部常脱毛。茎生叶与基生叶同形或近同形，具等样的及等量的毛被，接花序下部的叶小，基部平截或浅心形。头状花序多数或少数在茎枝顶端排成疏松的伞房花序或圆锥状伞房花序，花序梗粗壮。总苞卵形或卵球形，直径1.5~2cm。总苞片多层，多数，外层三角状或披针状钻形，宽约1mm，中内层披针状或线状钻形，宽1.5~3mm；全部苞近等长，长约1.5cm，顶端有软骨质钩刺。小花紫红色，花冠长1.4cm，细管部长8mm，簷部长6mm，外面无腺点，花冠裂片长约2mm。瘦果倒长卵形或偏斜倒长卵形，长5~7mm，宽2~3mm，两侧压扁，浅褐色，有多数细脉纹，有深褐色的色斑或无色斑。冠毛多层，浅褐色；冠毛刚毛糙毛状，不等长，长达3.8mm，基部不连合成环，分散脱落。花果期6~9月。（图55-2，图55-3）

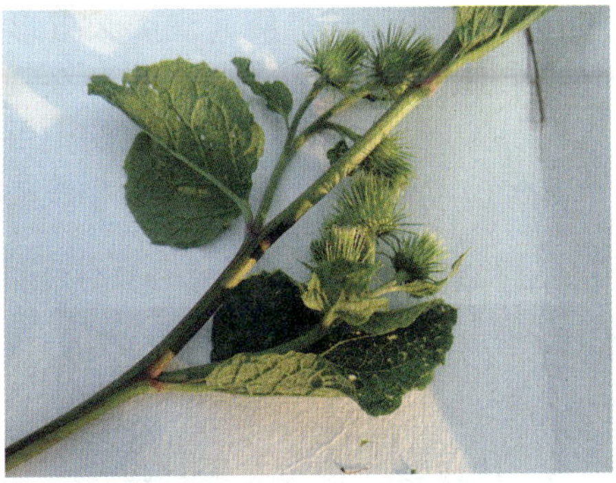

图55-2　牛蒡植物特征图

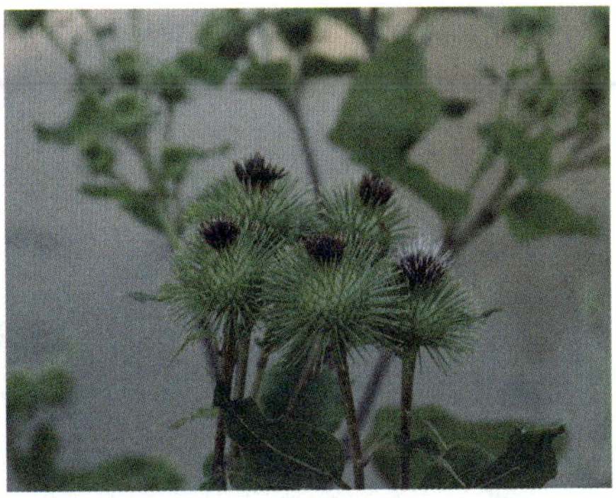

图55-3　牛蒡子特征图

6. 产地加工

秋季果实成熟时采收果序，晒干，打下果实，除去杂质，再晒干。

【药材】

1. 性状特征

本品呈长倒卵形，略扁，微弯曲，长5~7mm，宽2~3mm。表面灰褐色，带紫黑色斑点，有数条纵棱，通常中间1~2条较明显。顶端钝圆，稍宽，顶面有圆环，中间具点状花柱残迹；基部略窄，着生面色较淡。果皮较硬，子叶2，淡黄白色，富油性。气微，味苦后微辛而稍麻舌。（图55-4）

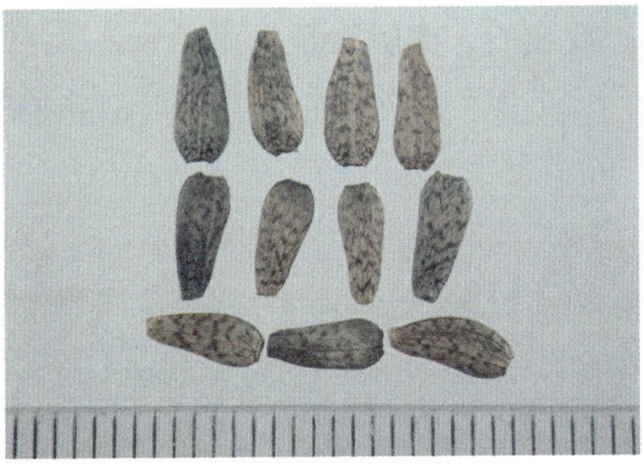

图55-4　牛蒡子药材

2. 商品规格

根据市场实际情况，将牛蒡子药材分成“选货”与“统货”两个等级。“选货”等级为颗粒饱满、大小均匀，含杂率≤1.5%，瘪粒率≤3.0%；“统货”等级为颗粒不饱满、大小不均匀，含杂率<3.0%，瘪粒率≤5.0%。

3. 质量标志

以粒大、饱满、外皮灰褐者为佳。

5. 显微特征

本品粉末灰褐色。内果皮石细胞略扁平，表面观呈尖梭形、长椭圆形或尖卵圆形，长70~224μm，宽13~70μm，壁厚约至20μm，木化，纹孔横长；侧面观类长方形或长条形，侧弯。中果皮网纹细胞横断面观类多角形，垂周壁具细点状增厚；纵断面观细胞延长，壁具细密交叉的网状纹理。草酸钙方晶直径3~9μm，成片存在于黄色的中果皮薄壁细胞中，含晶细胞界限不分明。子叶细胞充满糊粉粒，有的糊粉粒中有细小簇晶，并含脂肪油滴。（图55-5，图55-6）

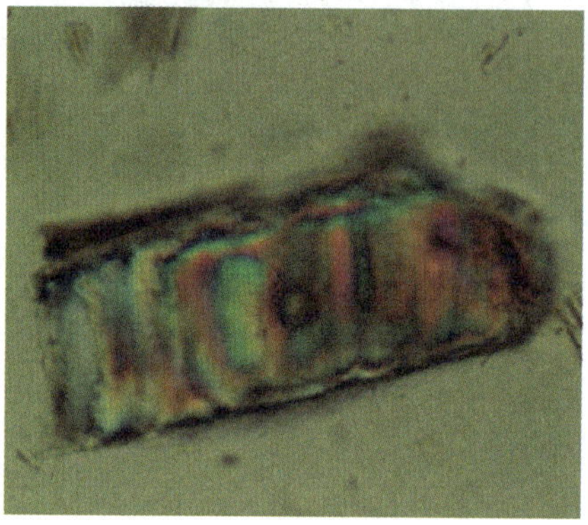

图55-5　内果皮石细胞侧面观

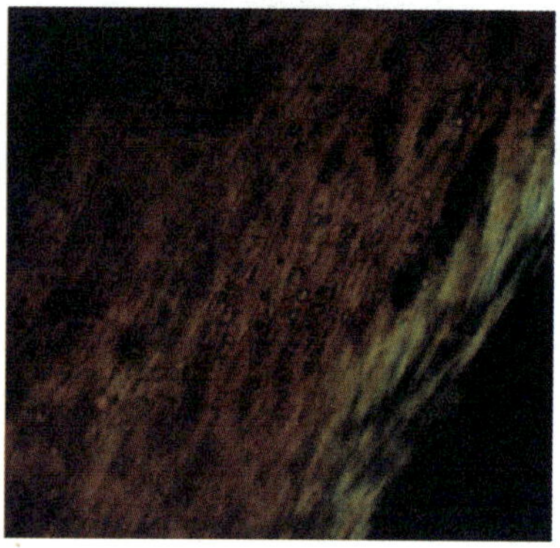

图55-6　草酸钙方晶

6.化学组分

（1）木脂素类　牛蒡苷、牛蒡苷元、络石苷元、罗汉松脂素、牛蒡酚A-H、牛蒡素A-H及数十种2，3-二苄基丁内酯木脂素类等。

（2）挥发油类　S-胡薄荷酮、R-胡薄荷酮等。

（3）脂肪油类　油酸、亚油酸、棕榈酸等。

（4）倍半萜类和三萜类　雅槛兰树油烯、β-桉叶醇、去氢蜂菜酮等。

7.贮藏

置通风干燥处。

【炮制与饮片】

1.饮片炮制

牛蒡子除去杂质，洗净，干燥。用时捣碎。

2.饮片名称

牛蒡子。

3.药品类别

解表药：发散风热药。

4.性状特征

本品呈长倒卵形，略扁，微弯曲，长5~7mm，宽2~3mm。表面灰褐色，带紫黑色斑点，有数条纵棱，通常中间1~2条较明显。顶端钝圆，稍宽，顶面有圆环，中间具点状花柱残迹；基部略窄，着生面色较淡。果皮较硬，子叶2，淡黄白色，富油性。气微，味苦后微辛而稍麻舌。

5.质量要求

（1）水分　不得过9.0%。

（2）总灰分　不得过7.0%。

（3）含量测定　照高效液相色谱法（通则0512）测定，本品含牛蒡苷（$C_{27}H_{34}O_{11}$）不得少于5.0%。

6.性味功能

味辛、苦，性寒。归肺、胃经。疏散风热，宣肺透疹，解毒利咽。用于风热感冒，咳嗽痰多，麻疹，风疹，咽喉肿痛，痄腮，丹毒，痈肿疮毒。

7.用法用量

内服：煎汤，6~12g。

8.贮藏

置通风干燥处。

【经典方剂与临床应用】

牛蒡子汤（《外科正宗》卷二）

处方：葛根　贯众　甘草　江西豆豉　牛蒡子半生半熟，研，各二钱。

制法：水二钟，煎八分，食后服。

功能主治：时毒热甚，肿痛，脉浮数而无力者。

用法用量：细细含咽汁。

使用注意：服药期间，忌食辛辣、生冷食物。

【食疗与药膳】

薄荷牛蒡子粥

原料：薄荷6g　牛蒡子10g　粳米适量。

制作方法：先将牛蒡子单煮15min，取出牛蒡子，留下汁水备用。将粳米煮成粥，10min后放入薄荷，在粥快好时，放入牛蒡子汁水，煮5min即可。

用法用量：每日食用，宜连续食用3周。

山楂

ShanZha

【别名】杬（《尔雅》）、棠梂子（《神农本草经》）、鼠楂（《本草经集注》）。

【基原】

1.集解

《尔雅》是我国最早记载山楂的古籍，名为“杭檕梅治”，但没有说明其形态与用途。唐《新修本草》木部下品中称之为“赤爪草”，至宋《证类本草》赤爪木项下均载：“赤爪实，味酸冷，无毒。一名羊求，一名鼠楂。”宋代《太平御览》把山楂列入“果部”，名为“杭”，说明在宋代人们不仅认为山楂是一种药，同时还是一种果品，扩大山楂的利用范围。《本草纲目》载：“山楂……其类有两种，皆生山中。一种小者，山人呼为棠杭子，茅楂、猴楂，可入药用。树高数尺，叶有五尖，桠尖有刺。三月开五出小白花，实有赤黄二色，肥者如小林檎，小者如指头，九月乃熟，小儿采而卖之。闽人取熟者去皮核，捣和糖、蜜、做山楂糕，以充果物。其核状如牵牛子，黑色甚坚。一种大者，山人呼为羊杭子。树高丈余，花叶皆同，但实稍大而色黄绿，皮色肉虚为异尔。初甚酸涩，经霜乃可食，功应相同，而采药者不收。”在《河北野生资源植物志》中提出：“山楂为乔木，高6m，生于海拔100~1500m的山坡、山沟处。在河北省的张北、围场、雾灵山、涞源、易县、井陉、邢台等地分布较广。”1963-1985年版《中国药典》规定本品为蔷薇科（*Rosaceae*）植物山楂（*Crataegus pinnatifida Bunge* var. *major* N.E.Br.）或野山楂（*Crataegus cuneata* Sieb. et Zucc.）的干燥成熟果实。栽培或野生，前者为北山楂，后者为南山楂。1990-2015年版《中国药典》规定本品为蔷薇科（*Rosaceae*）植物山里红（*Crataegus Pinnatifida.* Bge. var. *major.* N.E.Br.）或山楂（*Crataegus pinnatifida* Bge.）的干燥成熟果实。

2.品种

本品为蔷薇科植物山里红（*Cralaegus pinnatifida* Bge. var. *major* N.E.Br.）或山楂（*Crataegus pinnatifida* Bge.）的干燥成熟果实（药用以山里红为主）。

3.分布

河北主要分布在承德市、阳原县，怀安县，涿鹿县。目前市场中的山楂药材来源以山里红（*Cralaegus pinnatifida* Bge. var. *major* N.E.Br.）为主，而来源于山楂（*Crataegus pinnatifida* Bge.）的在河北地区有野生分布，但未见形成商品。

4.生态

生于向阳山坡林边或灌木丛中。海拔100~1500m。（图56-1）

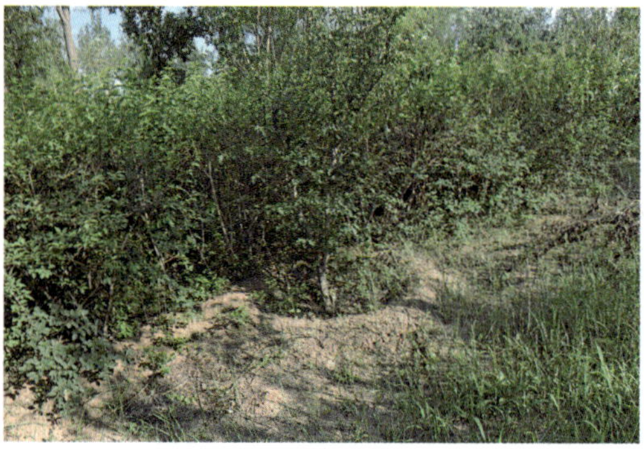

图56-1　山里红生境

5.形态特征

山楂为落叶乔木，高达6m，树皮粗糙，暗灰色或灰褐色；刺长约1~2cm，有时无刺；小枝圆柱形，当年生枝紫褐色，无毛或近于无毛，疏生皮孔，老枝灰褐色；冬芽三角卵形，先端圆钝，无毛，紫色。叶片宽卵形或三角状卵形，稀菱状卵形，长5~10cm，宽4~7.5cm，先端短渐尖，基部截形至宽楔形，通常两侧各有3~5羽状深裂片，裂片卵状披针形或带形，先端短渐尖，边缘有尖锐稀疏不规则重锯齿，上面暗绿色有光泽，下面沿叶脉有疏生短柔毛或在脉腋有髯毛，侧脉6~10对，有的达到裂片先端，有的达到裂片分裂处；叶柄长2~6cm，无毛；托叶草质，镰形，边缘有锯齿。伞房花序具多花，直径4~6cm，总花梗和花梗均被柔毛，花后脱落，减少，花梗长4~7mm；苞片膜质，线状披针形，长约6~8mm，先端渐尖，边缘具腺齿，早落；花直径约1.5cm；萼筒钟状，长4~5mm，外面密被灰白色柔毛；萼片三角卵形至披针形，先端渐尖，全缘，约与萼筒等长，内外两面均无毛，或在内面顶端有髯毛；花瓣倒卵形或近圆形，长7~8mm，宽5~6mm，白色；雄蕊20，短于花瓣，花药粉红色；花柱3~5，基部被柔毛，柱头头状。果实近球形或梨形，直径1~1.5cm，深红色，有浅色斑点；小核3~5，外面稍具棱，内面两侧平滑；萼片脱落很迟，先端留一圆形深洼。花期5~6月，果期9~10月。

山里红一般用山楂为砧木嫁接繁殖，山里红果形较大，直径可达2.5cm，深亮红色；叶片大，分裂较浅；植株生长茂盛。（图56-2，56-3）

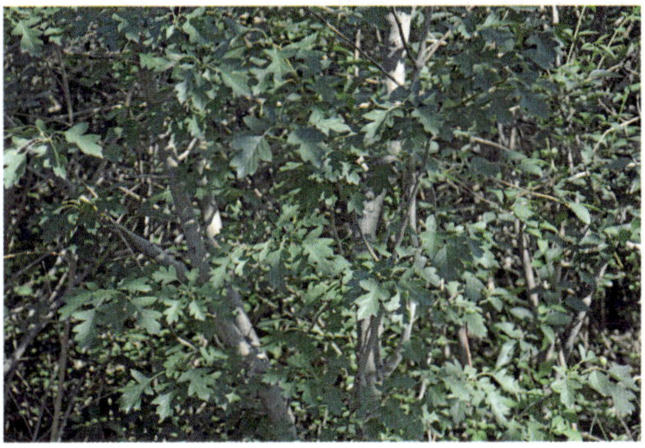

图56-2 山里红原植物

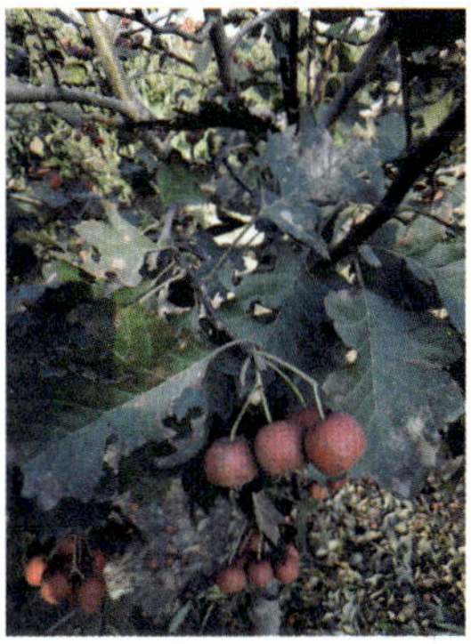

图56-3 山里红个体

6.产地加工

秋季果实成熟时采收，切片，干燥。

【药材】

1.性状特征

本品为圆形片，皱缩不平，直径1~2.5cm，厚0.2~0.4cm。外皮红色，具皱纹，有灰白色小斑点。果肉深黄色至浅棕色。中部横切片具5粒浅黄色果核，但核多脱落而中空。有的片上可见短而细的果梗或花萼残迹。气微清香，味酸、微甜。

2.商品规格

根据核的有无，将山楂药材分为“去核山楂”（图56-4）和“带核山楂”（图56-5）

两个规格。“带核山楂”根据片径大小、杂质率的高低等划分等级。“去核山楂”则主要根据中间片所占比例、片径大小等划分等级。“带核山楂”和“去核山楂”均为圆形中间片，外皮红色至暗红色，有灰白色小斑点，具皱纹，果肉浅黄色至浅红棕色。厚度≥2cm，片厚均匀。将“带核山楂”中片径≥2cm，切面平整，大小均整的分为一级。兼有边片，切面较平整的，大小较均整，少量切片可见短而细的果柄或花萼残迹，偶见破损片，片径≥1.5cm的分为二级。有部分圆形中间片，以边片为主，切面欠平整，大小欠均整，有的切片可见短而细的果柄和花萼残基，少量破损片，片径≥1cm的分为三级。将“去核山楂”中片径≥2cm，切面平整，大小均整的分为一级。兼有边片，切面较平整，大小较匀整，偶见破损片，片径≥1.5cm的分为二级。圆形边片为主，少量中间片，切面欠平整，大小欠匀整，少量破损片，有的边片可见短而细的果柄或花萼残迹，片径≥1.0cm的分为三级。

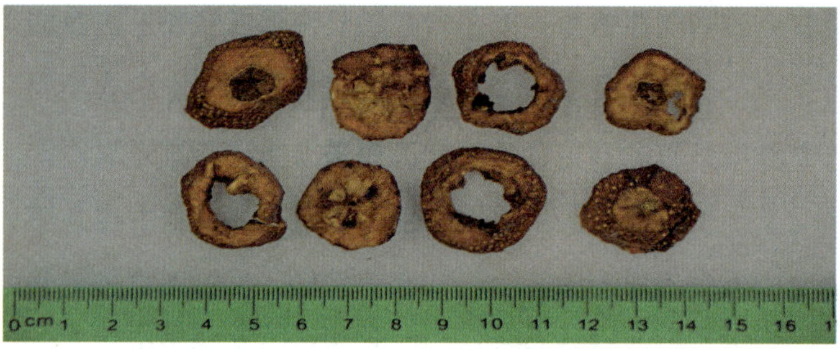

图56-4　去核山楂

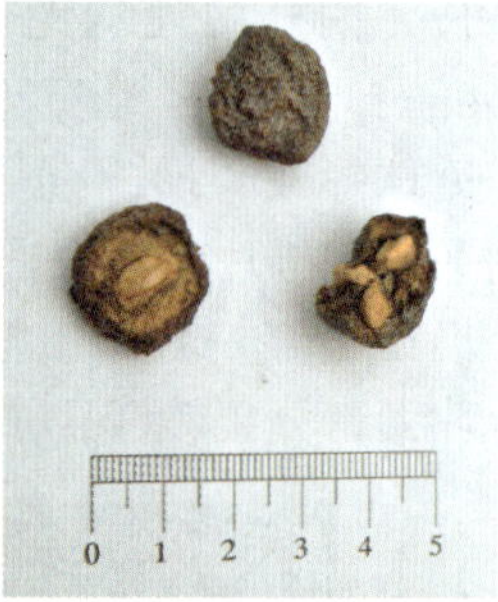

图56-5　带核山楂

3. 道地药材

河北大部分地区均有野生，其中承德市、阳原县，怀安县，涿鹿县分布较广，尤其以承德产的质量佳。

4. 质量标志

以片大，皮红，肉厚者为佳。

5. 显微特征

本品粉末暗红棕色至棕色。石细胞单个散在或成群，无色或淡黄色，类多角形、长圆形或不规则形，直径19~125μm，孔沟及层纹明显，有的胞腔内含深棕色物。果皮表皮细胞表面观呈类圆形或类多角形，壁稍厚，胞腔内常含红棕色或黄棕色物。草酸钙方晶或簇晶存于果肉薄壁细胞中。

6. 化学组分

（1）黄酮类　芹菜素、木犀草素、牡荆素等。

（2）三萜类　山楂酸、科罗索酸等。

（3）有机酸类　草酸、酒石酸、苹果酸等。

7. 贮藏

置通风干燥处，防蛀。

【炮制与饮片】

1. 饮片炮制

净山楂　除去杂质及脱落的核。

炒山楂　取净山楂，照清炒法炒至色变深。

焦山楂　取净山楂，照清炒法炒至表面焦褐色，内部黄褐色。

2. 饮片名称

山楂，炒山楂，焦山楂。

3. 药品类别

消食药。

4. 性状特征

山楂　性状特征同药材。（图56-6）

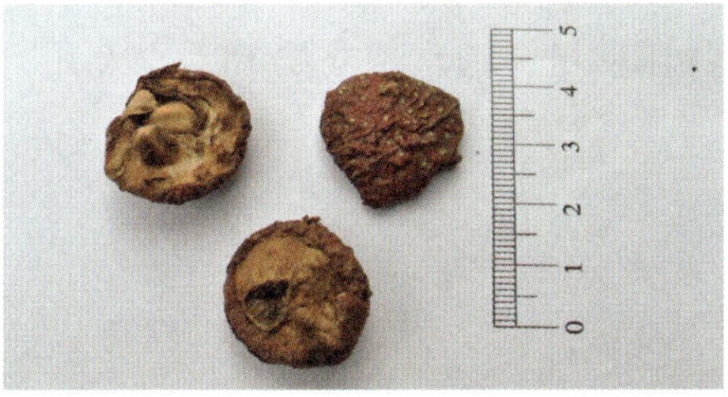

图56-6　山楂

炒山楂　本品形如山楂片，果肉黄褐色，偶见焦斑。气清香，味酸、微甜。（图56-7）

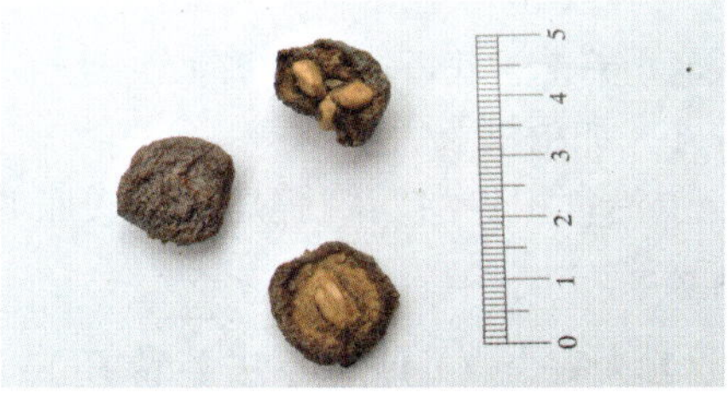

图56-7　炒山楂

焦山楂　本品形如山楂片，表面焦褐色，内部黄褐色。有焦香气。（图56-8）

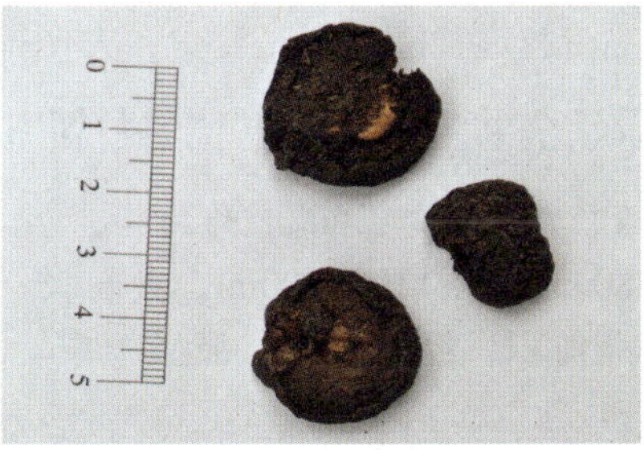

图56-8　焦山楂

5.质量要求

（1）水分　不得过12.0%。

（2）总灰分　不得过3.0%。

（3）重金属及有害元素　铅不得过5mg/kg；镉不得过0.3mg/kg；砷不得过2mg/kg；汞不得过0.2mg/kg，铜不得过20mg/kg。

（4）浸出物　照醇溶性浸出物测定法（通则2201）项下的的热浸法测定，用乙醇作溶剂，不得少于21.0%。

（5）含量测定　本品按干燥品计算，含有机酸以枸橼酸（$C_6H_8O_7$）计，不得少于5.0%。

6.性味功能

酸、甘，微温。归脾、胃、肝经。消食健胃，行气散瘀，化浊降脂。用于肉食积滞，胃脘胀满，泻痢腹痛，瘀血经闭，产后瘀阻，心腹刺痛，胸痹心痛，疝气疼痛，高脂血症。焦山楂消食导滞作用增强。用于肉食积滞，泻痢不爽。

7.用法用量

内服：煎汤，9~12g。外用适量，煎水洗或捣敷。或入丸、散。

8.使用注意

脾胃虚弱者慎服。

9.贮藏

同药材。

【经典方剂与临床应用】

1.保和丸（《丹溪心法》卷三）

处方：山楂180g　神曲60g　半夏、茯苓各90g　陈皮、连翘、萝卜子各30g。

制法：上药研末，炊饼丸，如梧桐子大。

功能主治：消食和胃。主治食积停滞，胸脘痞满，腹胀时痛，嗳腐吞酸，恶食，或呕吐泄泻，脉滑，舌苔厚腻或黄。

2.大安丸（《丹溪心法》卷五）

处方：山楂二两（240g）　白术二两（240g）　炒神曲一两（120g）　半夏一两（120g）　茯苓一两（120g）　陈皮五钱（60g）　莱菔子五钱（60g）　连翘五钱（60g）。

制法：为末，粥糊为丸，每服6~9g，温开水送下。

功能主治：健脾消食。主治脾虚食滞，腹胀食少，大便稀溏等症。

3.通瘀煎（《景岳全书》五十一卷 德集·新方八阵·因阵）

处方：当归尾9~15g　山楂、香附、红花各6g　乌药3~6g　青皮4.5g　木香2.1g　泽泻4.5g。

制法：水400ml，煎至280ml，加酒100~200ml，食前服。

功能主治：主治妇人气滞血积，经脉不利，痛极拒按。及产后瘀血实痛，并男妇血逆、血厥等证。

【食疗与药膳】

1.山楂葛根汤

原料：山楂31g　葛根16g　明矾13g。
制作方法：上述三味药，水煎煮。
功能主治：止痛，治疗冠心病心绞痛。
用法用量：上述三味药一日用量，水煎服两次于饭后。

2.山楂茶

原料：山楂10枚　茶叶适量。
制作方法：将山楂捣碎，水煎至一杯，放入适量茶叶饮用。
功能主治：降血压，降血脂，减肥，可防止高血压，冠心病等。

3.消食茶

原料：生山楂12g　炒麦芽12g　炒神曲12g。
制作方法：上述三味药水煎煮。
功能主治：健脾消食助消化，消除食后胃胀满不适等症状。

蛇床子

SheChuangZi

【别名】蛇粟（《本草经集注》），蛇米（《神农本草经》），马床（《本草品汇精要》），蛇珠（《吴普本草》），蛇床仁（《药性论》），蛇床实（《千金要方》）。

【基原】

1.集解

蛇床子最早记载可见《离骚》“索胡绳之洒洒”，其中“绳”即指蛇床。《神农本草经》中记载“蛇床，一名蛇米。”列为上品。《本草图经》曰：“三月生苗，高三二尺，叶青碎，作丛，似蒿枝，每枝上有花头百余，结同一窠，似马芹类。四五月开白花，又似散水（《纲目》作伞状）。子黄褐色，如黍米，至轻虚，五月采实，阴干。”《本草纲目》载：“其花如碎米攒簇，其子两片合成，似莳萝子而细，亦有细棱。”以上这些对蛇床子植物形态描述，与现今所用蛇床子原植物是一致的。在产地方面，《本草图经》《证类本草》《本草蒙筌》多认为：“全国处处有之，而扬州、襄州者胜。”《中药大辞典》记载：“我国大部分地区均有分布，主产于河北、山东、江苏、浙江等地。”现沧州市和黄骅市为河北省蛇床主要栽培区。

2.品种

本品为伞形科蛇床属植物蛇床 *Cnidium monnieri*（L.）Cuss.的干燥成熟果实。

3.分布

河北省大部分地区均有野生分布，现沧州市和黄骅市为蛇床主要栽培区。

4.生态

蛇床常生于田边、路旁、草地及河边湿地，海拔1300~3200m。蛇床性喜温暖、湿润环境，适应性广，对土壤及前作要求不严，但比较适宜的还是以选向阳的缓坡地和排水良好的沙壤土和粘壤土。（图57-1）

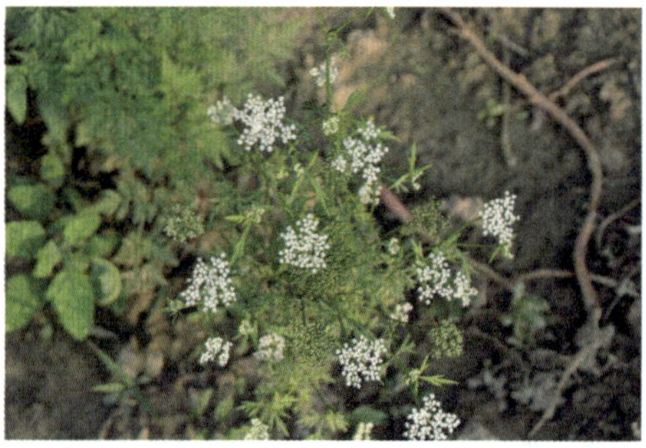

图57-1　蛇床生境

5.形态特征

一年生草本，高10~60cm。根圆锥状，较细长。茎直立或斜上，多分枝，中空，表面具深条棱，粗糙。下部叶具短柄，叶鞘短宽，边缘膜质，上部叶柄全部鞘状；叶片轮廓卵形至三角状卵形，长3~8cm，宽2~5cm，2~3回三出式羽状全裂，羽片轮廓卵形至卵状披针形，长1~3cm，宽0.5~1cm，先端常略呈尾状，末回裂片线形至线状披针形，长3~10mm，宽1~1.5mm，具小尖头，边缘及脉上粗糙。复伞形花序直径2~3cm；总苞片6~10，线形至线状披针形，长约5mm，边缘膜质，具细睫毛；伞辐8~20，不等长，长0.5~2cm，棱上粗糙；小总苞片多数，线形，长3~5mm，边缘具细睫毛；小伞形花序具花15~20，萼齿无；花瓣白色，先端具内折小舌片；花柱基略隆起，花柱长1~1.5mm，向下反曲。分生果长圆状，长1.5~3mm，宽1~2mm，横剖面近五角形，主棱5，均扩大成翅；每棱槽内油管1，合生面油管2；胚乳腹面平直。花期4~7月，果期6~10月。（图57-2）

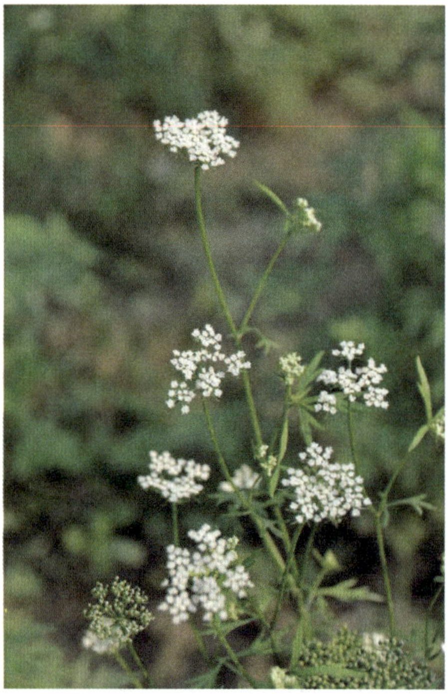

图57-2　蛇床原植物

6.产地加工

从种到收3个月，在立冬前后播种的6月中旬采收，春播的在7月中旬采收，夏播的9月中旬采收。割下全株晒干，打落种子，去净杂质即为成品。

【药材】

1. 性状特征

本品为双悬果，呈椭圆形，长2~4mm，直径约2mm。表面灰黄色或灰褐色，顶端2枚向外弯曲的柱基，基部偶有细梗。分果的背面有薄而突起的纵棱5条，接合面平坦，有2条棕色略突起的纵棱线。果皮松脆，揉搓易脱落。种子细小，灰棕色，显油性。气香，味辛凉，有麻舌感。（图57-3）

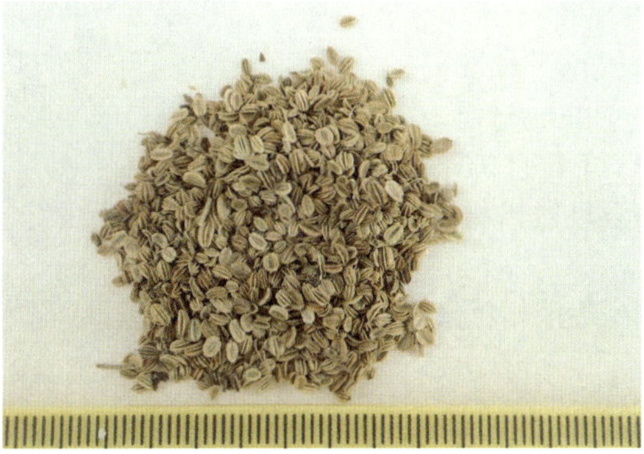

图57-3　蛇床子药材

2. 商品规格

统货为主。

3. 质量标志

以颗粒饱满、灰绿色、气味浓厚、无杂质者为佳。

4. 显微特征

本品粉末黄绿色。油管多破碎，内壁有金黄色分泌物，可见类圆形油滴。内果皮镶嵌层细胞浅黄色，表面观细胞长条形，壁呈连珠状增厚。薄壁细胞类方形或类圆形，无色，壁条状或网状增厚。草酸钙簇晶或方晶，直径3~6μm，内胚乳细胞多角形，细胞内含有糊粉粒和细小草酸钙簇晶。

5. 化学组分

（1）香豆素类　蛇床子素、欧前胡素、异欧前胡素、佛手柑内酯等。

（2）挥发油类　柠檬油烯、α-松萜、莰烯、醋酸冰片酯等。

（3）生物碱类　千里碱，克氏千里光碱，新克氏千里光碱，全缘千里光碱等。

6. 贮藏

置干燥处贮藏，防潮。

【炮制与饮片】

1. 饮片炮制

蛇床子　取原药材，除去杂质，筛去灰屑。

2. 饮片名称

蛇床子。

3. 药品类别

攻毒杀虫止痒药：攻毒杀虫去腐敛疮药。

4. 性状特征

蛇床子 性状特征同药材。（图57-4）

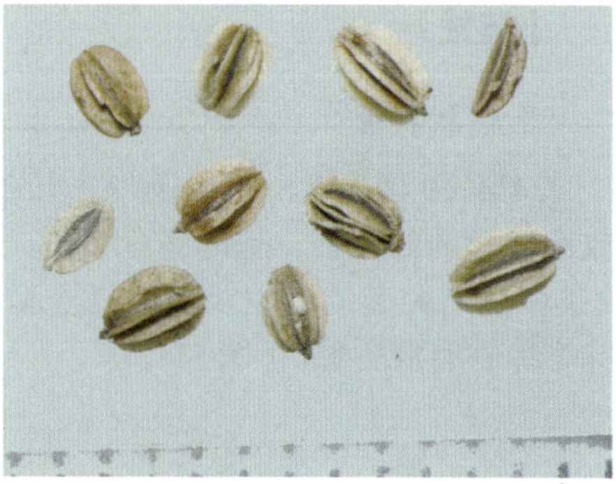

图57-4 蛇床子

5. 质量要求

（1）水分 不得过13.0%。

（2）总灰分 不得过13.0%。

（3）酸不溶性灰分 不得过6.0%。

（4）浸出物 照醇溶性浸出物测定法（通则2201）项下的冷浸法测定，用乙醇作溶剂，不得少于7.0%。

（5）含量测定 照高效液相色谱法（通则0512）测定，含蛇床子素（$C_{15}H_{16}O_3$）不得少于1.0%。

6. 性味功能

辛、苦，温；有小毒。归肾经。燥湿祛风，杀虫止痒，温肾壮阳。用于阴痒带下，湿疹瘙痒，湿痹腰痛，肾虚阳痿，宫冷不孕。

7. 用法用量

内服：3~10g。外用适量，多煎汤熏洗，或研末调敷。

8. 使用注意

本品药性辛温，容易耗伤营阴，因此阴虚体质慎用。

9. 贮藏

置干燥处。

【经典方剂与临床应用】

1. 白矾散（《太平圣惠方》卷六十五）

处方： 白矾烧为灰30g 硫黄细研30g 胡粉30g 黄连去须45g 雌黄细研30g 蛇床子22g。

制法： 上为末，更合研三日，用黄狗外肾（去筋膜）研细，以法酒同熬成膏，为丸，如梧上药捣细罗为散，都研令匀，以猪膏和如稀面糊。

功能主治： 疥疮。

用法用量： 用时以盐浆水洗，拭干涂之。

2. 补筋丸（《医宗金鉴》）

处方： 五加皮，蛇床子，好沉香，丁香，川牛膝，白云苓，白莲蕊，肉苁蓉，菟丝子，当归酒洗 熟地黄，牡丹皮，宣木瓜各30g，怀山药24g 人参、广木香各9g。

制法： 共为细末，炼蜜为丸，如弹子大，每丸重9g。

功能主治：补肾壮筋，益气养血，活络止痛。主跌仆伤筋，血脉壅滞，青紫肿痛。

用法用量：用好无灰酒送下。

【食疗与药膳】

1.蛇床子苦参酒

原料：蛇床子25g　苦参25g　防风12g　白鲜皮12g　明矾12g　川椒10g　50度白酒或75%酒精，1斤。

制作方法：上药研磨成粉末，装进布袋里密封，浸泡在白酒中。持续浸泡30天，每天都要进行摇晃。30天后就可以开封过滤一下杂质再饮用。

功能主治：关节炎、神经性皮炎以及慢性湿疹，解毒祛湿。

用法用量：外用。每日3~4次，用脱脂棉球蘸药酒外擦患处。

2.蛇床子粥

原料：大米80g　蛇床子12g　白糖适量。

制作方法：蛇床子洗净，放进锅里，倒水浸泡10min，然后煎汁，去渣取汁；大米洗净，倒入砂锅里，倒入蛇床子汁，熬粥，等粥快熟的时候加入白糖，搅拌均匀再煮一会即可。

功能主治：每天服用一剂。

用法用量：蛇床子粥能够燥湿杀虫，温肾壮阳，早泄、阳痿患者坚持服用的话，能够很好的缓解病情。

邢枣仁

XingZaoRen

【别名】棘刺实（《名医别录》），枣仁（《药品化义》），酸枣核（《江苏植药志》）。

【基原】

1.集解

酸枣始载于《神农本草经》，被列为上品。“酸枣，味酸，平。主心腹寒热，邪结气聚；四肢酸疼，湿痹。久服安五脏，轻身延年。”《雷公炮炙论》中有“酸枣仁凡使，采得后晒干，取叶重拌酸枣仁，蒸半日了，去尖、皮，了，任研用。”本书中首次以“酸枣仁”为名，后世多沿用此名称。宋代寇宗奭《本草衍义》记载：“酸枣，小则为棘，大则为酸枣，其实一本。然此物才及三尺，便开花结子，但窠小者气味簿，本大者气味厚，又有此别。白棘乃是酸枣未长大时枝上刺也，及至长成，其刺亦少，实亦大。故枣取大木，刺取小窠也，亦不必强分别尔。”明确表明了酸枣与棘乃为一种植物不同生长时期的不同形态。民国《药物出产辨》载："产直隶顺德府、山东济宁府，其产于邢台者最为悠久，奉为道地，称邢枣仁。"《中药材商品规格质量鉴别》："主产于河北邢台、内丘、邯郸、承德，以河北邢台产量最大。"《500味常用中药材的经验鉴别》："酸枣仁商品主要来源于野生资源。主要分布于长江以北地区。主产于河北邢台、内丘、沙河、临城、平山、赞皇、武安、涉县、平泉、宽城、兴隆、迁西、迁安、遵化、青龙、抚宁、卢龙；北京昌平、平谷、怀柔、密云、延庆；天津蓟县；河北所产枣仁量大质优，尤以邢台产品为地道。"《现代中药材商品通鉴》："主产于河北邢台、内丘、邯郸、承德以河北邢台产量最大。销全国各地及出口。"《金世元中药材传统鉴别经验》："以河北邢台（旧称'顺德府'）产量大，质量优。"综上所述，酸枣仁以河北邢台所产最佳。

2. 品种

本品为鼠李科植物酸枣 *Ziziphus jujuba* Mill. var. *spinose*（Bunge）Huex H. F. Chou的干燥成熟种子。秋末冬初采收成熟果实，除去果肉和核壳，收集种子，晒干。

3. 分布

河北境内绝大部分地区均有野生分布，以太行山地区分布最为广泛，质量较佳。（图58–1）

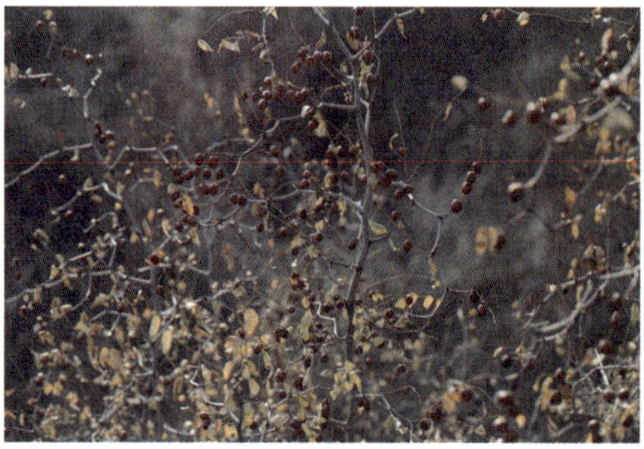

图58–1 野生酸枣

4. 生态

生长于海拔1700m以下的山区、丘陵或平原、向阳山坡、旷野或路旁。喜温暖干燥的环境，低洼水涝地不宜栽培，对土质要求不严。（图58–2）

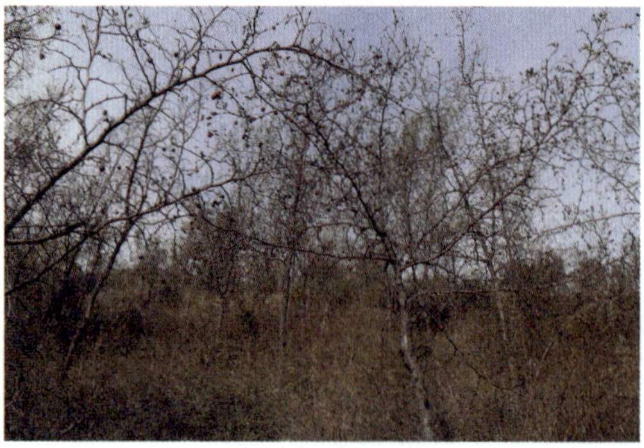

图58–2 酸枣生境

5. 形态特征

本种常为灌木或小乔木，小枝紫红色或灰褐色，呈"之"字形曲折，有两个托叶刺，一长一短，叶互生，叶片纸质，卵形，长2~3.5cm，宽0.6~1.2cm，边缘有细锯齿，基出三脉；花2~3朵簇生叶腋，黄绿色，两性，5数；子房下部与花盘合生；核果近球形或短矩圆形，直径0.7~1.2cm，熟时暗红色，具薄的中果皮，味酸，核两端钝。花期6~7月，果期8~9月。（图58-3，图58-4，图58-5）

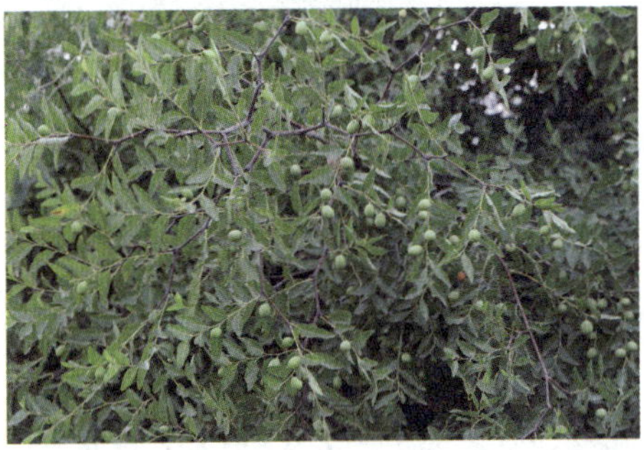

图58-3 酸枣原植物

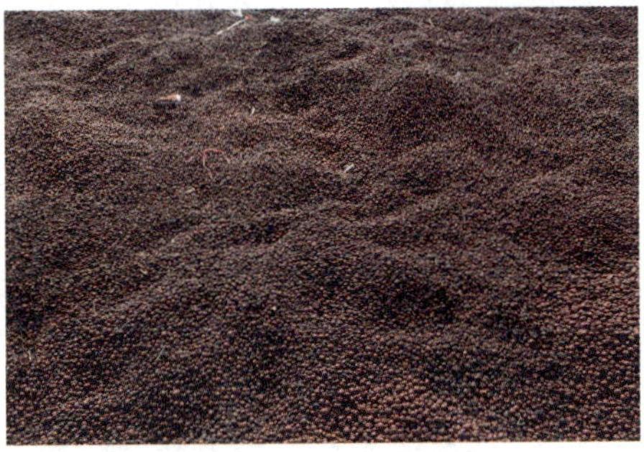

图58-4 酸枣

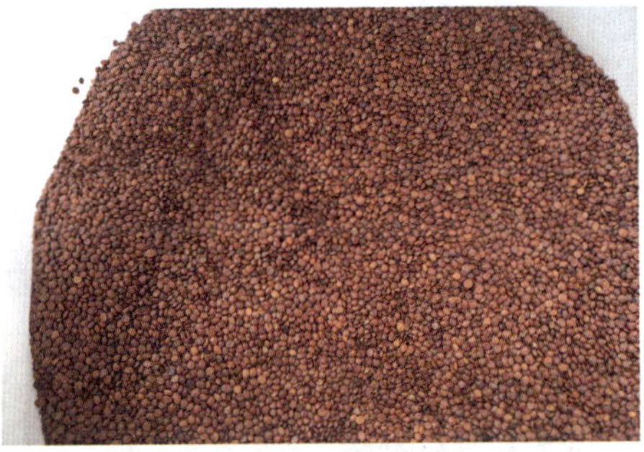

图58-5 酸枣仁

6. 产地加工

秋末冬初采收成熟果实，除去果肉，使用酸枣仁脱核机除去核壳后，经电筛和振筛将酸枣核与酸枣仁分离，得到纯净的酸枣仁，最后通过色选机将酸枣仁进行筛选后分级包装。（图58-6~图58-13）

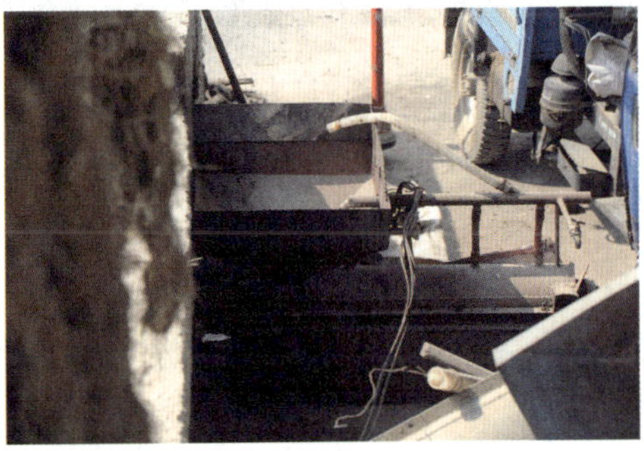

图58-6 洗去果肉

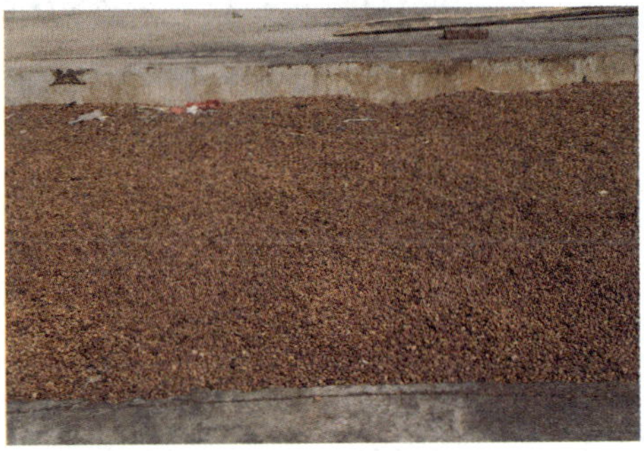

图58-7 洗去果肉

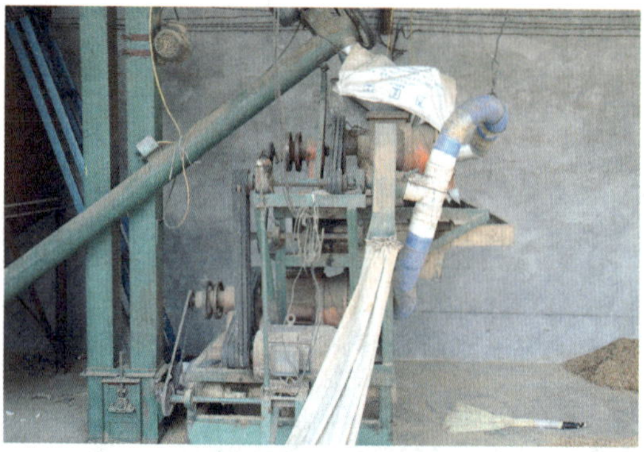

图58-8 脱去果核1

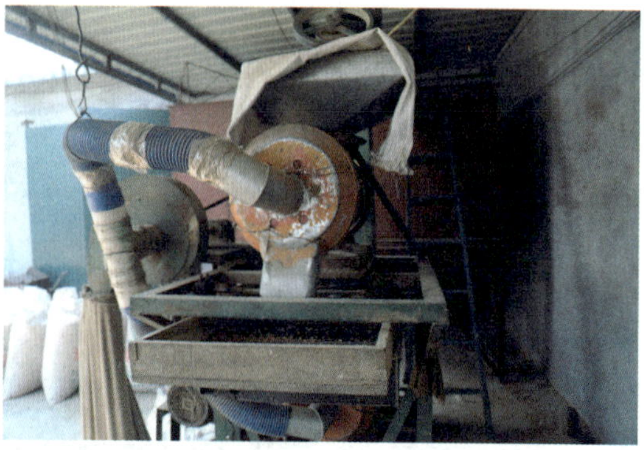

图58-9 脱去果核2

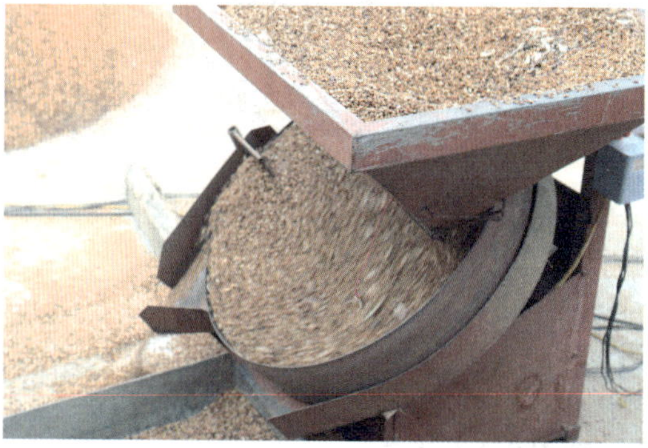

图58-10 电筛

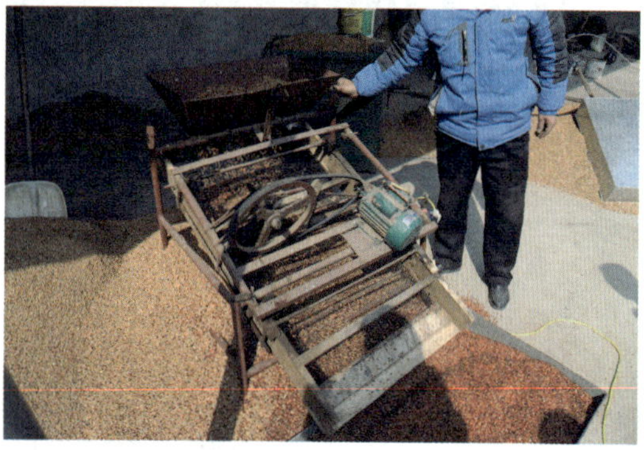

图58-11 振筛

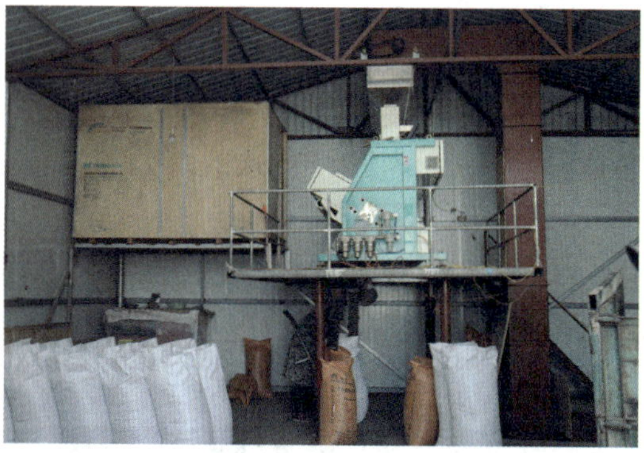

图58-12 色选机

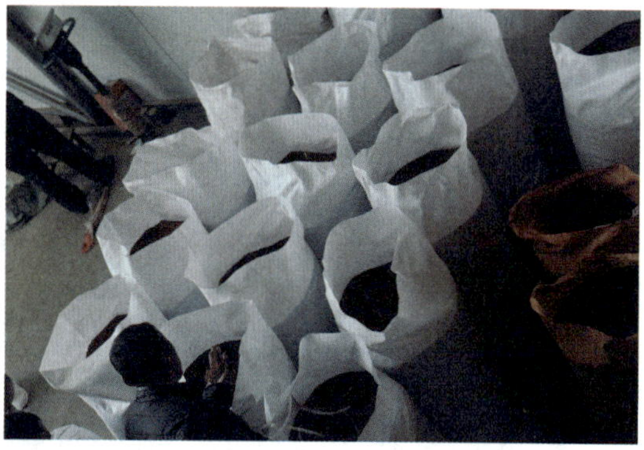

图58-13 分级包装

【药材】

1. 性状特征

本品呈扁圆形或扁椭圆形，长5~9mm，宽5~7mm，厚约3mm。表面紫红色或紫褐色，平滑有光泽，有的有裂纹。有的两面均呈圆隆状突起；有的一面较平坦，中间有1条隆起的纵线纹；另一面稍突起。一端凹陷，可见线形种脐；另端有细小突起的合点。种皮较

脆，胚乳白色，子叶2，浅黄色，富油性。气微，味淡。（图58-14）

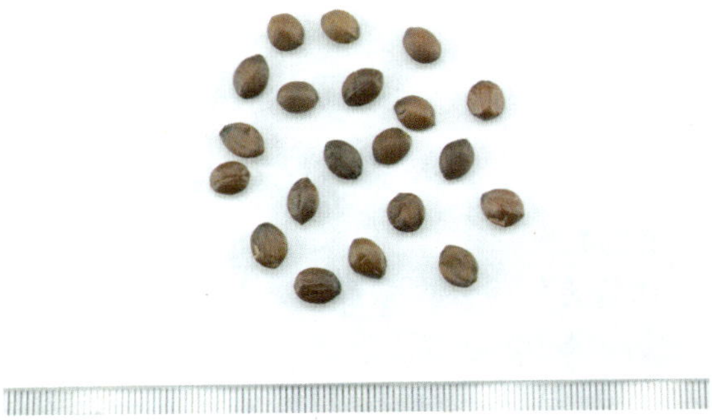

图58-14 酸枣仁药材

2.商品规格

一等：干货。呈扁圆形或扁椭圆形，饱满。边面深红色或紫褐色，有光泽。断面内仁浅黄色，有油性。味甘淡。核壳不超过2%。碎仁不超过5%。无黑仁、杂质、虫蛀、霉变。

二等：干货。呈扁圆形或扁椭圆形，较瘪瘦。表面深红色或棕黄色。断面内仁浅黄色。有油性。味甘淡。核壳不超过5%，碎仁不超过10%。无杂质、虫蛀、霉变。

3.道地药材

河北邢台及周边等地产者为道地药材。素有“邢枣仁”之称，系河北野生或栽培的一种优质品种。

4.质量标志

以粒大饱满、完整、外皮紫红色、无核壳者为佳。

5.显微特征

本品粉末棕红色。种皮栅状细胞棕红色，表面观多角形，直径约15μm，壁厚，木化，胞腔小；侧面观呈长条形，外壁增厚，侧壁上、中部甚厚，下部渐薄；底面观类多角形或圆多角形。种皮内表皮细胞棕黄色，表面观长方形或类方形，垂周壁连珠状增厚，木化。子叶表皮细胞含细小草酸钙簇晶和方晶。

6.化学组分

（1）皂苷类　酸枣仁皂苷A，酸枣仁皂苷B，白桦脂酸等。

（2）黄酮类　斯皮诺素、异斯皮诺素、异牡荆素等。

7.贮藏

置阴凉干燥处，防蛀。

【炮制与饮片】

1.饮片炮制

取净酸枣仁，照清炒法，炒至鼓起，色微变深。用时捣碎。

2.饮片名称

酸枣仁，炒酸枣仁。

3.药品类别

安神药：养心安神药。

4.性状特征

酸枣仁　性状特征同药材。

炒酸枣仁　本品形如酸枣仁。表面微鼓起，微具焦斑。略有焦香气，味淡。（图58-15）

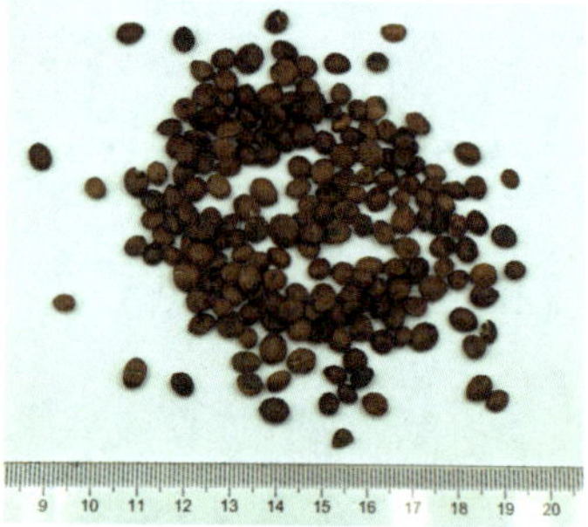

图58-15　炒酸枣仁

5.质量要求

酸枣仁

（1）杂质（核壳等）　不得过5%。

（2）水分　不得过9.0%。

（3）总灰分　不得过7.0%。

（4）重金属及有害元素　照铅、镉、砷、汞、铜测定法（通则2321原子吸收分光光度法或电感耦合等离子体质谱法）测定，铅不得过5mg/kg；镉不得过1mg/kg；砷不得过2mg/kg；汞不得过0.2mg/kg；铜不得过20mg/kg。

（5）黄曲霉毒素　照真菌毒素测定法（通则2351）测定。本品每1000g含黄曲霉毒素B_1不得过5μg，含黄曲霉毒素G_2、黄曲霉毒素G_1、黄曲霉毒素B_2和黄曲霉毒素B_1的总量不得过10μg。

（6）含量测定　酸枣仁皂苷A　　照高效液相色谱法（通则0512）测定。本品按干燥品计算，含酸枣仁皂苷A（$C_{58}H_{94}O_{26}$）不得少于0.030%，斯皮诺素（$C_{28}H_{32}O_{15}$）不得少于0.080%。

炒酸枣仁

（1）水分 不得过7.0%。

（2）总灰分 不得过4.0%。

（3）重金属及有害元素　照铅、镉、砷、汞、铜测定法（通则2321原子吸收分光光度法或电感耦合等离子体质谱法）测定，铅不得过5mg/kg；镉不得过1mg/kg；砷不得过2mg/kg；汞不得过0.2mg/kg；铜不得过20mg/kg。

（4）黄曲霉毒素　照真菌毒素测定法（通则2351）测定。本品每1000g含黄曲霉毒素B_1不得过5μg，含黄曲霉毒素G_2、黄曲霉毒素G_1、黄曲霉毒素B_2和黄曲霉毒素B_1的总量不得过10μg。

（5）含量测定　酸枣仁皂苷A　　照高效液相色谱法（通则0512）测定。本品按干燥品计算，含酸枣仁皂苷A（$C_{58}H_{94}O_{26}$）不得少于0.030%，斯皮诺素（$C_{28}H_{32}O_{15}$）不得少于0.080%。

6.性味功能

甘、酸，平。归肝、胆、心经。养心补肝，宁心安神，敛汗，生津。用于虚烦不眠，惊悸多梦，体虚多汗，津伤口渴。

7.用法用量

内服：煎汤10~15g。

8.贮藏

置阴凉干燥处，防蛀。

【经典方剂与临床应用】

酸枣仁汤（《金匮要略》）

处方：酸枣仁炒15g　甘草3g　知母、茯苓、川芎各6g。

制法：上五味，以水八升，煮酸枣仁得六升，内诸药，煮取三升，分温三服。现代用法：水煎，分3次温服。

功能主治：养血安神，清热除烦。用于肝血不足，虚热内扰证。虚烦失眠，心悸不安，头目眩晕，咽干口燥。

【食疗与药膳】

1.酸枣仁鱼汤

原料：鲈鱼一条　酸枣仁9g　姜三片　人参　枸杞适量　米酒及盐各二分之一小匙。

制作方法：酸枣仁装入布袋绑好。鲈鱼洗净，加入包好的酸枣仁，再放入人参、枸杞煮至滚后改小火继续煮约30min，再加入鱼块煮约5min至鱼肉熟透，加入姜片、米酒及盐调味即可。食用时将酸枣仁捞除即可。

功能主治：用于神经衰弱或气血虚容易健忘者。

食用禁忌：发高烧或喉咙疼痛时不宜食用。

2.酸枣仁白米粥

原料：酸枣仁15g　大枣5枚　大米100g　冰糖粉10g。

制作方法：酸枣仁、大枣、大米分别淘洗干净，浸泡30min，酸枣仁用刀切成碎末。砂锅置火上，入水适量，下入大米，大火煮沸后转小火熬煮至粥将成时，加入酸枣仁末、大枣，搅拌均匀，煮至粥黏稠，加入冰糖粉调味即可。

功能主治：镇静安神、养肝滋阴、降血压。

用法用量：早、晚餐均可。

葶苈子

TingLiZi

【别名】大室、大适（《神农本草经》），蕇蒿（《名医别录》），亭历（《尔雅》）。

【基原】

1. 集解

葶苈子最早载于《神农本草经》，列入草部下品，“一名大室，一名大适，生平泽及田野。”《名医别录》记载“一名丁历，一名蕇蒿。葶苈生藁城平泽及田野，立夏后采实，阴干。”宋代苏颂《图经本草》描述更为详尽：“葶苈生藁城平泽及田野，今京东、陕西、河北州群皆有之，曹州者尤胜，初春生苗叶，高六七寸，叶似芥，根白，枝茎俱青、三月开花，微黄，结角，子扁小如黍粒，黄色。”许慎、郑康成注：“靡草，荠、葶苈之属是也，至夏则枯死，故此时采之。”从《证类本草》内转绘的葶苈图看，根据曹州葶苈的叶形及短角果形状，再分析本草所载之源产地，藁城即今之河北正定一带，彭城即将江西铜山，曹州即山东菏泽。结合上述地区现今使用葶苈子的品种情况，古代使用品种应是独行菜*Lepidium apetalum* Willd.。《图经本草》又载：“又有一种苟芥草，叶近根下，作奇生，角细长，取时必须分别前件二种。”说明自宋代开始已有一种长角果类型的植物亦被作为葶苈子使用。自宋代寇宗奭《本草衍义》开始，葶苈有苦、甜之分，书中载：“葶苈用子，子之味有甜苦二等，其形则一也。经即言味辛苦，则甜者不复更入药也。”认为甜葶苈不宜入药。而元代王好古在其著作《汤液本草》中提出：“苦甜二味……主治不同，仲景泻肺汤用苦，余方或用甜者，或者不言甜苦者，大抵苦则下泄，甜则少缓，量病虚实用之，不可不审。”李时珍更明确提出：“甜者下泄之性缓，虽泻肺而不伤胃；苦者下泄之性急，即泻肺而伤胃，故以大枣辅之。”可见苦甜二种葶苈子在古代均是入药的，只是功效略异。从古代一些方书看，如《太平圣惠方》治“上气喘急，遍身浮肿”以及“治大腹水肿胀满，上气”,《世医得效方》中枳壳半夏汤等,《外台秘要方》治“消渴，水病浮肿”,《三因极一病证方论》中华盖散等，均指明用甜葶苈。《滇南本草》曾以麦蓝菜子即菥蓂子为甜葶苈，甜葶苈同名异物者甚多，究竟应确定为何种呢？结合现今用药情况，多以播娘蒿*Descurainia sophia* Webb. ex Prantl. 的种子作为甜葶苈使用。播娘蒿载于《救荒本草》，书中另收有一味米蒿，二者实为一物，惟米蒿绘有花果，播娘蒿未绘。书中载“米蒿生田野中……梢上开小青黄花，结小细角似葶苈角儿”，可见当时确有用播娘蒿的种子作葶苈子用，况《救荒本草》说其“苗叶味甜”。据《证类本草》《本草纲目》记述与《植物名实图考》中葶苈附图相一致，又与现今《中国本草彩色图鉴》所载独行菜、播娘蒿相仿；通观历代本草关于葶苈的文字和绘图，作为葶苈的原植物播娘蒿和独行菜，正是《中国药典・葶苈子》（2015版）中所规定的葶苈正品来源，为十字花科植物播娘蒿*Descurainia Sophia*（L.）Webb. ex Prantl.或独行菜*Lepidium apetalum* Willd.的干燥成熟种子。前者习称“南葶苈子”“甜葶苈”；后者习称“北葶苈子”“苦葶苈”。

2. 品种

本品为十字花科植物播娘蒿*Descurainia Sophia*（L.）Webb. ex Prantl.或独行菜*Lepidium apetalum* Willd.的干燥成熟种子。分别习称“南葶苈子”“北葶苈子”。

3. 分布

河北境内多数地方都有野生分布，现安国、盐山、丰宁满族自治县栽培品均为播娘蒿，以盐山县产量最大。

4.生态

喜温和凉爽气候，多野生于路旁、山坡、山沟、草地、麦田及村庄附近。（图59-1）

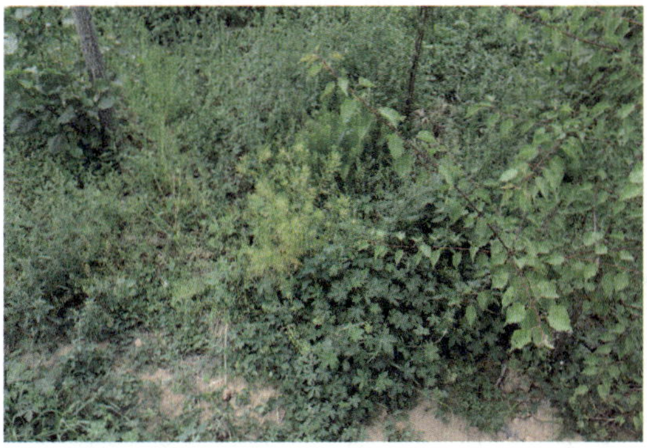

图59-1　播娘蒿生态环境

5.形态特征

（1）播娘蒿

一年生草本，高20~80cm，有毛或无毛，毛为叉状毛，以下部茎生叶为多，向上渐少。茎直立，分枝多，常于下部成淡紫色。叶为3回羽状深裂，长2~12cm，末端裂片条形或长圆形，裂片长3~5mm，宽0.8~1.5mm，下部叶具柄，上部叶无柄。花序伞房状，果期伸长；萼片直立，早落，长圆条形，背面有分叉细柔毛；花瓣黄色，长圆状倒卵形，长2~2.5mm，或稍短于萼片，具爪；雄蕊6枚，比花瓣长三分之一。长角果圆筒状，长2.5~3cm，宽约1mm，无毛，稍内曲，与果梗不成1条直线，果瓣中脉明显；果梗长1~2cm。种子每室1行，种子形小，多数，长圆形，长约1mm，稍扁，淡红褐色，表面有细网纹。花期4~5月。（图59-2）

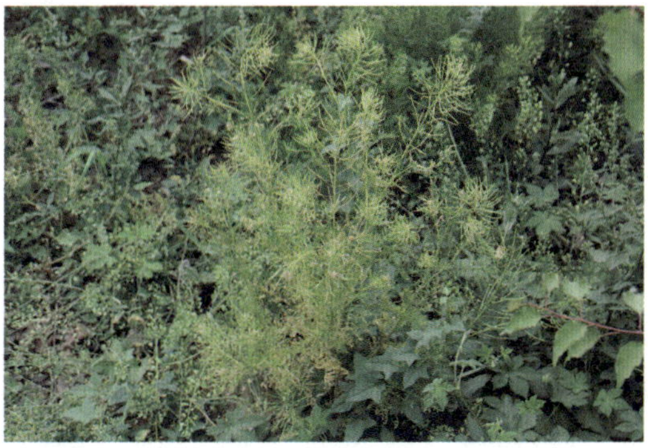

图59-2　播娘蒿

（2）独行菜

一年生或二年生草本，高5~30cm。茎直立，有分枝，无毛或具微小乳头状腺毛。叶互生，茎下部叶狭椭圆形或狭匙形，长2~5cm，宽1~3cm，叶柄长1~2cm，一回羽状浅裂或深裂。茎上部叶条形，无柄，全缘或有疏锯齿。总状花序顶生，在果期可伸长至5cm，花小，白色；萼片4，早落，宽椭圆形或长卵形，外面有柔毛；花瓣不存或退化成狭匙形或丝形，比萼片短；雄蕊2或4，与萼片近等长，蜜腺4。短角果近圆形或卵状椭圆形，扁平，长约2~3mm，宽约2mm，顶端微凹缺，上部有短翅，内有短的头状柱头；成熟时自中央开裂，假隔膜薄膜质，宽不到1mm，2室，每室含种子1枚。果梗弧形，长约3mm。种子椭圆形或卵形，稍扁，无膜质边缘，长约1mm，平滑，棕红色。花果期5~7月。（图59-3）

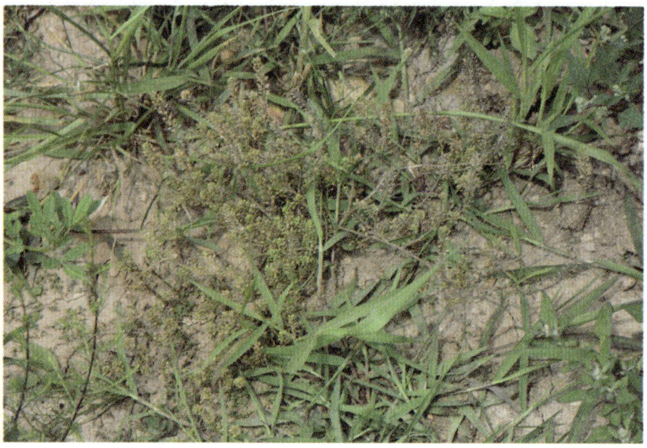

图59-3　独行菜

6. 产地加工

夏季果实成熟时割取全草，晒干，打下种子，除去杂质。

【药材】

1. 性状特征

（1）南葶苈子

呈长圆形略扁，长0.8~1.2mm，宽约0.5mm。表面棕色或红棕色，略有光泽，具细密网纹及2条纵沟，其中1条较明显。一端钝圆，另端微凹或较平截，种脐类白色位于凹端或平截处。气微，味微辛、苦，略带黏性。（图59-4）

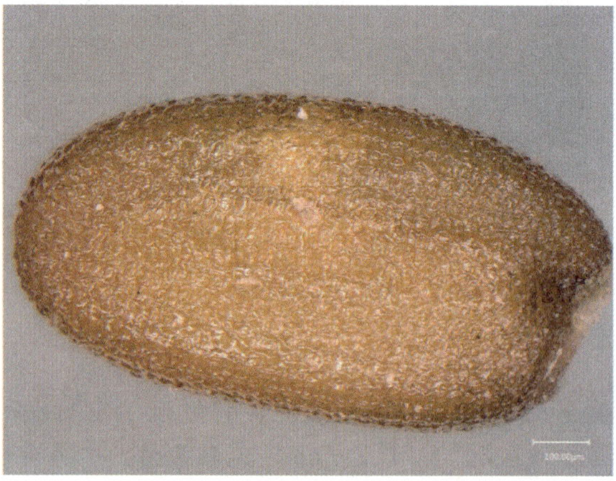

图59-4　南葶苈子显微特征图

（2）北葶苈子

呈扁卵形，长1~1.5mm，宽0.5~1mm。一端钝圆，另端尖而微凹，种脐位于凹入端。表面棕色或红棕色，具多数细微颗粒状突起，可见2条纵列的浅槽。味微辛，遇水黏滑性较强。（图59-5）

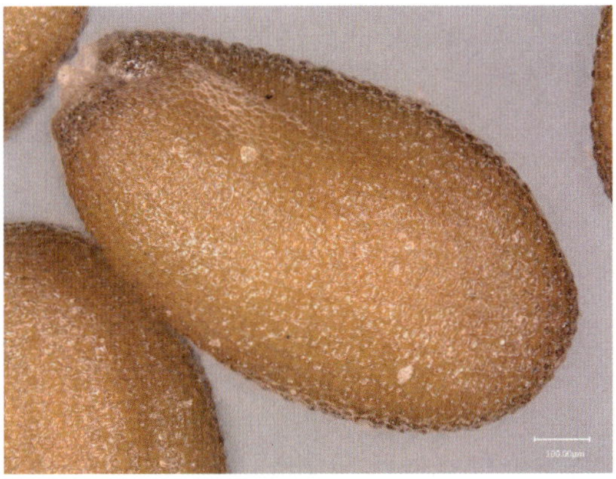

图59-5　北葶苈子显微特征图

2. 商品规格

统货为主，不分等级。

3. 质量标志

北葶苈子　以子粒饱满、均匀、黄棕色、干燥、无杂质者为佳。

南葶苈子　以子粒饱满、干燥、无杂质者为佳。

4. 显微特征

北葶苈子　种皮外表皮细胞断面观略呈类长方形，纤维素柱较长，长24~34μm，种皮内表皮细胞表面观长方多角形或类方形。

南葶苈子　粉末黄棕色。种皮外表皮细胞为黏液细胞，断面观类方形，内壁增厚向外延伸成纤维素柱，纤维素柱长8~18μm，顶端钝圆、偏斜或平截，周围可见黏液质纹理。种皮内表皮细胞为黄色，表面观呈长方多角形，直径15~42μm，壁厚5~8μm。

5. 化学组分

（1）北葶苈子

含芥子苷、脂肪油、蛋白质、糖类。经预试有糖、多糖、黄酮苷、生物碱、挥发油、脂肪油及异硫氰苷等的阳性反应。从该种葶苈子中获得一种名为七里香苷甲，具有明显强心效应的成分。

（2）南葶苈子

1）挥发油类　芥子油苷、二烯丙基二硫化物、异硫氰酸苄酯、异硫氰酸烯丙酯、丁烯腈、双硫烯丙基等。

2）脂肪油类　油酸、亚麻酸、白芥酸、棕榈酸、硬脂酸、β-谷甾醇等。

3）强心成分　毒毛旋花子苷元、卫矛苷、葶苈苷、卫矛双糖苷、糖芥苷等。

6. 理化特征

检查异硫氰苷

（1）取样品粉末约1g，置硬质试管内，加氢氧化钠1小粒，置酒精灯上灼热，放冷、加水2ml使溶解，滤过，取滤液1ml加5%盐酸酸化，即有硫化氢产生，遇新制的醋酸铅试纸，显有光泽的棕黑色。

（2）取亚硝基铁氰化钠1小粒，置白瓷板上，加水1~2滴使溶解，加上述样品滤液1~2滴，显紫红色。

7. 贮藏

贮干燥容器内，密闭，置通风干燥处。防蛀。

【炮制与饮片】

1. 饮片炮制

葶苈子　取原药材，除去杂质，筛去灰屑。用时捣碎。

炒葶苈子　取净葶苈子，置热锅内，用文火加热，炒至有爆声，取出放凉。用时捣碎。

2. 饮片名称

葶苈子、炒葶苈子。

3. 药品类别

化痰止咳平喘药：止咳平喘药。

4. 性状特征

葶苈子　性状特征同药材。

炒葶苈子　本品形如葶苈子，微鼓起，表面棕黄色。有油香气，不带黏性。（图54-6）

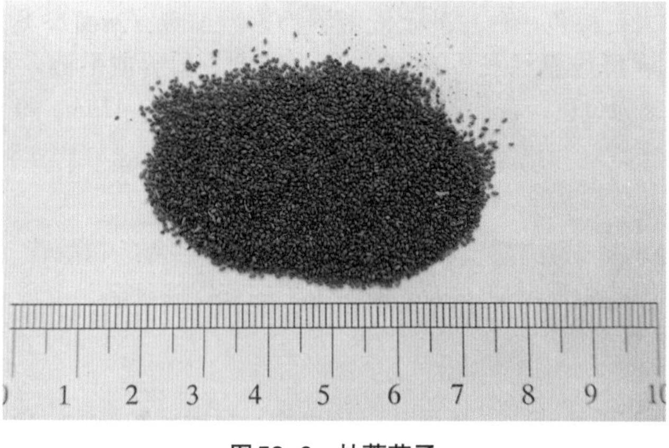

图59-6　炒葶苈子

5. 质量要求

葶苈子

（1）水分　不得超过9.0%。

（2）总灰分　不得过8.0%。

（3）酸不溶性灰分　不得过3.0%。

（4）膨胀度　取本品0.6g，称定重量，照膨胀度测定法测定，北葶苈子不得低于12，南葶苈子不得低于3。

（5）含量测定　照高效液相色谱法（通则0512）测定，南葶苈子按干燥品计算，含槲皮素-3-O-β-D-葡萄糖-7-O-β-D-龙胆双糖苷（$C_{33}H_{40}O_{22}$）不得少于0.075%。

炒葶苈子

（1）水分　不得过5.0%

（2）总灰分　不得过8.0%。

（3）酸不溶性灰分　不得过3.0%。

（4）含量测定　照高效液相色谱法（通则0512）测定，南葶苈子含槲皮素-3-O-β-D-葡萄糖-7-O-β-D-龙胆双糖苷（$C_{33}H_{40}O_{22}$）不得少于0.080%。

6.性味功能

葶苈子味苦、辛，性大寒。归肺、膀胱经。具泻肺平喘，利水消肿的功能。生品力速而较猛，降泻肺气作用较强，长于利水消肿，宜于实证。炒葶苈子药性缓和，免伤肺气，可用于实中夹虚的患者。

7.用法用量

煎服，3~10g。包煎。

8.使用注意

本品苦寒，泻肺力强，肺虚寒喘促、脾虚肿满者禁用。炒葶苈子可降低其寒性，增强疗效。不宜过量，过量可引起心律不齐等中毒症状。

9.贮藏

贮干燥容器内，密闭，置通风干燥处。防蛀。

【经典方剂与临床应用】

1.葶苈大枣泻肺汤（《金匮要略》）

处方： 葶苈熬令黄色，捣丸如弹子大，9g　大枣3枚

制法： 上先以水三升，煮枣取二升，去枣内葶苈，煮取一升，顿服。

功能主治： 肺痈喘不得卧，葶苈大枣泻肺汤主之（卷上肺痿肺痈咳嗽上气病脉证第七）。

支饮不得息，葶苈大枣泻肺汤主之（卷中痰饮咳嗽病脉证并治第十二）

用法用量： 上先以水三升，煮枣取二升，去枣内葶苈，煮取一升，顿服。

2.大陷胸丸（《伤寒论》）

处方： 大黄120g　葶苈子熬，120g　芒硝60g　杏仁去皮尖，熬黑，50g

制法： 右四味，捣筛二味，内杏仁、芒硝研如脂，和散，取如弹丸一枚；别捣甘遂末一钱匕，白蜜二合，水二升，煮取二升，温顿服之。一宿乃下。如不下，更服，取下

为效。禁如药法。

功能主治：病发于阳，而反下之，热入，因作结胸。病发于阴，而反下之，因作痞也。所以成结胸者，以下之太早故也。结胸者，项亦强，如柔症状，下之则和，宜大陷胸丸。（辨太阳病脉证并治法下）

3.己椒苈黄丸（《金匮要略》）

处方：防己、椒目、葶苈熬　大黄各一两（各15g）

制法：上四味，末之，蜜丸如梧子大，先食饮服一丸，日三服；稍增，口中有津液。渴者，加芒硝半两。

功能主治：服满口舌干燥，此肠间有水气，己椒苈黄丸主之。

【食疗与药膳】

葶苈子粥

原料：葶苈子10g　大枣5枚　粳米50g　冰糖适量。

制作方法：把葶苈子拿纱布包好，放入水锅中煎汁，滤渣取汁，加入去核的红枣、粳米，煮粥，加入冰糖即可。

功能主治：本粥可泻肺定喘；对咳嗽气喘、痰多、胸胁痞满有疗效。肺气虚患者忌食。

王不留行

WangBuLiuXing

【别名】不留行（《本草纲目》）、麦蓝子（《甘泉县志》）、奶米（《救荒本草》）。

【基原】

1.集解

王不留行始载于《神农本草经》，列为上品，“王不留行味苦平。主金创，止血逐痛，出刺，除风痹内寒。久服，轻身耐老（御览作能老），增寿。生山谷。”吴普曰：“王不留行，一名王不流行，神农苦平，岐伯雷公甘，三月八月采（御览）。”案郑樵云：“王不留行，曰禁宫花，曰剪金花，叶似花，实作房。”南北朝《名医别录》：“王不留行……生泰山山谷，二月、八月采。”五代《蜀本草》：“王不留行，所在有之。”宋《本草图经》：“王不留行生泰山山谷，今江、浙及并河处皆有之……”。明《救荒本草》：“王不留行，生太行山古。”明《本草纲目》：“此物性走而不住，虽有王命而不能留其行，故名。”王不留行在安国种植历史悠久。清代，河北安国（古称祁州）药材种植有了较大的发展，乾隆本《祁州志》记载所产药材中有王不留行。《祁州中药志》中详细记载了王不留行的植物形态、生长习性、栽培技术、收获加工等。

2.品种

为石竹科植物麦蓝菜*Vaccaria segetalis*（Neck.）garcke的干燥成熟种子。

3.分布

河北境内多产于草田，现安国、内丘等地均有栽培，分布以内丘人工栽培面积和产量最大。（图60-1）

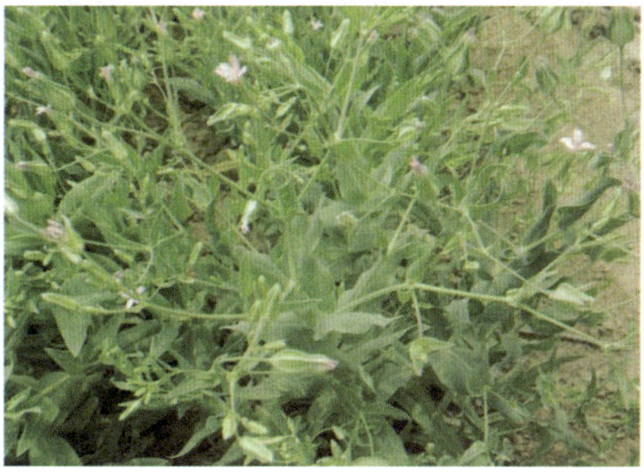

图60-1　野生王不留行

4.生态

生于草坡、撂荒地或麦田中。（图60-2）

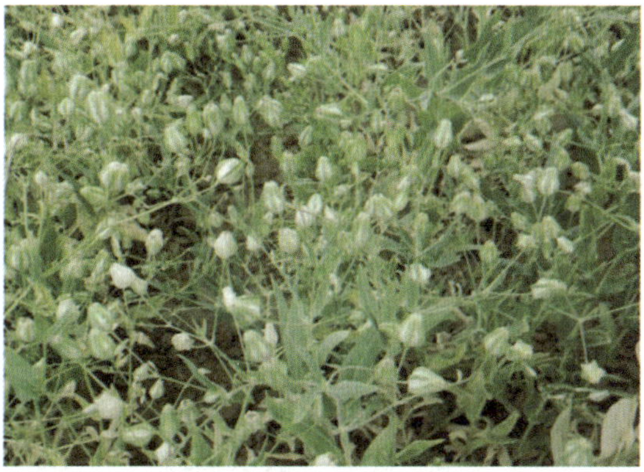

图60-2　王不留行生境

5.形态特征

一年生或二年生草本，高30~70cm，全株无毛，微被白粉，呈灰绿色。根为主根系。茎单生，直立，上部分枝。叶片卵状披针形或披针形，长3~9cm，宽1.5~4cm，基部圆形或近心形，微抱茎，顶端急尖，具3基出脉。伞房花序稀疏；花梗细，长1~4cm；苞片披针形，着生花梗中上部；花萼卵状圆锥形，长10~15mm，宽5~9mm，后期微膨大呈球形，棱绿色，棱间绿白色，近膜质，萼齿小，三角形，顶端急尖，边缘膜质；雌雄蕊柄极短；

花瓣淡红色，长14~17mm，宽2~3mm，爪狭楔形，淡绿色，瓣片狭倒卵形，斜展或平展，微凹缺，有时具不明显的缺刻；雄蕊内藏；花柱线形，微外露。蒴果宽卵形或近圆球形，长8~10mm；种子近圆球形，直径约2mm，红褐色至黑色。2n=30。花期5~7月，果期6~8月。（图60-3）

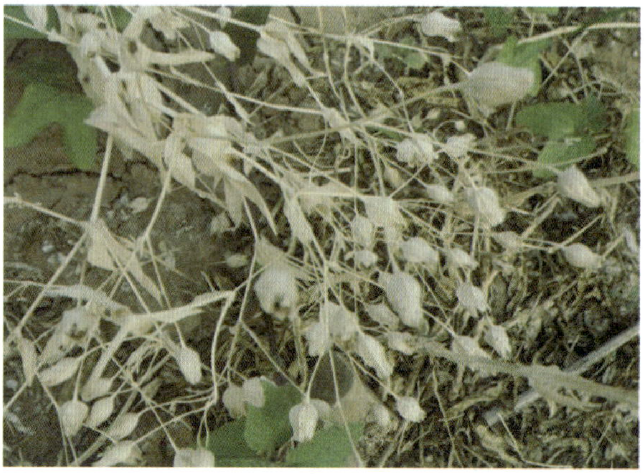

图60-3　果期王不留行

6. **产地加工**

秋播于第二年5月下旬至6月上旬收获；春播于当年秋季收获。当果皮尚未开裂、种子多数变为黄褐色，少数已变黑时收获。于早晨露水未干时，将地上部分齐地面割下，扎把，置通风干燥处干燥5~7天，待种子全部变黑时，脱粒，扬去杂质，再晒干至种子含水量12%以下。

【药材】

1. **性状特征**

呈球形，直径约2mm。表面黑色，少数红棕色，略有光泽，有细密颗粒状突起，一侧有1凹陷的纵沟。质硬。胚乳白色，胚弯曲成环，子叶2。气微，味微涩、苦。（图60-4）

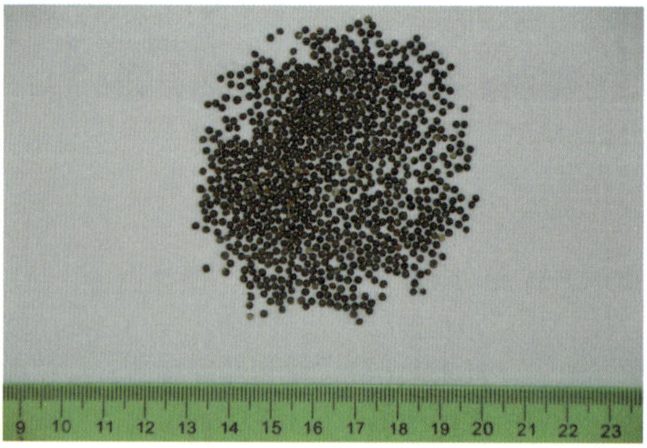

图60-4　王不留行药材

2. 商品规格

王不留行多为统货。

3. 道地药材

河北内丘及周边产地产者为道地药材，种植历史较长，质量较好。

4. 质量标志

以子粒均匀，充实饱满，色黑，无杂质者为佳。

5. 显微特征

药材粉末：淡灰褐色。种皮表皮细胞红棕色或黄棕色，表面观多角形或长多角形，直径50~120μm，垂周壁增厚，星角状或深波状弯曲。种皮内表皮细胞淡黄棕色，表面观类方形、类长方形或多角形，垂周壁呈紧密的连珠状增厚，表面可见网状增厚纹理。胚乳细胞多角形、类方形或类长方形，胞腔内充满淀粉粒和糊粉粒。子叶细胞含有脂肪油滴。

6. 化学组分

（1）苷类　黄酮苷、三萜皂苷等。

（2）环肽类　环肽A（segetalin A）、环肽B（segetalin B）等。

（3）多糖类　葡萄糖等。

（4）挥发油类　油酸酰胺（Oleamide）、正二十八烷（*n*-Octacosane）、肉豆蔻酰胺（Myristamide）、正十五烷（*n*-Pentadecane）、正十六烷（*n*-Hexadecane）、正十四烷（*n*-Tetradecane）等。

（5）其他　香豆素、类脂、脂肪酸等。

7. 理化特征

化学定性：

（1）取本品粉末1.5g，加甲醇20ml，加热回流30min，放冷，滤过，滤液蒸干，残渣加甲醇2ml使溶解，作为供试品溶液。另取王不留行对照药材1.5g，同法制成对照药材溶液。照薄层色谱法（通则0502）试验，吸取上述两种溶液各10μl，分别点于同一硅胶G薄层板上，以三氯甲烷-甲醇-水（15∶7∶2）的下层溶液为展开剂，展开，取出，晾干，喷以改良碘化铋钾试液。供试品色谱中，在与对照药材色谱相应的位置上，显相同的橙红色斑点。

（2）取本品粉末1g，加70%甲醇40ml，超声处理30min，放冷，滤过，滤液作为供试品溶液。另取王不留行对照药材1g，同法制成对照药材溶液。再取王不留行黄酮苷对照品，加甲醇制成每1ml含0.1mg的溶液，作为对照品溶液。照薄层色谱法（通则0502）试验，吸取上述三种溶液各2μl，分别点于同一聚酰胺薄膜上，以甲醇-水（4∶6）为展开剂，展开，取出，晾干，喷以2%三氯化铝乙醇溶液，热风吹干，置紫外光灯（365nm）下检视。供试品色谱中，在与对照药材色谱和对照品色谱相应的位置上，显相同颜色的荧光斑点。

8. 贮藏

置干燥处。

【炮制与饮片】

1.饮片炮制

（1）王不留行　取原药材，除去杂质。

（2）炒王不留行　取净王不留行，照清炒法炒至大多数爆开白花。（图60–5）

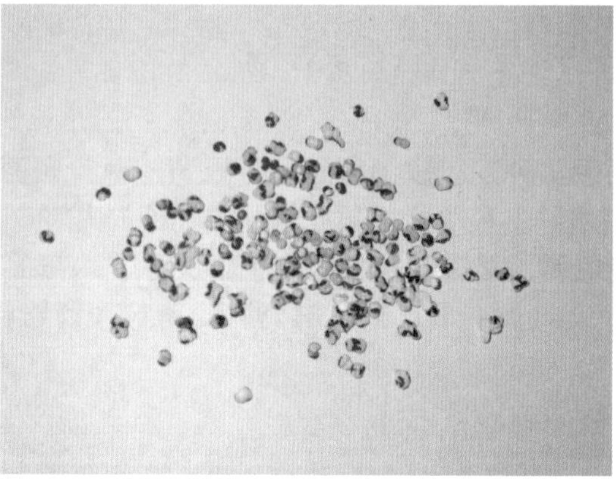

图60–5　炒王不留行

2.饮片名称

王不留行，炒王不留行。

3.药品类别

活血化瘀药：活血调经药。

4.性状特征

（1）王不留行　同药材。

（2）炒王不留行　本品大部分呈类球形爆花状，表面白色，质松脆。

5.质量要求

（1）水分　不得过10.0%。

（2）总灰分　不得过4.0%。

（3）浸出物　照醇溶性浸出物测定法（通则2201）的热浸法测定，用乙醇作溶剂，不得少于6.0%。

（4）含量测定　照高效液相色谱法（通则0512）测定，含王不留行黄酮苷（$C_{32}H_{38}O_{19}$）不得少于0.15%。

6.性味功能

性平，味苦。用于活血通经，下乳消肿，利尿通淋。用于经闭，痛经，乳汁不下，乳痈肿痛，淋证涩痛等症。

7.用法用量

内服：煎汤，5~10g。

8. **使用注意**

孕妇慎用。

9. **贮藏**

置干燥处。

【经典方剂与临床应用】

1. 王不留行散（《金匮要略》）

处方： 王不留行、蒴翟细叶、桑白皮各75g 甘草135g 川椒（除目及闭口，去汗）22g 厚朴、黄芩、干姜、芍药各15g。

制法： 上九味，将前三味烧灰存性，合余药为末。

功能主治： 治金疮。

用法用量： 每服1g。疮小者外敷，疮大者内服，产后亦可服。若感受风寒，去桑白皮。

使用注意： 孕妇慎用。

2. 王不留行散（《太平圣惠方》）

处方： 王不留行30g 赤芍药22.5g 木通22.5g 当归22.5g 滑石30g 子芩15g 生干地黄30g 榆白皮锉，22.5g。

制法： 上药捣细罗为散。

功能： 主治虚劳，小肠热，小便淋沥，茎中痛。

用法用量： 每服6g，空腹时用热粥饮下。

使用注意： 孕妇慎用。

3. 王不留行散（《太平圣惠方》）

处方： 王不留行30g 甘遂煨令微黄，22.5g 石韦去毛，30g 冬葵子45g 木通锉，75g 车前子60g 滑石30g 蒲黄30g 赤芍药45g 当归锉，微炒，45g 桂心30g。

制法： 上药捣筛为散。

功能主治： 治石淋及血淋，尿沙石及血块，小腹结痛闷绝。

用法用量： 每服9g，以水300ml，煎至180ml，去滓，不计时候温服。以利为度。

使用注意： 孕妇慎用。

【食疗与药膳】

王不留猪蹄汤

处方： 取王不留行10g 猪蹄1~2个。

制作方法： 取王不留行10g，用纱布包好，同洗净、切开的猪蹄1~2个，一起放进锅内，加水1000ml，并加适量葱、姜、蒜、花椒，炖至肉烂脱骨时去药渣、骨头后吃肉喝汤。

功能主治： 活血通经，下乳。

用法用量： 孕妇适量食用。

亚麻子

YaMaZi

【别名】 胡麻子（《博济方》）、壁虱胡麻（《纲目》）、亚麻仁（《国药的药理学》）。

【基原】

1.集解

亚麻始载于《本草图经》，“亚麻子，出兖州威胜军。苗、叶俱青，花白色，八月上旬食用。”明《滇南本草》：“胡麻饭，味甘、辛，性平无毒。软枝细叶。采子，治肺痨吐血；采叶，治风邪入窍，口不能言；采根，治痛风疼痛。”清《本经逢原》：“亚麻性润，入阳明经，专用于解散风热湿毒。”清《植物名实图考长编》记载山西、河北为道地产区，亚麻子在涉县种植历史悠久。《涉县中药志》中详细记载了亚麻子的植物形态、生长习性、性味归经、收获加工等。

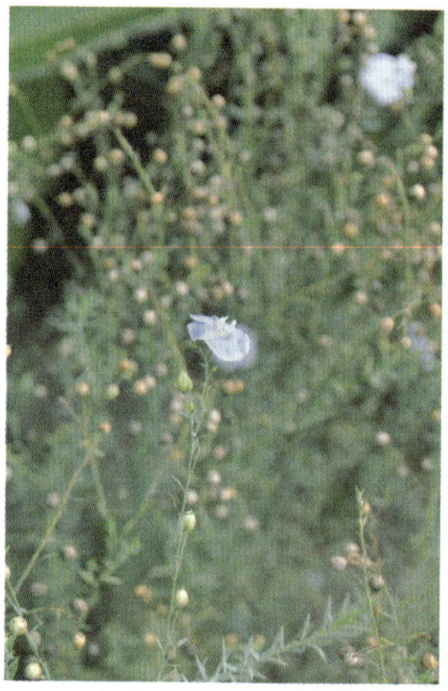

图61-1　亚麻

2.品种

为亚麻科植物亚麻*Linum usitatissimum* L.的干燥成熟种子。

3.分布

河北境内以涉县产量最大。（图61-1）

4.生态

本品适应性强，县域内大部分地区有栽培。（图61-2）

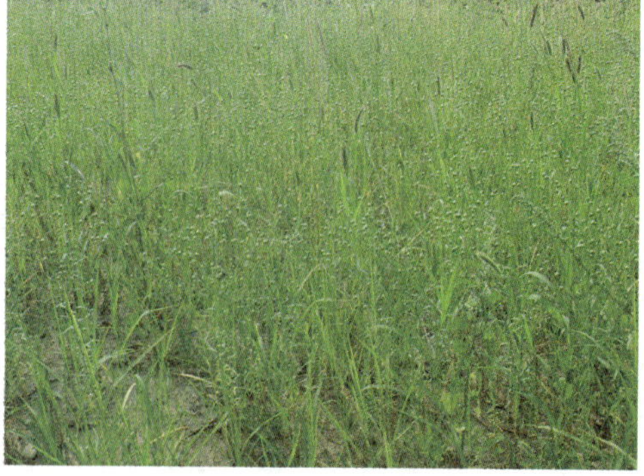

图61-2　亚麻生境

5. 形态特征

亚麻一年生直立草本，高30~100cm或更高。全株无毛。茎圆柱形，表面具纵条纹，基部直径约4mm，稍木质化，上部多分枝。叶互生；无柄或近无柄；叶片披针形或线状披针形，长1~3cm，宽2~5mm，先端渐尖，基部渐狭，全缘，叶脉通常三出。花多数，生于枝顶或上部叶腋，每叶腋生一花，直径约15mm，花柄细弱，长约2cm；花萼5，绿色，分离，卵形，长约为花瓣的半数；花瓣5，蓝色或白色，分离，广倒卵形，长约10mm，宽约7mm，边缘稍呈波状；雄蕊5，花药线形；子房上位，5室，花柱5，线形，分离，长约4mm。蒴果近球形或稍扁，直径5~7mm。种子卵形，长4~6mm，宽约2mm，一端稍尖而微弯，表面黄褐色而有光泽。花期6~7月，果期7~9月。（图61-3）

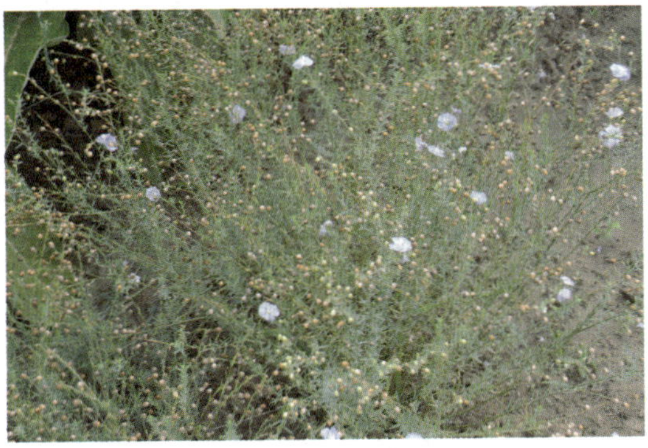

图61-3　花期亚麻

6. 产地加工

8~10月间果实成熟时割取全草，捆成小把，晒干，打取种子，除净杂质，晒干。

【药材】

1. 性状特征

本品呈扁平卵圆形，一端钝圆，另端尖而略偏斜，长4~6mm，宽2~3mm。表面红棕色或灰褐色，平滑有光泽，种脐位于尖端的凹入处；种脊浅棕色，位于一侧边缘。种皮薄，胚乳棕色，薄膜状；子叶2，黄白色，富油性。气微，嚼之有豆腥味（图61-4）。

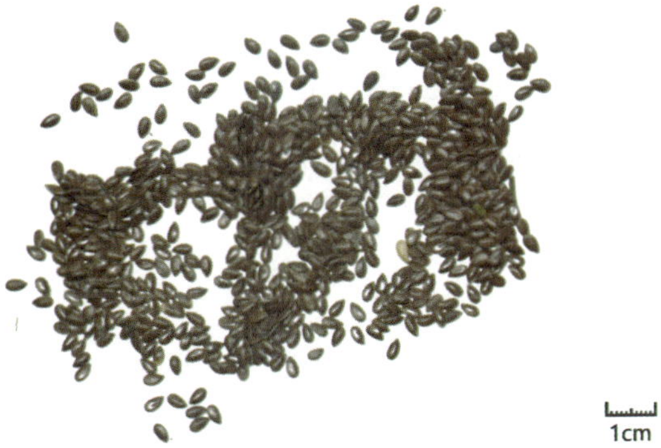

图61-4　亚麻药材

2. 商品规格

统货。

3. 道地药材

河北涉县及周边产地产者为道地药材，种植历史较长，质量较好。

4. 质量标志

以饱满、色红棕、光亮者为佳。

5. 显微特征

本品横切面：表皮细胞较大，类长方形，壁含黏液质，遇水膨胀显层纹，外面有角质层。下皮为1~5列薄壁细胞，壁稍厚。纤维层为1列排列紧密的纤维细胞，略径向延长，直径3~5μm，壁厚，木化，胞腔较窄，层纹隐约可见。颓废层细胞不明显。色素层为一层扁平薄壁细胞，内含棕红色物质。

胚乳及子叶细胞多角形，内含脂肪油及糊粉粒。糊粉粒直径7~14μm，含拟晶体及拟球体1~2个。

6. 化学组分

（1）木质素类　开环异落叶松树脂酚二葡萄糖苷等。

（2）脂肪酸类　软脂酸、硬脂酸、亚油酸、α-亚麻酸、二十二烷酸等。

（3）黄酮类　草棉黄素、3,7-二甲氧基草棉黄素、黄棉黄素，8-O-双葡萄糖苷、山奈酚，7-O-双葡萄糖苷等。

（4）其他类　烟碱、蔗糖、胡萝卜苷、色氨酸等。

7. 理化特征

取本品粉末0.5g，置试管中，加水少许，试管中悬挂一条浸有10%碳酸钠溶液的三硝基苯酚试纸，塞紧（试纸勿接触粉末和管壁），置热水浴中3~5min，试纸显砖红色。

8. 贮藏

置阴凉干燥处，防蛀。

【炮制与饮片】

1. 饮片炮制

除去杂质，生用捣碎或炒研。

2. 饮片名称

亚麻子。

3. 药品类别

泻下药：峻下逐水润下药。

4. 性状特征

种子卵圆形，扁平，长4~7mm，宽2~3mm。表面棕色或棕红色，平滑，有光泽，一端尖而略偏斜，种脐位于下方的凹陷处，另一端圆钝，种脊位于一侧边缘。种皮薄，胚乳棕色，菲薄，子叶2枚，黄白色，富油性。气微，嚼之有豆腥味。

5.质量要求

含量测定　照气相色谱法（通则0521）测定。本品按干燥品计算含亚油酸（$C_{18}H_{32}O_2$）和α-亚麻酸（$C_{18}H_{32}O_2$）的总量不得少于13.0%。

6.性味功能

性平，味甘。润燥通便，养血祛风。用于肠燥便秘，皮肤干燥，瘙痒，脱发等症。

7.用法用量

内服：煎汤，9~15g。

8.配伍禁忌

本品含有氰苷，服用时应注意毒副作用。

9.使用注意

大便滑泻者禁用。

10.贮藏

置阴凉干燥处，防蛀。

【经典方剂与临床应用】

1.醉仙散（《博济方》）

处方： 亚麻子、牛蒡子、枸杞子、蔓荆子一处同炒，令烟出为度，各25g　苦参25g　瓜蒌根、防风去芦各25g　白蒺藜25g。

制法： 上八味，同杵为末，每75g药末，入轻粉30g，一起拌匀。

功能主治： 治大风疾，遍身瘾疹瘙痒。

用法用量： 每服15g生末，调茶下，空心、日午、临卧各一服。

使用注意： 大便滑泻者禁用。

【食疗与药膳】

1.亚麻子油

处方： 取亚麻子1000g。

制作方法： 放入榨油机，榨制。

功能主治： 补脑健脑、缓解关节疼痛、促进新生儿生长。

用法用量： 大便滑泻者禁用。

紫苏子

ZiSuZi

【别名】苏子（《本草经集注》），黑苏子（《饮片新参》），铁苏子（《江苏省植物药材志》）。

【基原】

1.集解

紫苏原名苏，始载于《名医别录》，列为中品，但没有记述紫苏的植物形态。弘景《本草经集注》曰："叶下紫色，而气甚香，其无紫色不香似荏者，名野苏，不堪用。其子主下气，与桔皮相宜同疗。今俗呼为紫苏。"到了宋代，对紫苏有了更为详尽的记载。宋代《本草图经》指出："苏，紫苏也，旧不著所出州土，今处处有之，叶下紫色，而气甚香，夏采茎叶，秋采实。其茎并叶通心经，益脾胃，煮饮尤胜，与橘皮相宜同疗，气方中多用之。实主上气咳逆……若欲宣通风毒，则单用茎，去节大良。谨按《尔雅》谓苏为桂荏。盖以其味辛而形类荏，乃名之。然而苏有数种，有水苏、白苏、鱼苏、山鱼苏，皆是荏类，白苏方茎，圆叶不紫，亦甚香，实亦入药。鱼苏似茵陈，大叶而香，吴人以煮鱼者，一名鱼蔛。生山石间者名山鱼苏，主休息痢，大小溲频数，干末米饮调服之，效。"记述了紫苏的植物形态及产地，说明当时苏有很多种，区分了苏的其他种。宋代《本草衍义》曰："苏，此紫苏也，背面皆紫者为佳，其味微，辛、甘，能散，其气香。……子，治肺气喘咳。"宋代《宝庆本草折衷》曰："《易简》及诸要方，皆言惟自种紫苏，收其子，色紫粒细而香者，可入药。若野苏及白苏、鱼苏等，皆不足取。"元代《日用本草》谓："苏，纯紫者尤佳。"项下介绍其子的功效。明代《救荒本草》曰："紫苏，一名桂荏。又有数种：有勺苏、鱼苏、山苏。出简州及无为军，今处处有之。苗高二尺许，茎方，叶似苏子叶微小，茎叶背面皆紫色，而气甚香，开粉红花，结小蒴，其子状如黍颗。"明代《药品化义》分论曰："苏子，属阳，体细而锐，色黑，气炒研微香。"清代张璐《本经逢原·卷二》："苏子，辛温，无毒。粗而色深紫者真，细而色淡者假。"清代《本草求原》："叶，以两面紫者良。……五月采叶，九月采子，后时则无功。"《中华本草》记载紫苏子我国大部分地区有产，主产于河北等地。《500味常用中药材的经验鉴别》收载：紫苏子商品来源于野生及栽培的均有，紫苏（包括其变种）在全国大部分地区有分布。主产于河北安国、定州等地。张贵君《现代中药材商品通鉴》收载紫苏子：全国各地广有栽培，主产于河北等省。《中药大辞典》收载紫苏子主产于河北等地。金世元著《金世元中药材传统经验鉴别》收载紫苏叶主产于河北等地，多自产自销。以河北安国栽培品种质量最优。紫苏叶项下附有紫苏子。

2. 品种

本品为唇形科植物紫苏*Perilla frutescem*（L.）Britt.的干燥成熟果实。秋季果实成熟时采收，除去杂质，晒干。

3. 分布

现河北省安国、定州等地均有栽培，以安国产量最大品质最优。（图62-1）

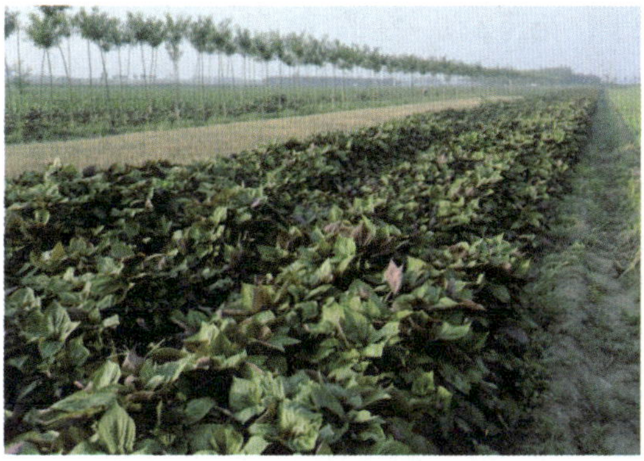

图62-1　栽培紫苏

4. 生态

喜温暖湿润环境，对土壤要求不严，但以排水良好、疏松肥沃的中性或微碱性土壤最佳。（图62-2）

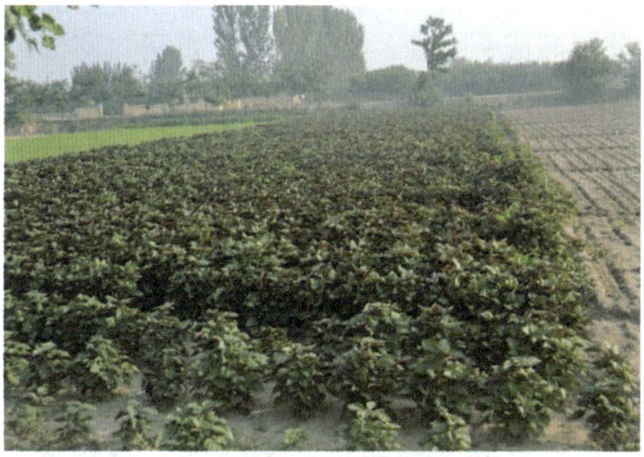

图62-2　紫苏生境

5. 形态特征

一年生、直立草本。茎高0.3~2m，绿色或紫色，钝四棱形，具四槽，密被长柔毛。叶阔卵形或圆形，长7~13cm，宽4.5~10cm，先端短尖或突尖，基部圆形或阔楔形，边缘在基部以上有粗锯齿，膜质或草质，两面紫色，或仅下面紫色，上面被疏柔毛，下面被贴生柔毛，侧脉7~8对，位于下部者稍靠近，斜上升，与中脉在上面微突起，下面明显突起，色稍淡；叶柄长3~5cm，背腹扁平，密被长柔毛。轮伞花序2花，组成长1.5~15cm、密被长柔毛、偏向一侧的顶生及腋生总状花序；苞片宽卵圆形或近圆形，长宽约4mm，先端具短尖，外被红褐色腺点，无毛，边缘膜质；花梗长1.5mm，密被柔毛。花萼钟形，10脉，长约3mm，直伸，下部被长柔毛，夹有黄色腺点，内面喉部有疏柔毛环，结果时增大，长至1.1cm，平伸或下垂，基部一边肿胀，萼檐二唇形，上唇宽大，3齿，中齿较小，下唇比上唇稍长，2齿，齿披针形。花冠白色至紫红色，长3~4mm，外面略被微柔毛，内面在下唇片基部略被微柔毛，冠筒短，长2~2.5mm，喉部斜钟形，冠檐近二唇形，上唇微缺，下唇3裂，中裂片较大，侧裂片与上唇相近似。雄蕊4，几不伸出，前对稍长，离生，插生喉部，花丝扁平，花药2室，室平行，其后略叉开或极叉开。花柱先端相等2浅裂。花盘前方呈指状膨大。小坚果近球形，灰褐色，直径约1.5mm，具网纹。花期8~11月，果期8~12月。（图62-3）

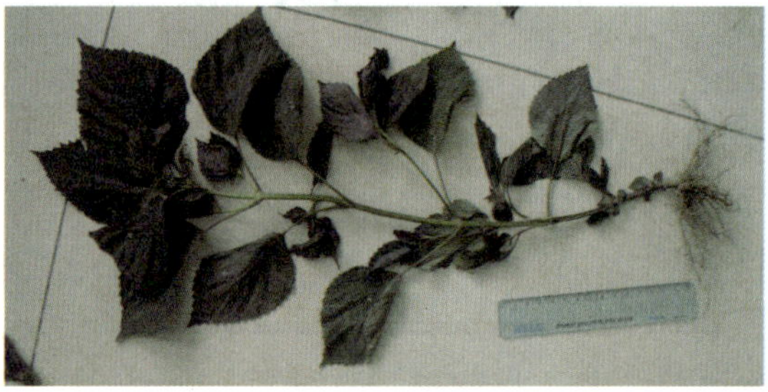

图62-3　紫苏个体

6. **产地加工**

紫苏子于秋季果实成熟时采收，除去杂质，晒干。使用镰刀进行采收，采收时，直接将全株采收，在田地中，遮盖塑料布，约2~3天，紫苏叶可自然脱落，此时进行果实采收。采收时，直接将紫苏穗捆成一小捆，将上面的紫苏子抖落即可。（图62-4）

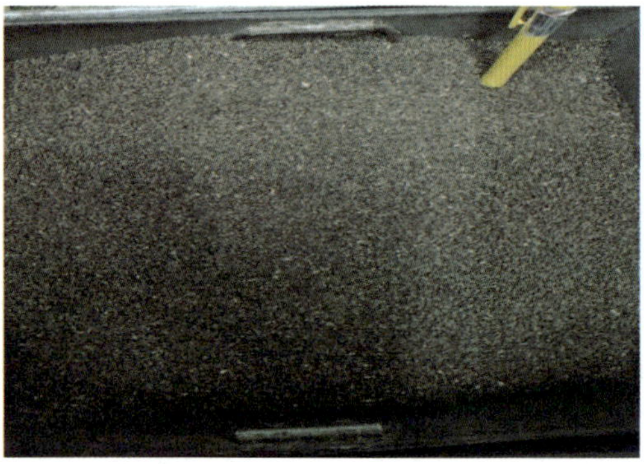

图62-4　产地加工

【药材】

1. **性状特征**

本品呈卵圆形或类球形，直径约1.5mm。表面灰棕色或灰褐色，有微隆起的暗紫色网纹，基部稍尖，有灰白色点状果梗痕。果皮薄而脆，易压碎。种子黄白色，种皮膜质，子叶2，类白色，有油性。压碎有香气，味微辛。（图62-5、图62-6、图62-7）

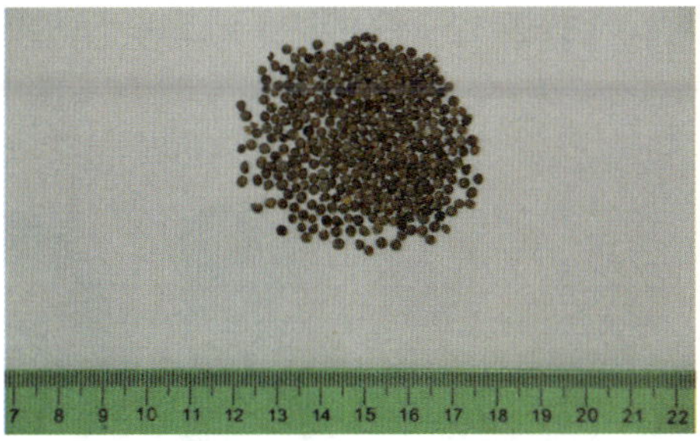

图62-5　紫苏子药材

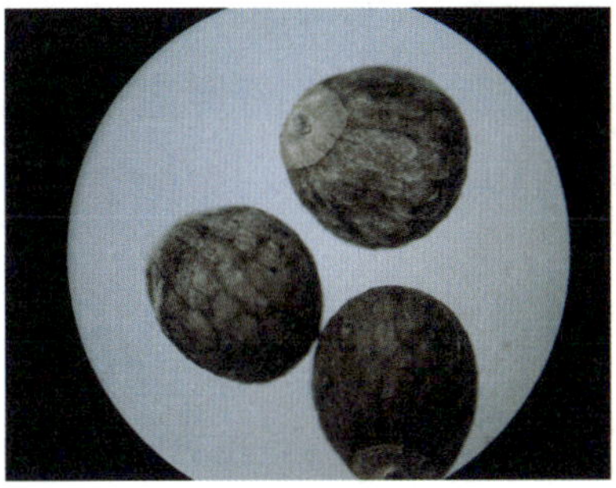

图62-6　紫苏子1

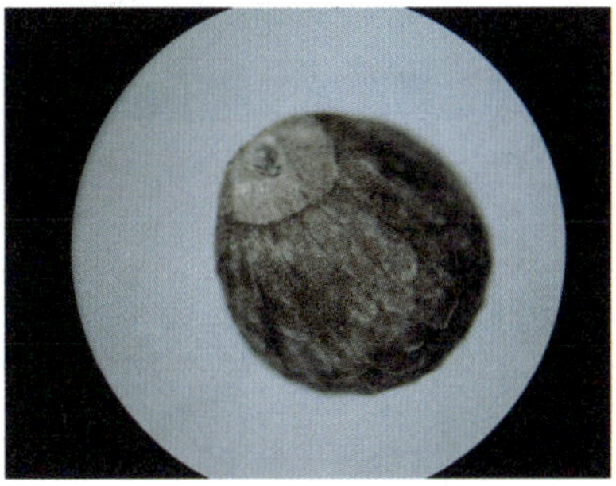

图62-7　紫苏子2

2. **商品规格**

根据市场流通情况，将紫苏子分为“选货”与“统货”两个等级。性状特征两者大致相同，表皮完整，无破损。颗粒均匀、饱满，富油性。杂质不得过0.5%的为选货。表皮基本完整。颗粒大小不等，有的饱满，有的略干瘪。杂质不得过3%的为统货。目前市场药材因产地不同，导致性状稍有差异，目前紫苏子品种较为混乱，除药典品种外，尚有白苏子来源于唇形科紫苏*Perilla frutescem*（L.）Britt.的干燥白色成熟果实收载于《浙江中药饮片炮制规范》(2015年版)；小苏子（野生紫苏、浙苏子）来源于唇形科植物野生紫苏*Perilla frutescens*（L.）Britt. var. *acuta*（Thunb.）Kudo的干燥成熟果实，收载于《浙江省中药饮片炮制规范》(2015版)。以上品种性状与药典描述紫苏子性状较大，应注意鉴别。

3. **道地药材**

以河北安国产者质量为佳。

4. **质量标志**

以粒饱满、色灰粽、油性足者为佳。

5. **显微特征**

本品粉末灰棕色。种皮表皮细胞断面观细胞极扁平，具钩状增厚壁；表面观呈类椭圆形，壁具致密雕花钩纹状增厚。外果皮细胞黄棕色，断面观细胞扁平，外壁呈乳突状；表面观呈类圆形，壁稍弯曲，表面具角质细纹理。内果皮组织断面观主为异型石细胞，呈不规则形；顶面观呈类多角形，细胞间界限不分明，胞腔星状。内胚乳细胞大小不一，含脂肪油滴；有的含细小草酸钙方晶。子叶细胞呈类长方形，充满脂肪油滴。(图62-8、

图62-9、图62-10、图62-11、图62-12、图62-13）

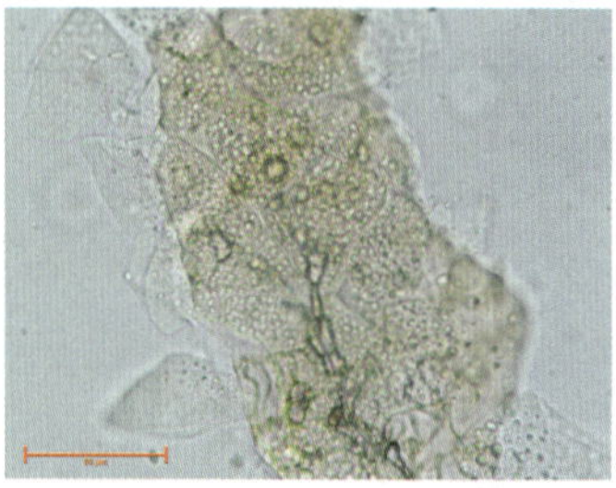

图62-9　种皮表皮细胞

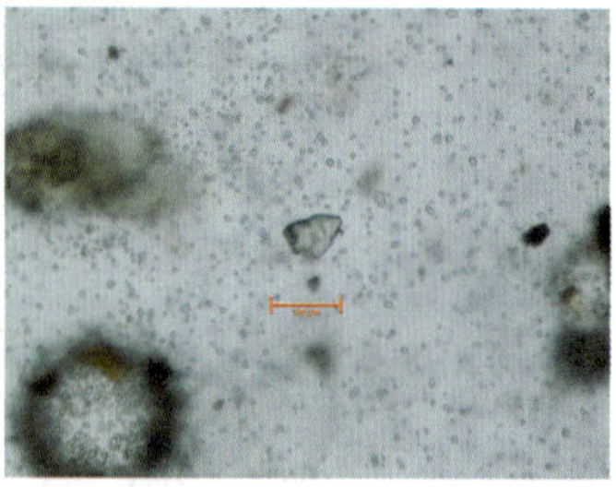

图62-10　方晶

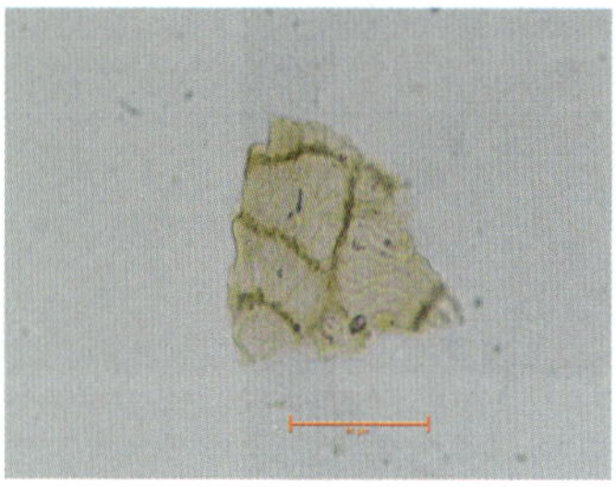

图62-11　外果皮细胞

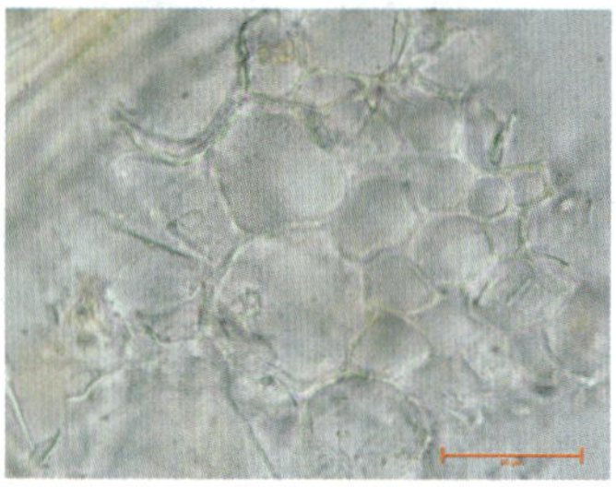

图62-12　内胚乳细胞

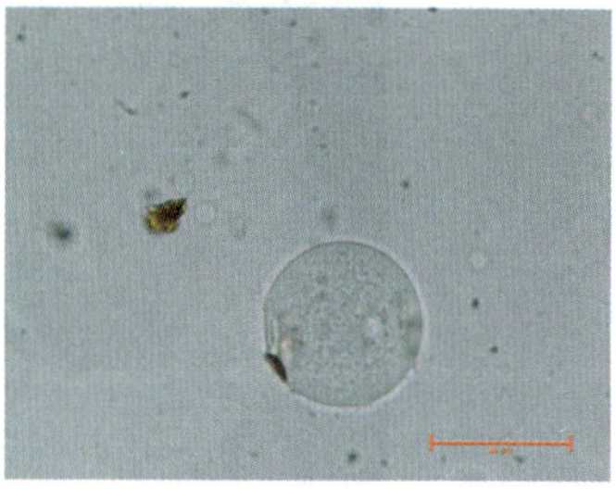

图62-13　油滴

6. 化学组分

（1）脂肪酸类　棕榈酸、棕榈油酸、硬脂酸、α-亚麻酸（LNA）、亚油酸（LA）、油酸等。

（2）氨基酸类　谷氨酸、缬氨酸、天冬氨酸、丝氨酸、甘氨酸、亮氨酸、精氨酸。

（3）矿物质元素　铁、锰、铜、锌等微量元素。

（4）黄酮类　芹菜素、木犀草素等。

（5）酚酸类　迷迭香酸等。

（6）维生素类　维生素B_1、维生素B_2、维生素E等。

7. 贮藏

置通风干燥处，防蛀。

【炮制与饮片】

1. 饮片炮制

紫苏子　除去杂质，洗净，干燥。

炒紫苏子　取净紫苏子，照清炒法（通则0213）炒至有爆声。

2. 饮片名称

紫苏子、炒紫苏子。

3. 药品类别

化痰止咳平喘药：止咳平喘药。

4.性状特征

紫苏子　性状特征如药材。

炒紫苏子　本品形如紫苏子，表面灰褐色，有细裂口，有焦香气。

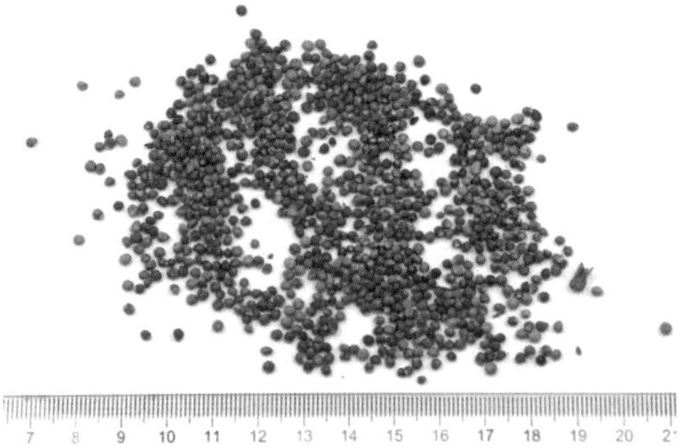

图62-14　紫苏子

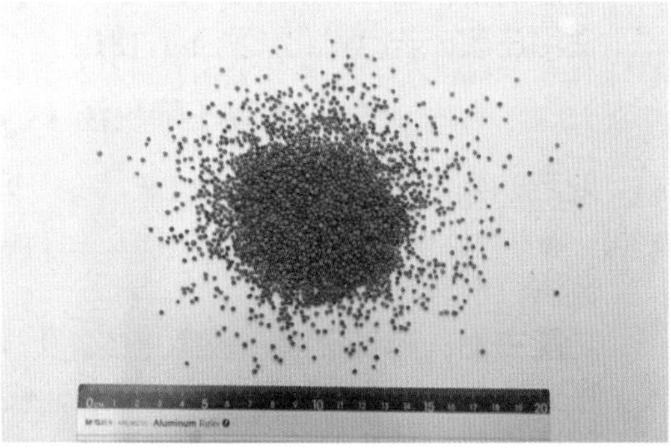

图62-15　炒紫苏子

4.质量要求

紫苏子

（1）水分　不得过8.0%。

（2）含量测定　照高效液相色谱法（通则0512）测定。本品按干燥品计算，含迷迭香酸（$C_{18}H_{16}O_8$）不得过0.25%。

炒紫苏子

（1）水分不得过2.0%。

（2）含量测定　照高效液相色谱法（通则0512）测定。本品按干燥品计算，含迷迭香酸（$C_{18}H_{16}O_8$）不得过0.20%。

6.性味功能

紫苏子辛，温，归肺经。降气化痰，止咳平喘，润肠通便。用于痰壅气逆，咳嗽气喘，肠燥便秘。炒紫苏子具有温肺祛痰，止咳平喘的功效。

7.用法用量

内服：煎汤，3~10g。

8.使用注意

脾虚便溏者慎用。

9.贮藏

置通风干燥处，防蛀。

【经典方剂与临床应用】

1.华盖散（《博济方》）

处方：紫苏子炒30g　麻黄去根节30g　杏仁去皮尖30g　陈皮去白30g　桑白皮30g　赤茯苓去皮30g　甘草炙15g。

制法：水煎。

功能主治：宣肺解表，祛痰止咳。肺感寒邪，咳嗽上气，咯痰不爽，呀呷有声，胸膈满闷，项背拘急，声重鼻塞，头昏目眩。

用法用量：上为末。每服6g，水一盏，煎至六分，食后温服。

使用注意：若凉燥化热则不宜使用。

2.苏子降气汤（《太平惠民和剂局方》）

处方：紫苏子75g　半夏汤洗七次，75g　川当归去芦4g　甘草爁60g　前胡去芦30g　厚朴去粗皮30g　姜汁拌炒30g　肉桂去皮45g　陈皮去白45g。

制法：水煎服。

功能主治：降气平喘，祛痰止咳。上实下虚咳喘证。痰涎壅盛，胸膈满闷，喘咳短气，呼多吸少，或腰疼脚弱，肢体倦怠，或肢体浮肿，舌苔白滑或白腻，脉弦滑。

用法用量：上为细末，每服6g，水一盏半，入生姜二片，枣子一个，苏叶五叶，同煎至八分，去滓热服，不拘时候（现代用法：加生姜2片，枣子，紫苏叶2g，水煎服，用量按原方比例酌定）。

使用注意：本方药性偏温燥，以降气祛痰为主，对于肺肾阴虚的喘咳以及肺热痰喘之症，均不宜使用。

3.定喘汤（《摄生众妙方》）

处方：白果去壳，砸碎炒黄，9g　麻黄9g　紫苏子6g　甘草3g　款冬花9g　杏仁去皮、尖4.5g　桑白皮蜜炙9g　黄芩微炒6g　法制半夏9g，如无，用甘草汤泡七次，去脐用。

制法：水煎服。

功能主治：宣降肺气，清热化痰。风寒外束，痰热内蕴证。咳喘痰多气急，质稠色黄，或微恶风寒，舌苔黄腻，脉滑数。

用法用量：水三盅，煎二盅，作二服，每服一盅，不用姜，不拘时候，徐徐服。

使用注意：若新感风寒，虽恶寒发热、无汗而喘，但内无痰热者；或哮喘日久，肺肾阴虚者，皆不宜使用。

【食疗与药膳】

1.紫苏子粥

原料：紫苏子10g　大米100g。

制作方法：将苏子择净，放入锅中，加清水适量，浸泡5~10min后，水煎取汁，加大米煮为稀粥即成。

功能主治：煮粥即食，既能消积通便，又能下气平喘，对慢性支气管炎、支气管哮喘患者咳嗽、便秘时，本方既可下气止咳，又能润肠通便，且能补益脾肺，可谓一举数得。

用法用量：每日1剂，连续2~3日。

麻黄

MaHuang

【别名】龙沙（《神农本草经》）、狗骨（《广雅》）、卑相，卑盐（《名医别录》）。

【基原】

1.集解

麻黄始载于《神农本草经》，将其列为中品，谓其功能“发表出汗，止咳逆上气。”汉代《范子计然》云：“出汉中三辅。”南北朝梁代陶弘景《名医别录》载：“麻黄生晋地及河东，立秋采茎，阴干令青。”宋代《图经本草》记载“麻黄，生晋地及河东。今近京多有之。”均说明其地曾于河北一带。

唐代段成式《酉阳杂俎》云：“麻黄，茎端开花，花小而黄，簇生，子如覆盆子，可食，至冬枯死如草，及春却青。”宋代苏颂《图经本草》谓：“苗春生，至夏五月则长及一尺以来。梢上有黄花，结实如百合瓣而小。又似皂荚子，味甜，微有麻黄气，外红皮，里仁子黑。根紫赤色。俗说有雌雄两种：雌者于三四月内开花，六月内结子。雄者无花，不结子。”明代《本草乘雅半偈》记载：“二月生苗，细劲直，外黄内赤，中间作节，如竹，四月梢头开黄花，结实如百合瓣而紧小，又似皂荚子而味甜。根色紫赤，有雌雄2种，雌者开花结实。”明代《本草纲目》载：“麻黄里仁子黑。”清代《本草崇原》：“春生苗，纤细劲直，外黄内赤中空有节，如竹形，宛似毛孔。”

以上古代记述的产地和描述的形态与现代应用的麻黄属植物相符。

2.品种

本品为麻黄科植物草麻黄 *Ephedra sinica* Stapf、中麻黄 *Ephedra intermedia* Schrenk et C. A. Mey. 或木贼麻黄 *Ephedra equisetina* Bge. 的干燥草质茎。

以野生草麻黄为主。

3.分布

主要分布于河北蔚县、怀安、围场等地区。

4.生态

草麻黄　适应性强，习见于山坡、平原、干燥荒地、河床及草原等处，常组成大面积的单纯群落。

中麻黄　抗旱性强，生于海拔数百米至2000m的干旱荒漠、沙滩地区及干旱的山坡或草地上。

木贼麻黄　生于干旱地区的山脊、山顶及岩壁等处。（图63-1、图63-2、图63-3）

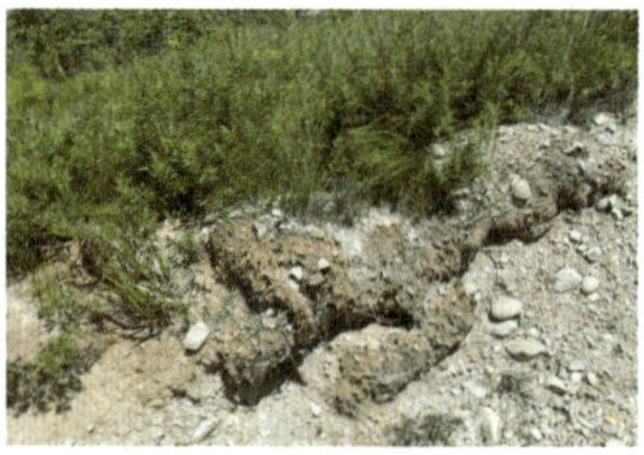

图63-1　草麻黄生境

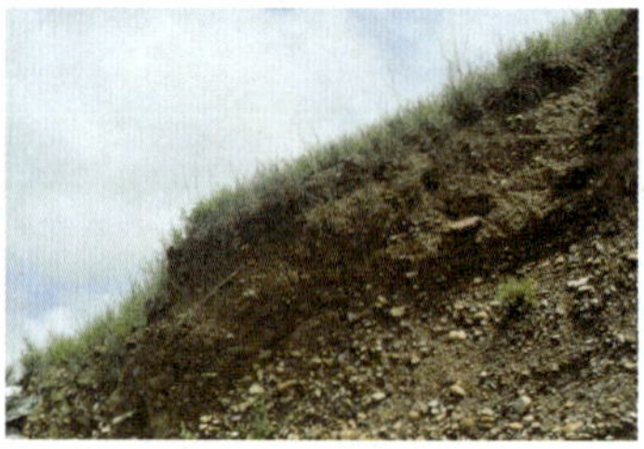

图63-2　中麻黄生境

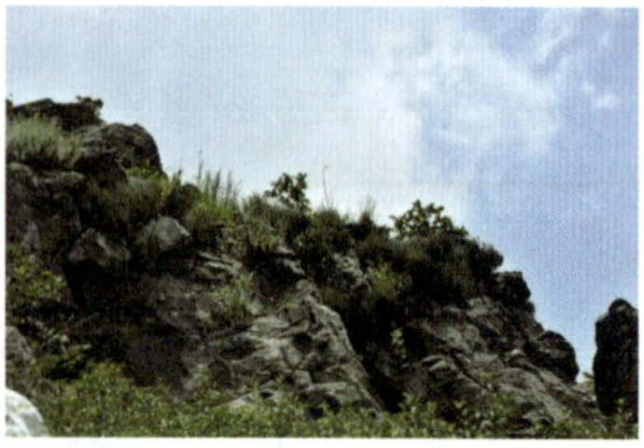

图63-3　木贼麻黄生境

5.形态特征

草麻黄

草本状灌木，高20~40cm；木质茎短或成匍匐状，小枝直伸或微曲，表面细纵槽纹常不明显，节间长2.5~5.5cm，多为3~4cm，径约2mm。叶2裂，鞘占全长1/3~2/3，裂片锐三角形，先端急尖。雄球花多成复穗状，常具总梗，苞片通常4对，雄蕊7~8，花丝合生，稀先端稍分离；雌球花单生，在幼枝上顶生，在老枝上腋生，常在成熟过程中基部有梗抽出，使雌球花呈侧枝顶生状，卵圆形或矩圆状卵圆形，苞片4对，下部3对合生部分占1/4~1/3，最上一对合生部分达1/2以上；雌花2，胚珠的珠被管长1mm或稍长，直立或先端微弯，管口隙裂窄长，约占全长的1/4~1/2，裂口边缘不整齐，常被少数毛茸。雌球花成熟时肉质红色，矩圆状卵圆形或近于圆球形，长约8mm，径6~7mm；种子通常2粒，包于苞片内，不露出或与苞片等长，黑红色或灰褐色，三角状卵圆形或宽卵圆形，长5~6mm，径2.5~3.5mm，表面具细皱纹，种脐明显，半圆形。花期5~6月，种子8~9月成熟。

中麻黄

灌木，高20~100cm；茎直立或匍匐斜上，粗壮，基部分枝多；绿色小枝常被白粉呈灰绿色，径1~2mm，节间通常长3~6cm，纵槽纹较细浅。叶3裂及2裂混见，下部约2/3合生成鞘状，上部裂片钝三角形或窄三角披针形。雄球花通常无梗，数个密集于节上成团状，稀2~3个对生或轮生于节上，具5~7对交叉对生或5~7轮（每轮3片）苞片，雄花有5~8枚雄蕊，花丝全部合生，花药无梗；雌球花2~3成簇，对生或轮生于节上，无梗或有短梗，苞片3~5轮（每轮3片）或3~5对交叉对生，通常仅基部合生，边缘常有明显膜质窄边，最上一轮苞片有2~3雌花；雌花的珠被管长达3mm，常成螺旋状弯曲。雌球花成熟时肉质红色，椭圆形、卵圆形或矩圆状卵圆形，长6~10mm，径5~8mm；种子包于肉质红色的苞片内，不外露，3粒或2粒，形状变异颇大，常呈卵圆形或长卵圆形，长5~6mm，径约3mm。花期5~6月，种子7~8月成熟。

木贼麻黄

直立小灌木，高达1米，木质茎粗长，直立，稀部分匍匐状，基部径达1~1.5cm，中部茎枝一般径3~4mm；小枝细，径约1mm，节间短，长1~3.5cm，多为1.5~2.5cm，纵槽纹细浅不明显，常被白粉呈蓝绿色或灰绿色。叶2裂，长1.5~2mm，褐色，大部分合生，上部约1/4分离，裂片短三角形，先端钝。雄球花单生或3~4个集生于节上，无梗或开花时有短梗，卵圆形或窄卵圆形，长3~4mm，宽2~3mm，苞片3~4对，基部约1/3合生，假花被近圆形，雄蕊6~8，花丝全部合生，微外露，花药2室，稀3室；雌球花常2个对生于节上，窄卵圆形或窄菱形，苞片3对，菱形或卵状菱形，最上一对苞片约2/3合生，雌花1~2，珠被管长达2mm，稍弯曲。雌球花成熟时肉质红色，长卵圆形或卵圆形，长8~10mm，径4~5mm，具短梗；种子通常1粒，窄长卵圆形，长约7mm，径2.5~3mm，顶端窄缩成颈柱状，基部渐窄圆，具明显的点状种脐与种阜。花期6~7月，种子8~9月成熟。（图63-4、图63-5、图63-6）

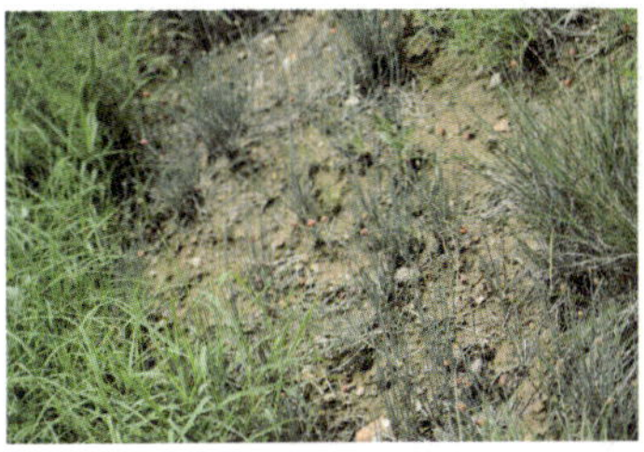

图63-4　草麻黄原植物

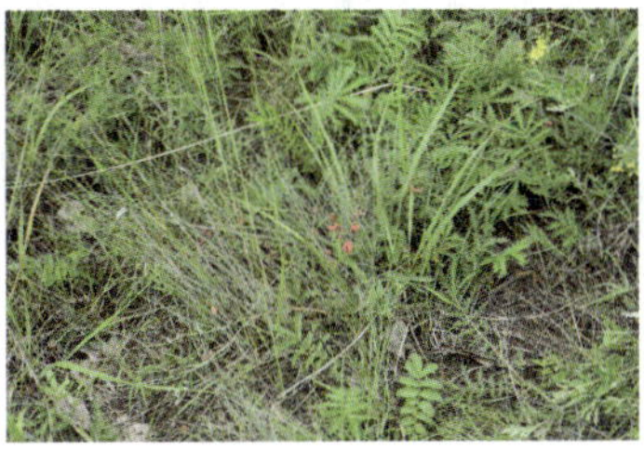

图63-5　中麻黄原植物

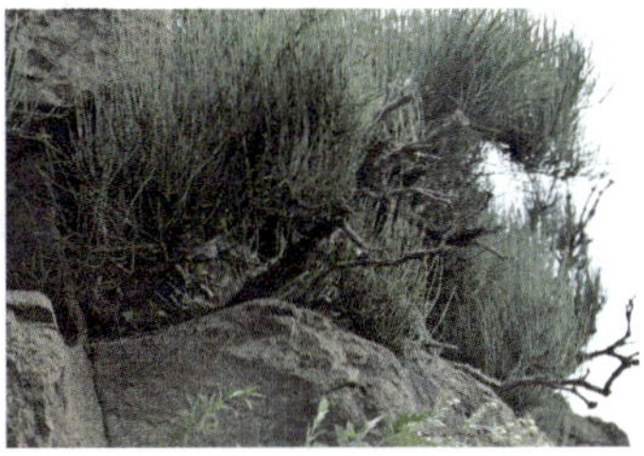

图63-6　木贼麻黄原植物

6. 产地加工

秋季采割绿色的草质茎，晒干。

【药材】

1. 性状特征

草麻黄

呈细长圆柱形，少分枝，直径1~2mm。有的带少量棕色木质茎。表面淡绿色至黄绿色，有细纵脊线，触之微有粗糙感。节明显，节间长2~6cm。节上有膜质鳞叶，长3~4mm；裂片2（稀3），锐三角形，先端灰白色，反曲，基部联合成筒状，红棕色。体轻，质脆，易折断，断面略呈纤维性，周边绿黄色，髓部红棕色，近圆形。气微香，味涩、微苦。

中麻黄

多分枝，直径1.5~3mm，有粗糙感。节上膜质鳞叶长2~3mm，裂片3（稀2），先端锐尖。断面髓部呈三角状圆形。

木贼麻黄

较多分枝，直径1~1.5mm，无粗糙感。节间长1.5~3cm。膜质鳞叶长1~2mm；裂片2（稀3），上部为短三角，灰白色，先端多不反曲，基部棕红色至棕黑色。图63-7、图63-8、图63-9）

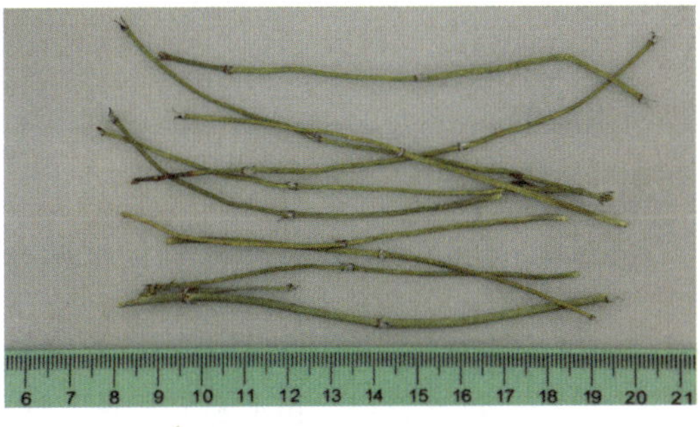

图63-7　草麻黄药材

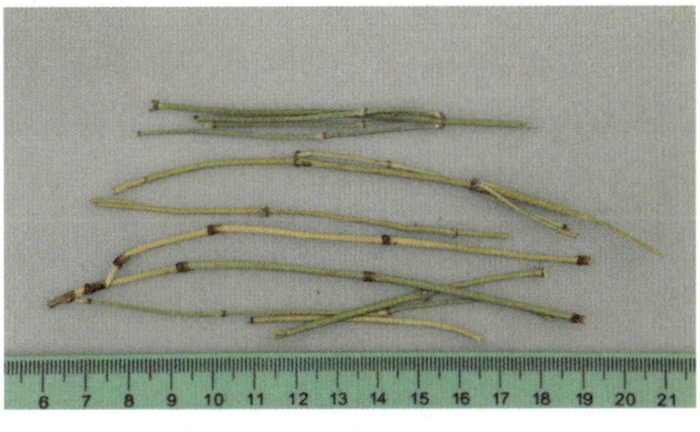

图63-8　中麻黄药材

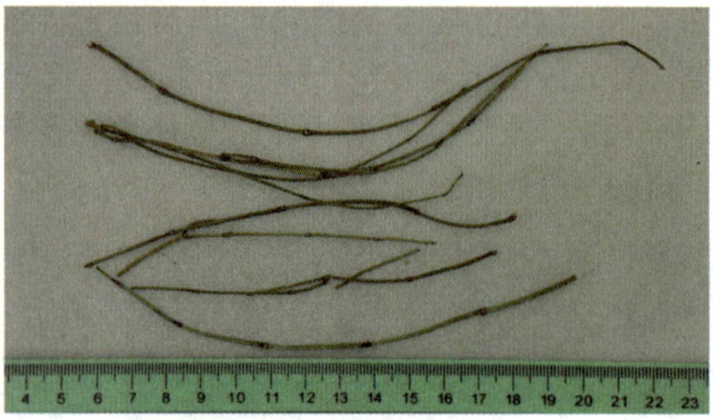

图63-9　木贼麻黄药材

2.商品规格

分为“统货”与“选货”两个等级。选货主要根据分枝情况、直径大小、手触是否有粗糙感、节上膜质鳞叶及断面情况等指标区分。统货为带少量棕色木质茎，细长圆柱形，表面淡绿色至黄绿色，体轻，质脆，易折断，味涩、微苦，杂质不得过5%。草麻黄为市场麻黄的主流药材，其次为木贼麻黄，中麻黄十分罕见。

3.质量标志

以茎粗、淡绿色、玫瑰心明显、根节少、充实、味苦涩者为佳。

4.显微特征

本品横切面：草麻黄　表皮细胞外被厚的角质层；脊线较密，有蜡质疣状突起，两脊线间有下陷气孔。下皮纤维束位于脊线处，壁厚，非木化。皮层较宽，纤维成束散在。中柱鞘纤维束新月形。维管束外韧型，8~10个。形成层环类圆形。木质部呈三角状。髓部薄壁细胞含棕色块；偶有环髓纤维。表皮细胞外壁、皮层薄壁细胞及纤维均有多数微小草酸钙砂晶或方晶。

中麻黄　维管束12~15个。形成层环类三角形。环髓纤维成束或单个散在。

木贼麻黄　维管束8~10个。形成层环类圆形。无环髓纤维。

5.化学组分

（1）生物碱类　左旋麻黄碱，右旋伪麻黄碱，左旋甲基麻黄碱，右旋去甲基麻黄碱等。

（2）黄酮类　橙皮苷，槲皮素、芦丁、木樨草素等。

（3）黄烷-3-醇类　儿茶素，表儿茶素，没食子儿茶素、表没食子儿茶素等。

（4）挥发油类　*l*-α-松油醇、芳樟醇、紫罗兰酮等。

（5）有机酚酸类　苯甲酸、咖啡酸、绿原酸、原儿茶酸等。

（6）碳水化合物　葡萄糖、半乳糖、甘露糖、木糖等。

6.理化特征

取本品粉末0.2g，加水5ml与稀盐酸1~2滴，煮沸2~3min，滤过。滤液置分液漏斗中，加氨试液数滴使呈碱性，再加三氯甲烷5ml，振摇提取。分取三氯甲烷液，置二支试管中，一管加氨制氯化铜试液与二硫化碳各5滴，振摇，静置，三氯甲烷层显深黄色；另一管为空白，以三氯甲烷5滴代替二硫化碳5滴，振摇后三氯甲烷层无色或显微黄色。

7. 贮藏

贮干燥容器内，置通风干燥处。

【炮制与饮片】

1. 饮片炮制

麻黄　除去木质茎、残根及杂质，切段。

蜜麻黄　取熟蜜，加适量开水稀释，加入麻黄段中拌匀，闷润至透，置炒制容器内，用文火加热，炒制不粘手时，取出晾凉。

每100kg麻黄，用熟蜜20kg。

2. 饮片名称

麻黄，蜜麻黄。

3. 药品类别

解表药：发散风寒药。

4. 性状特征

麻黄　呈圆柱形的段。表面淡黄绿色至黄绿色，粗糙，有细纵脊线，节上有细小鳞叶。切面中心显红黄色。气微香，味涩、微苦。

蜜麻黄　形如麻黄段。表面深黄色，微有光泽，略具黏性。有蜜香气，味甜。

（图63-10、图63-11、图63-12、图63-13、图63-14）

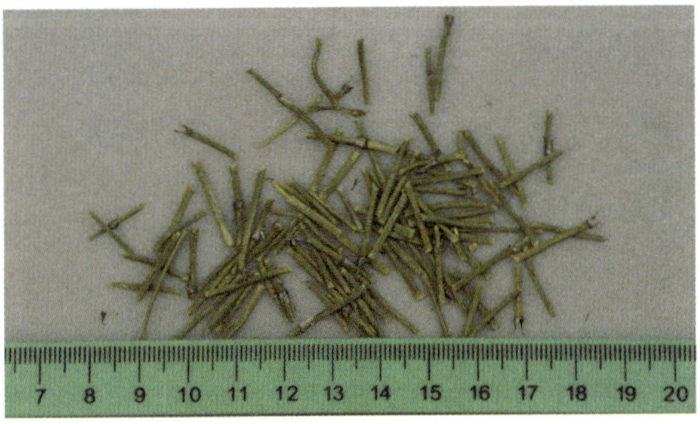

图63-10　草麻黄饮片

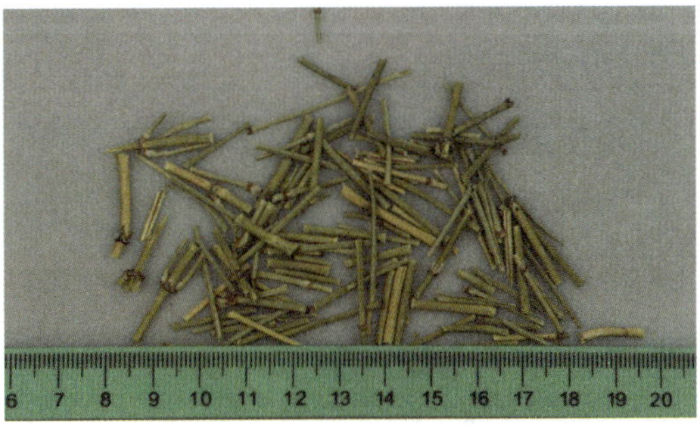

图63-11　中麻黄饮片

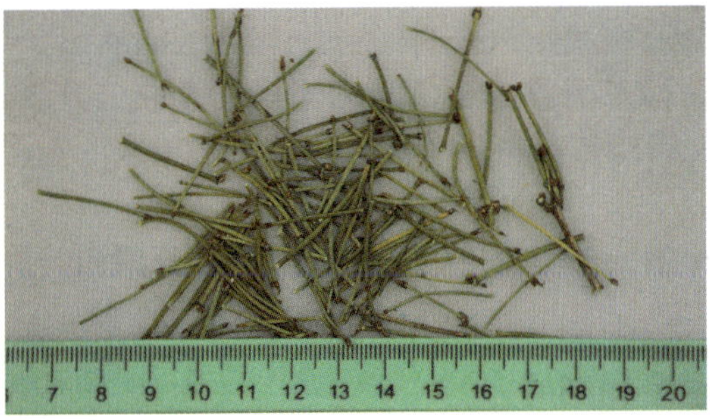

图63-12　木贼麻黄饮片

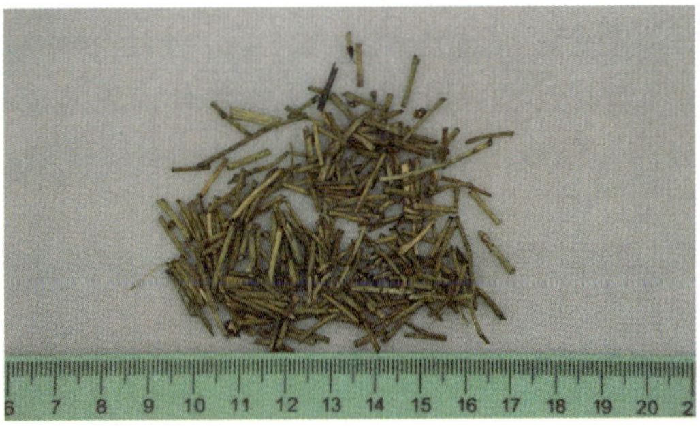

图63-13　蜜炙草麻黄

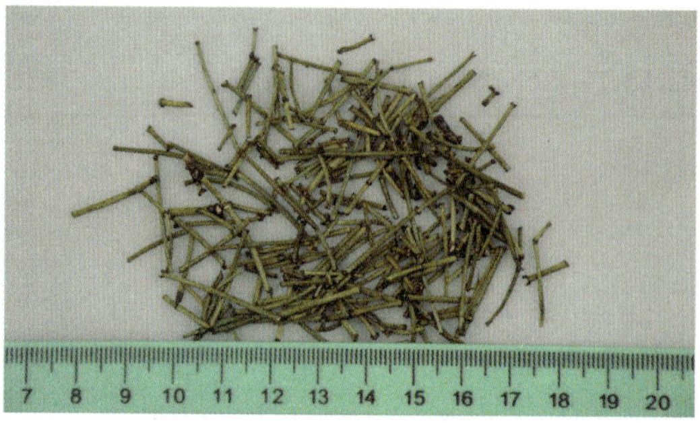

图63-14 蜜炙木贼麻黄

5.质量要求

（1）杂质 不得过5%。

（2）水分 不得过9.0%。

（3）总灰分 不得过10.0%。

（4）含量测定 照高效液相色谱法（通则0521）测定，按干燥品计算，含盐酸麻黄碱（$C_{10}H_{15}NO \cdot HCl$）和盐酸伪麻黄碱（$C_{10}H_{15}NO \cdot HCl$）的总量不得少于0.80%。

6.性味功能

辛、微苦，温。归肺、膀胱经。发汗散寒，宣肺平喘，利水消肿。用于风寒感冒，胸闷喘咳，风水浮肿。蜜麻黄润肺止咳。多用于表证已解，气喘咳嗽。

7.用法用量

内服：煎汤，2~10g。

8.使用注意

本品发汗宣肺力强，凡表虚自汗、阴虚盗汗及肺肾虚喘者均当慎用。

9.贮藏

置通风干燥处。防潮。

【经典方剂与临床应用】

1.麻黄汤（《伤寒论》）

处方： 麻黄去节，三两（9g） 桂枝二两（6g） 杏仁去皮尖，七十个（15g） 甘草炙，一两（3g）。

制法： 上药四味，以水九升，先煮麻黄，减二升，去上沫，内诸药，煮取二升半，去滓，温服八合。覆取微似汗，不须啜粥，余如桂枝汤将息（现代用法：水煎服，温覆取微汗）。

功能主治： 外感风寒表实证。症见恶寒发热，头痛身疼，无汗而喘，舌苔薄白，脉浮紧。

2.三拗汤（《太平惠民和剂局方》）

处方： 麻黄不去节 杏仁不去皮尖 甘草不炙，各等份。

制法： 上药为粗末，每服五钱（15g），加生姜五片（6g），水煎温服。

功能主治： 外感风寒，肺气不宣证。

3. 华盖散（《博济方》）

处方： 紫苏子炒　麻黄去根节　杏仁去皮尖　陈皮去白　桑白皮　赤茯苓去皮，各一两（30g）　甘草炙，15g。

制法： 上为末。每服二钱（6g），水一盏，煎至六分，食后温服。

功能主治： 肺感寒邪，咳嗽上气，咯痰不爽，呀呷有声，胸膈满闷，项背拘急，声重鼻塞，头晕目眩。

【食疗与药膳】

1. 麻黄梨汁汤

治疗百日咳的食疗方

原料： 大梨1个　麻黄0.9g。

制作方法： 将梨挖去心，装入麻黄，盖严，放碗中蒸煮。去麻黄，食梨饮汁。

功能主治： 治疗百日咳。

用法用量： 每日2次。

2. 麻黄杏仁豆腐汤

原料： 杏仁5g　麻黄6g　豆腐100g。

制作方法： 混合加水煮1小时，去渣，吃豆腐喝汤。

功能主治： 主治哮喘。

用法用量： 每天或隔天1服。

薄荷

BoHe

【别名】 野薄荷（《滇南本草》）、南薄荷（《本草纲目》）。

【基原】

1. 集解

薄荷最早记载于唐代孙思邈《千金要方·食治卷》中，名为薄荷菜，其味苦、辛、温、无毒。宋《图经本草》曰："薄荷，旧不着所出州土，而今处处皆有之。"说明宋代薄荷已经普遍栽培用。明代《本草蒙筌》："又名鸡苏，各处俱种。"本品在安国栽培时间较长。清代，河北安国（古称祁州）药材种植有了较大的发展，乾隆本所修《祁州志》中有记载。以质地纯正著称，被誉为"祁薄荷"。《祁州中药志》中详细记载了薄荷的植物形态、生长习性、栽培技术、收获加工等。现代研究表明，祁薄荷传统品种中的薄荷脑含量较低，且味发浊，习称臭薄荷。近些年从江苏、安徽等产区引入的薄荷品种品质优良。

2.品种

为唇形科植物薄荷*Mentha haplocalyx* Briq.的干燥地上部分。

3.分布

河北各地均有野生，安国栽培产量最大。（图64–1）

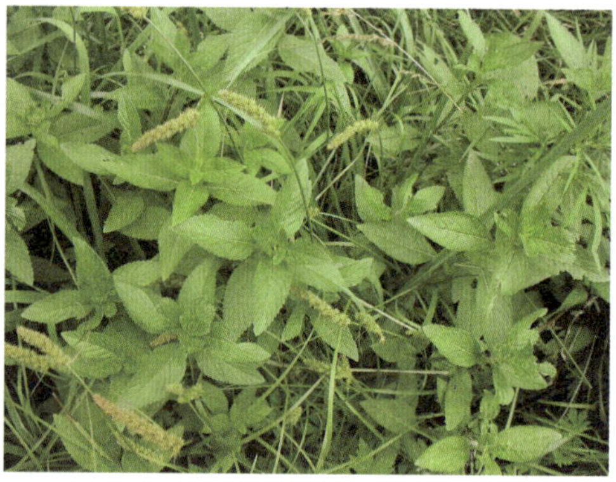

图64–1　薄荷

4.生态

生于水旁潮湿地，海拔可高达3500m。（图64–2）

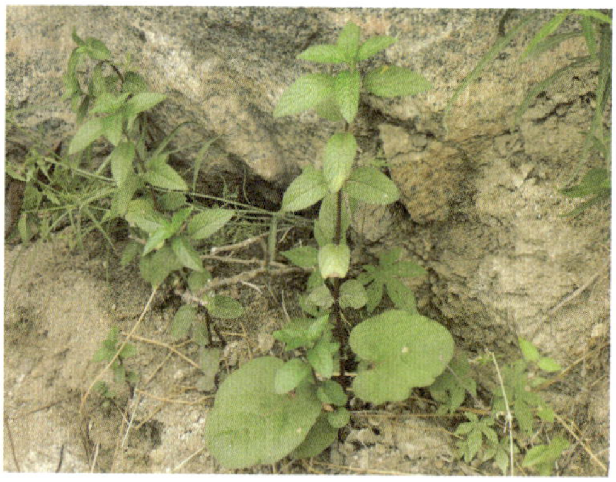

图64–2　薄荷生境

5.形态特征

多年生草本。茎直立，高30~60cm，下部数节具纤细的须根及水平匍匐根状茎，锐四棱形，具四槽，上部被倒向微柔毛，下部仅沿棱上被微柔毛，多分枝。叶片长圆状披针形，披针形，椭圆形或卵状披针形，稀长圆形，长3~5（~7）cm，宽0.8~3cm，先端锐尖，基部楔形至近圆形，边缘在基部以上疏生粗大的牙齿状锯齿，侧脉约5~6对，与中肋在上面微凹陷，下面显著，上面绿色；沿脉上密生、余部疏生微柔毛，或除脉外余部近于无毛，上面淡绿色，通常沿脉上密生微柔毛；叶柄长2~10mm，腹凹背凸，被微柔毛。轮伞花序腋生，轮廓球形，花时径约18mm，具梗或无梗，具梗时梗可长达3mm，被微柔毛；花梗纤细，长2.5mm，被微柔毛或近于无毛。花萼管状钟形，长约2.5mm，外被微柔毛及腺点，内面无毛，10脉，不明显，萼齿5，狭三角状钻形，先端长锐尖，长1mm。花冠淡紫，长4mm，外面略被微柔毛，内面在喉部以下被微柔毛，冠檐4裂，上裂片先端2裂，较大，其余3裂片近等大，长圆形，先端钝。雄蕊4，前对较长，长约5mm，均伸出于花冠之外，花丝丝状，无毛，花药卵圆形，2室，室平行。花柱略超出雄蕊，先端近相等2浅裂，裂片钻形。花盘平顶。小坚果卵珠形，黄褐色，具小腺窝。花期7~9月，果期10月。（图64-3）

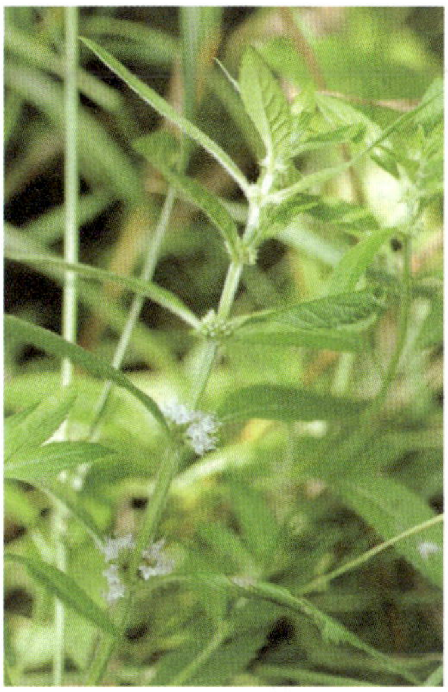

图64-3 花期薄荷

6.产地加工

药用地上全草。夏、秋二季茎叶茂盛或花开至三轮时，选晴天，分次采割，晒干或阴干。

【药材】

1.性状特征

本品茎呈方柱形，有对生分枝，长15~40cm，直径0.2~0.4cm；表面紫棕色或淡绿色，棱角处具茸毛，节间长2~5cm；质脆，断面白色，髓部中空。叶对生，有短柄；叶片皱缩卷曲，完整者展平后呈宽披针形、长椭圆形或卵形，长2~7cm，宽1~3cm；上表面深绿色，下表面灰绿色，稀被茸毛，有凹点状腺鳞。轮伞花序腋生，花萼钟状，先端5齿裂，花冠淡紫色。揉搓后有特殊清凉香气，味辛凉（图64-4）。

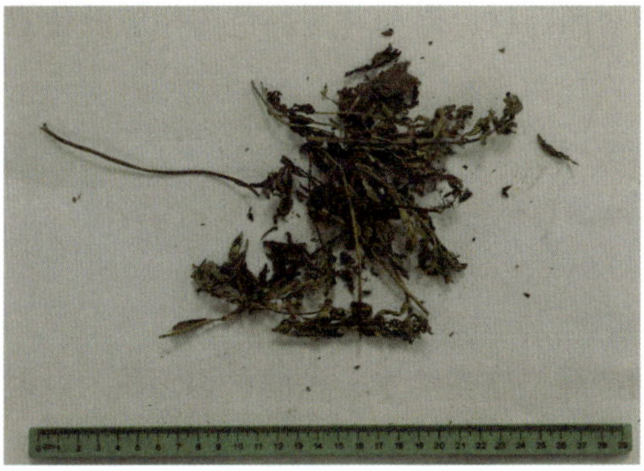

图64-4 薄荷药材

2.商品规格

市场中存在选货和统货，统货茎多呈方柱形，有对生分枝，表面呈紫棕色或淡绿色，棱角处具绒毛；质脆，断面白色，髓部中空，叶对生，有短柄，叶片皱缩卷曲，轮伞花序腋生，叶呈黄棕色、灰绿色。揉搓后清凉香气淡，味辛凉。选货主要依据为药材所含叶的比例、茎表面颜色。

3.道地药材

河北安国引入江苏安徽薄荷品质较好。

4.质量标志

以无根、叶多、色绿、气味浓者为佳。

5.显微特征

本品叶表面观：腺鳞头部8细胞，直径约至90μm，柄单细胞；小腺毛头部及柄部均为单细胞。非腺毛1~8细胞，常弯曲，壁厚，微具疣突。下表皮气孔多见，直轴式。

6.化学组分

（1）挥发性成分　左旋薄荷醇、左旋薄荷酮、异薄荷酮、胡薄荷酮等。

（2）黄酮类　蒙花苷、橙皮苷、香叶木苷等。

（3）酚酸类　紫草酸、迷迭香酸等。

（4）其他成分　大黄素、大黄酚等。

7.理化特征

化学定性：

①取本品叶的粉末少量，经微量升华得油状物，加硫酸2滴及香草醛结晶少量，初显黄色至橙黄色，再加水1滴，即变紫红色。

②取本品粉末0.5g，加石油醚（60~90℃）5ml，密塞，振摇数分钟，放置30min，滤过，滤液挥至1ml，作为供试品溶液。另取薄荷对照药材0.5g，同法制成对照药材溶液。再取薄荷脑对照品，加石油醚（60~90℃）制成每1ml含2mg的溶液，作为对照品溶液。照薄层色谱法（通则0502）试验，吸取供试品溶液10~20μl、对照药材溶液和对照品溶液各10μl，分别点于同一硅胶G薄层板上，以甲苯-乙酸乙脂（19∶1）为展开剂，展开，取出，晾干，喷以香草醛硫酸试液-乙醇（1∶4）的混合溶液，在100℃加热至斑点显色清晰。供试品色谱中，在与对照药材色谱和对照品色谱相应的位置上，显相同颜色的斑点。

8.贮藏

置阴凉干燥处。

【炮制与饮片】

1.饮片炮制

取原药材除去老茎和杂质，略喷清水，稍润，切短段，及时低温干燥。

2.饮片名称

薄荷。

3.药品类别

解表药：发散风热药。

4.性状特征

本品呈不规则的段。茎方柱形，表面紫棕色或淡绿色，具纵棱线，棱角处具茸毛。

切面白色，中空。叶多破碎，上表面深绿色，下表面灰绿色，稀被茸毛。轮伞花序腋生，花萼钟状，先端5齿裂，花冠淡紫色。揉搓后有特殊清凉香气，味辛凉。（图64-5）

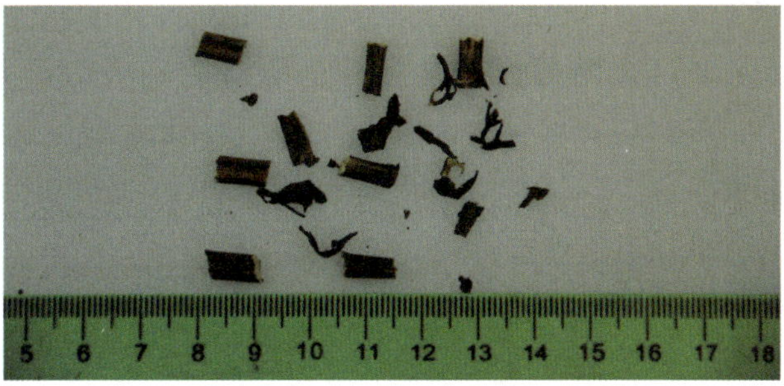

图64-5 薄荷饮片

5.质量要求

（1）叶 不得少于30%。

（2）水分 不得过15.0%。

（3）总灰分 不得过11.0%。

（4）酸不溶性灰分 不得过3.0%。

（4）含量测定 挥发油，照挥发油测定法（通则2204）保持微沸3小时测定。本品含挥发油不得少于0.80%（ml/g）。

薄荷脑，照气相色谱法（通则0521）测定。本品按干燥品计算，含薄荷脑（$C_{10}H_{20}O$）不得少于0.20%。

6.性味功能

性凉，味辛。疏散风热，清利头目，利咽，透疹，疏肝行气。用于风热感冒，风温初起，头痛，目赤，喉痹，口疮，风疹，麻疹，胸胁胀闷等症。

7.用法用量

后下，3~6g。

8.配伍禁忌

忌与鱼鳖同食。

9.使用注意

孕妇不宜食用；肺虚咳喘、阴虚发热多汗、血虚眩晕者慎用。

10.贮藏

置阴凉干燥处保存。

【经典方剂与临床应用】

1.薄荷甘桔杏子汤（《医方简义》）

处方：薄荷15g 甘草5g 桔梗20g 杏仁去皮尖，45g。

制法：水煎服。

功能主治： 治冬温初起，咳嗽，微热微汗，脉浮大者。

用法用量： 水煎服。

使用注意： 服药期间，忌食鱼、鳖。

2. 薄荷玄明散（《中医喉科学》）

处方： 薄荷100g 消石100g 没石子100g 冰片10g 玄明粉50g 硼砂50g 青盐100g。

制法： 上为极细末。

功能主治： 泻火清热。主风热牙痛。

用法用量： 时擦牙齿痛处。

使用注意： 服药期间，忌辛辣。

【食疗与药膳】

3. 薄荷粥

原料： 新鲜薄荷30g 或干薄荷15g。

制作方法： 煎汤，候冷，以粳米50~100g煮粥，待粥将成时，加入冰糖适量及薄荷汤，再煮1~2沸即可服。

功能主治： 清热解暑，疏散风热，清利咽喉。主中老年人风热感冒，头痛目赤，咽喉肿痛，并可作炎夏防暑解热饮料。

用法用量： 夏季午后凉服。

冬凌草

DongLingCao

【别名】 山香草（《贵州草药》）、破血丹（《中国植物志》）、雪草、野藿香（《贵州中草药名录》）。

【基原】

1. 集解

冬凌草自1972年以抗癌草药从民间发掘出来后，国内外学者从化学成分、构效关系、药理作用、临床应用等多个角度对其进行了研究。冬凌草被收入1977年版、2010年版、2015年版、2020年版《中华人民共和国药典》；1987年《山西中药材标准》；1991年《河南省中药材标准》；1992年《卫生部药品标准中药材第一册》；2003年版《贵州省中药材民族药材质量标准》。《涉县中药志》记载了冬凌草，并写道其主要分布在合漳乡、关防乡、偏城镇等地区。第四次全国中药资源普查河北省第3队在石家庄市鹿泉抱犊寨附近发现大量野生冬凌草原植物资源。

2. 品种

本品为唇形科植物碎米桠 *Rabdosia rubescens*（Hemsl.）Hara的干燥地上部分。

3. 分布

河北邯郸、河北石家庄等地。（图65–1）

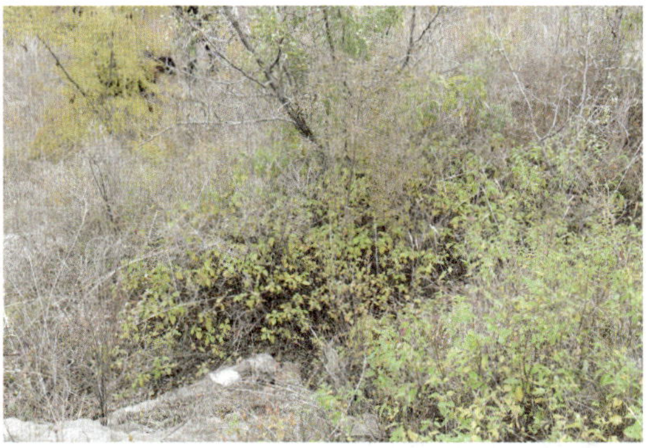

图65–1　冬凌草

4. 生态

生于山坡、灌木丛、林地及路边向阳处。（图65–2）

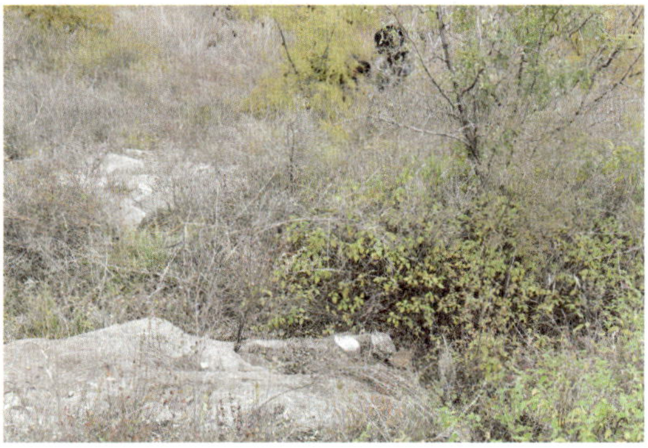

图65–2　冬凌草生境

5. 形态特征

小灌木，高（0.3）0.5~1（~1.2）m；根茎木质，有长纤维状须根。茎直立，多数，基部近圆柱形，灰褐色或褐色，无毛，皮层纵向剥落，上部多分枝，分枝具花序，茎上部及分枝均四棱形，具条纹，褐色或带紫红色，密被小疏柔毛，幼枝极密被绒毛，带紫红色。茎叶对生，卵圆形或菱状卵圆形，长2~6cm，宽1.3~3cm，先端锐尖或渐尖，后一情况顶端一齿较长，基部宽楔形，骤然渐狭下延成假翅，边缘具粗圆齿状锯齿，齿尖具胼胝体，膜质至坚纸质，上面绿色，疏被小疏柔毛及腺点，有时近无毛，下面淡绿色，密被灰白色短绒毛至近无毛，侧脉3~4对，两面十分明显，脉纹常带紫红色；叶柄连具翅假柄在内长1~3.5cm，向茎、枝顶部渐变短。聚伞花序3~5花，最下部者有时多至7花，具长2~5mm的总梗，在茎及分枝顶上排列成长6~15cm狭圆锥花序，总梗与长2~5mm的花梗及序轴密被微柔毛，但常带紫红色；苞叶菱形或菱状卵圆形至披针形，向上渐变小，在圆锥花序下部者十分超出于聚伞花序，在上部者则往往短于聚伞花序很多，先端急尖，基部宽楔形，边缘具疏齿至近全缘，具短柄至近无柄，小苞片钻状线形或线形，长达1.5mm，被微柔毛。花萼钟形，长2.5~3mm，外密被灰色微柔毛及腺点，明显带紫红色，内面无毛，10脉，萼齿5，微呈3/2式二唇形，齿均卵圆状三角形，近钝尖，约占花萼长之半，上唇3齿，中齿略小，下唇2齿稍大而平伸，果时花萼增大，管状钟形，略弯曲，长4~5mm，脉纹明显。花冠长约7mm，有时达12mm，但也有雄蕊退化的花冠变小，长仅5mm，外疏被微柔毛及腺点，内面无毛，冠筒长3.5~5mm，基部上方浅囊状突起，至喉部直径2~2.5mm，冠檐二唇形，上唇长2.5~4mm，外反，先端具4圆齿，下唇宽卵圆形，长3.5~7mm，内凹。雄蕊4，略伸出，或有时雄蕊退化而内藏，花丝扁平，中部以下具髯毛。花柱丝状，伸出，先端相等2浅裂。花盘环状。小坚果倒卵状三棱形，长1.3mm，淡褐色，无毛。花期7~10月，果期8~11月。

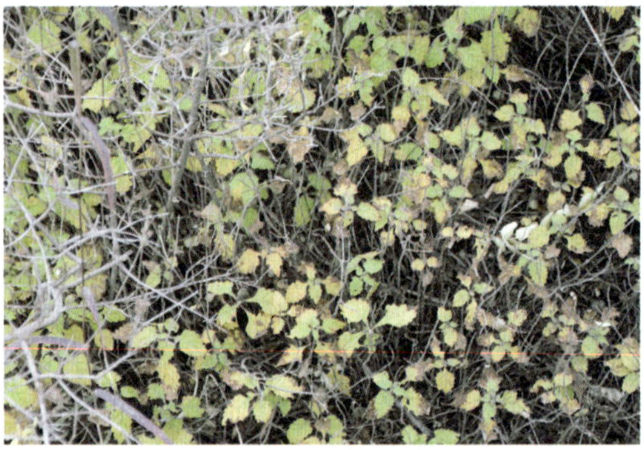

图65-3　冬凌草原植物

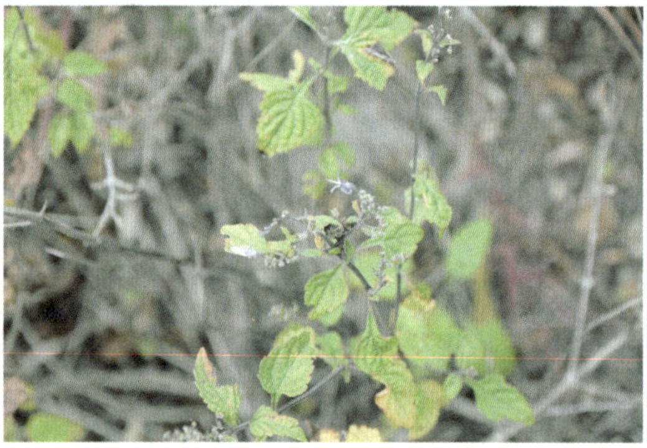

图65-4　冬凌草叶

6. **产地加工**

秋季采收，洗净，晒干。

【药材】

1. **性状特征**

茎基部近圆形，上部方柱形，长30~70cm。表面红紫色，有柔毛；质硬而脆，断面淡黄色。叶对生，有柄；叶片皱缩或破碎，完整者展平后呈卵形或卵形菱状，长2~6cm，宽1.5~3cm；先端锐尖或渐尖，基部宽楔形，急缩下延成假翅，边缘具粗锯齿；上表面棕绿色，下表面淡绿色，沿叶脉被疏柔毛。有时带花，聚伞状圆锥花序顶生，花小，花萼筒状钟形，5裂齿，花冠二唇形。气微香，味苦、甘。（图1-5）

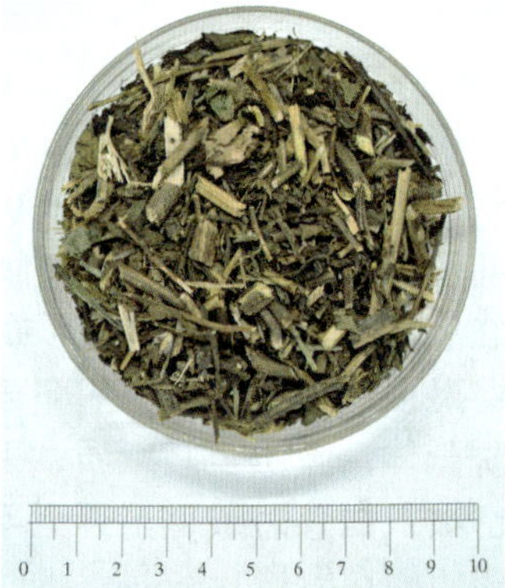

图65-5　冬凌草药材

2. **质量标志**

以叶多、色绿者为佳。

3.显微特征

本品叶表面观：上表皮细胞呈多角形或不规则形；垂周壁波状弯曲。腺鳞头部圆形或扁圆形，4细胞。腺毛头部1~2细胞，柄单细胞。非腺毛1~5细胞，外壁具疣状突起。下表皮细胞呈不规则形，垂周壁波状弯曲。非腺毛、腺毛及腺鳞较多。气孔直轴式或不定式。

4.化学组分

（1）二萜类化合物　Rabdosianin A、Parvifolincg、Rabdoternin C等。

（2）黄酮类　5-羟基-3′, 4′, 6, 7-四甲氧基黄酮（5）等。

（3）三萜类　Betulin、Betulic acid、古柯二醇等。

（4）生物碱 Donglingine［3*R*-4-（3，7-dihydroxy-2-oxo-1，2，3，4-tetrahydri-quinolin-6-yl）-ancetamido］-butanamide，71］、xanthine、7-hydroxy-4(1*H*)-quinolinone、4-乙酰氨基丁酸等。

（5）挥发性成分　十六烷酸等。

（6）黄烷类　3′-羟基-2′, 4′-二甲氧基-3-烯-黄烷。

5.贮藏

置干燥处，防霉。

【炮制与饮片】

1.饮片炮制

冬凌草　取原药材，除去杂质，切段，干燥。

2.饮片名称

冬凌草。

3.药品类别

清热药：清热解毒。

4.性状特征

冬凌草切段，其余性状同药材。（图65-6）

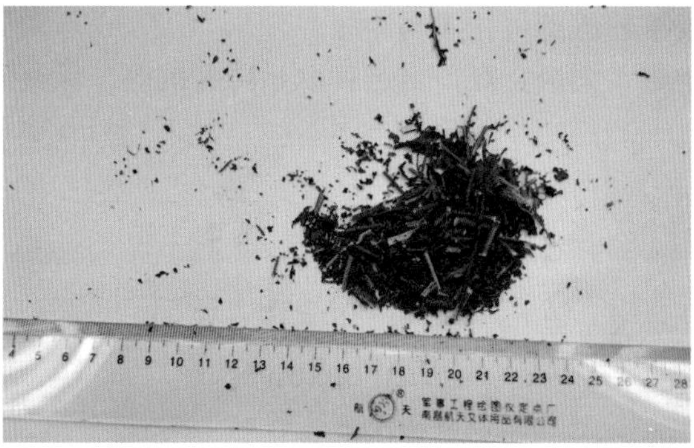

图65-6　冬凌草

5. 质量要求

冬凌草

（1）水分　不得过12.0%。

（2）总灰分　不得过12.0%。

（3）酸不溶性灰分　不得过2.0%。

（4）浸出物　照醇溶性浸出物测定法（通则2201）项下的热浸法测定，用乙醇作溶剂，不得少于6.0%。

（5）含量测定　照高效液相色谱法（通则0512）测定。本品按干燥品计算，含冬凌草甲素（$C_{20}H_{28}O_6$）不得少于0.25%。

6. 性味功能

苦、甘，微寒。归肺、胃、肝经。清热解毒，活血止痛。用于咽喉肿痛，癥瘕痞块，蛇虫咬伤。

7. 用法用量

内服：煎汤，30~60g。外用适量。

8. 贮藏

置阴凉干燥处。

【经典方剂与临床应用】

复方冬凌草含片

原料：冬凌草、薄荷、桔梗、甘草，辅料：蔗糖、滑石粉、硬脂酸镁。

制作方法：经过现代方法提取，并制成含片。

功能主治：疏风清热，解毒利咽，用于咽部干燥，灼热，疼痛等症状的改善。

【食疗与药膳】

冬凌草茶

原料：冬凌草。

制作方法：将冬凌草粉碎即可，用时冲服。

功能主治：清热解毒，消炎止疼，增进食欲，防癌抗癌，保健强身。

金沸草

JinFeiCao

【别名】线叶旋覆花（《中药志》），金佛草、白芷胡（《分类草药性》），窄叶旋覆花

（《沙漠药植》）。

【基原】

1.集解

金沸草始载于《神农本草经》，列为下品。书中描述“味咸温。主结气，胁下满，惊悸，除水，去五脏间寒热，补中下气。一名金沸草，一名盛椹。生川谷。”《本草逢原》载“洽治痰饮在两胁胀满，有旋覆花汤，皆取其能下气也。但性专温散，故阴虚劳嗽，风热燥咳，不可误用，用之嗽必愈甚。”药用历史悠久。赵橘黄在《祁州药志》中描述“古方祛痰、除湿，为医治水肿之主效药，又能利大便，去五脏间之寒热。”今河北安国仍有种植。

2.品种

为菊科植物条叶旋覆花 *Inula linariifolia* Turcz. 或旋覆花 *Inula japonica* Thunb. 的干燥地上部分。

3.分布

河北省多地均有分布，包括张家口、承德、秦皇岛等地。

4.生态

生于山谷、河滩、田埂、路边等较潮湿处。（图66-1）

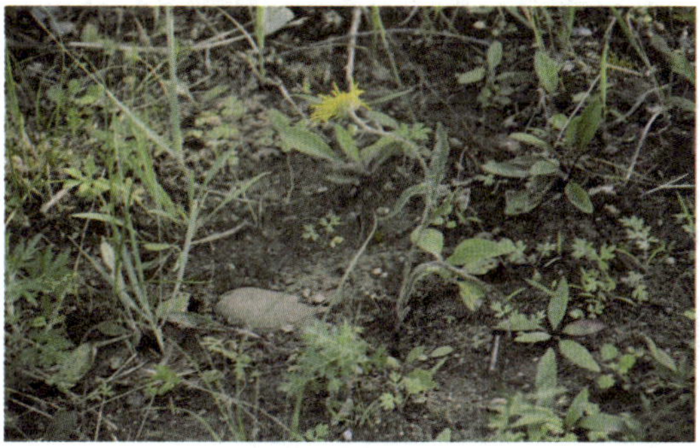

图66-1　旋覆花生境

5.形态特征

条叶旋覆花 *Inula lineariifolia* Turcz. 多年生草本，基部常有不定根。茎直立，单生或2~3个簇生，高30~80cm，多少粗壮，有细沟，被短柔毛，上部常被长毛，杂有腺体，中部以上或上部有多数细长常稍直立的分枝，全部有稍密的叶，节间长1~4cm。基部叶和下部叶在花期常生存，线状披针形，有时椭圆状披针形，长5~15cm，宽0.7~1.5cm，下部渐狭成长柄，边缘常反卷，有不明显的小锯齿，顶端渐尖，质较厚，上面无毛，下面有腺点，被蛛丝状短柔毛或长伏毛；中脉在上面稍下陷，网脉有时明显；中部叶渐无柄，上部叶渐狭小，线状披针形至线形。头状花序径1.5~2.5cm，在枝端单生或3~5个排列成伞房状；花序梗短或细长。总苞半球形，长5~6mm；总苞片约4层，多少等长或外层较短，线状披针形，上部叶质，被腺和短柔毛，下部革质，但有时最外层叶状，较总苞稍长；内层较狭，顶端尖，除中脉外干膜质，有缘毛。舌状花较总苞长2倍；舌片黄色，长圆状线形，长达10mm。管状花长3.5~4mm，有尖三角形裂片。冠毛1层，白色，与管状花花冠等长，有多数微糙毛。子房和瘦果圆柱形，有细沟，被短粗毛。花期7~9月，果期8~10月。

旋覆花*Inula japonica* Thunb. 多年生草本。根状茎短，横走或斜升，有多少粗壮的须根。茎单生，有时2~3个簇生，直立，高30~70cm，有时基部具不定根，基部径3~10mm，有细沟，被长伏毛，或下部有时脱毛，上部有上升或开展的分枝，全部有叶；节间长2~4cm。基部叶常较小，在花期枯萎；中部叶长圆形，长圆状披针形或披针形，长4~13cm，宽1.5~3.5cm、稀4cm，基部多少狭窄，常有圆形半抱茎的小耳，无柄，顶端稍尖或渐尖，边缘有小尖头状疏齿或全缘，上面有疏毛或近无毛，下面有疏伏毛和腺点；中脉和侧脉有较密的长毛；上部叶渐狭小，线状披针形。头状花序径3~4cm，多数或少数排列成疏散的伞房花序；花序梗细长。总苞半球形，径13~17mm，长7~8mm；总苞片约6层，线状披针形，近等长，但最外层常叶质而较长；外层基部革质，上部叶质，背面有伏毛或近无毛，有缘毛；内层除绿色中脉外干膜质，渐尖，有腺点和缘毛。舌状花黄色，较总苞长2~2.5倍；舌片线形，长10~13mm；管状花花冠长约5mm，有三角披针形裂片；冠毛1层，白色有20余个微糙毛，与管状花近等长。瘦果长1~1.2mm，圆柱形，有10条沟，顶端截形，被疏短毛。花期6~10月，果期9~11月。（图66-2）

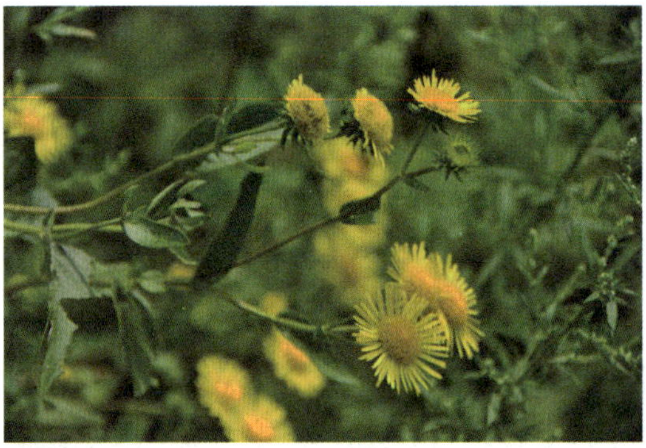

图66-2 旋覆花

6.产地加工

夏、秋二季采割，晒干。

【药材】

1.性状特征

条叶旋覆花　茎呈圆柱形，上部分枝，长30~70cm，直径0.2~0.5cm；表面绿褐色或棕褐色，疏被短柔毛，有多数细纵纹；质脆，断面黄白色，髓部中空。叶互生，叶片条形或条状披针形，长5~10cm，宽0.5~lcm；先端尖，基部抱茎，全缘，边缘反卷，上表面近无毛，下表面被短柔毛。头状花序顶生，直径0.5~lcm，冠毛白色，长约0.2cm。气微，味微苦。

旋覆花　叶片椭圆状披针形，宽1~2.5cm，边缘不反卷，头状花序较大，直径

1~2cm，冠毛长约0.5cm。

2.商品规格

多为统货。

3.道地药材

河北安国产量较大、质量较佳。

4.质量标志

以色绿褐、叶多、带花者为佳。

5.显微特征

条叶旋覆花　叶表面观：叶上表皮细胞多角形，垂周壁近平直；下表皮细胞垂周壁波状弯曲，气孔多见。非腺毛4~7细胞，多碎断，完整者长500~1300μm，顶部胞较长。腺毛略呈棒槌形，头部5~18细胞，单列或双列，外被角质层。腺毛只存在于叶下表皮。

旋覆花　叶表面观：叶表面观上、下表皮细胞多角形，垂周壁波状弯曲。

6.化学组分

（1）黄酮类　槲皮素、木犀草素等。

（2）倍半萜类　天人菊内酯、旋覆花内酯、欧亚旋覆花内酯、旋覆花次内酯等。

7.贮藏

置干燥处。

【炮制与饮片】

1.饮片炮制

条叶旋覆花：除去杂质，略洗，切段，干燥。

2.饮片名称

条叶旋覆花。

3.药品类别

解表药：风寒解表药。

4.性状特征

条叶旋覆花　本品呈不规则的段。茎圆柱形，表面绿褐色或棕褐色，疏被短柔毛，有多数细纵纹。切面黄白色，髓部中空。叶多破碎，完整者先端尖，基部抱茎，全缘。头状花序，冠毛白色。气微，味苦。（图66-3）

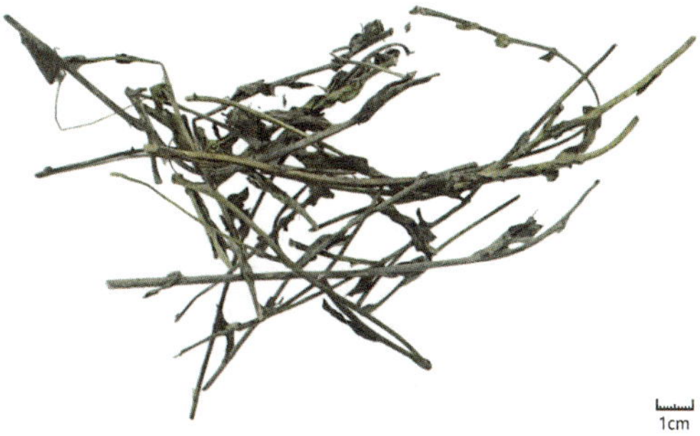

图66-3　金沸草药材

5.质量要求

（1）水分　不得过10.0%。

（2）浸出物　照醇溶性浸出物测定法（通则2201）项下的热浸法测定，用乙醇作溶剂，不得少于5.0%。

6. **性味功能**

苦、辛、咸，温。归肺、大肠经。降气，消痰，行水。用于外感风寒，痰饮蓄结，咳喘痰多，胸膈痞满。

7. **用法用量**

内服：煎汤，4.5~9g。外用鲜品适量，捣汁涂患处。

8. **配伍禁忌**

阴虚劳咳及温热燥咳者禁用。

9. **使用注意**

孕妇慎服。

10. **贮藏**

置干燥处。

【经典方剂与临床应用】

金沸草散（《千金翼方》）

处方：金沸草、前胡、甘草炙，各一钱（5g） 麻黄去节 芍药各一钱半（7.5g）。荆芥穗、半夏各二钱（10g）。

制法：上药七味同为细末。

功能主治：治肺经受风，头目昏痛，咳嗽声重，涕唾稠黏及时疫寒热。

用法用量：上作一服，水二钟，生姜三片，红枣一枚，煎至一钟，不拘时服。

祁荆芥

QiJingJie

【别名】假苏、鼠蓂（《神农本草经》）、四棱杆蒿（《中药志》）。

【基原】

1. **集解**

荆芥最早以“假苏”之名载于《神农本草经》，列为中品，曰：“假苏，味辛，温。主治寒热鼠瘘瘰疬生疮，破结聚气，下瘀血，除湿痹。”《吴普本草》始称假苏一名荆芥，并指出“叶似落藜而细”。后来诸家本草多沿其说。《名医别录》称假苏一名姜芥，其音类荆芥。《证类本草》载有“成州假苏”及“岳州假苏”图，观其形状亦均与现在市售荆芥相似。以上数点均支持吴普的说法，也可证实《神农本草经》所载假苏即荆芥。《本草品汇精要》曰："生汉中川泽，今处处有之。"《本草纲目》曰："荆芥原为野生，今为世用，遂多栽莳……方茎细叶，似独帚叶而狭小，淡黄绿色，八月开小花，作穗成房。"观其所述形态及附图亦似今之荆芥。《中华本草》收载荆芥："裂叶荆芥主产于河北等地。多裂叶荆芥主产于河北等地。"荆芥做食用时叶大者更为鲜嫩，味浓郁，人们更为喜食，称为"大叶荆芥"，而对叶小叶窄的称"小叶荆芥"，药用多为大叶荆芥。综合文献所述，荆芥主要产区为河北等地。荆芥被列为"八大祁药"之一。

2. 品种

为唇形科植物荆芥（《中国植物志》中文名为裂叶荆芥）*Schizonepeta tenuifolia* Briq. 的干燥地上部分。

3. 分布

河北境内均有分布，安国、易县、唐县、承德等地均有栽培。

4. 生态

多生于宅旁或灌丛中，海拔一般不超过2500m。

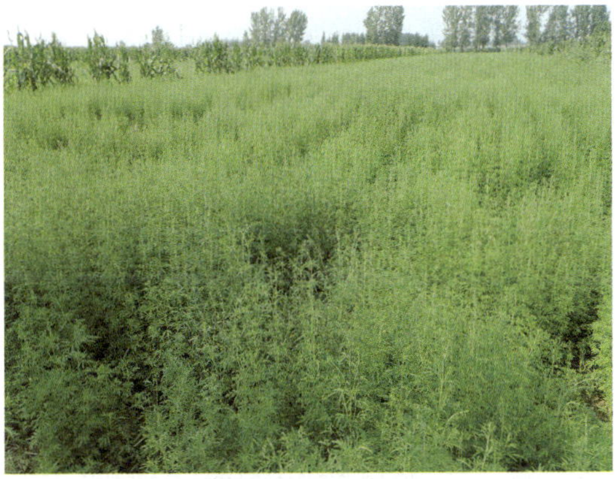

图67-1　荆芥群落

5. 形态特征

多年生植物。茎坚强，基部木质化，多分枝，高40~150cm，基部近四棱形，上部钝四棱形，具浅槽，被白色短柔毛。叶卵状至三角状心脏形，长2.5~7cm，宽2.1~4.7cm，先端钝至锐尖，基部心形至截形，边缘具粗圆齿或牙齿，草质，上面黄绿色，被极短硬毛，下面略发白，被短柔毛但在脉上较密，侧脉3~4对，斜上升，在上面微凹陷，下面隆起；叶柄长0.7~3cm，细弱。花序为聚伞状，下部的腋生，上部的组成连续或间断的、较疏松或极密集的顶生分枝圆锥花序，聚伞花序呈二歧状分枝；苞叶叶状，或上部的变小而呈披针状，苞片、小苞片钻形，细小。花萼花时管状，长约6mm，径1.2mm，外被白色短柔毛，内面仅萼齿被疏硬毛，齿锥形，长1.5~2mm，后齿较长，花后花萼增大成瓮状，纵肋十分清晰。花冠白色，下唇有紫点，外被白色柔毛，内面在喉部被短柔毛，长约7.5mm，冠筒极细，径约0.3mm，自萼筒内骤然扩展成宽喉，冠檐二唇形，上唇短，长约2mm，宽约3mm，先端具浅凹，下唇3裂，中裂片近圆形，长约3mm，宽约4mm，基部心形，边缘具粗牙齿，侧裂片圆裂片状。雄蕊内藏，花丝扁平，无毛。花柱线形，先端2等裂。

花盘杯状，裂片明显。子房无毛。小坚果卵形，几三棱状，灰褐色，长约1.7mm，径约1mm。花期7~9月，果期9~10月。

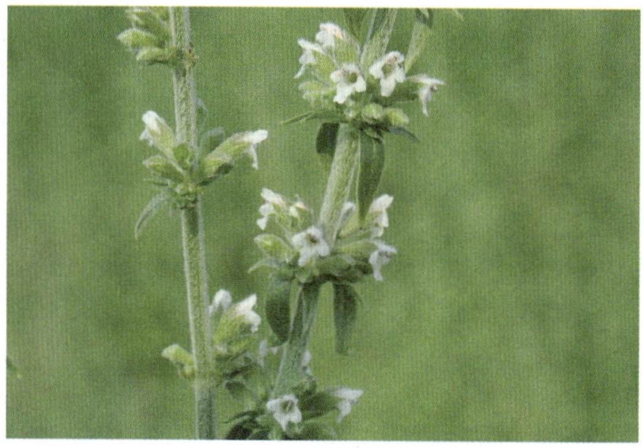

图67-2 荆芥原植物

6. 产地加工

夏、秋二季花开到顶、穗绿时采割，除去杂质，晒干。

【药材】

1. 性状特征

本品茎呈方柱形，上部有分枝，长50~80cm，直径0.2~0.4cm；表面淡黄绿色或淡紫红色，被短柔毛；体轻，质脆，断面类白色。叶对生，多已脱落，叶片3~5羽状分裂，裂片细长。穗状轮伞花序顶生，长2~9cm，直径约0.7cm。花冠多脱落，宿萼钟状，先端5齿裂，淡棕色或黄绿色，被短柔毛；小坚果棕黑色。气芳香，味微涩而辛凉。

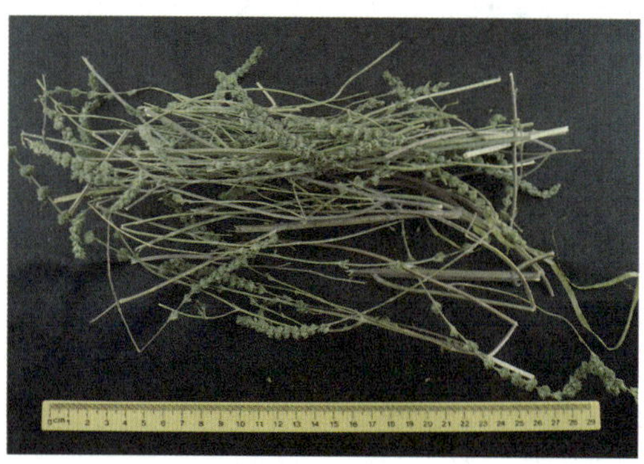

图67-3 荆芥

2. 商品规格

统货。

3. 道地药材

河北安国及周边等地产者为道地药材。素有“祁荆芥”之称，系河北野生或栽培的一种优质品种。荆芥为“八大祁药”之一。

4. 质量标志

以色淡黄绿、穗密而长、香气浓者为佳。

5. 显微特征

本品粉末黄棕色。宿萼表皮细胞垂周壁深波状弯曲。腺鳞头部8细胞，直径96~112μm，柄单细胞，棕黄色。小腺毛头部1~2细胞，柄单细胞。非腺毛1~6细胞，大多具壁疣。外果皮细胞表面观多角形，壁黏液化，胞腔含棕色物；断面观细胞类方形或类长方形，胞腔小。内果皮石细胞淡棕色，表面观垂周壁深波状弯曲，密具纹孔。纤维直径14~43μm，壁平直或微波状。

6. 化学组分

（1）挥发油类　胡薄荷酮（Pulegone）、薄荷酮（Menthone）、异薄荷酮（Isopulegone）等。

（2）苷类　荆芥苷（schizonepetoside）A、B、C、D、E和橙皮苷等。

（3）其他类　荆芥内酯（schizonepetin）、香叶木素（diosmetin）等。

7. 理化特征

化学定性：

（1）取荆芥全挥发油2滴，放入小试管中，加乙醇2ml溶解后加1%香草醛浓硫酸试剂2滴，振摇混匀，滤液呈淡红色。（检查胡薄荷酮）

（2）取荆芥全挥发油2滴，放入小试管中，加2，4-二硝基苯肼试剂0.5ml，振摇，溶液呈黄色并呈浑浊状。继将试管放入沸水浴中加热5min，溶液澄清，分层，上层显红色。（检查酮类成分）

8. 贮藏

贮干燥容器内，密闭，置通风干燥处。

【炮制与饮片】

1. 饮片炮制

荆芥　取原药材，除去杂质，抢水洗净，稍润，切断，干燥，筛去碎屑。

炒荆芥　取荆芥段，置炒药锅内，用文火加热，炒至微黄色，取出，放凉。

荆芥炭　取荆芥段，置炒药锅内，用武火加热，炒至表面黑褐色，内部焦褐色时，喷淋少量清水，灭尽火星。取出，晾干凉透。

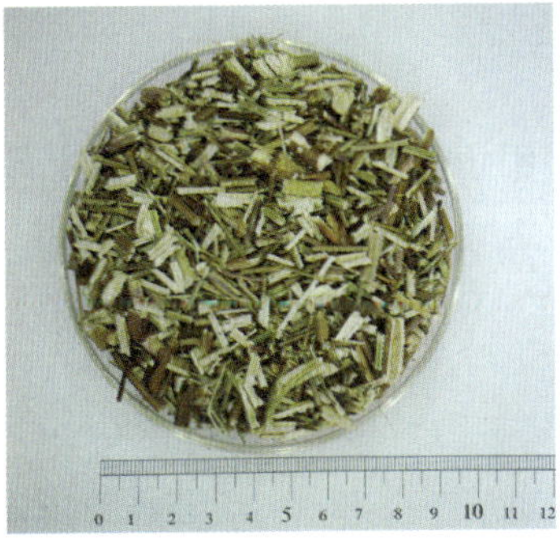

图67-4　荆芥1

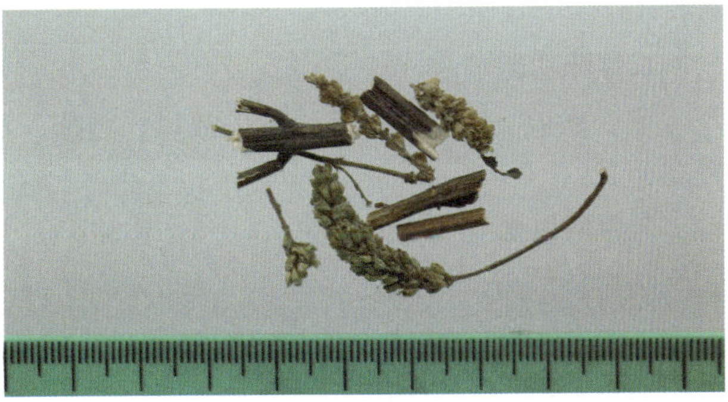

图67-5　荆芥2

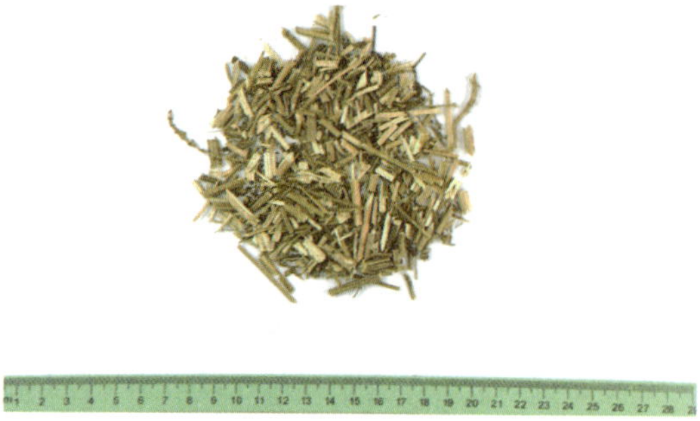

图67-6　炒荆芥

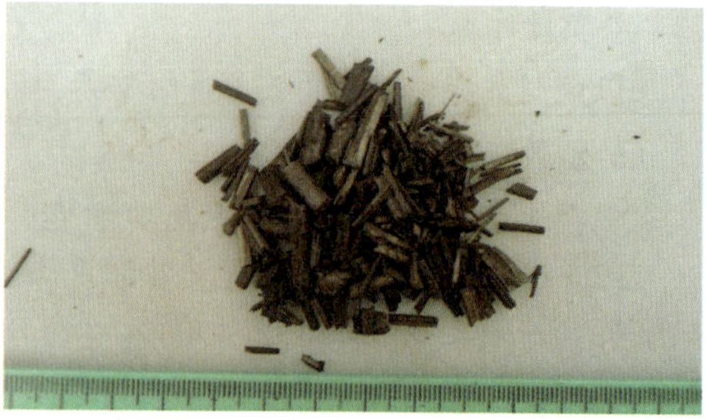

图67-7　荆芥炭

2.饮片名称

荆芥，炒荆芥，荆芥炭。

3.药品类别

荆芥　解表药：发散风寒药。

荆芥炭　止血药。

4.性状特征

荆芥　本品呈不规则的段。茎呈方柱形，表面淡黄绿色或淡紫红色，被短柔毛。切面类白色。叶多已脱落。穗状轮伞花序。气芳香，味微涩而辛凉。

炒荆芥　本品茎为方柱形的短段，有分支，直径2~4mm，表面棕黄色至棕褐色，偶具焦斑；体轻，质脆，断面黄白色，髓部海绵状。叶及穗状轮伞花序多破碎。气芳香，味微苦辛。

荆芥炭　本品呈不规则段，长5mm。全体黑褐色。茎方柱形，体轻，质脆，断面焦褐色。叶对生，多已脱落。花冠多脱落，宿萼钟状。略具焦香气，味苦而辛。

5.质量要求

（1）水分　不得过12.0%。

（2）总灰分　不得过10.0%。

（3）酸不溶性灰分　不得过3.0%。

（4）含量测定　照挥发油测定法（通则2204）测定，本品含挥发油不得少于0.30%（ml/g）。照高效液相色谱法（通则0512）测定，含胡薄荷酮（$C_{10}H_{16}O$）不得少于0.020%。

6.性味功能

辛，微温。归肺、肝经。解表散风，透疹，消疮。用于感冒，头痛，麻疹，风疹，疮疡初起。

7.用法用量

内服：煎汤，5~10g。

8.使用注意

不宜久煎。

9.贮藏

同药材。

【经典方剂与临床应用】

1.荆芥丸（《杨氏家藏方》）

处方：荆芥360g　天麻去苗，30g　附子炮，去皮脐，30g　白附子炮，30g　乌药30g　当归洗、焙，30g　川芎30g。

制法：上共研细末，炼蜜为丸，每30g作10丸，朱砂为衣。

功能主治：治风邪上攻头面，眩晕痰多，咽嗝不利，口目瞤动，偏正头痛；或伤风头痛，发热鼻塞声重。

用法用量：每服1丸，食后细嚼，茶清或酒送下。

使用注意：服药期间，忌食半夏、瓜蒌、贝母、白蔹、白及。

2.大荆芥方（《普济方》）

处方：大荆芥根适量。

制法：上洗净，细切，烂研。可加米醋同研，荆芥易烂，加小粉和匀。

功能主治：主痈疽、发背、脑疡等。

用法用量：水煎服。

【食疗与药膳】

1.荆芥粥

原料：荆芥一把，青粱米四合，薄荷叶半握　豉五合。

制作方法：以上水煮，取荆芥汁下米及诸味煮作粥，入少许盐、醋。

功能主治：治老人中风，口面㖞偏，大小便秘涩，烦热。

用法用量：每日空腹食用。

2.葛粉荆芥方

原料：葛粉五两　荆芥一握　豉五合。

制作方法：将葛粉做成面条，荆芥、豉水煮沸去滓取汁，煮葛粉面条至熟。

功能主治：治老人中风，言语謇涩，精神昏愦，手足不仁，缓弱不遂。

用法用量：早晚各食一次，忌猪肉、荞麦。

荆芥穗

Jingjiesui

【别名】假苏（《神农本草经》）、芥穗。

【基原】

1.集解

荆芥最早以“假苏”之名载于《神农本草经》，列为中品。《吴普本草》始称假苏一名荆芥，并指出“叶似落藜而细”。后来诸家本草多沿其说。《本草衍义》明确提及：“荆芥，只用穗。”《本草图经》将荆芥与荆芥穗分开阐述，云“假苏，荆芥也……近世医家治头风、虚劳、疮疥、妇人血风等，为要药。取花实成穗者，曝干入药，亦多单用，效甚速。”《本草品汇精要》曰：“生汉中川泽，今处处有之。”《本草纲目》曰：“原为野生，今为世用，遂多栽莳。”《要药分剂》记载：“茎穗并用，或独用穗。”《中华本草》收载荆芥：“裂叶荆芥主产于河北等地。”有调查显示：“荆芥穗的外观性状有时存在一定差异，有的荆芥穗排列较为紧密，有的排列较为稀疏，这与种植期有关。”综合文献所述，有医家仅选荆芥穗入药，且荆芥穗主要产区为河北等地。荆芥穗原植物荆芥位列“八大祁药”。

2.品种

为唇形科植物荆芥（《中国植物志》），中文名为裂叶荆芥*Schizonepeta tenuifolia* Briq.的干燥花穗。

3.分布

河北境内均有分布，安国、易县、唐县、承德等地均有栽培。

4.生态

多生于宅旁或灌丛中，海拔一般不超过2500m。

5.形态特征

多年生植物。茎坚强，基部木质化，多分枝，高40~150cm，基部近四棱形，上部钝四棱形，具浅槽，被白色短柔毛。叶卵状至三角状心脏形，长2.5~7cm，宽2.1~4.7cm，先端钝至锐尖，基部心形至截形，边缘具粗圆齿或牙齿，草质，上面黄绿色，被极短硬毛，下面略发白，被短柔毛，但在脉上较密，侧脉3~4对，斜上升，在上面微凹陷，下面隆起；叶柄长0.7~3cm，细弱。花序为聚伞状，下部的腋生，上部的组成连续或间断的、较疏松或极密集的顶生分枝圆锥花序，聚伞花序呈二歧状分枝；苞叶叶状，或上部的变小而呈披针状，苞片、小苞片钻形，细小。花萼花时管状，长约6mm，径1.2mm，外被白色短柔毛，内面仅萼齿被疏硬毛，齿锥形，长1.5~2mm，后齿较长，花后花萼增大成瓮状，纵肋十分清晰。花冠白色，下唇有紫点，外被白色柔毛，内面在喉部被短柔毛，长约7.5mm，冠筒极细，径约0.3mm，自萼筒内骤然扩展成宽喉，冠檐二唇形，上唇短，长约2mm，宽约3mm，先端具浅凹，下唇3裂，中裂片近圆形，长约3mm，宽约4mm，基部心形，边缘具粗牙齿，侧裂片圆裂片状。雄蕊内藏，花丝扁平，无毛。花柱线形，先端2等裂。花盘杯状，裂片明显。子房无毛。小坚果卵形，几三棱状，灰褐色，长约1.7mm，径约1mm。花期7~9月，果期9~10月。

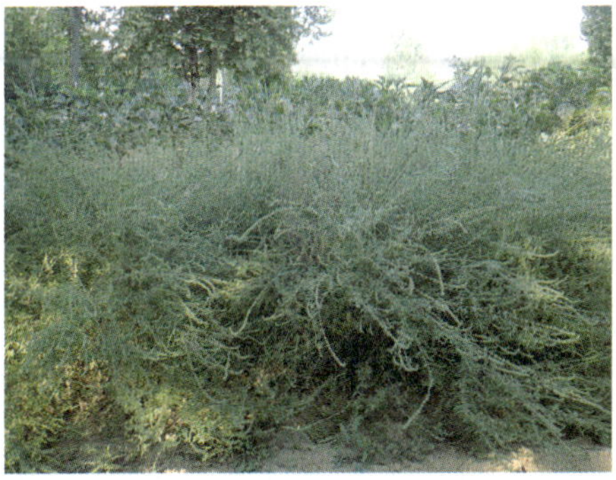

图68-1 荆芥

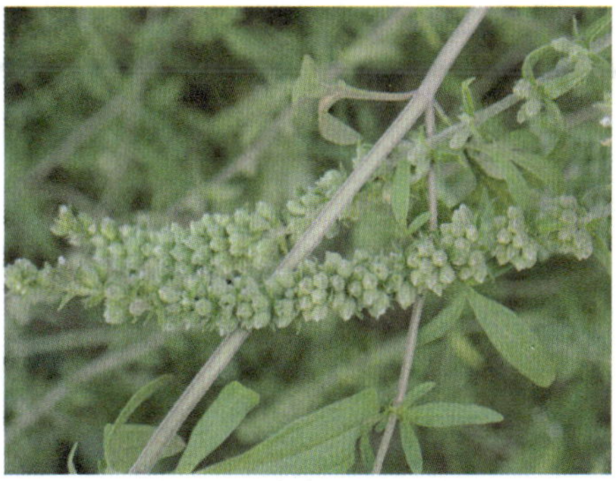

图68-2 荆芥原植物

6. 产地加工

夏、秋二季花开到顶、穗绿时采割，除去杂质，晒干。

【药材】

1. 性状特征

本品穗状轮伞花序呈圆柱形，长3~15cm，直径约7mm。花冠多脱落，宿萼黄绿色，质脆易碎，内有棕黑色小坚果。气芳香，味微涩而辛凉。

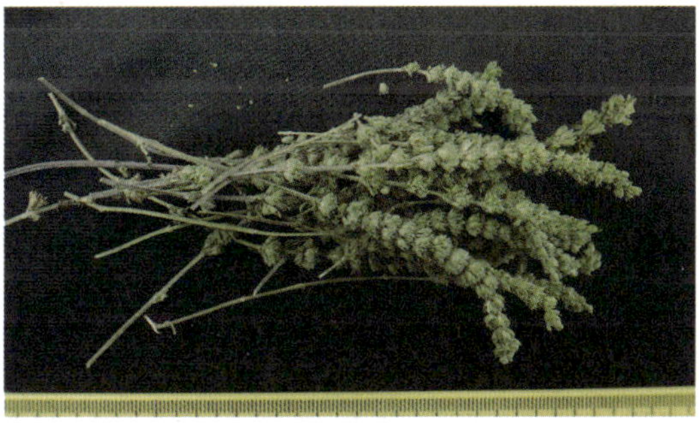

图68-3 荆芥穗

2. 商品规格

统货。市场存在陈货，即存放时间较长的商品，由于暴露时间长，挥发性成分易散失及氧化，因此气味淡且外观颜色加深，这类商品不易合格，应注意鉴别。

3. 道地药材

河北安国及周边等地产者为道地药材。荆芥为“八大祁药”之一。

4. 质量要求

以色淡黄绿、密而长、香气浓者为佳。河北安国产质量为佳。

5. 显微特征

本品粉末黄棕色。宿萼表皮细胞垂周壁深波状弯曲。腺鳞头部8细胞，直径96~112μm，柄单细胞，棕黄色。小腺毛头部1~2细胞，柄单细胞。非腺毛1~6细胞，大多具壁疣。外果皮细胞表面观多角形，壁黏液化，胞腔含棕色物；断面观细胞类方形或类长方形，胞腔小。内果皮石细胞淡棕色，表面观垂周壁深波状弯曲，密具纹孔。纤维直径14~43μm，壁平直或微波状。

6. 化学组分

（1）挥发油类　胡薄荷酮（Pulegone）、薄荷酮（Menthone）、异薄荷酮（Isopulegone）等。

（2）苷类　荆芥苷（Schizonepetoside）A、B、C、D、E和橙皮苷等。

（3）其他类　荆芥内酯（Schizonepetin）、香叶木素（diosmetin）等。

7. 理化特征

化学定性

（1）取荆芥全挥发油2滴，放入小试管中，加乙醇2ml溶解后加1%香草醛浓硫酸试剂2滴，振摇混匀，滤液呈淡红色。（检查胡薄荷酮）

（2）取荆芥全挥发油2滴，放入小试管中，加2，4~二硝基苯肼试剂0.5ml，振摇，溶液呈黄色并呈混浊状。继将试管放入沸水浴中加热5min，溶液澄清，分层，上层显红色。（检查酮类成分）

8. 贮藏

贮干燥容器内，密闭，置通风干燥处。

【炮制与饮片】

1. 饮片炮制

荆芥穗　取原药材，除去杂质及残梗。

炒荆穗炭　取荆芥穗段，置炒药锅内，用武火加热，炒至表面黑褐色，内部焦黄色，喷淋清水少许，熄灭火星，取出，晾干。

2. 饮片名称

荆芥穗，荆芥穗炭。

3. 药品类别

荆芥穗　解表药：发散风寒药。

荆芥穗炭　止血药。

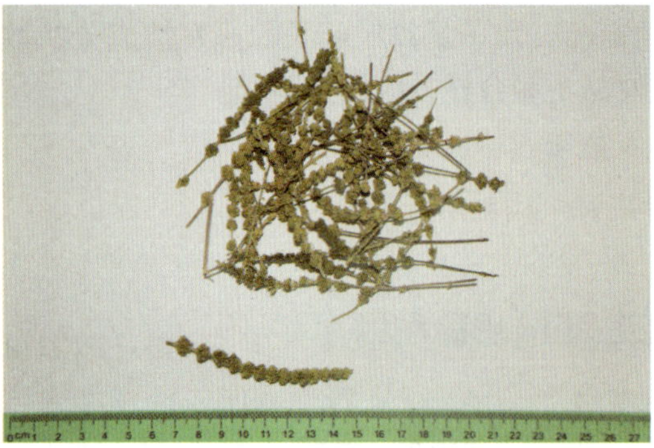

图68-4　荆芥穗饮片

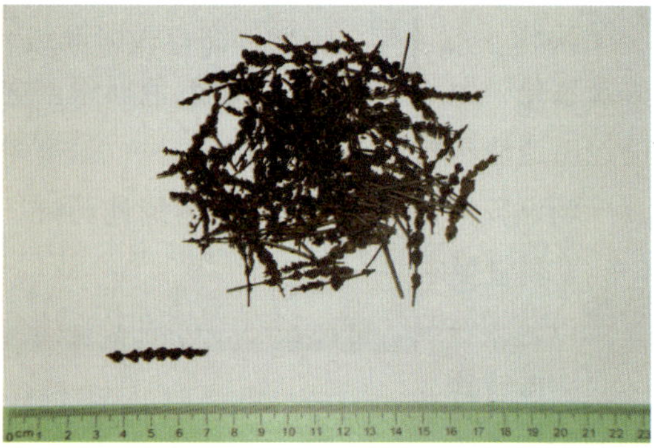

图68-5　荆芥穗炭饮片

4.性状特征

荆芥穗　本品为穗状轮伞花序呈圆柱形，长约2~15cm，直径约7mm。花冠多脱落，宿萼黄绿色或淡棕色，钟形，萼齿5，质脆易碎，内有棕黑色小坚果。气芳香，味微涩而辛凉。

荆芥穗炭　本品为不规则的段，长约15mm。表面黑褐色。花冠多脱落，宿萼钟状，先端5齿裂，黑褐色。小坚果棕黑色。具焦香气，味苦而辛。

5.质量要求

荆芥穗

（1）水分　不得过12.0%。

（2）总灰分　不得过12.0%。

（3）酸不溶性灰分　不得过3.0%。

（4）含量测定　照挥发油测定法（通则2204）测定，本品含挥发油不得少于0.30%（ml/g）。照高效液相色谱法（通则0512）测定，含胡薄荷酮（$C_{10}H_{16}O$）不得少于0.020%。

荆芥穗炭

浸出物　照醇溶性浸出物测定法（通则2201）项下的热浸法测定，用70%乙醇作溶剂，不得少于13.0%。

6.性味功能

辛，微温。归肺、肝经。解表散风，透疹，消疮。用于感冒，头痛，麻疹，风疹，疮疡初起。

7.用法用量

内服：煎汤，5~10g。

8.使用注意

不宜久煎。

9.贮藏

同药材。

【经典方剂与临床应用】

1.荆芥丸（《杨氏家藏方》）

处方： 荆芥360g　天麻去苗30g　附子炮，去皮脐，30g　白附子炮，30g　乌药30g　当归洗、焙，30g　川芎30g。

制法： 上药共研细末，炼蜜为丸，每30g作10丸，朱砂为衣。

功能主治： 治风邪上攻头面，眩晕痰多，咽嗝不利，口目瞤动，偏正头痛；或伤风头痛，发热鼻塞声重。

用法用量： 每服1丸，食后细嚼，茶清或酒送下。

使用注意： 服药期间，忌食半夏、瓜蒌、贝母、白蔹、白及。

2.大荆芥方（《普济方》）

处方：大荆芥根适量。
制法：上洗净，细切，烂研。可加米醋同研，荆芥易烂，加小粉和匀。
功能主治：主痈疽、发背、脑疡等。
用法用量：水煎服。

【食疗与药膳】

1.荆芥粥

原料：荆芥一把　青粱米四合　薄荷叶半握　豉五合。
制作方法：以上水煮，取荆芥汁下米，及诸味，煮作粥，入少盐、醋。
功能主治：治老人中风，口面喎偏，大小便秘涩，烦热。
用法用量：每日空腹食用。

2.葛粉荆芥方

原料：葛粉五两　荆芥一握　豉五合。
制作方法：将葛粉做成面条，荆芥、豉水煮沸去滓取汁，煮葛粉面条至熟。
功能主治：治老人中风，言语謇涩，精神昏馈，手足不仁，缓弱不遂。
用法用量：早晚各食一次，忌猪肉、荞麦。

蒲公英

PuGongYing

【别名】凫公英（《备急千金要方》），蒲公草、耩褥草（《新修本草》），地丁（《本草衍义》），孛孛丁菜、黄花苗、黄花郎（《救荒本草》），鹁鸪英（《庚辛玉册》），婆婆丁（《滇南本草》），黄花地丁、蒲公丁、耳瘢草、狗乳草（《本草纲目》）。

【基原】

1.集解

本品始载于唐《新修本草》，（原名蒲公草）云："蒲公英，叶似苦苣，花黄，断有白汁，人皆啖之。"关于蒲公英的产地，宋《本草图经》曰："蒲公草旧不著所出州土，今处处平泽田园中皆有之。"明《本草纲目》中将蒲公英由过去本草的草部中移入菜部，曰："地丁，江之南北颇多，他处亦有之，岭南绝无。"明《救荒本草》曰："生田野中。"《野菜谱》曰："一名蒲公英。四时皆有，惟极寒天。"民国《药物出产辨》载："各省均有，但以江苏省镇江府来着为正。"综上所述，蒲公英产地遍布全国各地。《500味常用中药材的经验鉴别》中载“全国各地均有生产，多自产自销。主产于河北、山东、河南等省”。

2.品种

本品为菊科植物蒲公英*Taraxacum mongolicum* Hand.-Mazz.、碱地蒲公英*Tarxacum borealisinense* Kitam.或同属数种植物的干燥全草。

3.分布

蒲公英分布范围广，野生资源较多，河北省各个地区均有分布。栽培蒲公英主要分布在安国。（图69-1）

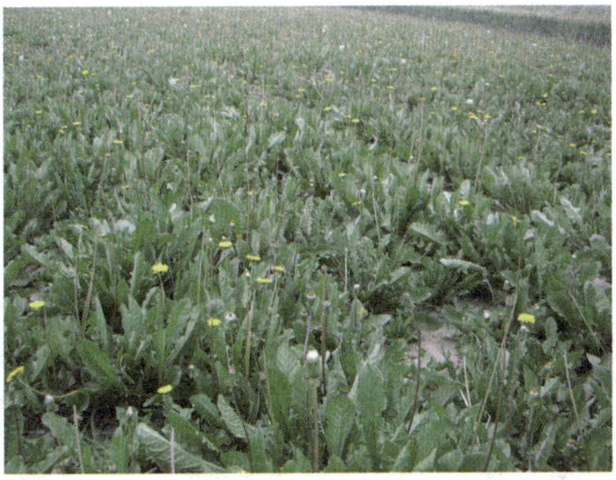

图69-1　栽培蒲公英

4.生态

蒲公英对气候环境条件要求不严，适应性强，我国大部分地区均可栽培。喜阳光充足、温和湿润气候。土壤以排水良好、疏松肥沃的砂质壤土为佳，粘重的土壤和易干燥的粗砂土、冷砂土等均生长不良。广泛生于中、低海拔地区的山坡草地、路边、田野、河滩。（图69-2）

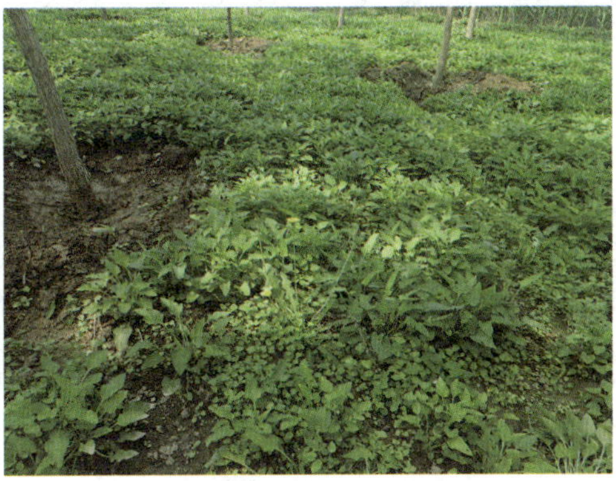

图69-2　蒲公英生境

5.形态特征

多年生草本。根圆柱状，黑褐色，粗壮。叶倒卵状披针形、倒披针形或长圆状披针形，长4~20cm，宽1~5cm，先端钝或急尖，边缘有时具波状齿或羽状深裂，有时倒向羽状深裂或大头羽状深裂，顶端裂片较大，三角形或三角状戟形，全缘或具齿，每侧裂片3~5片，裂片三角形或三角状披针形，通常具齿，平展或倒向，裂片间常夹生小齿，基部渐狭成叶柄，叶柄及主脉常带红紫色，疏被蛛丝状白色柔毛或几无毛。花葶1至数个，与叶等长或稍长，高10~25cm，上部紫红色，密被蛛丝状白色长柔毛；头状花序直径约30~40mm；总苞钟状，长12~14mm，淡绿色；总苞片2~3层，外层总苞片卵状披针形或披针形，长8~10mm，宽1~2mm，边缘宽膜质，基部淡绿色，上部紫红色，先端增厚或具小到中等的角状突起；内层总苞片线状披针形，长10~16mm，宽2~3mm，先端紫红色，具小角状突起；舌状花黄色，舌片长约8mm，宽约1.5mm，边缘花舌片背面具紫红色条纹，花药和柱头暗绿色。瘦果倒卵状披针形，暗褐色，长约4~5mm，宽约1~1.5mm，上部具小刺，下部具成行排列的小瘤，顶端逐渐收缩为长约1mm的圆锥至圆柱形喙基，喙长6~10mm，纤细；冠毛白色，长约6mm。花期4~9月，果期5~10月。（图69-3，图69-4，图69-5）

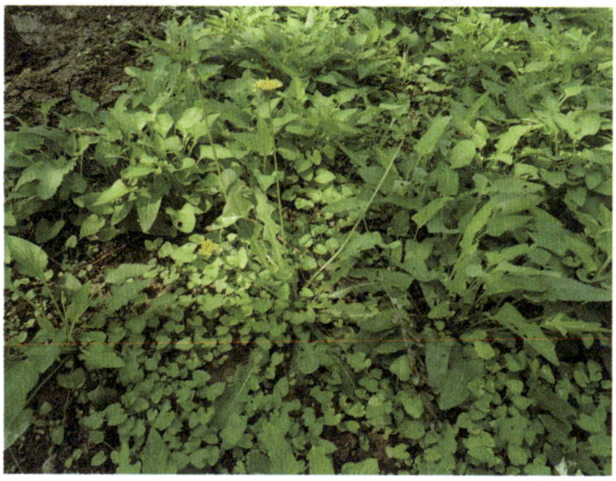

图69-3　蒲公英原植物

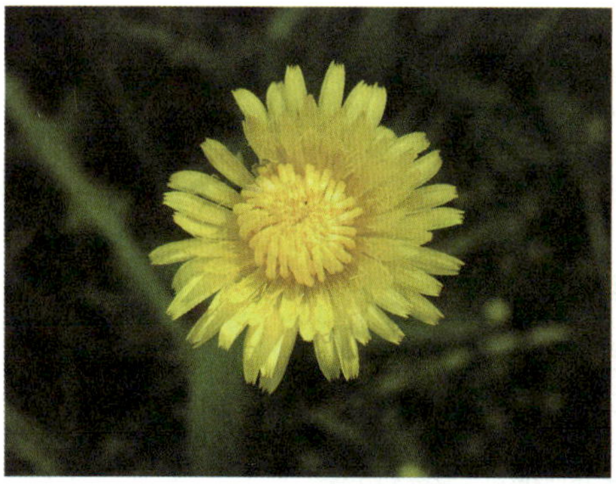

图69-4　蒲公英花

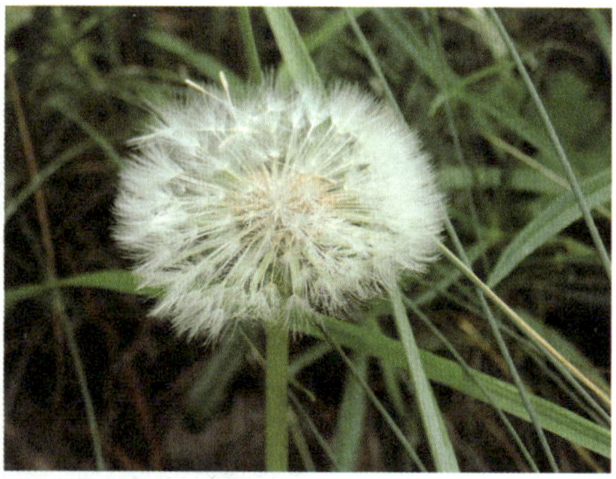

图69-5　蒲公英种子

6.产地加工

野生品蒲公英，春至秋季花初开时连根采挖，除去杂质，洗净，晒干。

栽培品蒲公英，为保证其根的完整性，以便下次采收，一般于叶基部铲断。最后一次采收时连根挖出，晒干。

【药材】

1. 性状特征

本品呈皱缩卷曲的团块。根呈圆锥状，多弯曲，长3~7cm；表面棕褐色，抽皱；根头部有棕褐色或黄白色的茸毛，有的已脱落。叶基生，多皱缩破碎，完整叶片呈倒披针形，绿褐色或暗灰绿色，先端尖或钝，边缘浅裂或羽状分裂，基部渐狭，下延呈柄状，下表面主脉明显。花茎1至数条，每条顶生头状花序，总苞片多层，内面一层较长，花冠黄褐色或淡黄白色。有的可见多数具白色冠毛的长椭圆形瘦果。气微，味微苦（图69-6）。

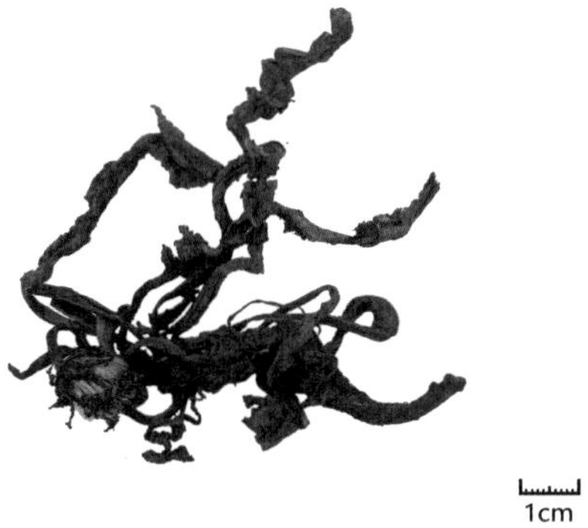

图69-6 蒲公英药材

2. 商品规格

由于野生品采收时多挖取全草，根较完整，栽培品多割取地上部分，无根。两种蒲公英从性状和质量上差异较大，划分为“野生蒲公英”和“栽培蒲公英”两个规格，各规格项下均为统货。

野生蒲公英：皱缩卷曲的团块。根成圆锥状，多弯曲，长3~7cm；表面棕褐色，抽皱；根头部有棕褐色或黄白色的茸毛，有的已脱落。叶基生，多皱缩破碎，完整叶片呈倒披针形，绿褐色或暗灰绿色，先端尖或钝，边缘浅裂或羽状分裂，基部渐狭，下延成柄状，下表面主脉明显。花茎1至数条，每条顶生头状花序，总苞片多层，内面一层较长，花冠黄褐色或淡黄白色。有的可见多数具白色冠毛的长椭圆形瘦果。气微，味微苦。叶片较小，头状花序较多。

栽培蒲公英：皱缩卷曲的团块。根成圆锥状，多弯曲，长3~7cm；表面棕褐色，抽皱；根头部有棕褐色或黄白色的茸毛，有的已脱落。叶基生，多皱缩破碎，完整叶片呈倒披针形，绿褐色或暗灰绿色，先端尖或钝，边缘浅裂或羽状分裂，基部渐狭，下延成柄状，下表面主脉明显。花茎1至数条，每条顶生头状花序，总苞片多层，内面一层较长，花冠黄褐色或淡黄白色。有的可见多数具白色冠毛的长椭圆形瘦果。叶片较大，头状花序较少。栽培蒲公英采取分茬采收方式，头茬货性状以有花有叶无根为主；二茬货性状以无花有叶无根为主；三茬货性状以无花有叶有根为主；性状与药典描述蒲公英性状不符，应注意鉴别。

3. **道地药材**

野生资源较多，主产于河北省崇礼、都山、青龙、三河、涞水、井陉、深县、沙河、磁县等地。

4. **质量标志**

野生品一般叶片小，颜色暗绿，头状花序较多，个子货一般带根，土较多。栽培品一般是割取地上部分，不带根，土少，且叶片大，颜色鲜艳。以叶多、色灰绿、根完整、无杂质者为佳。

5. **显微特征**

本品叶表面观：上下表皮细胞垂周壁波状弯曲，表面角质纹理明显或稀疏可见。上下表皮均有非腺毛，3~9细胞，直径17~34μm，顶端细胞甚长，皱缩呈鞭状或脱落。下表皮气孔较多，不定式或不等式，副卫细胞3~6个，叶肉细胞含细小草酸钙结晶。叶脉旁可见乳汁管。根横切面：木栓细胞数列，棕色。韧皮部宽广，乳管群断续排列成数轮。形成层成环。木质部较小，射线不明显；导管较大，散列。

6. **化学组分**

（1）有机酸　咖啡酸、绿原酸等。

（2）挥发油　正己醇，樟脑，正辛醇等。

（3）黄酮类　槲皮素-3-O-葡萄糖苷，槲皮素-3-O-β-半乳糖苷等。

7. **贮藏**

置通风干燥处，防潮，防蛀。

【炮制与饮片】

1. **饮片炮制**

蒲公英　除去杂质，洗净，切段，干燥。

2. **饮片名称**

蒲公英。

3. **药品类别**

清热药：清热解毒药。

4. **性状特征**

本品为不规则的段。根表面棕褐色，抽皱；根头部有棕褐色或黄白色的茸毛，有的已脱落。叶多皱缩破碎，绿褐色或暗灰绿色，完整者展平后呈倒披针形，先端尖或钝，边缘浅裂或羽状分裂，基部渐狭，下延呈柄状。头状花序，总苞片多层，花冠黄褐色或淡黄白色。有时可见具白色冠毛的长椭圆形瘦果。气微，味微苦。（图69-7）

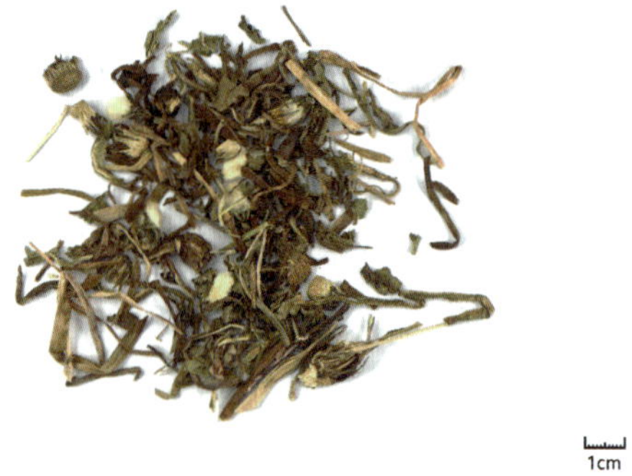

图69-7　蒲公英饮片

5.质量要求

（1）水分　不得过13.0%。

（2）浸出物　照醇溶性浸出物测定法（通则2201）项下的热浸法测定，用75%乙醇作溶剂，不得少于18.0%。

（3）含量测定　照高效液相色谱法（通则0512）测定。咖啡酸（$C_9H_8O_4$）不得少于0.020%。

6.性味功能

苦、甘，寒。归肝、胃经。清热解毒，消肿散结，利尿通淋。用于疔疮肿毒，乳痈，瘰疬，目赤，咽痛，肺痈，肠痈，湿热黄疸，热淋涩痛。

7.用法用量

内服：煎汤，10~15g。

8.使用注意

用量过大可致缓泻。

9.贮藏

置通风干燥处，防潮，防蛀。

【经典方剂与临床应用】

1.五味消毒饮（《医宗金鉴》）

处方：金银花三钱（30g），野菊花、蒲公英、紫花地丁、紫背天葵子各一钱二分（各12g）。

制法：水二盅，煎八分，加无灰酒半盅，再滚二三沸时，热服。

功能主治：清热解毒，消散疔疮。主治疔疮初起，发热恶寒，疮形如粟，坚硬根深，其状如钉，以及痈疡疖肿，红肿热痛，舌红苔黄、脉数。

【食疗与药膳】

1.蒲公英粥

原料：蒲公英40~60g（鲜品60~90g）　粳米50~100g。

制作方法：取干蒲公英或鲜蒲公英（带根）洗净，切碎，煎取药汁，去渣，如粳米同煮为稀粥，以稀薄为好。

用法用量：煎服，每日2~3次，稍温服。

2.蒲公英炒肉丝

原料：鲜嫩蒲公英250g　猪肉100g　精盐、味精、料酒、素油、酱油、葱花、姜末各适量。

制作方法：将蒲公英去根、去杂、洗净，入沸水锅焯一下，捞出、沥水、切断；随即将猪肉洗净，切丝；将佐料放入碗中，搅匀成芡汁；油锅烧热，下肉丝煸炒，七八成熟时加入芡汁，肉丝熟时投入蒲公英，再炒到入味即可。

功能主治：清热解毒、消肿散结。

3.蒜茸蒲公英

原料：鲜嫩蒲公英400g左右　蒜茸、精盐、味精、芝麻油各适量。

制作方法：将蒲公英去根、去杂、洗净，入沸水锅焯一下，捞出用凉开水冲洗干净，挤出水分，切碎放入盘中，撒上蒜茸、精盐等调料拌匀即可。

功能主治：可治疗急性乳腺炎、淋巴腺炎、急性结膜炎、胆囊炎、胃炎、肝炎、疔疮肿毒、瘰疬等病症。

益母草

YiMuCao

【别名】益母、茺蔚（《神农本草经》）、红花艾（《岭南采药录》）、坤草（《青海药材》）。

【基原】

1.集解

益母草始载于《神农本草经》，列为上品，原名茺蔚。本经中记载："茺蔚子味辛、微温。主明目益精，除水气，久服轻身。茎主瘾疹痒，可作浴汤。一名益母，一名益明，一名大札。生池泽。"

陶弘景描述益母草为："今处处有之。叶如荏，方茎，子形细长，有三棱。方用亦稀。"李时珍将茺蔚收入《本草纲目》草部第十五卷，对比前古代本草中的白花者，叶似花，夏枯草等非正品之混乱品种论之甚详，而得一正确结论。曰："茺蔚，近水湿处甚繁。春初生苗如嫩蒿……四、五月间，穗内开小花，红紫色，亦有微白色者。"益母草的药用植物，从《本草经集注》《图经本草》到《本草纲目》等对药物形态的描述，及古本草所附药图来看，古代益母草的药用植物与现代所用基本一致。

《祁州中药志》中记载益母草为常用中药，在安国县采集、使用、种植均有悠久历史，且历年来收购量都巨大。

2.品种

为唇形科植物益母草*Leonurus japonicus* Houtt.的新鲜或干燥地上部分。

3.分布

河北各地均有野生，以张家口赤城地区产量最大，安国部分地区曾有栽培。（图70–1）

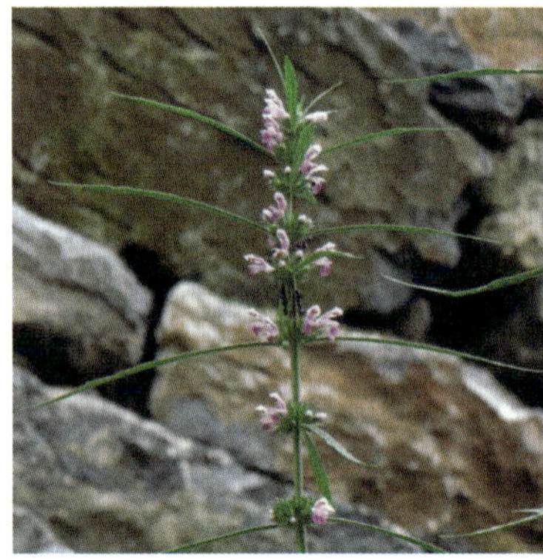

图70–1　益母草植株

4. 生态

益母草产全国各地，生长于多种生境，尤以阳处为多。益母草喜温暖湿润气候，喜阳光，对土壤要求不严，一般土壤和荒山坡地均可种植，以较肥沃的排水良好的砂质壤土壤为佳。需要充足水分条件，但不宜积水，怕涝。生于野荒地、田埂、路旁、溪边或山坡草地、河边等，尤以向阳地带为多，生长地可达海拔3400m以上。生于石质山坡、砂质草地或松林中，海拔可高达1500m。（图70-2）

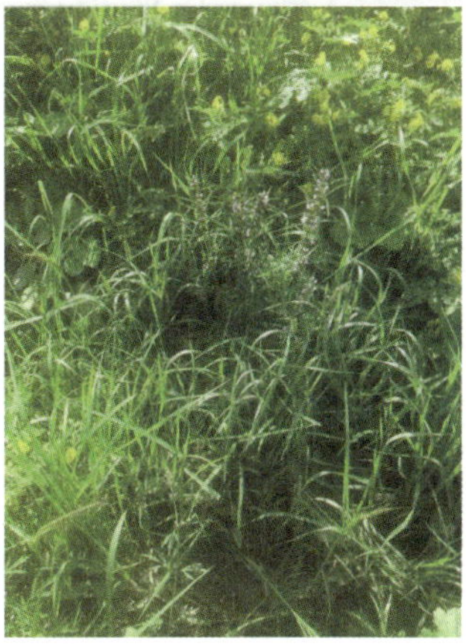

图70-2　益母草生境

5. 形态特征

益母草为一年生或二年生草本，有于其上密生须根的主根。茎直立，通常高30~120cm，钝四棱形，微具槽，有倒向糙伏毛，在节及棱上尤为密集，在基部有时近于无毛，多分枝，或仅于茎中部以上有能育的小枝条。叶轮廓变化很大，茎下部叶轮廓为卵形，基部宽楔形，掌状3裂，裂片呈长圆状菱形至卵圆形，通常长2.5~6cm，宽1.5~4cm，裂片上再分裂，上面绿色，有糙伏毛，叶脉稍下陷，下面淡绿色，被疏柔毛及腺点，叶脉突出，叶柄纤细，长2~3cm，由于叶基下延而在上部略具翅，腹面具槽，背面圆形，被糙伏毛；茎中部叶轮廓为菱形，较小，通常分裂成3个或偶有多个长圆状线形的裂片，基部狭楔形，叶柄长0.5~2cm；花序最上部的苞叶近于无柄，线形或线状披针形，长3~12cm，宽2~8mm，全缘或具稀少牙齿。轮伞花序腋生，具8~15个花，轮廓为圆球形，直径2~2.5cm，多数远离而组成长穗状花序；小苞片刺状，向上伸出，基部略弯曲，比萼筒短，长约5mm，有贴生的微柔毛；花梗无。花萼管状钟形，长6~8mm，外面有贴生微柔毛，内面于离基部1/3以上被微柔毛，5脉，显著，齿5，前2齿靠合，长约3mm，后3齿较短，等长，长约2mm，齿均宽三角形，先端刺尖。花冠粉红至淡紫红色，长1~1.2cm，外面于伸出萼筒部分被柔毛，冠筒长约6mm，等大，内面在离基部1/3处有近水平向的不明显鳞毛毛环，毛环在背面间断，其上部多少有鳞状毛，冠檐二唇形，上唇直伸，内凹，长圆形，长约7mm，宽4mm，全缘，内面无毛，边缘具纤毛，下唇略短于上唇，内面在基部疏被鳞状毛，3裂，中裂片倒心形，先端微缺，边缘薄膜质，基部收缩，侧裂片卵圆形，细小。花期通常在6~9月，果期9~10月。（图70-3，图70-4）。

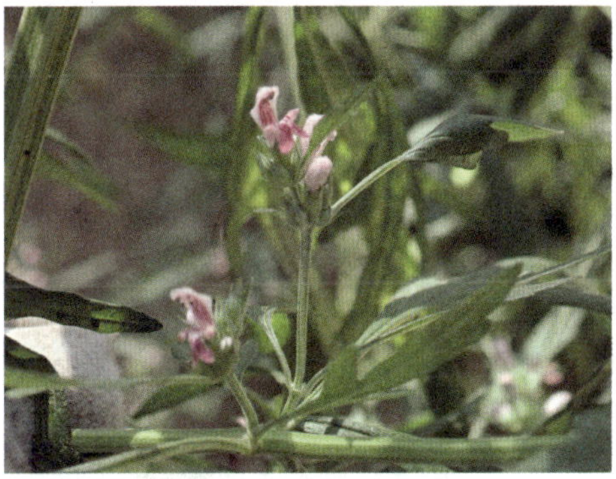

图70-3　益母草特征图

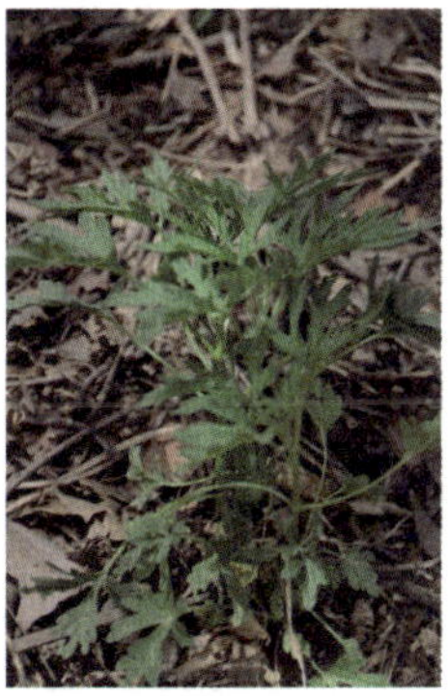

图70-4　益母草整体

6. 产地加工

鲜品春季幼苗期至初夏花前期采割；干品夏季茎叶茂盛、花未开或初开时采割，晒干，或切段晒干。

【药材】

1. 性状特征

鲜益母草　幼苗期无茎，基生叶圆心形，5~9个裂，每裂片有2~3个钝齿。花前期茎呈方柱形，上部多分枝，四面凹下成纵沟，长30~60cm，直径0.2~0.5cm；表面青绿色；质鲜嫩，断面中部有髓。叶交互对生，有柄；叶片青绿色，质鲜嫩，揉之有汁；下部茎生叶掌状3裂，上部叶羽状深裂或浅裂成3片，裂片全缘或具少数锯齿。气微，味微苦。

干益母草　茎表面灰绿色或黄绿色；体轻，质韧，断面中部有髓。叶片灰绿色，多皱缩、破碎，易脱落。轮伞花序腋生，小花淡紫色，花萼筒状，花冠二唇形。切段者长约2cm。（图70-5，图70-6）

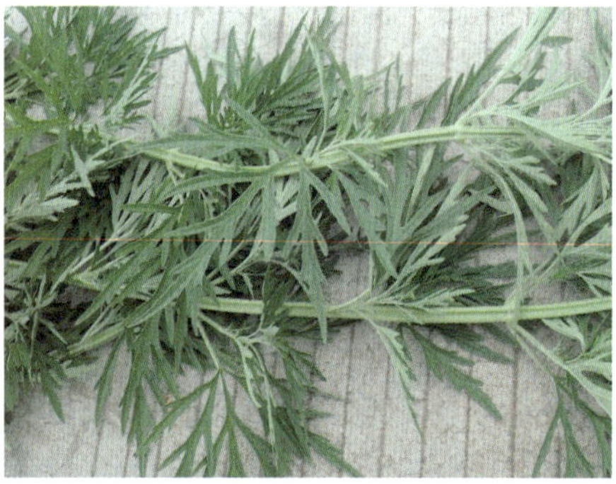

图70-5　鲜益母草药材

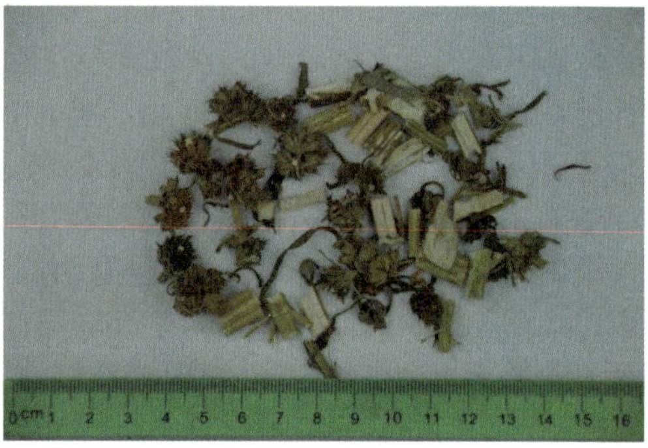

图70-6　干益母草药材

2. 商品规格

根据市场实际情况，将益母草药材分成“选货”与“统货”两个等级。“选货”等级为茎灰绿色，花序少，叶多，杂质不得过1%；“统货”等级为茎表面灰绿色或黄绿色，杂质不得过3%。

3. 质量标志

以茎细，质嫩，色绿者为佳。

4. 显微特征

本品茎横切面：表皮细胞外被角质层，有茸毛；腺鳞头部4、6细胞或8细胞，柄单细胞；非腺毛1~4细胞。下皮厚角细胞在棱角处较多。皮层为数列薄壁细胞；内皮层明显。中柱鞘纤维束微木化。韧皮部较窄。木质部在棱角处较发达。髓部薄壁细胞较大。薄壁细胞含细小草酸钙针晶和小方晶。鲜品近表皮部分皮层薄壁细胞含叶绿体。（图70-7，图70-8）

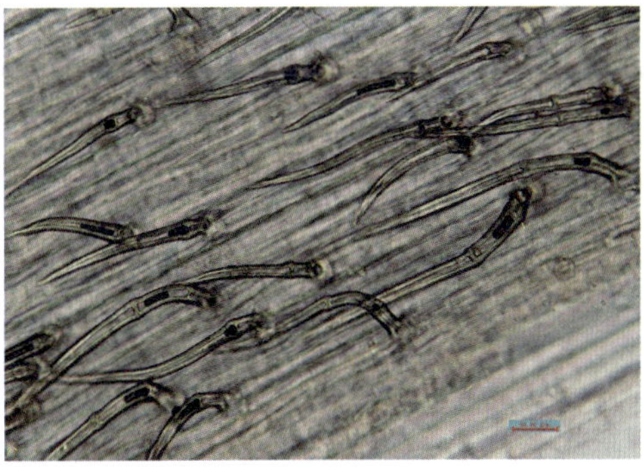

图70-7　益母草非腺毛

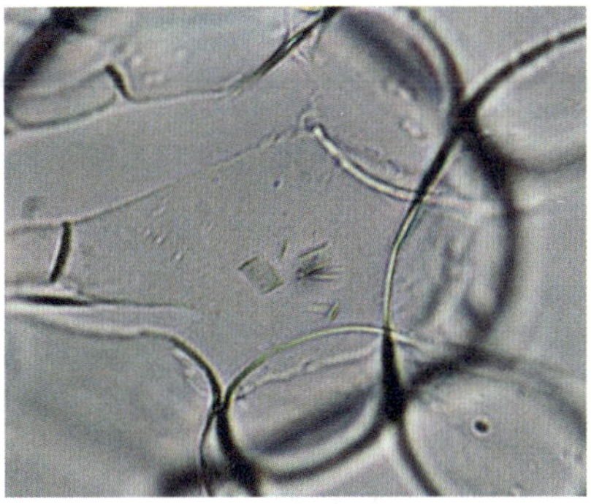

图70-8　益母草方晶

5.化学组分

（1）生物碱类　益母草碱，盐酸水苏碱。

（2）二萜类　前益母草素（prehipanolone）、益母草素（hipanolone）、前益母草乙素（prekoheterin）等为主。

（3）挥发油类　碘，甘露醇等。

（4）黄酮类　有芦丁、槲皮素等。

（5）多糖类　淀粉（starch）、纤维素（cellulose）、果聚糖（fructan）、半纤维素（hemicellulose）、糖原（glycogen）、甲壳素（chitin）、肝素（heparin）等等。

6.贮藏

鲜益母草置阴凉潮湿处；干益母草置干燥处。

【炮制与饮片】

1.饮片炮制

鲜益母草　除去杂质，迅速洗净。

干益母草　除去杂质，迅速洗净，略润，切段，干燥。（图70-9）

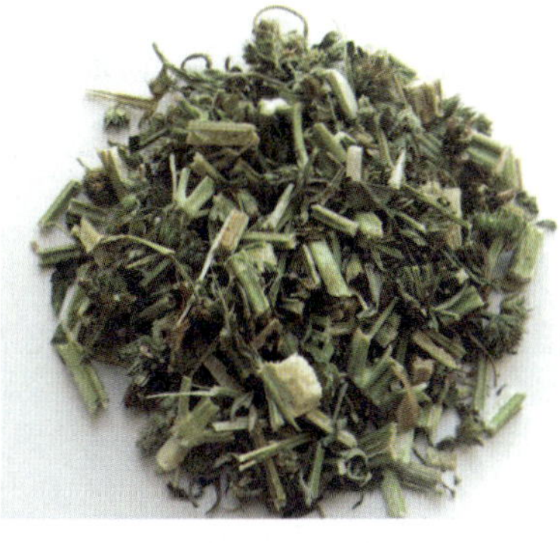

图70-9　干益母草饮片

2.饮片名称

鲜益母草、干益母草。

3.药品类别

活血化瘀药：活血调经药。

4.性状特征

本品呈不规则的段。茎方形，四面凹下成纵沟，灰绿色或黄绿色。切面中部有白髓。叶片灰绿色，多皱缩、破碎。轮伞花序腋生，花黄棕色，花萼筒状，花冠二唇形。气微，味微苦。

5.质量要求

（1）水分　不得过13.0%。

（2）总灰分　不得过11.0%。

（3）浸出物　干益母草　照水溶性浸出物测定法（通则2201）项下的热浸法测定，不得少于15.0%。

（4）含量测定　干益母草，照高效液相色谱法（通则0512）测定。含盐酸水苏碱（$C_7H_{13}NO_2 \cdot HCl$）不得少于0.40%，含盐酸益母草碱（$C_{14}H_{21}O_5N_3 \cdot HCl$）不得少于0.040%。

6.性味功能

苦、辛，微寒。归肝、心包、膀胱经。具有活血调经，利尿消肿，清热解毒等功效。用于月经不调，痛经经闭，恶露不尽，水肿尿少，疮疡肿毒。

7.用法用量

内服：煎汤，9~30g；鲜品12~40g。

8.使用注意

孕妇慎用。

9.贮藏

鲜益母草置阴凉潮湿处；干益母草置干燥处。

【经典方剂与临床应用】

1.八珍益母丸（《古今医统》卷八十四）

处方：益母草不见铁器，只用上半截带叶者，120g，人参去芦　白术土炒　茯苓去皮　炙甘草去皮　当归酒洗　川芎，白芍药醋炒　熟地黄酒洗

制法：上药为末，炼蜜为丸，如弹子大。

功能主治：气血两虚，脾胃并弱，饮食少思，四肢无力，月经不调，或腰痛腹胀，或断或续，或赤白带下，身作寒热，及体虚无子。

用法用量：每服1丸，空腹时用蜜汤送下。

2.天麻钩藤饮（《中医内科杂病证治新义》）

处方：天麻9g　钩藤12g　生决明18g　山栀子9g　黄芩9g　川牛膝12g　杜仲，益母草，桑寄生，夜交藤，朱茯神各9g。

制法：水煎。

功能主治：平肝息风、清热活血、补益肝肾。用于肝阳偏亢，肝风上扰证。头痛、眩晕，失眠多梦，或口苦面红，舌红苔黄，脉弦或数。

用法用量：分2~3次服用。

使用注意：本方所用之黄芩、杜仲、益母草、桑寄生等，均经研究有降低血压之作用，故低血压患者禁用。

【食疗与药膳】

1.益母草汁粥

原料：益母草汁、生地黄汁、藕汁、生姜汁、蜜、白粱米水淘，研令细。

制作方法：上先以水一大盏，煮米以粥，次入诸药汁，更煎三二沸，日三服。

功能主治：治产后虚劳，血气不调，腹肚绞痛，血晕昏瞶，心热烦躁，不多食。

用法用量：日三服。

2.益母草食方

原料：益母草叶。

制作方法：取益母草叶，煮食之。

功能主治：治疗小儿泻痢，腹肚绞痛。

用法用量：日常食用。

紫苏梗

ZiSuGeng

【别名】紫苏茎（《雷公炮炙论》），苏梗（《药品化义》），紫苏枝茎、苏茎（《侣山堂类辩·论药》），紫苏杆（《《湖南药物志》》），紫苏草（《江苏省植物药材志》）。

【基原】

1.集解

紫苏原名苏，始载于《名医别录》，列为中品，但没有记述紫苏的植物形态。弘景《本草经集注》曰："叶下紫色，而气甚香，其无紫色不香似荏者，名野苏，不堪用。其子主下气，与桔皮相宜同疗。今注今俗呼为紫苏。"到了宋代，对紫苏有了更为详尽的记载。宋《本草图经》指出："苏，紫苏也，旧不著所出州土，今处处有之，叶下紫色，而气甚香，夏采茎叶，秋采实。其茎并叶通心经，益脾胃，煮饮尤胜，与橘皮相宜同疗，气方中多用之。实主上气咳逆……若欲宣通风毒，则单用茎，去节大良。谨按《尔雅》谓苏为桂荏。盖以其味辛而形类荏，乃名之。然而苏有数种，有水苏、白苏、鱼苏、山鱼苏，皆是荏类，白苏方茎，圆叶不紫，亦甚香，实亦入药。鱼苏似茵陈，大叶而香，吴人以煮鱼者，一名鱼蘇。生山石间者名山鱼苏，主休息痢，大小溲频数，干末米饮调服之，效。”记述了紫苏的植物形态及产地，说明当时苏有很多种，区分了苏的其他种。元代《日用本草》谓：“苏，纯紫者尤佳。”明《救荒本草》曰：“紫苏，一名桂荏。又有数种：有勺苏、鱼苏、山苏。出简州及无为军，今处处有之。苗高二尺许，茎方，叶似苏子叶微小，茎叶背面皆紫色，而气甚香，开粉红花，结小蒴，其子状如黍颗。”《本草纲目》曰；“紫苏、白苏皆以二三月下种，或宿子在地自生。其茎方，其叶圆而有尖，四围有锯齿……其面背皆白者，即白苏，乃荏也（现多不药用）。”据清乾隆年间所修订的《祁州志》载：“祁州岁进薏苡，有差种者，紫苏大黄亦然”。民国时期《增订伪药条辨》曰：“紫苏梗即紫苏旁枝小梗……近市肆有一种白苏梗，即白苏之梗，既去白叶，无从辨识。叶色既殊，梗性自别，不堪入药，用者慎之。”《河北药材》一书载：“紫苏的主要产地为安国”，年产量1200多吨。张贵君《现代中药材商品通鉴》收载紫苏梗产于河北安国等地。《常用中药材品种整理与质量研究》描述紫苏茎四棱形，紫色或紫绿色，叶片两面紫色或上面绿下面紫，花冠紫红色或淡红色，小坚果近球形或倒卵形。

2. 品种

本品为唇形科植物紫苏*Perilla frutescens*（L.）Britt.的干燥茎。

3. 分布

现河北省安国、定州等地均有栽培，以安国产量最大品质最优（图71–1）。

4. 生态

喜温暖湿润环境，对土壤要求不严，但以排水良好、疏松肥沃的中性或微碱性土壤最佳（图71–2）。

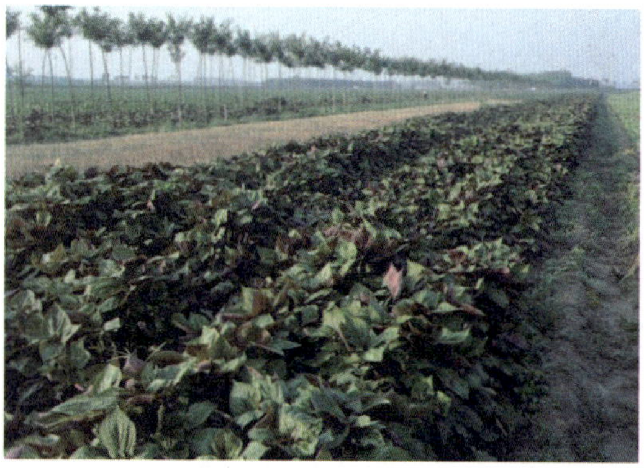

图71–1　栽培紫苏

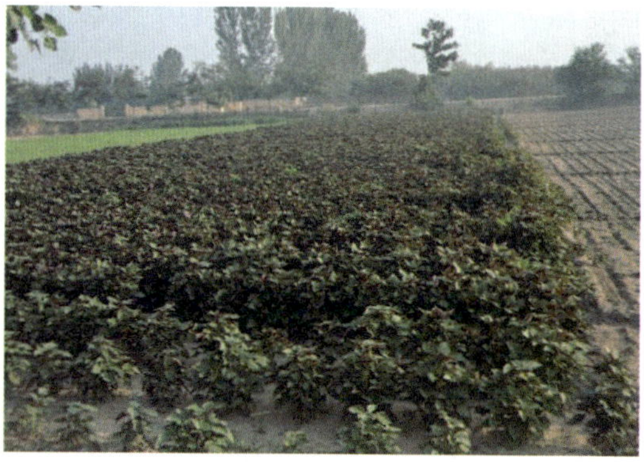

图71–2　紫苏生境

5. 形态特征

一年生、直立草本。茎高0.3~2m，绿色或紫色，钝四棱形，具四槽，密被长柔毛。叶阔卵形或圆形，长7~13cm，宽4.5~10cm，先端短尖或突尖，基部圆形或阔楔形，边缘在基部以上有粗锯齿，膜质或草质，两面紫色，或仅下面紫色，上面被疏柔毛，下面被贴生柔毛，侧脉7~8对，位于下部者稍靠近，斜上升，与中脉在上面微突起下面明显突起，色稍淡；叶柄长3~5cm，背腹扁平，密被长柔毛。轮伞花序2花，组成长1.5~15cm、密被长柔毛、偏向一侧的顶生及腋生总状花序；苞片宽卵圆形或近圆形，长宽约4mm，先端具短尖，外被红褐色腺点，无毛，边缘膜质；花梗长1.5mm，密被柔毛。花萼钟形，10脉，长约3mm，直伸，下部被长柔毛，夹有黄色腺点，内面喉部有疏柔毛环，结果时增大，长至1.1cm，平伸或下垂，基部一边肿胀，萼檐二唇形，上唇宽大，3齿，中齿较小，下唇比上唇稍长，2齿，齿披针形。花冠白色至紫红色，长3~4mm，外面略被微柔毛，内面在下唇片基部略被微柔毛，冠筒短，长2~2.5mm，喉部斜钟形，冠檐近二唇形，上唇微缺，下唇3裂，中裂片较大，侧裂片与上唇相近似。雄蕊4，几不伸出，前对稍长，离生，插生喉部，花丝扁平，花药2室，室平行，其后略叉开或极叉开。花柱先端相等2浅裂。花盘前方呈指状膨大。小坚果近球形，灰褐色，直径约1.5mm，具网纹。花期8~11月，果期8~12月。（图71-3）

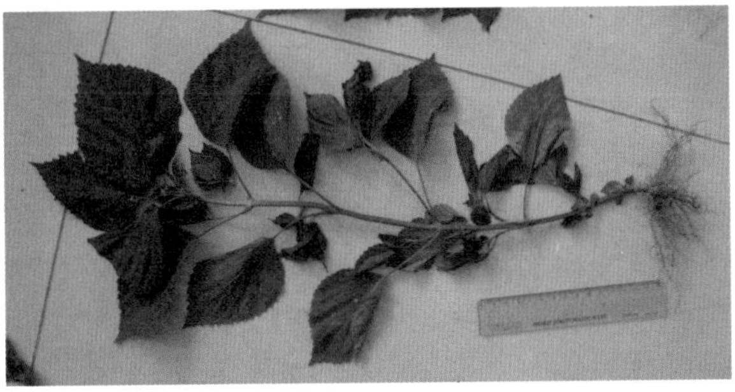

图71-3　紫苏个体

6.产地加工

紫苏梗于秋季果实成熟后采割，除去杂质，晒干，或趁鲜切片，晒干。农户使用镰刀进行采收，第一次采收时，部分农户为给紫苏间苗，直接割取全株后，进行手工采摘叶片，然后得到紫苏梗。采摘后的紫苏梗直接在阳光下晾干，不做任何处理，然后向外出售。第二次采收时，直接用镰刀将全株割取即可。直接将全株采收，在田地中，遮盖塑料布，约2~3天，紫苏叶可自然脱落，此时将紫苏梗收集起来，进行晒干，然后销售。

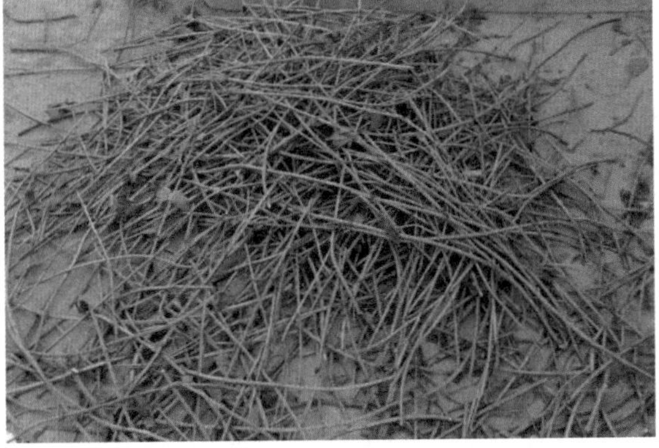

图71-4　产地加工

【药材】

1. 性状特征

本品呈方柱形，四棱钝圆，长短不一，直径0.5~1.5cm。表面紫棕色或暗紫色，四面有纵沟和细纵纹，节部稍膨大，有对生的枝痕和叶痕。体轻，质硬，断面裂片状。切片厚2~5mm，常呈斜长方形，木部黄白色，射线细密，呈放射状，髓部白色，疏松或脱落。气微香，味淡。(图71–5)

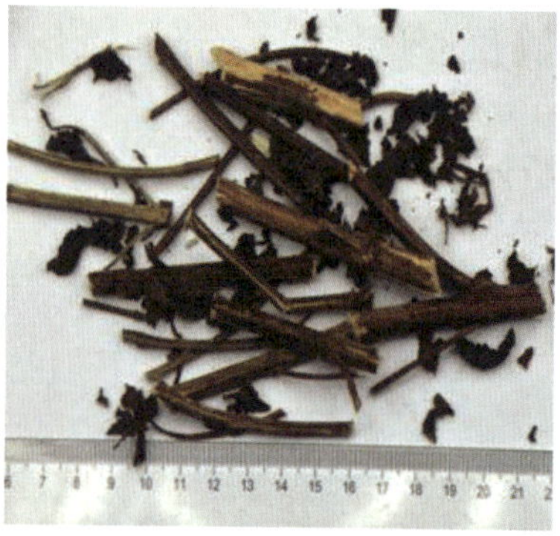

图71–5　紫苏梗药材

2. 商品规格

根据市场流通情况，将紫苏药材分成“紫苏梗个”与“紫苏梗片”两个规格。本品呈四棱钝圆，直径0.5~1.5cm。节部稍膨大，有对生的枝痕和叶痕。体轻，粗细均匀，质硬。断面裂片状，木部黄白色，射线细密，呈放射状，髓部白色，疏松或脱落，味淡。上述为两种规格的共同点。紫苏梗片厚2~5mm，常呈斜长方形，杂质不得过3%。紫苏梗个的选货成方柱形，整齐，表面紫棕色，节较少，香气浓郁，杂质不得过1%。紫苏梗个的统货呈方柱形，长短不一，表面暗紫色，香气淡，杂质不得过3%。

3. 道地药材

以河北安国产者质量为佳。

4. 质量标志

以外皮紫棕、有香气者为佳。还应符合无变色、无虫蛀、无霉变、杂质不过3%的标准。

5. 显微特征

本品粉末黄白色至灰绿色。木纤维众多，多成束，直径8~45μm。中柱鞘纤维淡黄色或黄棕色，长梭形，直径10~46μm，有的孔沟明显。表皮细胞棕黄色，表面观呈多角形或类方形，垂周壁连珠状增厚。草酸钙针晶细小，充塞于薄壁细胞中。(图71–6，图71–7，图71–8)

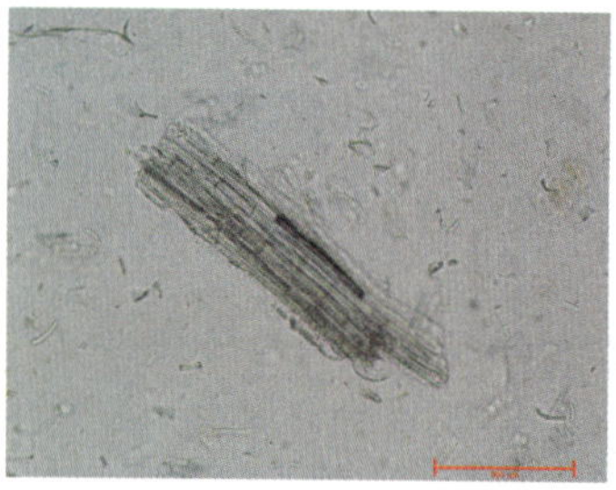

图71–6　木纤维

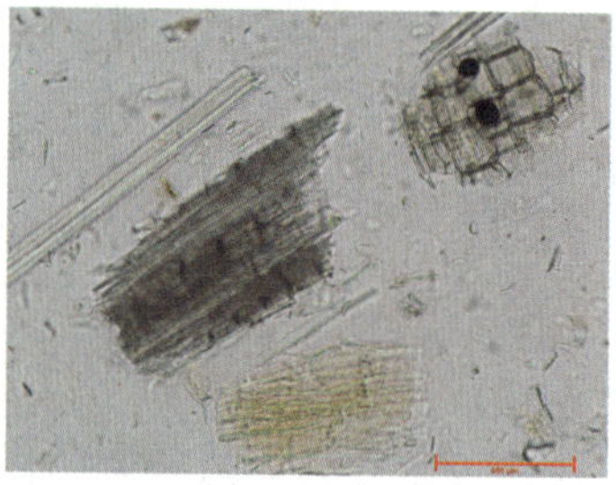

图71–7　表皮细胞

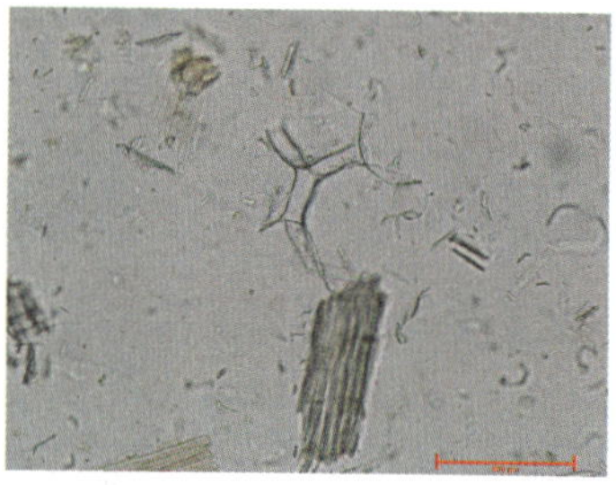

图71–8　薄壁细胞

6. 化学组分

(1) 挥发油类　紫苏酮、紫苏醛、角鲨烯、植醇、侧柏醛等。

(2) 酚酸类　迷迭香酸等。

（3）黄酮类　芹菜素等。

（4）三萜类　齐墩果酸等。

（5）其他类　多种维生素、蛋白质和金属元素等化学成分。

7.贮藏

置阴凉干燥处。

【炮制与饮片】

1.饮片炮制

除去杂质，稍浸，润透，切厚片，干燥。

2.饮片名称

紫苏梗。

3.药品类别

解表药：发散风寒药。

4.性状特征

本品呈类方形的厚片。表面紫棕色或暗紫色，有的可见对生的枝痕和叶痕。（图71-8）切面木部黄白色，有细密的放射状纹理，髓部白色，疏松或脱落。（图71-9）气微香，味淡。

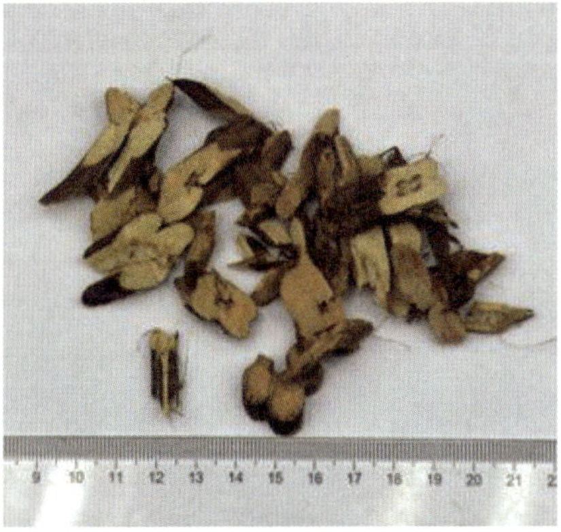

图71-9　紫苏梗斜切片

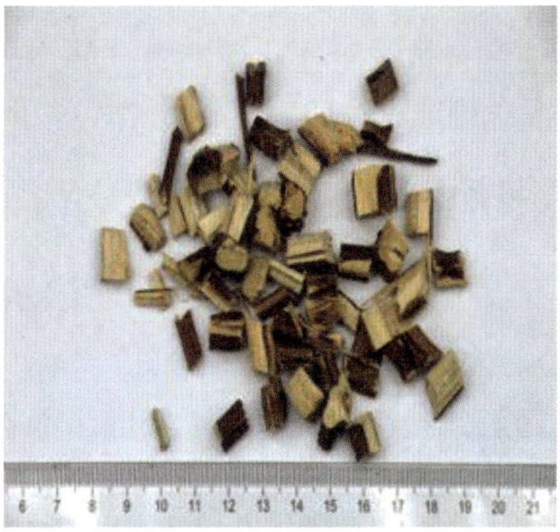

图71-10　紫苏梗

5.质量要求

紫苏梗

（1）水分　不得过9.0%。

（2）总灰分　不得过5.0%。

（3）含量测定　照高效液相色谱法（通则0512）测定。本品按干燥品计算，含迷迭香酸（$C_{18}H_{16}O_8$）不得少于0.10%。

6.性味功能

辛，温。归肺、脾经。理气宽中，止痛，安胎。用于胸膈痞闷，胃脘疼痛，嗳气呕吐，胎动不安。

7.用法用量

内服：煎汤，5~10g。

8.使用注意

无

9.贮藏

置阴凉干燥处。

【经典方剂与临床应用】

藿香正气散（《太平惠民和剂局方》）

处方： 大腹皮30g　白芷30g　紫苏30g　茯苓去皮30g　半夏曲60g　白术60g　陈皮去白60g　厚朴去粗皮，姜汁炙60g　苦桔梗60g　藿香去土90g　甘草炙75g。

制法： 散剂或水煎服。

功能主治： 解表化湿，理气和中。外感风寒，内伤湿滞证。恶寒发热，头痛，胸膈满闷，脘腹疼痛，恶心呕吐，肠鸣泄泻，舌苔白腻，脉浮，以及山岚瘴疟等。

用法用量： 上药为细末，每服两钱，水一盏，姜三片，枣一枚，同煎至七分，热服，如预出汗，衣被盖，再煎并服（现代用法：散剂，每服9g，生姜大枣煎汤送服；或作汤剂，加生姜、大枣，水煎服，用量按原方比例酌定。）

使用注意： 本方重在化湿和胃，解表散寒之力较弱，故服后宜温覆以助解表。湿热霍乱之吐泻，则非本方所宜。

【食疗与药膳】

砂仁苏梗莲子汤

原料： 砂仁5g　苏梗9g　莲子60g。

制作方法： 先将莲子以清水浸泡半天，载入锅中加水煮炖至九成熟时加入苏梗、砂仁，用文火煮至莲子熟透即可。吃莲子喝汤。

功能主治： 理气宽中，止痛安胎。适用于妇女胎动不安等症。

用法用量： 每日1剂，连用5~7日。

苦地丁

KuDiDing

【别名】 地丁草（《高植图鉴》），地丁紫堇（《河北中药手册》），布氏地丁（《东北药用植物图志》)，小草（《正仓院药物》)。

【基原】

1. 集解

苦地丁历代本草收载较少，渡边武等在关于正仓院宝库的“小草”一文中报告，正仓院所藏从我国唐代传入日本的中药“小草”为罂粟科植物布氏紫堇*Corydalis bungeana* Turcz，并附有照片和组织解剖学对照研究图片，因此，可以认为在唐代已将布氏紫堇作为药材使用，本品以苦地丁之名收载于《中国药典》(2000年版）一部附录，以区别于他种地丁。

本品在安国种植历史较长，清代乾隆年间所修《祁州志》中已有种植记载，今河北安国、保定等地仍有种植。

2. 品种

本品为罂粟科植物紫堇（《中国植物志》中名为地丁草）*Corydalis bungeana* Turcz. 的干燥全草。

3. 分布

河北境内绝大部分地区均有野生分布，安国周边望都等地均有栽培，以安国产量最大。(图72–1)

4. 生态

生于近海平面至1500m的多石坡地或河水泛滥地段，喜温暖湿润环境，宜在水源充足，肥沃的砂质壤土中种植，怕干旱，怕连作。(图72–2)

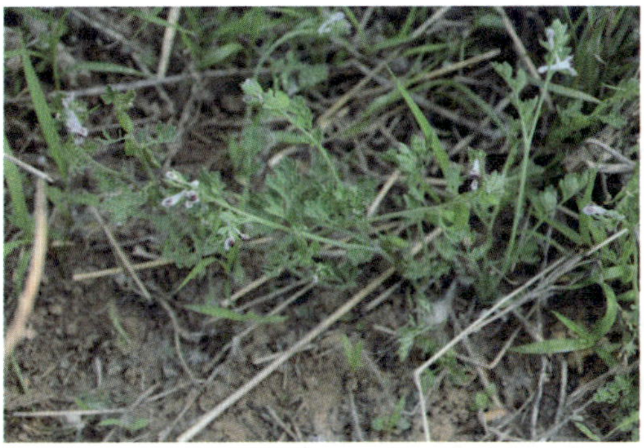

图72–1　苦地丁

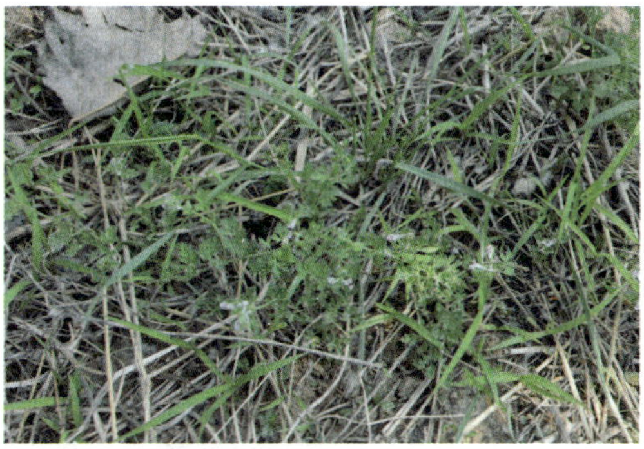

图72–2　苦地丁生境

5. 形态特征

二年生灰绿色草本，高10~50cm，具主根。茎自基部铺散分枝，灰绿色，具棱。基生叶多数，长4~8cm，叶柄约与叶片等长，基部多少具鞘，边缘膜质；叶片上面绿色，下面苍白色，二至三回羽状全裂，一回羽片3~5对，具短柄，二回羽片2~3对，顶端分裂成短小的裂片，裂片顶端圆钝。茎生叶与基生叶同形。总状花序长1~6cm，多花，先密集，后疏离，果期伸长。苞片叶状，具柄至近无柄，明显长于长梗。花梗短，长2~5mm。萼片宽卵圆形至三角形，长约0.7~1.5mm，具齿，常早落。花粉红色至淡紫色，平展。

外花瓣顶端多少下凹，具浅鸡冠状突起，边缘具浅圆齿。上花瓣长1.1~1.4cm；距长约4~5mm，稍向上斜伸，末端多少囊状膨大；蜜腺体约占距长的2/3，末端稍增粗。下花瓣稍向前伸出；爪向后渐狭，稍长于瓣片。内花瓣顶端深紫色。柱头小，圆肾形，顶端稍下凹，两侧基部稍下延，无乳突而具膜质的边缘。蒴果椭圆形，下垂，约长1.5~2cm，宽4~5mm，具2列种子。种子直径2~2.5mm，边缘具4~5列小凹点；种阜鳞片状，长1.5~1.8cm，远离。(图72-3)

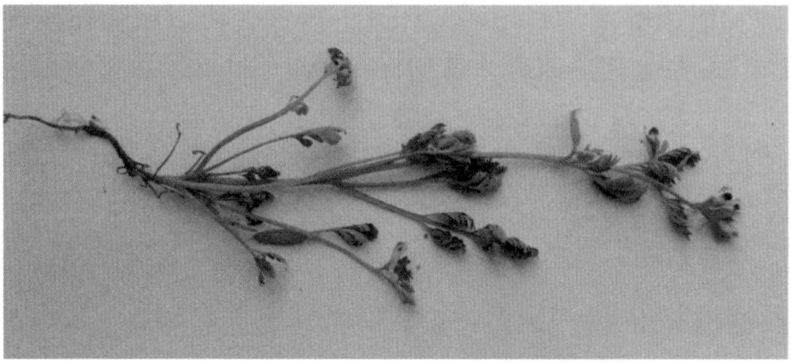

图72-3　苦地丁标本

6. 产地加工

于小满节前后，当地丁半籽半花时，选晴天割取地上全草，晒干。

【药材】

1. 性状特征

本品皱缩成团，长 10~30m。主根圆锥形，表面棕黄色。茎细，多分枝，表面灰绿色或黄绿色，具5纵棱，质软，断面中空。叶多皱缩破碎，暗绿色或灰绿色，完整叶片二至三回羽状全裂。花少见，花冠唇形，有距，淡紫色。蒴果扁长圆形，呈荚果状。种子扁心形，黑色，有光泽。气微，味苦。

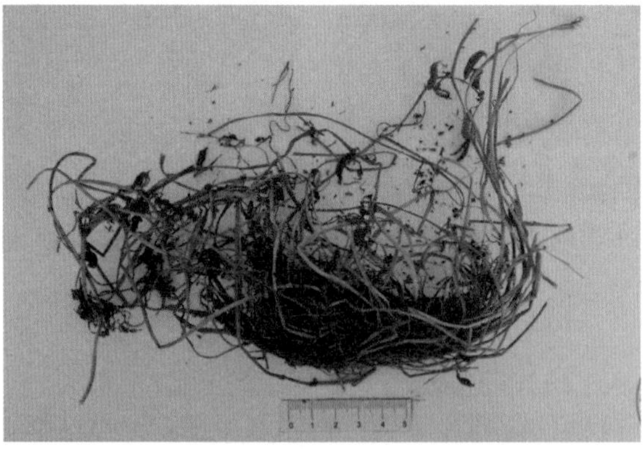

图72-4　苦地丁药材

2. 商品规格

多为统货。

3. **道地药材**

河北安国及周边等地产者产量较大、质量较佳。

4. **质量标志**

以色绿、顶花带角、质绵软、味苦者为佳。

5. **显微特征**

茎横切面　呈五角形，具五个棱脊。表皮细胞1列，外侧有较厚的角质层，气孔有的略下陷。皮层薄壁细胞形状不规则，排列较紧密，棱脊处有厚角细胞7~10列。中柱鞘为1~2列纤维组成的中柱鞘纤维环，棱脊处有由纤维4~5列组成半月状纤维束；纤维胞腔较大，壁不木化。外韧式维管束位于棱脊处，韧皮部狭窄，细胞较小，木质部由导管、管胞、木纤维和木薄壁细胞组成，壁均不木化。髓部细胞类圆形或不规则形，中央有大的空腔。

根横切面　最外为1~5列木栓细胞，皮层较宽广，薄壁细胞切向延长。初生射线宽大，薄壁细胞径向延长。将中柱分成两侧对称的两部分，每侧被次生射线分隔成4~5束。导管多短粗，具单纹孔，两端平截。木纤维呈梭形，长90~250μm，直径15~25μm，末端分叉、弯曲或呈尾状，具单纹孔。

叶表面观　上表皮细胞垂周壁稍平直，可见少数气孔，气孔不定式。下表皮细胞垂周壁呈波状弯曲，皮孔较多，不定式，副卫细胞3~6个。叶柄基部横切面呈三角形凹槽状，有4~5个外韧维管束。

6. **化学组分**

生物碱　消旋和右旋紫堇灵，乙酰紫堇碱，四氢黄连碱，普罗托品等。

7. **贮藏**

置阴凉干燥处。

【炮制与饮片】

1. **饮片炮制**

苦地丁　取原药材，除去杂质，洗净，切段，干燥。

2. **饮片名称**

苦地丁。

3. **药品类别**

清热药：清热解毒药。

4. **性状特征**

苦地丁　本品呈不规则的段。茎细，表面灰绿色，具5纵棱，断面中空。叶多破碎，暗绿色或灰绿色。花少见，花冠唇形，有距，淡紫色。蒴果扁长椭圆形，呈荚果状。种子扁心形，黑色，有光泽。气微，味苦。（图72–5）

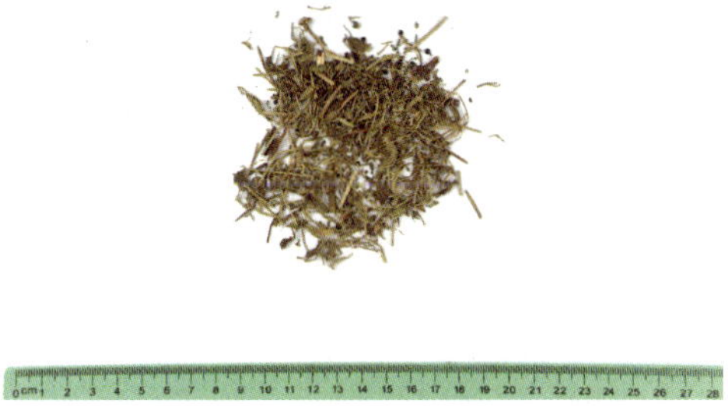

图72–5　苦地丁饮片

5.质量要求

苦地丁

（1）水分　不得过13.0%。

（2）杂质　不得过2.0%。

（3）水浸出物　不得过18.0%

（4）含量测定　照高效液相色谱法（通则0512）测定，含紫堇灵（$C_{21}H_{21}O_5N$）不得少于0.14%。

6.性味功能

辛、苦，寒；有小毒。归心、脾经。清热解毒，散结消肿；用于时疫感冒，咽喉肿痛，疔疮肿毒，痈疽发背，痄腮丹毒。

7.用法用量

内服：煎汤，9~15g。

9.使用注意

本品辛香温燥，故不可过量或持续服用，阴虚血热者禁用。

10.贮藏

置于干燥处。

【经典方剂与临床应用】

蒲地蓝消炎口服液（2020版《中国药典》）

处方：蒲公英500g，苦地丁125g，板蓝根188g，黄芩188g。

制法：以上四味，加水煎煮二次，每次1小时，滤过，合并滤液。其余黄芩用60%乙醇提取，回收乙醇，浓缩成膏。蒲公英、苦地丁加水煎煮二次，合并煎液，滤过。板蓝根加水煮沸后温浸二次，滤过，合并滤液，加入上述水煎液，浓缩成稠膏状，加入上述乙醇浓缩膏、黄芩粉末及辅料适量，混匀，制成颗粒，干燥，压制成2660片，包糖衣，即得。

功能主治：清热解毒，抗炎消肿。用于疖肿、腮腺炎，淋巴腺炎、扁桃体炎 等。

【食疗与药膳】

凉拌地丁

原料：苦地丁幼苗少许。

制作方法：先将苦地丁幼苗择洗干净，放入开水锅中焯一下捞出，再放入冷水中反复漂洗，沥干水分，切段儿，加适量盐、味精、酱油、醋、香油等拌均匀后即可食用。

功能主治：清热解毒。

青蒿

QingHao

【别名】 草蒿（《神农本草经》），黄花蒿（《本草纲目》），臭蒿（《日华子本草》）。

【基原】

1. 集解

青蒿始载于《神农本草经》，列为下品，原名草蒿。书中描述“主疥搔，痂痒，恶创，杀虫，留热在骨节间，明目。一名青蒿，一名方溃。生川泽。”宋代《本草衍义》描述“在处有之，得春最早，人剔以为蔬，根赤叶香。”

《祁州中药志》及《祁州药志》中均有记载，赵燏黄在《祁州药志》一书中曰“天津之青蒿，为*Artemisia annua* L.，余在北平药肆乐寿堂求得之青蒿（每100斤10元），其原植物为产于河北之*Artemisia annua* L. f.*ganuina* Panmp.是也。”青蒿多自产自销。现在全国大部分地区药用的青蒿为黄花蒿*Artemisia annua* L.，少数地区使用青蒿*Artemisia carvifolia*。

2. 品种

本品为菊科植物黄花蒿*Artemisia annua* L.的干燥地上部分。

3. 分布

河北境内南部地区、北京海淀区及天津地区均有分布，以河北张家口赤城产量最高。（图73-1）

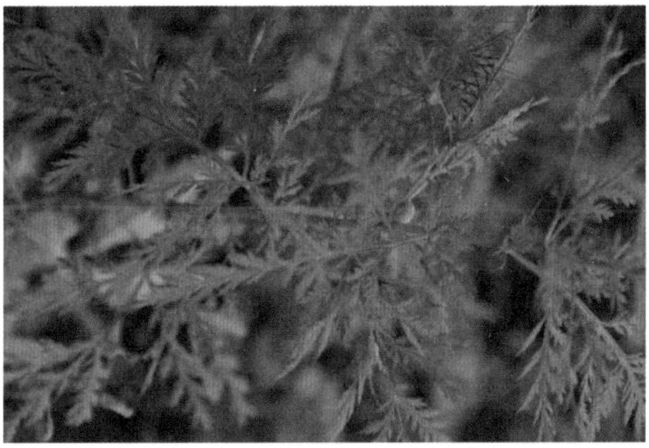

图73-1　黄花蒿

4. 生态

常星散于低海拔、湿润的河岸边砂地、山谷、林缘、路旁等。（图73-2）

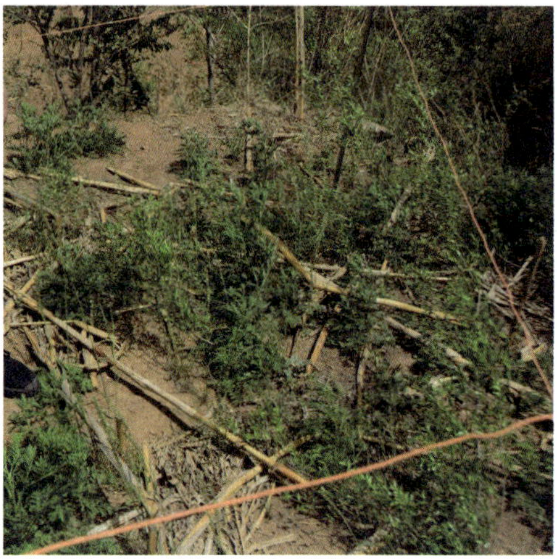

图73-2　黄花蒿生境

5. 形态特征

一年生草本；植株有浓烈的挥发性香气。根单生，垂直，狭纺锤形；茎单生，高100~200cm，基部直径可达1cm，有纵棱，幼时绿色，后变褐色或红褐色，多分枝；茎、枝、叶两面及总苞片背面无毛或初时背面微有极稀疏短柔毛，后脱落无毛。叶纸质，绿色；茎下部叶宽卵形或三角状卵形，长3~7cm，宽2~6cm，绿色，两面具细小脱落性的白色腺点及细小凹点，三（至四）回栉齿状羽状深裂，每侧有裂片5~8（~10）枚，裂片长椭圆状卵形，再次分裂，小裂片边缘具多枚栉齿状三角形或长三角形的深裂齿，裂齿长1~2mm，宽0.5~1mm，中肋明显，在叶面上稍隆起，中轴两侧有狭翅而无小栉齿，稀上部有数枚小栉齿，叶柄长1~2cm，基部有半抱茎的假托叶；中部叶二（至三）回栉齿状的羽状深裂，小裂片栉齿状三角形。稀少为细短狭线形，具短柄；上部叶与苞片叶一（至二）回栉齿状羽状深裂，近无柄。头状花序球形，多数，直径1.5~2.5mm，有短梗，下垂或倾斜，基部有线形的小苞叶，在分枝上排成总状或复总状花序，并在茎上组成开展、尖塔形的圆锥花序；总苞片3~4层，内、外层近等长，外层总苞片长卵形或狭长椭圆形，中肋绿色，边膜质，中层、内层总苞片宽卵形或卵形，花序托凸起，半球形；花深黄色，雌花10~18朵，花冠狭管状，檐部具2（~3）裂齿，外面有腺点，花柱线形，伸出花冠外，先端2叉，叉端钝尖；两性花10~30朵，结实或中央少数花不结实，花冠管状，花药线形，上端附属物尖，长三角形，基部具短尖头，花柱近与花冠等长，先端2叉，叉端截形，有短睫毛。瘦果小，椭圆状卵形，略扁。花果期8~11月。（图73-3，图73-4）

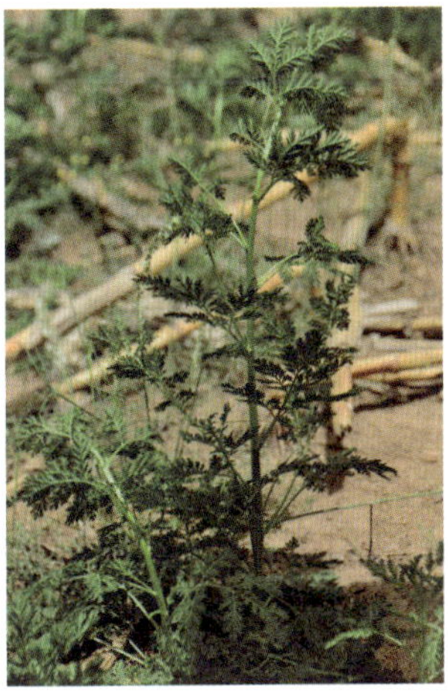

图73-3　青蒿原植物

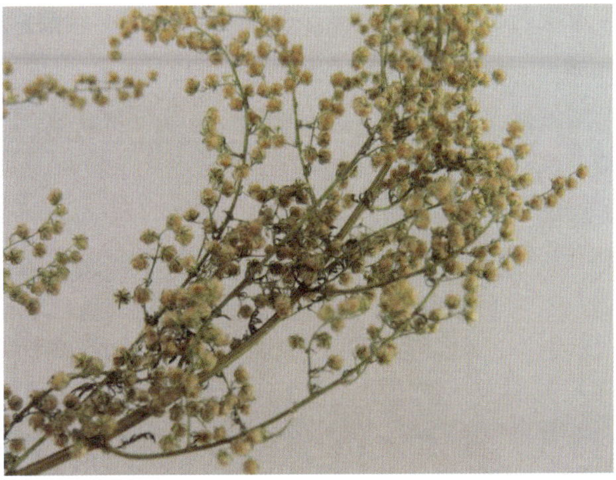

图73-4　青蒿

6. 产地加工

秋季花盛开时采割，除去老茎，阴干。

【药材】

1. 性状特征

本品茎呈圆柱形，上部多分枝，长30~80cm，直径0.2~0.6cm；表面黄绿色或棕黄色，具纵棱线；质略硬，易折断，断面中部有髓。叶互生，暗绿色或棕绿色，卷缩易碎，完整者展平后为三回羽状深裂，裂片及小裂片矩圆形或长椭圆形，两面被短毛。气香特异，味微苦。（图73-5）

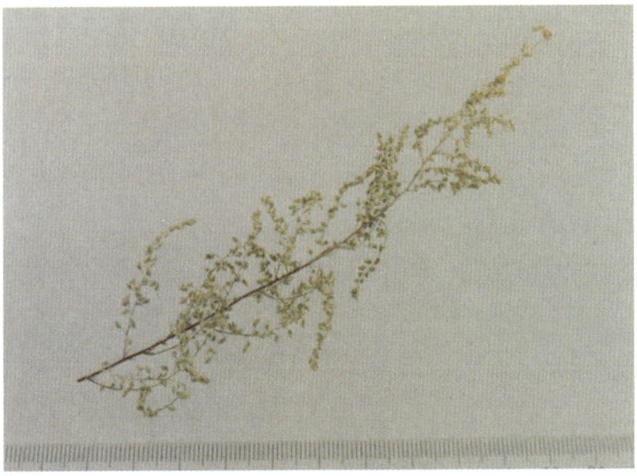

图73-5　青蒿药材

2. 商品规格

当前药材市场青蒿规格没有划分，但会根据含青蒿叶片多少及枝条大小价格有所差异。叶片较多，色泽均一，枝条较小且以小枝居多的价格稍高；叶片少，色泽不均一，枝条大且大小不一的价格稍低。

3. 道地药材

赤城产量较大质量较佳。

4. 质量标志

以质嫩、色绿、气香浓者为佳。

5. 显微特征

叶片表面观：上下表皮细胞垂周壁波状弯曲，脉脊上的表皮细胞呈窄长方形；气孔不定式；丁字形非腺毛，柄3~8个细胞单列，基部柄细胞较大，单个臂细胞呈丁字形着生，两臂不等长；腺毛椭圆形，由2个半圆形细胞相对排列。

叶片上部中脉横切面：上下表皮均可见气孔、丁字毛及腺毛；上下表皮下均有栅栏组织，维管束位于基本组织的中心。

6. 化学组分

（1）倍半萜类　青蒿素，青蒿素G，青蒿甲素、乙素、丙素、丁素和戊素，青蒿酸、青蒿内酯、青蒿醇、青蒿甲酯等。

（2）黄酮类　山柰酚，槲皮黄素，黄色黄素，藤菊黄素，山柰酚–3–*O*–葡萄糖苷，槲皮黄素–3–*O*–葡萄糖苷，藤菊黄素–3–*O*–葡萄糖苷等。

（3）香豆素类　香豆素，6–甲氧基–7–羟基香豆素等。

（4）挥发油　崁烯，β–崁烯，异蒿酮，左旋樟脑，β–丁香烯，β–蒎烯等。

7. 贮藏

置阴凉干燥处。

【炮制与饮片】

1. 饮片炮制

青蒿：除去杂质，喷淋清水，稍润，切段，干燥。

2. 饮片名称

青蒿。

3. 药品类别

清热药：清虚热药。

4. 性状特征

青蒿：本品为不规则中段。茎呈圆柱形，表面黄绿色或棕黄色，具纵棱线。切面中央髓白色。叶暗绿色或棕绿色，多破碎。气香特异，味微苦。（图73–6）

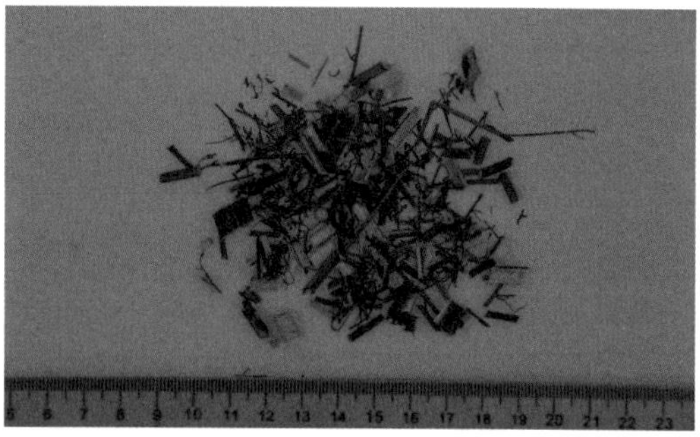

图73–6　青蒿

5. 质量要求

青蒿

（1）水分　不得过14.0%。

（2）总灰分　不得过8.0%。

（3）浸出物　照醇溶性浸出物测定法（通则2201）项下的冷浸法测定，用无水乙醇作溶剂，不得少于1.9%。

6.性味功能

辛、苦，寒；有小毒。归肝、胆经。清虚热，除骨蒸，解暑热，截疟，退黄。用于温邪伤阴，夜热早凉，阴虚发热，骨蒸发热，暑邪发热，疟疾寒热，湿热黄疸。

7.用法用量

内服：6~12g，后下。

9.使用注意

本品辛香温燥，故不可过量或持续服用，阴虚血热者禁用。

10.贮藏

置阴凉干燥处。

【经典方剂与临床应用】

1.青蒿鳖甲汤（《温病条辨》）

处方：青蒿两钱（6g）　鳖甲五钱（12g）　生地四钱（12g）　知母二钱（6g）　牡丹皮三钱（9g）。

制法：上药以水五杯，煮取二杯，日再服（现代用法：水煎服）

功能主治：养阴透热。温病后期，阴液耗伤，热伏阴分证。

2.蒿芩清胆汤（《重订通俗伤寒论》）

处方：青蒿钱半至二钱（4.5~6g）　淡竹茹9g　仙半夏钱半（4.5g）　赤茯苓三钱（9g）　青子芩钱半至三钱（4.5~9g）　生枳壳钱半（4.5g）　陈广皮钱半（4.5g）　碧玉散（滑石、甘草、青黛，包煎）三钱（9g）。

制法：原方未著用法（现代用法：水煎服）。

功能主治：清胆利湿，和胃化痰。少阳湿热证。

【食疗与药膳】

1.青蒿团鱼汤

原料：青蒿10g　团鱼200g　黄芪10g　干桃花10g　蜂蜜适量。

制作方法：先将青蒿、黄芪、桃花放入砂锅，加水煎汁，去渣取汁，同团鱼一同煎煮，煎半小时，待温度适宜时倒入蜂蜜即可。

功能主治：补血滋润、滋阴养颜，适合女性喝。

2.青蒿枸杞鳖汤

原料：青蒿10g　地骨皮25g　枸杞20g　鳖一只　葱姜，料酒，冰糖。

制作方法：地骨皮、青蒿加水煎汁，去渣取汁备用，甲鱼洗净，将枸杞、冰糖、料酒、葱姜放入腹中，放入砂锅，倒入煎好的药汁，再加些清水，用中火煮一小时。

功能主治：解毒凉血，滋阴清热。

瞿麦

QuMai

【别名】 巨句麦（《本经》），大兰（《别录》），山瞿麦（《千金方》）。

【基原】

1. 集解

瞿麦的形态描述，始见于南北朝梁代《本草经集注》，陶弘景云："一茎生细叶，花红紫赤可爱，合子叶刈取之，子颇似麦，故名瞿麦。此类乃有两种，一种微大，花边有叉桠，未知何者是，今市人皆用小者。复一种叶广相似而有毛，花晚而甚赤。"据此可知当时瞿麦分"花边有叉桠"的"微大"和"小者"及"叶广相似而有毛"两种类型，"微大，花边有叉桠"者即细裂成流苏状，较似瞿麦 *Dianthus superbus* L.，"小者"植株较小，为当时市场多用品种，形似同属植物石竹 *Dianthus chinensis* L.。《图经本草》曰："瞿麦，生泰山川谷，今处处有之。苗高一尺以来，叶尖小，青色，根紫黑色，形如细蔓菁。花红紫赤色，亦似映山红，二月至五月开，七月结实，作穗，子颇似麦，故以名之。立秋后合子、叶收采，阴干用。"并附有绛州瞿麦图，从文字描述到图画表示皆似石竹科植物石竹。《救荒本草》的描述和附图与现代石竹科植物的形态相符，并明确指出："石竹子，本草名瞿麦。"《本草述钩元》曰："即洛阳花，俗谓十姊妹。茎细有节，高一二尺，叶似石竹，梢巅开花，有红紫粉蓝。斑斓数色，结实如燕麦，内子紫黑而匾，第五月则黑，六月即黄。"根据植物形态的描述，应为瞿麦 *Dianthus superbus* L.。明末郭应响所修《祁州志》中记载有瞿麦在安国的种植和使用的历史，且《河北药材》也提出"安国县为种植，山区多野生"，可见瞿麦在安国的栽培历史比较久远。

2. 品种

本品为石竹科植物瞿麦 *Dianthus superbus* L. 或石竹 *Dianthus chinensis* L. 的干燥地上部分。

3. 分布

瞿麦 *Dianthus superbus* L. 在小五台山、兴隆雾灵山、灵寿、沙河等地区野生分布较多，石竹 *Dianthus chinensis* L. 在低山丘陵分布较多。现安国等地多栽培石竹。（图 74–1）

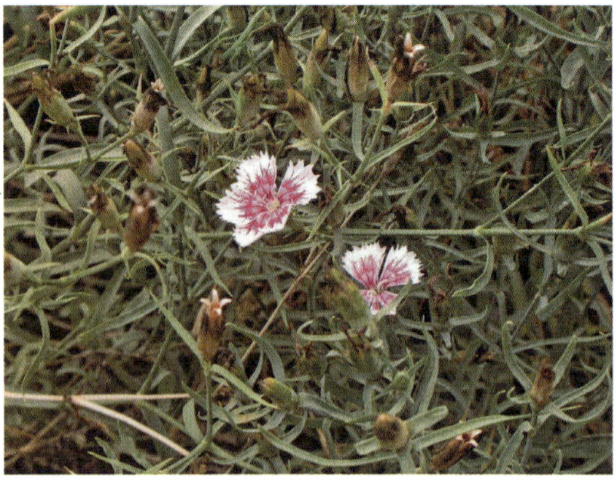

图 74–1　石竹原植物

4. 生态

生于海拔400~3700m丘陵山地疏林下、林缘、草甸、沟谷溪边。适应性很强，耐寒，喜温暖湿润环境，忌干旱和低洼积水，对土壤要求也不严，疏松的砂质壤土和黏壤土为佳。（图74-2）

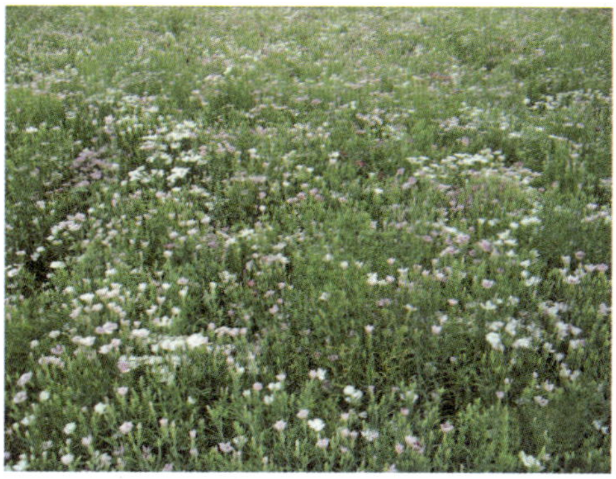

图74-2　石竹生境

5. 形态特征

瞿麦　多年生草本，高50~60cm，有时更高。茎丛生，直立，绿色，无毛，上部分枝。叶片线状披针形，长5~10cm，宽3~5mm，顶端锐尖，中脉特显，基部合生成鞘状，绿色，有时带粉绿色。花1或2朵生枝端，有时顶下腋生；苞片2~3对，倒卵形，长6~10mm，约为花萼1/4，宽4~5mm，顶端长尖；花萼圆筒形，长2.5~3cm，直径3~6mm，常染紫红色晕，萼齿披针形，长4~5mm；花瓣长4~5cm，爪长1.5~3cm，包于萼筒内，瓣片宽倒卵形，边缘綫裂至中部或中部以上，通常淡红色或带紫色，稀白色，喉部具丝毛状鳞片；雄蕊和花柱微外露。蒴果圆筒形，与宿存萼等长或微长，顶端4裂；种子扁卵圆形，长约2mm，黑色，有光泽。花期6~9月，果期8~10月。（图74-3，图74-4）

石竹　多年生草本，茎簇生，直立，上部分枝无毛。叶线状披针形，顶端渐尖，基部渐狭成短鞘围抱茎节，不明显3~5脉。花单生或1~3朵成聚伞花序；花瓣瓣片菱状倒卵形，5枚，红、淡红、粉红或白色，顶缘不整齐齿裂，基部具长爪，喉部有斑纹，疏生须毛；雄蕊露出喉部外，花药蓝色；子房长圆形，花柱线形。蒴果圆筒形，包于宿存萼内，顶端4裂；种子灰黑色，卵形。花期5~9月，果期6~10月。

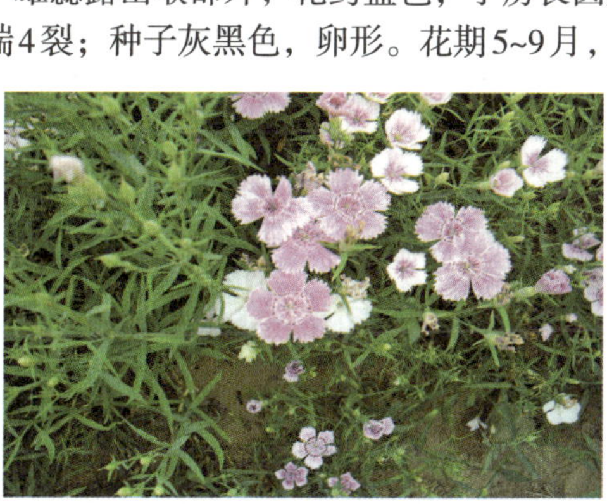

图74-3　石竹花

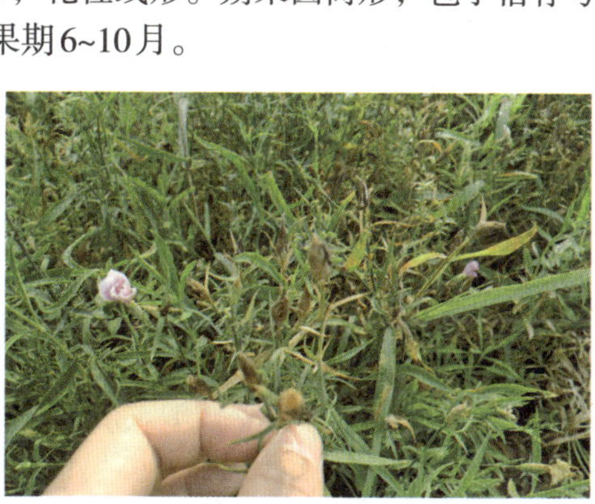

图74-4　石竹果实

6. 产地加工

夏、秋二季花果期采割，除去杂质，干燥。

【药材】

1. 性状特征

瞿麦　茎圆柱形，上部有分枝，长30~60cm；表面淡绿色或黄绿色，光滑无毛，节明显，略膨大，断面中空。叶对生，多皱缩，展平叶片呈条形至条状披针形。枝端具花及果实，花萼筒状，长2.7~3.7cm；苞片4~6，宽卵形，长约为萼筒的1/4；花瓣棕紫色或棕黄色，卷曲，先端深裂成丝状。蒴果长筒形，与宿萼等长。种子细小，多数。气微，味淡。

石竹　萼筒长1.4~1.8cm，苞片长约为萼筒1/2；花瓣先端浅齿裂。

2. 显微特征

本品粉末绿黄色或浅绿棕色。纤维多成束，边缘平直或波状，直径10~25（~38）μm；有的纤维束外侧的细胞含有草酸钙簇晶，形成晶纤维。草酸钙簇晶较多，直径7~35μm，散在或存在于薄壁细胞中。花粉粒类圆球形，直径31~75μm，具散孔，表面有网状雕纹。

3. 质量标志

以茎短、色黄绿、穗多、叶密者为佳。

4. 化学组分

（1）黄酮类　花色苷（anthocyanin）、异红草素（isooricmin）等。

（2）三萜皂苷类　瞿麦皂苷（dianoside）A、B、C、D、E、F、G、H、I，赤豆皂苷Ⅳ（azukisaponin Ⅳ）等。

5. 贮藏

置阴凉干燥处。

【炮制与饮片】

1. 饮片炮制

瞿麦　取原药材，除去杂质，洗净，稍润，切段，干燥。

2. 饮片名称

瞿麦。

3. 药品类别

利水渗湿药：利尿通淋药。

4. 性状特征

本品呈不规则段。茎圆柱形，表面淡绿色或黄绿色，节明显，略膨大。切面中空。叶多破碎。花萼筒状，苞片4~6。蒴果长筒形，与宿萼等长。种子细小，多数。气微，味淡。（图74-5）

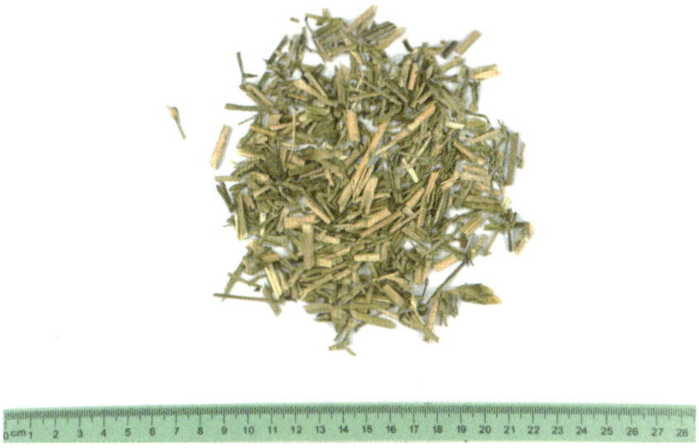

图74-5 瞿麦饮片

5. 质量要求

瞿麦

（1）水分 不得过12.0%。

（2）总灰分 不得过10.0%。

6. 性味功能

苦，寒。归心、小肠经。利尿通淋，活血通经。用于热淋，血淋，石淋，小便不通，淋沥涩痛，经闭瘀阻。

7. 用法用量

内服：9~15g。

8. 使用注意

孕妇慎用。

9. 贮藏

置通风干燥处。

【经典方剂与临床应用】

1. 八正散（《太平惠民和剂局方》）

处方： 车前子，瞿麦，萹蓄（亦名地萹竹），滑石，山栀子仁，甘草炙，木通，大黄面裹煨、去面，切，焙，各500g。

制法： 上药为散。每服二钱（6g），用水一盏（150ml），入灯心，煎至七分，（100ml），去滓，温服，食后临卧温服。

功能主治： 利湿通淋，清热泻火。

2. 石韦散（《集验方》）

处方： 石韦去毛60g 瞿麦30g 滑石150g 车前子90g 冬葵子60g。

制法： 上五味，捣筛为散。

功能主治： 清热利水通淋。

【食疗与药膳】

1. 瞿麦根汤

原料：鲜瞿麦根60g或干根30g。
制作方法：先用米泔水洗净，加水适量煎成汤。
功能主治：清热利湿。
用法用量：每日1剂。

2. 利尿黄瓜汤

原料：黄瓜1个　瞿麦10g　味精、盐、香油适量。
制作方法：先煎瞿麦，去渣取汁，再重煮沸后加入黄瓜片，再加调料，待温食用。
功能主治：有利水道之功效。
用法用量：每日1剂。

蝉蜕

ChanTui

【别名】知了皮《祁州中药志》、蝉衣、枯蝉（《名医别录》）、蚱蝉（《证类本草》）、蝉壳（《绍兴本草》）。

【基原】

1. 集解

蝉蜕以“枯蝉”之名始载于《名医别录》云：“壳名枯蝉，一名伏蜟音育。”《本草衍义》：“蚱蝉，夏月身兴耳皆大者是，始终一般声，仍皆乘昏夜出土中，升高处，背壳坼蝉出。”《本草汇言》记载：“俱形大而黑，方首广额，两翼六足，五月始鸣，其鸣以肋，吸风饮露，溺而不粪，三十日而死也。”蝉蜕始载于《名医别录》，附于蚱蝉条下；《本草纲目》中性味同蚱蝉，主治除同《名医别录》所载外，又提出“治哑病。除目昏障翳。治小儿疮疹出不快甚良。治头风眩晕，皮肤风热，痘疹作痒，破伤风及疔肿毒疮，大人失音，小儿惊哭夜啼，阴肿。”李时珍还指出：“古人用身，后人用蜕，大抵治脏腑经络，当用蝉身；治皮肤疮疡风热，当用蝉蜕”。说明蚱蝉与蝉蜕各有侧重，摒弃蚱蝉，殊为可惜。《祁州中药志》也收载了蝉蜕，但是其来源为黑蚱 *Cryptotympana atrata* Fabr.、蚱蝉 *C.pustulata*（Fabricius）羽化后的蜕壳。

2. 品种

为蝉科昆虫黑蚱 *Cryptotympana pustulata* Fabricius 的若虫羽化时脱落的皮壳。

3. 分布

河北大部分地区均产。

4. 生态

成虫多栖于柳、杨、枫杨及苹果、梨、桃、杏等阔叶树木上。

5. 形态特征

雄虫体长而宽大，长4.4~4.8cm，翅展12.5cm，雌虫稍短；黑色，有光泽。头部横宽，中央向下凹陷，颜面顶端及侧缘淡黄褐色。复眼1对，大而横宽，呈淡黄褐色；单眼3个，位于复眼中央，排列呈三角形。触角短小，位于复眼前方。前胸背板两侧边缘略扩大，中胸背板有2个隐约的中央线状淡赤褐色的锥形斑。翅2对，透明有反光，翅脉显明，前缘淡黄褐色，翅基室1/3为黑色，亚前缘室呈黑色，并有一淡黄褐色斑点。后翅基部2/5为黑色。雄虫具鸣器，雌虫则无。足3对，淡黄褐色，腿节上的条纹、胫节基部及端部均黑色。腹部各节黑色，末端略尖，呈钝角。雄虫腹盖发达，不及腹部的一半，外缘呈弧形隆起；腹盖的外缘与后缘、各腹节的后缘以及分布在腹面分散的点，均为淡黄褐色。雌虫腹盖不发达，产卵器显著。生活史长，一个世代要经12~13年。若虫进入土内，吸取树根汁液，经几次蜕皮羽化为成虫。

6. 产地加工

夏、秋二季收集，除去泥沙，晒干。

【药材】

1. 性状特征

本品略呈椭圆形而弯曲，长约3.5cm，宽约2cm。表面黄棕色，半透明，有光泽。头部有丝状触角1对，多已断落，复眼突出。额部先端突出，口吻发达，上唇宽短，下唇伸长成管状。胸部背面呈十字形裂开，裂口向内卷曲，脊背两旁具小翅2对；腹面有足3对，被黄棕色细毛。腹部钝圆，共9节。体轻，中空，易碎。气微，味淡。（图75-4）。

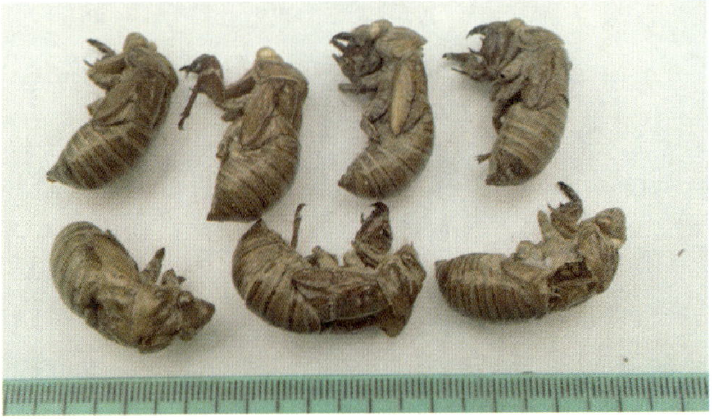

图75-1　蝉蜕药材图

2. 质量标志

以体轻虚、色亮黄、完整无杂质者为佳。

3.化学组分

（1）甲壳质、蛋白质、氨基酸、微量元素。

4.贮藏

置干燥处，防压。

【炮制与饮片】

1.饮片炮制

除去杂质，洗净，干燥。

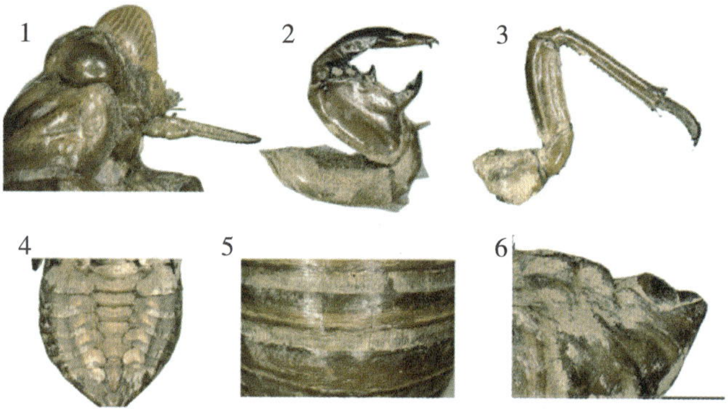

图75-2　蝉蜕饮片图
（1.头部　2.前足　3.中足　4.腹部　5.背部　6.尾部）

2.饮片名称

蝉蜕。

3.药品类别

解表药：发散风热药。

4.性状特征

同药材。

5.性味功能

甘，寒。归肺、肝经。疏散风热，利咽，透疹，明目退翳，解痉。用于风热感冒，咽痛音哑，麻疹不透，风疹瘙痒，目赤翳障，惊风抽搐，破伤风。

6.用法用量

内服：煎汤，3~6g。

7.使用注意

孕妇慎用。

8.贮藏

置于干燥处，防压。

【经典方剂与临床应用】

1.消风散（《外科正宗》）

处方：当归、生地黄、防风、蝉蜕、知母、苦参、胡麻、荆芥、苍术、牛蒡子、石膏各6g 甘草、木通各3g。

制法：水煎煮。

功能主治：疏风除湿，清热养血。主治风疹、湿疹。皮肤瘙痒，疹出红色，或遍身云片斑点，抓破后渗出津水，苔白或黄，脉浮数。

用法用量：水煎服。

2.消风散（《外科正宗》）

处方：菊花、川芎、荆芥穗、羌活、甘草、白芷各60g 细辛30g 防风45g 蝉蜕、僵蚕、薄荷各15g。

制法：上为末。

功能主治：疏风止痛，清利头目。主治风热上犯头目之偏正头痛，或巅顶作痛，头晕目眩。

用法用量：每服6g。食后清调下。

3.竹叶柳蒡汤（《先醒斋医学广笔记》）

处方：西河柳15g 荆芥穗3g 干葛4.5g 蝉蜕3g 薄荷3g 炒牛蒡4.5g 知母蜜制3g 玄参6g 甘草3g 麦冬去心9g 淡竹叶3g 甚者加石膏15g 冬米一撮。

制法：取上水煎煮。

功能主治：透疹解表，清泄肺胃。痧疹透发不出，喘咳，烦闷躁乱，咽喉肿痛，口渴，苔薄黄而干，脉浮数。

用法用量：水煎服。

【食疗与药膳】

1.蝉蜕茶

原料：蝉蜕、胖大海各10g。

制作方法：将蝉蜕和胖大海用沸水冲泡，加冰糖少许。

功能主治：小儿声哑。

用法用量：冲泡代茶饮。

2.蝉蜕乳汁茶

原料：蝉蜕、辛夷花各1g。

制作方法：将蝉蜕和辛夷花研磨，取混合粉末2g，乳汁冲服。

功能主治：小儿过敏性鼻炎。

用法用量：乳汁冲服，1日2次。

全蝎

QuanXie

【别名】主簿虫（《蜀本草》）、虿尾虫（《广雅》）、杜伯（《开宝本草》）。

【基原】

1.集解

蝎，始载于《蜀本草》。《开宝本草》曰："蝎出青州，形紧小者良。"是较早提出全蝎道地产地的本草。苏颂谓："今汴、洛河、陕州郡皆有之，采无时，以火逼干死收之。"李时珍谓："蝎形如水黾，八足而长尾，有节色青，今捕者多以盐泥食之其毒在尾。今入药有全用者，谓之全蝎，有用尾者，谓之蝎梢，其力尤紧。"《全国中草药汇编》《中药大辞典》《中药大全》等书中均提到全蝎产自河北省。除1953年版《中国药典》无收录全蝎外，1977年版之前的历代药典记载全蝎来源均为钳蝎科动物问荆蝎的干燥体；之后将中文名改为"东亚钳蝎"，并沿用至今。此外，古代本草与现在中药学书籍所绘图形一致，由此也可表明古时历代所用全蝎与现今一致。

2.品种

本品为钳蝎科动物东亚钳蝎*Buthus martensii* Karsch的干燥体。

3.分布

主产于河北省。以河北省太行山脉所产野生东亚钳蝎质量为佳。

4.生态

蝎性喜潮湿阴暗，原为野生，现多有饲养。多栖息在石下、墙缝、土穴、瓦堆等阴暗处以及树皮落叶下，或沙漠地。喜安静群居，昼伏夜出，怕风、怕水、怕光、怕农药、怕石灰等。

5.形态特征

本品长为3.5~6.1cm，全体分为前体部和后体部两部分。前体背部黑褐色、绿褐色，腹面绿褐黄色，附肢及后体部呈土黄色或黄色。前体部包括头胸部和前腹部，后体部包括后腹部和剑尾。头胸部不分节，前端有短小的钳形螯肢1对，螯肢的上肢有2齿；头胸甲呈梯形，有2条八字形的隆起线，中部2脊外侧有中眼（为简单的复眼）1对，前部两侧边缘有侧眼（为较小的单眼）；脚须较长大，4节，先端钳状，钳齿呈黑褐色，表面有颗粒状纵棱，全形似蟹螯；腹面有步足4对，步足均为7节，自基部起依次为基节、转节、腿节、胫节、前跗节、跗节，各步足跗节约有2距，有的距基部有小分支，第3、4节步足的胫节端亦有2距；表面可见刚毛，以肢节、前跗节、跗节较为密集。前腹部由7节组成，背板前6节上各有3条明显的隆起线，第七节有5条隆起线，表面均具有疣状突起。腹板，第1节有1生殖板，由2个半圆形甲片组成；第1节有一对栉状器，内缘有栉齿；书肺空8个，扁长椭圆形，位于第3~6节腹甲两侧，表面较光滑，黑绿色或黄棕色；第7节具有明显的4条棱脊，颜色较深，甲片呈梯形。后腹部呈尾状，极易弯动，由5节组成；前4节各有10条隆起线，黄棕色，光亮而略带透明，背面棱脊略呈八字形，中间下凹；第5节有颗粒状棱脊5条，表面疣状突起较多，棕褐色或棕黑色。剑尾基部呈球形，黄棕色，表面可见不明显的棱脊、突起和稀疏的棕色刚毛，毒腺两条隐约可见；端部弯针状，尾光呈黑色，放大镜下可见1狭长孔。

6. 产地加工

春末至秋初捕抓，除去泥沙，置沸水或沸盐水中，煮至全身僵硬，捞出，置通风处，阴干。

【药材】

1. 性状特征

头胸部与前腹部呈扁平长椭圆形，后腹部呈尾状，皱缩弯曲，完整者体长约6cm。头胸部成绿褐色，前面有1对短小的螯肢及1对较长大的钳肢（钳状脚须），形似蟹螯，背面覆有梯形背甲，腹面有足4对，均为7节，末端各具2爪钩；腹部较长，由13环节组成，前腹部由7节组成，第7节色深，背甲上有5条隆脊线。背面绿褐色；后腹部棕黄色，6节，节上均有纵沟，尾节末端有锐钩状毒刺，具毒腺。气微腥，味咸。（图76–1）

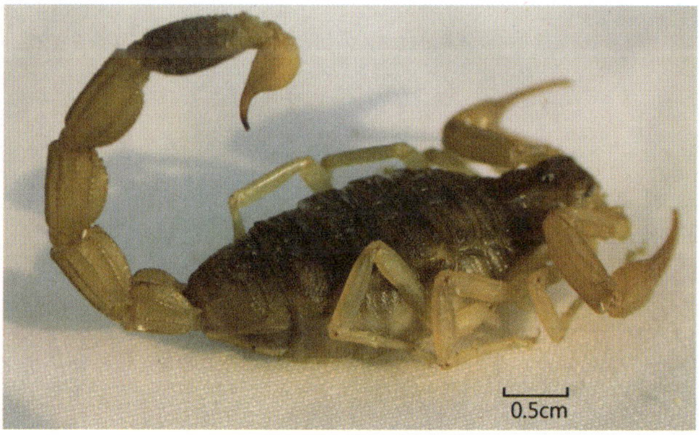

图76–1　全蝎个体

2. 商品规格

一等品：干货。虫体干燥得当，干而不脆，个体大小均匀，虫体较完整，颜色纯正，气微腥，无异味。“淡全蝎”舌舔无盐味。“盐全蝎”无盐霜、无盐粒、无泥沙等杂质。体长大于5.5cm。破碎的虫体比例不超过20%。

二等品：干货。虫体干燥得当，干而不脆，个体大小均匀，虫体较完整，颜色纯正，气微腥，无异味。“淡全蝎”舌舔无盐味。“盐全蝎”无盐霜、无盐粒、无泥沙等杂质。体长约4.5~5.5cm。破碎的虫体比例不超过50%。

统货：干货。颜色纯正，气微腥，无异味。“淡全蝎”舌舔无盐味。“盐全蝎”无盐霜、无盐粒、无泥沙等杂质。个体大小不一，完整者体长大于4.5cm。破碎的虫体比例不超过50%。

3. 质量标志

以身干、完整、色绿褐、腹中少杂质者为佳。

4. 显微特征

粉末：黄棕色或淡黄棕色。体壁碎片外表皮表面观呈多角形网格样纹理，一边微尖突，表面密布细小颗粒，可见毛窝、细小圆孔和淡棕色或近无色的瘤状突起；断面内表皮无色，有横向条纹，内、外表皮纵贯较多长短不一的微细孔道。刚毛红棕色，多碎断，先端锐尖或钝圆，具纵直纹理，髓腔细窄。横纹肌纤维多碎断，明带较暗带宽，明带中有一暗线，暗带有致密的短纵纹理。此外，具脂肪油滴。

5. 化学组分

蝎毒、抗癫痫肽、三甲胺、甜菜碱、牛磺酸、棕榈酸、软硬脂酸、胆甾醇、卵磷脂及铵盐等。

6. 贮藏

置干燥处，防蛀。

【炮制与饮片】

1. 饮片炮制

除去杂质，洗净，干燥。

2. 饮片名称：

全蝎。

3. 药品类别：

平肝息风药：息风止痉药。

4. 性状特征

性状特征同药材。（图76-2）

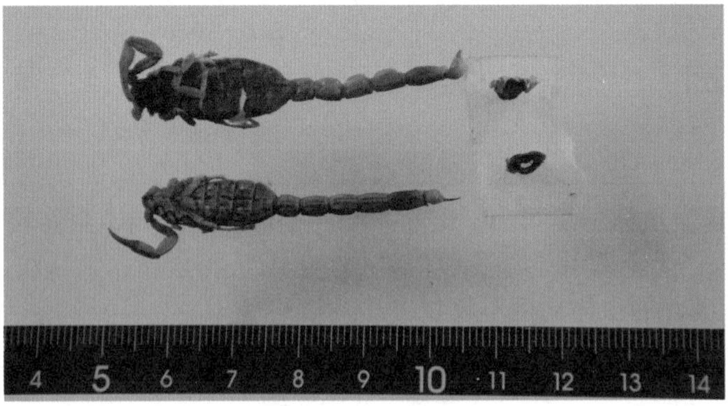

图76-2 全蝎饮片

5. 质量要求

（1）黄曲霉毒素：照黄曲霉毒素测定法测定。本品每1000g含黄曲霉毒素B_1不得过5μg，黄曲霉毒素G_2、黄曲霉毒素G_1、黄曲霉毒素B_2和黄曲霉毒素B_1的总量不得过10μg。

（2）浸出物：按醇溶性浸出物热浸法测定，稀乙醇浸出物不得少于20.0%。

6. 性味功能

性平，味辛；有毒。归肝经。具息风镇痉，通络止痛，攻毒散结的功能。主治多种原因所致痉挛抽搐，疮疡肿毒，瘰疬痰核，风湿顽痹，偏正头痛，口眼㖞斜等。

7. 用法用量

内服：煎汤，3~6g。研末吞服，每次0.6~1g。外用适量。

8. 使用注意

本品有毒，用量不宜过大。孕妇禁用。

9. 贮藏

置干燥处，防蛀。

【经典方剂与临床应用】

1. 牵正散（《奇效良方》）

处方：白附子、僵蚕、全蝎（上等份）

制法：生用为末，热酒调下，不拘时，服二钱。

功能主治：治中风口眼歪斜，半身不遂。

使用注意：孕妇禁用。

2. 宣风散（《万病回春》）

处方：全蝎，麝香。

制法：全蝎（28个，头尾全者，去毒用，酒炙为末），麝香（一字，另研）

功能主治：出生小儿，脐风撮口，多啼不乳，口出白沫。

使用注意：孕妇禁用。

【食疗与药膳】

全虫闹金蝉

原料：全蝎30g　金蝉30g。

制作方法：将全蝎、金蝉入六成热油锅内炸酥，摆在盘内，撒少许精盐即可。

功能主治：镇肝息风，清肝明目。主治口眼歪斜，半身不遂，目赤肿痛，失音等。平人食之可调肝明目。

土鳖虫

TuBieChong

【别名】土鳖（《本草经集注》）、地鳖（《神农本草经》）、䗪虫、土元（《中药形性经验鉴别法》）。

【基原】

1.集解

土鳖虫始载于《神农本草经》，列为中品。原名䗪虫，一名地鳖。“味咸寒，生川泽。治心腹寒热洒洒，血积，癥瘕，破坚，下血闭，生子大良。”南北朝《名医别录》记载：“形扁如鳖，故名土鳖。有甲而不能飞，小有臭气。”唐代《新修本草》记载：“此物好生鼠壤土中及屋檐下，状如鼠妇，而大者寸余，形扁如鳖，但有鳞而无甲，故名土鳖。”明代《本草纲目》记载：“行产后血积，折伤瘀血，治重舌，木舌，口疮，小儿腹痛夜啼。”《中华道地药材》记载：“冀地鳖主产于河北等地。”经本草考证，古今所用土鳖虫基本一致，但未见只用雌虫记载。

2.品种

为鳖蠊科昆虫地鳖*Eupolyphaga sinensis* Walker或冀地鳖*Steleophaga plancyi*（Boleny）的雌虫干燥体。

3.分布

河北境内大部分地区均有野生，现保定、顺平、邢台均有养殖。目前市场所见以养殖地鳖为主。

4.生态

生活于树根落叶层及石块下，多见于粮仓有糠之处或油坊阴湿处，昼伏夜出。

5.形态特征

地鳖　雌雄异形，熊虫有翅，雌虫无翅。雌虫长约3cm，身体上下扁平，黑色而带光泽。头小，向腹面弯曲；口器咀嚼式，大颚坚硬，复眼发达，肾形，单眼2个；触角丝状，长而多节。前胸盾状，前狭后阔，盖于头上。腹部第一腹节极短，其腹板不发达，第8、9两腹板缩藏于第7腹板里面，生殖器不突出。腹端肛上板横向长方形，其后缘平直与测缘有显著角度，后缘中央有凹角。足3对，具细毛，生刺颇多，基部扩大，盖及胸腹而及腹基部分，附节5，具2爪。雄虫前胸呈波状纹，有缺刻，具翅2对，前翅革质，后翅膜质，不用时折成扇状。第8、9两腹节之背板缩短，第9腹板有腹刺1对。

冀地鳖　雌虫无翅，体宽卵圆形，长3~3.6cm，虫体表面暗黑色，前胸背板前缘及身体周围具红褐色或黄褐色边缘。体背面密布小颗粒，背面腹部每节两侧各有一明显黑色小圆点，腹部第7背板后缘凹陷较深，内容纳狭小的第8、9背板。肛上板后缘稍凸出，中央凹，全二裂。

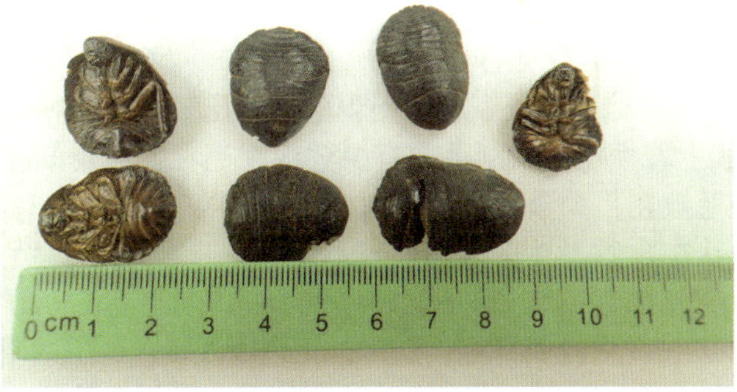

图77-1　土鳖虫

6. **产地加工**

采集后置沸水中烫死，晒干或烘干。

【药材】

1. **性状特征**

地鳖　呈扁平卵形，长1.3~3cm，宽1.2~2.4cm。前端较窄，后端较宽，背部紫褐色，具光泽，无翅。前胸背板较发达，盖住头部；腹背板9节，呈覆瓦状排列。腹面红棕色，头部较小，有丝状触角1对，常脱落，胸部有足3对，具细毛和刺。腹部有横环节。质松脆，易碎。气腥臭，味微咸。

冀地鳖　长2.2~3.7cm，宽1.4~2.5cm。背部黑棕色，通常在边缘带有淡黄褐色斑块及黑色小点。

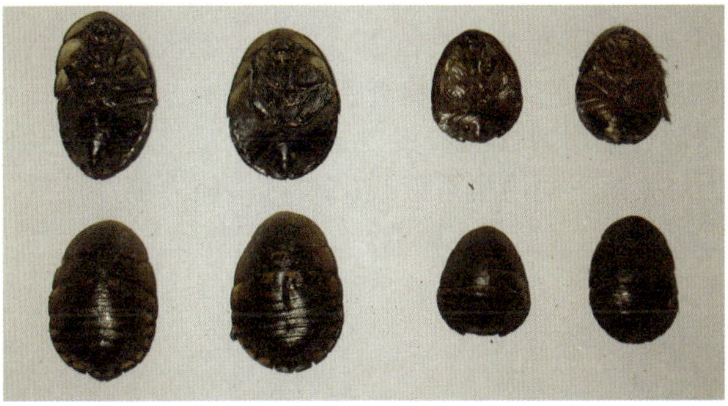

图77-2　左：冀地鳖　右：地鳖

2. **商品规格**

根据市场流通情况土鳖虫主要有统货、选货两种等级。选货大小均匀，虫体完整，无杂质。统货大小不等。市场上土鳖虫为地鳖雌虫的干燥体；偶见掺入小雄虫或雌虫的干燥体，应注意区别。

3. 质量标志

以身干不碎、紫褐色，无土、无杂质、不霉者、腹中无增重物者为佳。

4. 显微特征

粉末棕黄色或灰黄色，微腥臭。

地鳖　①体壁碎片：棕黄色或表层体壁剥落而露出黄色，有突起状的毛窝散在，毛窝直径16~28μm，其上着生短粗状刚毛或有少数细刚毛着生：淡黄色碎片上有网格状纹理，其上有细长刚毛散在；少数浅黄色碎片上，密布棘状物，亦有刚毛着生。偶见体壁碎片边缘有乳头状突出物，体壁表面有网状纹理。②刚毛：棕黄色短粗状刚毛，长120~112~（185）μm，基部直径14~28μm，壁厚3~4μm；细刚毛长（80~）120~375（~520）μm，直径10~12~28μm，③横纹肌纤维：众多，无色或淡黄色，半透明，常碎断，壁有环状波纹增厚，呈紧密排列的曲折状或水波状的明暗带。④气管壁碎片：少见，由深浅细螺旋丝组成。

冀地鳖　淡黄色或棕色体壁碎片上有网状纹理。其上有棕色刚毛散在，毛长84~168μm，基部直径12~16μm，并有少数细长刚毛：棕色碎片上布满长4~8μm的棘状物，并有深棕色刚毛散在，毛窝直径I6~22μm。

5. 化学组分

（1）挥发油类 萘（Naphthalene）、樟脑（Camphor）、正已醛（Hexanal）等。

（2）脂肪酸类 豆蔻酸，棕榈酸，硬脂酸，油酸等。

（3）氨基酸类 天门冬氨酸，苏氨酸，亮氨酸，谷氨酸等。

（4）微量元素类 钙、钾、钠等。

（5）甾醇类 胆甾醇（Cholesterol）。

（6）脂肪类 直链脂肪族化合物。

6. 理化特征

化学定性：

①取土鳖虫1g研碎，加甲醇20ml冷浸2h，滤过，滤液浓缩至约5ml，取少量浓缩液置试管中，加浓硝酸，出现黄色沉淀。（检查蛋白质）

②取土鳖虫1g研碎，加甲醇20ml冷浸2h，滤过，滤液浓缩至约5ml，将浓缩液分别滴于2张滤纸上，喷0.5%茚三酮丙酮溶液或0.2%吲哚醌丙酮溶液后，在110℃红外灯下烘烤，前者显紫色斑点，后者显蓝黑色斑点。（检查氨基酸）

7. 贮藏

置通风干燥处，防蛀。

【炮制与饮片】

1. 饮片炮制

捕捉后，置沸水中烫死，晒干或烘干。

2. 饮片名称

土鳖虫。

3. 药品类别

活血化瘀药：活血疗伤药。

4. 性状特征

同药材。

5. 质量要求

（1）杂质　不得过5%。

（2）水分　不得过10.0%。

（3）总灰分　不得过13.0%。

（4）酸不溶性灰分　不得过5.0%。

（5）浸出物　照水溶性浸出物测定法（通则2201）项下的热浸法测定，不得少于22.0%。

6. 性味功能

味咸，性寒，有小毒。归肝经。破血逐瘀，续筋接骨。用于跌打损伤，筋伤骨折，血瘀经闭，产后瘀阻腹痛，癥瘕痞块。

7. 用法用量

内服：煎汤，3~10g。

8. 使用注意

孕妇禁用。

9. 贮藏

同药材。

【经典方剂与临床应用】

大黄䗪虫丸（《金匮要略》）

处方： 大黄蒸75g　黄芩60g　甘草90g　桃仁200g　杏仁200g　芍药120g　干地黄300g　干漆30g　虻虫200g　水蛭100枚　蛴螬200g　土鳖虫100g。

制法： 上十二味，研末，炼蜜和丸，如小豆大。

功能主治： 破瘀消癥。主虚劳内有干血，形体羸瘦，腹满不能饮食，肌肤甲错，两目黯黑；亦治妇女经闭，腹中有块，或胁下癥瘕刺痛。

用法用量： 用酒送下5丸，一日三次。

使用注意： 孕妇禁用；皮肤过敏者停服。

下瘀血汤（《金匮要略》）

处方： 大黄9g　桃仁20枚　䗪虫熬，去足，20枚。

制法： 上药三味为末，炼蜜和为4丸。

功能主治： 治产妇瘀阻腹痛，及瘀血阻滞，经水不利，腹中癥块等。

用法用量： 以酒200ml，煎1丸，取160ml，顿服之。

用药禁忌： 孕妇禁用。

【食疗与药膳】

1.中华地鳖胶囊

功能主治：抑制肿瘤，免疫调节，调节血脂。
用法用量：日常服用。

2.地鳖虫口服液

功能主治：镇痛，活血化瘀，免疫调节。
用法用量：日常服用。